放射专业住院医师规范化培训

临床实践能力结业考核题库

主审 ⊙ 张子曙　伍玉枝　肖恩华

主编 ⊙ 刘　军　廖海燕　罗光华

中南大学出版社
www.csupress.com.cn
·长沙·

编委会

何　予(中南大学湘雅二医院)

黄楚欣(中南大学湘雅二医院)

季静芬(中南大学湘雅二医院)

姜莹佳(中南大学湘雅二医院)

冷浩群(中南大学湘雅二医院)

李　畅(中南大学湘雅二医院,研究生)

李　聪(中南大学湘雅二医院,研究生)

李海洋(中南大学湘雅二医院)

刘　欢(中南大学湘雅二医院,研究生)

刘沁茹(中南大学湘雅二医院)

刘淑珍(中南大学湘雅二医院)

刘馨莹(中南大学湘雅二医院)

刘　垚(中南大学湘雅二医院)

骆永恒(中南大学湘雅二医院)

明倩文(中南大学湘雅二医院)

尚幼兰(中南大学湘雅二医院,研究生)

沈　琴(中南大学湘雅二医院)

苏　鑫(中南大学湘雅二医院)

覃晟卉(中南大学湘雅二医院)

汪珍元(湖南中医药大学第二附属医院)

王　睿(中南大学湘雅二医院,住院医师)

王晓红(中南大学湘雅二医院)

吴　静(中南大学湘雅二医院)

吴立业(湖南省脑科医院)

谢幸芷(湖南省胸科医院)

徐金娅(中南大学湘雅二医院,住院医师)

杨隆涛(中南大学湘雅二医院,研究生)

易丽姗(中南大学湘雅二医院)

尹芝兰(中南大学湘雅二医院)

张志学(湖南中医药大学第一附属医院)

赵　伟(中南大学湘雅二医院)

赵一珺(中南大学湘雅二医院)

郑　超(常德市第一人民医院)

邹志敏(湖南省儿童医院)

序 一

住院医师规范化培训是培养合格临床医师的必经途径，是增强卫生人才队伍建设、提升医疗卫生工作质量和水平的治本之策，是深化医药卫生体制改革和医学教育改革的重大举措。

随着国家住院医师规范化培训制度的推广与完善，放射专业住院医师结业考核于2022年在全国范围内进行统一考试(包括理论考核与临床实践能力考核)，以此种方式对本专业住院医师规范化培训工作进行全面评估。随着考核评价体系的逐步完善，培养合格并且优秀的住院医师已经成为医学教育者的光荣使命。

笔者因一直立足于临床一线，对医生的培养特别是住院医师规范化培训工作有切身体验，尤其是2022年放射专业住院医师结业考核在全国范围内进行统一考试以后，我非常希望有一本针对"放射专业住院医师规范化培训"的教材。如今，由中南大学湘雅二医院放射科牵头组织编写的这本《放射专业住院医师规范化培训临床实践能力结业考核题库》即将付梓，顿觉欣然。本书以住培期间临床真实案例为载体，针对5个考核站的具体要求编写，重视考核技巧的同时着眼实用，图文并茂、逻辑分明，是不可多得的参考读物，相信会对放射专业住院医师临床思维能力的提升有很大帮助。

医学科学道路既复杂又简约。这本书是由中南大学湘雅二医院放射住培基地联合湖南省多家大型三甲医院放射住培基地专业带教老师一起编写的，众多专家学者的心血与经验精髓，在这里汇集、凝结并升华。希望通过这本书，可以让众多医学生汲取养分，不断成长，在医学道路上逐梦攀登。并且，国内尚缺乏2022版针对放射专业住院医师结业临床实践能力考核的试题复习集，此书的出版可谓恰逢其时。此书的出版，对提升放射专业住院医师的专业能力，促进本专业住院医师规范化培训同质化、标准化及规范化具有重要意义。

借此机会，谨向所有为放射专业住院医师规范化培训工作作出卓越贡献的工作人员和单位，表示衷心的感谢，同时也真诚希望这本书能够得到学界的认可和读者的喜爱。国以人立，教以人兴，我期待并相信，中南大学湘雅二医院将为继续推进我国新时期的医学教学改革，为繁荣新时期医学教育学术，作出湘雅的作为和贡献！

愿读者由此书山拾级，会当智海扬帆。

2023 年 2 月

序 二

医路迢迢，学海浩瀚；赓续前行，越而胜己。

学医之艰辛，成医之艰难，需要足够的准备和强大的心志。随着医药卫生体制改革和医学教育改革的不断深入，住院医师规范化培训已成为培养合格临床医师的必经途径。放射科住院医师规范化培训结业考核分为理论考核和临床实践能力考核。理论考核从 2018 年开始实行全国统一考试。临床实践能力考核以前由各省自行组织考试，存在方式和考试方法差别较大，2022 年，改为全国统一考试。放射科住院医师规范化培训结业临床实践能力考核采用国际通行的客观结构化临床考核方式，共设置 5 个大站：放射诊断基本功站、放射诊断报告书写站、临床思维与决策站、实践技能操作站和临床医患沟通站。

《放射专业住院医师规范化培训临床实践能力结业考核题库》是中南大学湘雅二医院放射科团队近期的佳作，是中南大学湘雅二医院放射住院医师规范化培训（简称"住培"）基地联合湖南省多家大型三甲医院放射住培基地专业带教老师带教经验的展示与传承。本书以《放射科住院医师规范化培训结业临床实践能力考核标准方案（2022 版）》为基础，以放射专业培训细则中要求掌握的疾病和基本技能为主要内容，洋洋洒洒数十万言，精美彩图千余幅。搜集了如此翔实的文献资料，融入了著者们长期累积的临床经验，总结得深入细致，解释得精辟透彻，可以说集实用与指导于一身，想必将成为放射专业住院医生们的良师益友。

本书最为突出的一个特点是涵盖住培要求掌握的所有病种、条理分明、图文并茂。内容包括病例资料、诊治经过、病例分析、处理方案和基本原则，深入浅出地讲解放射专业常见病、多发病的典型影像表现、影像诊断与鉴别诊断，助力住培医师建立临床诊断思维，是不可多得的临床诊疗参考读物。

本书具有很高的学术性和实用性。不仅可供放射专业住院医师、研究生使用，还可作为准备报考本专业住院医师培训的本科生、研究生，放射专业师资及基地教学小组，本专业及相关专业临床医务人员的参考书。

综观《放射专业住院医师规范化培训临床实践能力结业考核题库》一书，书中的专业知识与学术观点均科学严谨，归纳总结的知识点紧贴考点，多真知灼见且极富创意。我乐观其付梓问世，并冀其在弘扬专业、惠及后学、造福患者等方面起到很好的作用。

是为序。

2023 年 2 月

前 言

本书紧密围绕《放射科住院医师规范化培训结业临床实践能力考核标准方案（2022 版）》（简称考核标准方案），以放射专业培训细则中要求掌握的疾病和基本技能为主要内容，从本专业常见病、多发病及常见危急重症病例角度出发，培养放射科住院医师的临床实践能力，从而提高放射专业住院医师的六大核心胜任力及综合能力。

我们总结了湖南省多家放射住培基地尤其是中南大学湘雅二医院 10 多年住院医师规范化培训的经验，并且与美国住院医师培训接轨，编写了本书。本书可以帮助住院医师梳理考试的基础理论知识，掌握本专业常见病、多发病及常见危急重症的影像诊断与鉴别诊断，从而培养住院医师独立处理患者的能力。

本书最大的特点是以考核标准方案的 5 个大站、12 个小站为基础，紧扣考试大纲，在模拟考试形式的基础上，进一步模拟考试内容，既可以帮助住院医师顺利通过结业考试，又可以提高住院医师解决问题的能力，指导他们明白在面对患者与疾病时，该干什么，要怎么干，是一本实用性非常强的书。在本书编写过程中，我们注重知识点的深入及拓展，每一章节后面都附有思考题及电子版模拟试题，方便住院医师及时考察自己对知识点的掌握情况。另外，本书以丰富的真实病例及图片为主要形式，图文并茂，涵盖病例资料、诊治经过、病例分析、处理方案和基本原则，深入浅出地讲解了放射专业常见病、多发病的典型影像表现、影像诊断与鉴别诊断，致力于培养住院医师的临床思维与决策能力。

由于时间仓促，编写人员水平有限，书中错漏和不当之处在所难免，恳请广大同仁批评指正，我们将不断改进，使其完善。

感谢参与本书编写的湖南省多家医院放射科的各位老师，尤其是中南大学湘雅二医院放射科的老师们的辛勤工作和努力奉献，也感谢湖南省医师协会放射医师分会和中南大学出版社的大力支持！

刘军

2023 年 2 月

目 录

第二章　放射诊断报告书写 43

第一节　呼吸、循环系统 43

第一章

放射诊断基本功

第一节　胸部

病例1　大叶性肺炎

患者，男，42岁，高热、咳嗽1天。影像检查结果如图1所示。

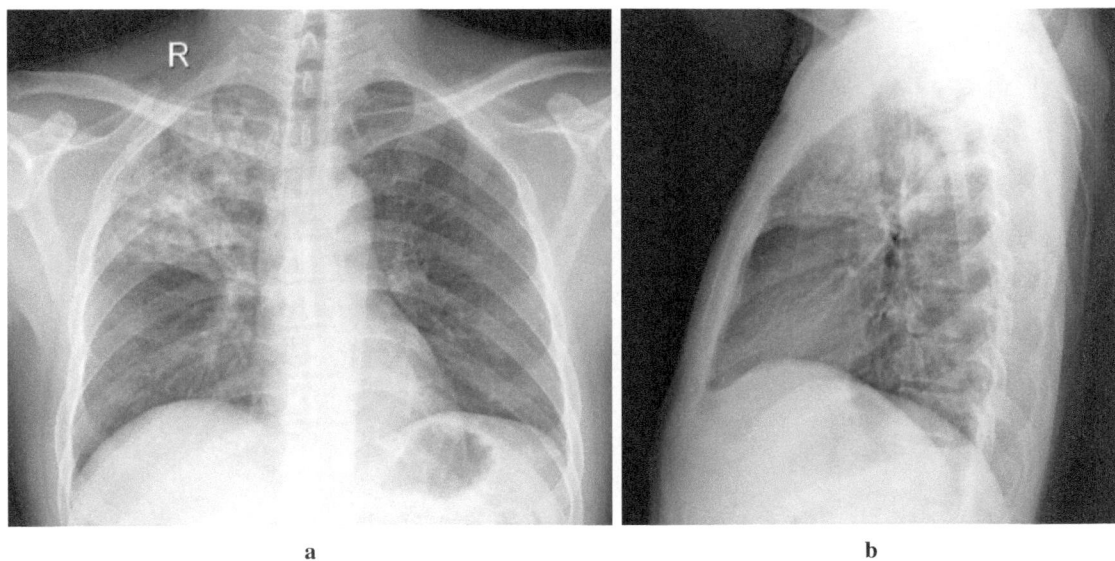

a　　　　　　　　　　　　　　　　b

图1　病例1的影像学检查图片

【参考答案】右上肺大叶性肺炎。

（陈珊珊　伍玉枝）

病例2 支气管肺炎

患者，男，9岁，咳嗽、咳痰伴发热5天。影像检查结果如图2所示。

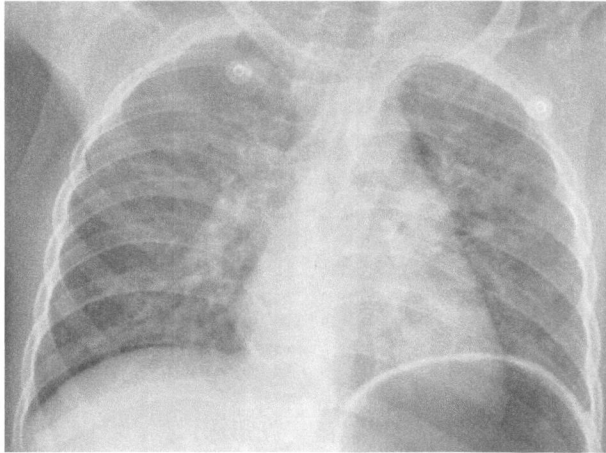

图2 病例2的影像学检查图片

【参考答案】双肺上叶支气管肺炎。

（陈珊珊 伍玉枝）

病例3 原发综合征

患者，男，19岁，低热、盗汗1月，伴咳嗽、痰中带血5天。影像检查结果如图3所示。

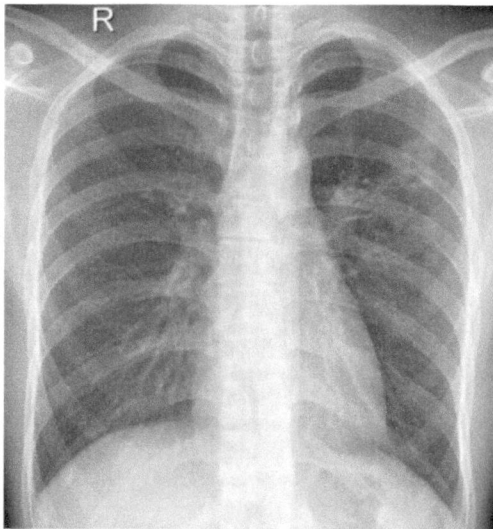

图3 病例3的影像学检查图片

【参考答案】左肺原发综合征，或答左肺门增大，左上肺病变，考虑原发综合征，请结合相关检查。

（陈珊珊 伍玉枝）

病例 4　继发性肺结核

患者，男，56 岁，反复咳嗽数年，加重伴低热、盗汗 1 月余。影像检查结果如图 4 所示。

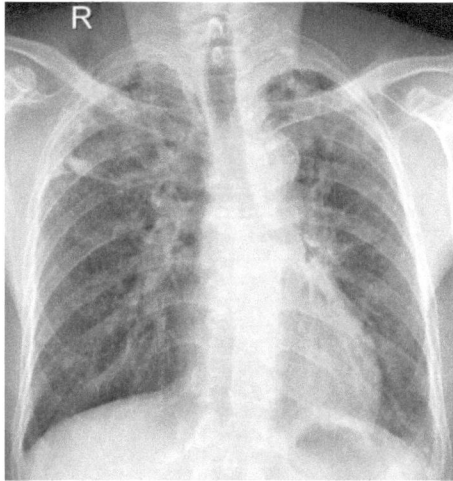

图 4　病例 4 的影像学检查图片

【参考答案】双上肺继发性肺结核（浸润性肺结核），建议完善相关检查。或答双肺上叶多形态病变，浸润性肺结核也可。

（陈珊珊　伍玉枝）

病例 5　急性粟粒性肺结核

患者，男，25 岁，咳嗽 1 月余。影像检查结果如图 5 所示。

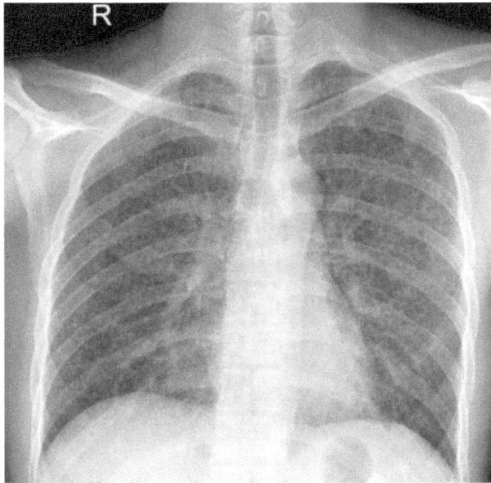

图 5　病例 5 的影像学检查图片

【参考答案】双肺急性粟粒性肺结核，建议完善相关检查。或答双肺弥漫性微小结节，多为急性粟粒性肺结核也可。

（陈珊珊　伍玉枝）

病例6　亚急性粟粒性肺结核

患者，男，33岁，发热、咳嗽10余天。影像检查结果如图6所示。

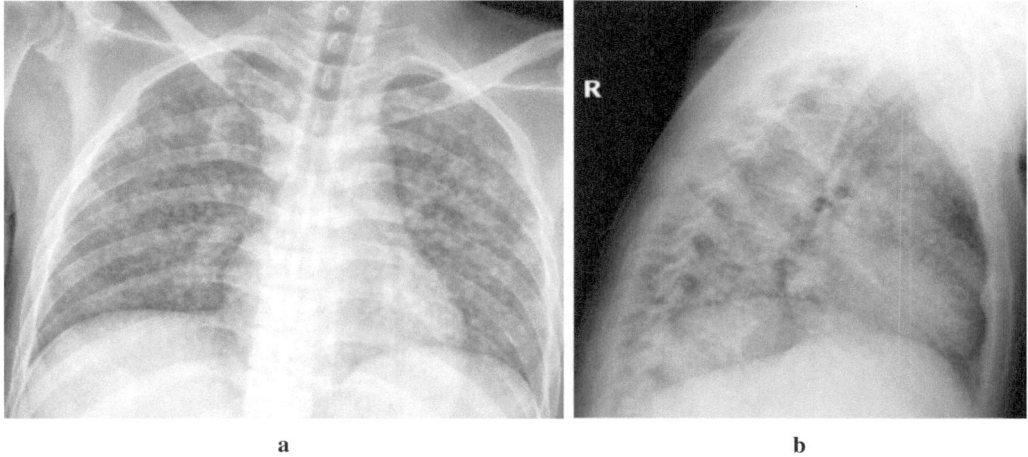

图6　病例6的影像学检查图片

【参考答案】双肺亚急性粟粒性肺结核。

（陈珊珊　伍玉枝）

病例7　肺脓肿

患者，男，48岁，咳嗽20天，高热5天。影像检查结果如图7所示。

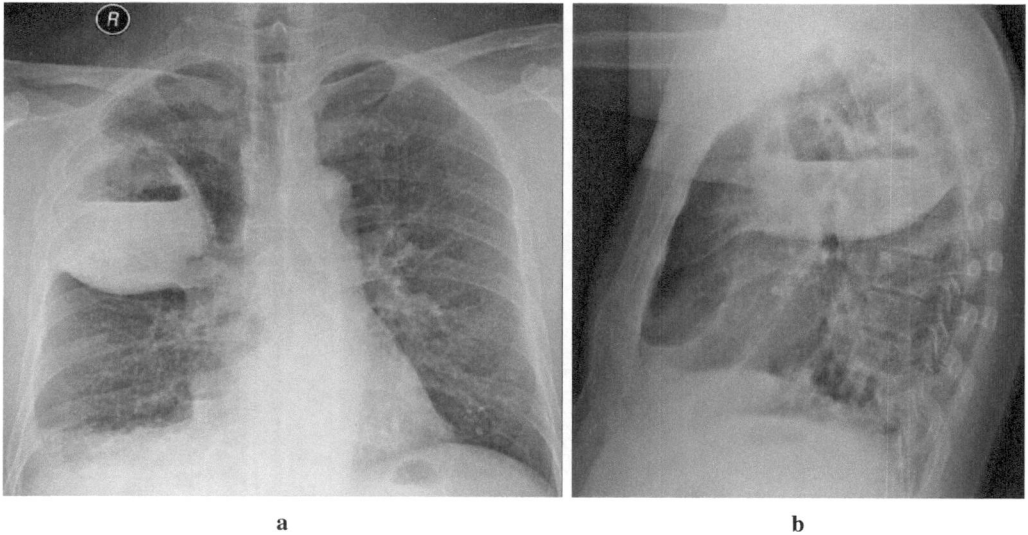

图7　病例7的影像学检查图片

【参考答案】右上肺急性肺脓肿，或答右上肺空洞病变，多为急性肺脓肿，建议结合临床及进一步检查。

（陈珊珊　伍玉枝）

病例8 脓胸

患者，男，43岁，右侧胸痛伴发热半月余。影像检查结果如图8所示。

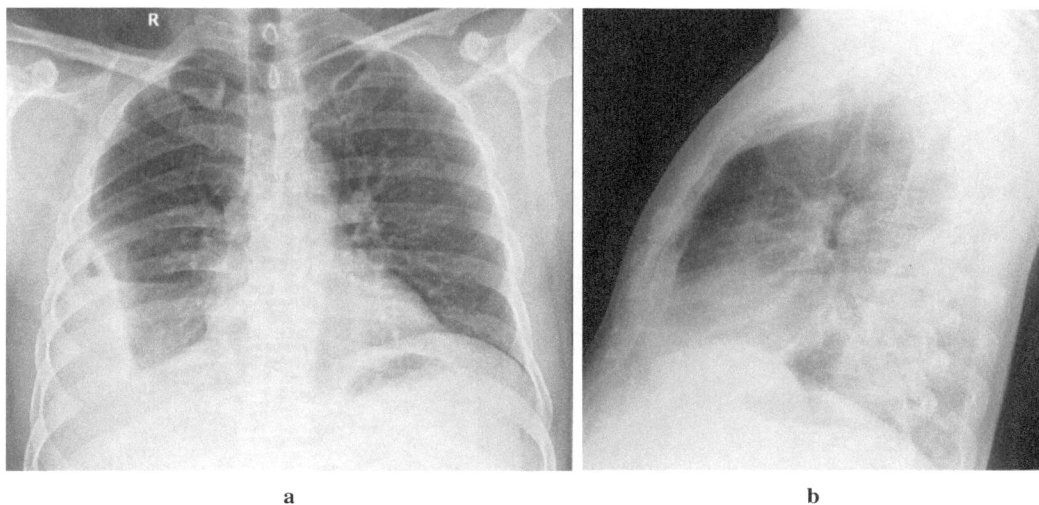

a   b

图8 病例8的影像学检查图片

【参考答案】右侧脓胸。

（陈珊珊 伍玉枝）

病例9 周围型肺癌

患者，男，58岁，咳嗽、咳痰伴痰中带血1月余。影像检查结果如图9所示。

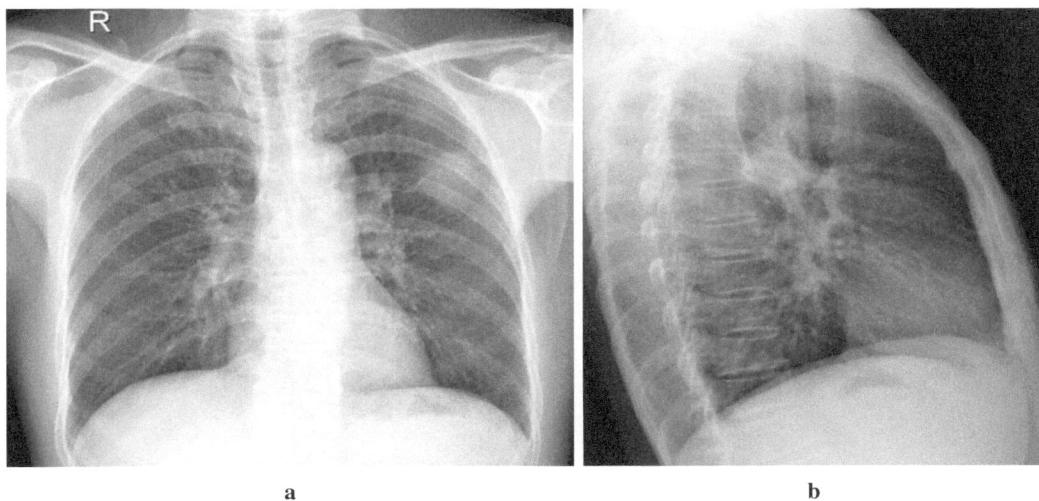

a   b

图9 病例9的影像学检查图片

【参考答案】左上肺周围型肺癌可能性大，建议进一步检查。或答左上肺肿块病变，提示周围性肺癌也可。

（陈珊珊 伍玉枝）

病例 10　肺转移瘤

患者，男，72 岁，咳嗽 1 月。既往有肝癌史。影像检查结果如图 10 所示。

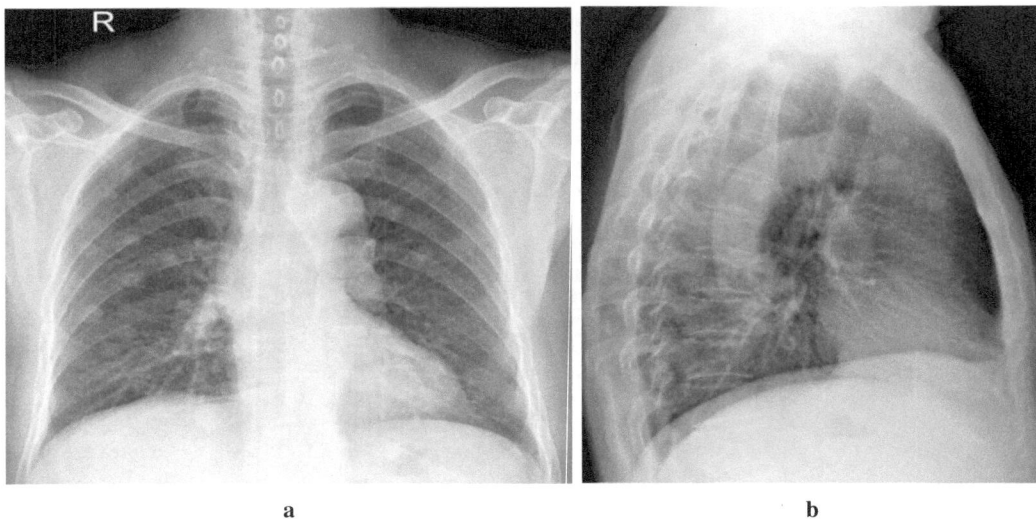

a

b

图 10　病例 10 的影像学检查图片

【参考答案】双肺多发转移瘤。

（陈珊珊　伍玉枝）

病例 11　中央型肺癌

患者，男，50 岁，咳嗽伴胸闷 1 月余。影像检查结果如图 11 所示。

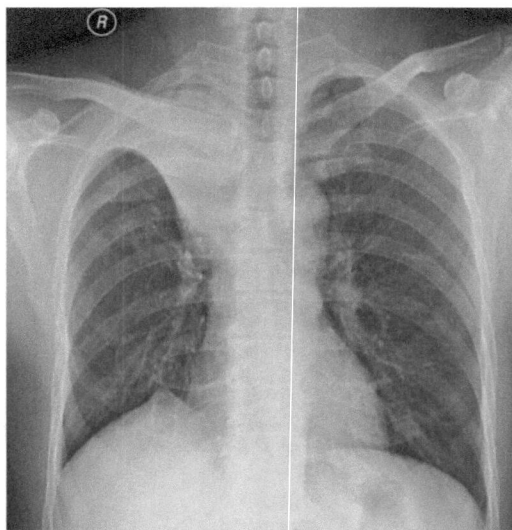

图 11　病例 11 的影像学检查图片

【参考答案】右上肺中央型肺癌并阻塞性肺不张。

（陈珊珊　伍玉枝）

病例 12　右中肺不张

患者，男，41 岁，呼吸困难半年。影像检查结果如图 12 所示。

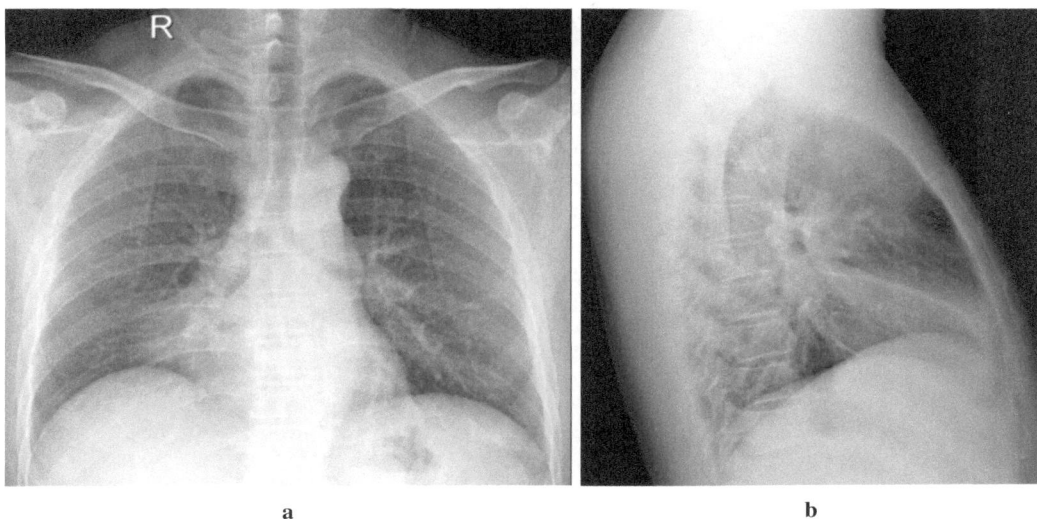

a

b

图 12　病例 12 的影像学检查图片

【参考答案】右中肺不张，建议进一步检查。

（陈珊珊　伍玉枝）

病例 13　一侧肺不张

患者，男，53 岁，活动后气促 2 年余。影像检查结果如图 13 所示。

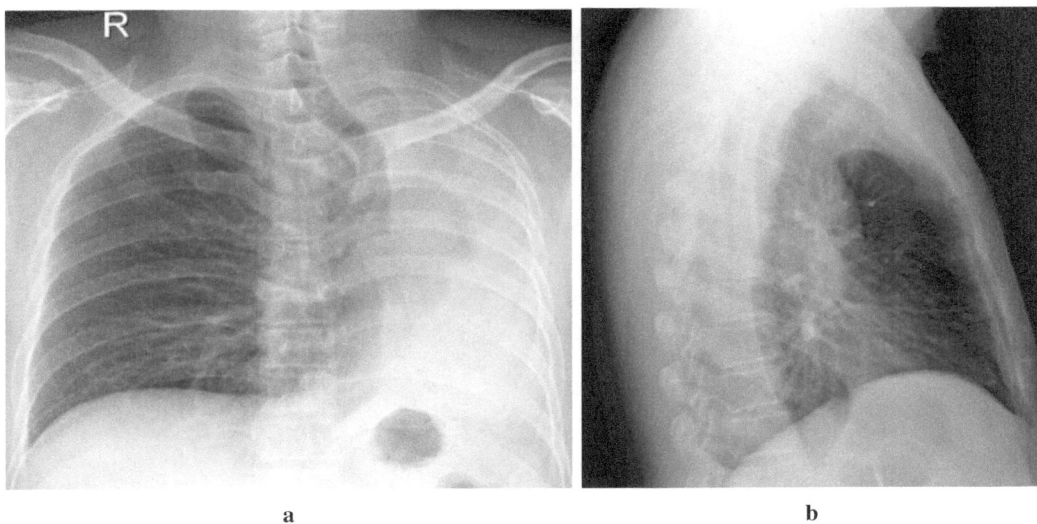

a

b

图 13　病例 13 的影像学检查图片

【参考答案】左肺完全不张，不除外并存肿瘤及胸腔积液，建议进一步检查。

（陈珊珊　伍玉枝）

病例 14　慢性阻塞性肺疾病

患者，男，68 岁，反复咳嗽、咳痰 30 余年。影像检查结果如图 14 所示。

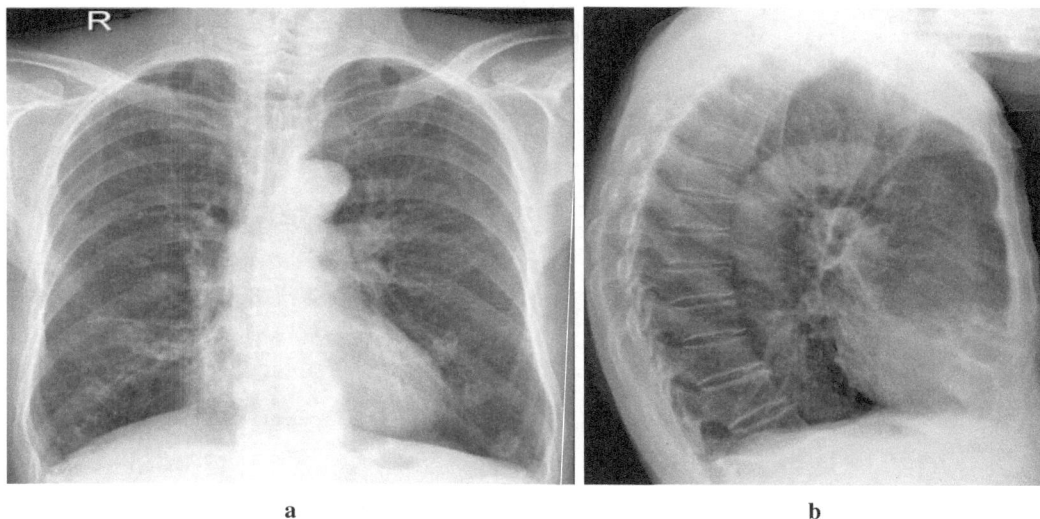

a　　　　　　　　　　　　　　　b

图 14　病例 14 的影像学检查图片

【参考答案】慢性阻塞性肺疾病(慢性支气管疾患并肺气肿)。

（陈珊珊　伍玉枝）

病例 15　支气管扩张

患者，女，56 岁，反复咳嗽咳脓痰 20 余年。影像检查结果如图 15 所示。

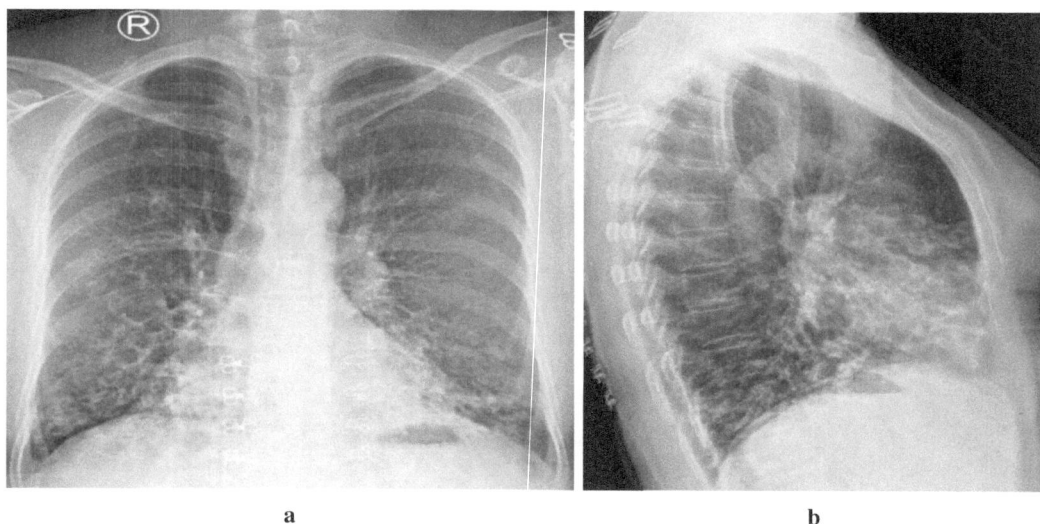

a　　　　　　　　　　　　　　　b

图 15　病例 15 的影像学检查图片

【参考答案】双肺支气管扩张并感染(以中下肺野为著)。

（陈珊珊　伍玉枝）

病例 16　气胸

患者，男，19 岁，突发右侧胸痛 1 小时。影像检查结果如图 16 所示。

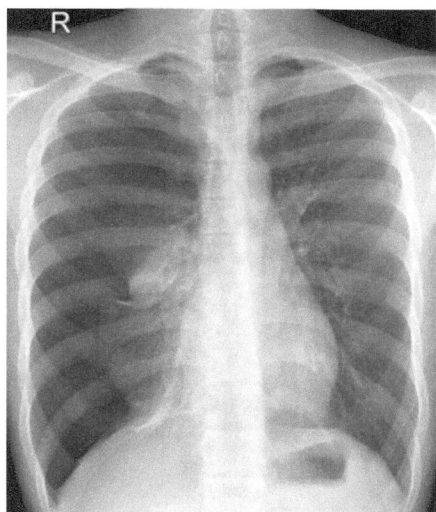

图 16　病例 16 的影像学检查图片

【参考答案】右侧大量气胸。

（陈珊珊　伍玉枝）

病例 17　胸腔积液

患者，男，56 岁，胸闷、胸痛伴咳嗽、咳痰及呼吸困难 3 周，加重 2 天。影像检查结果如图 17 所示。

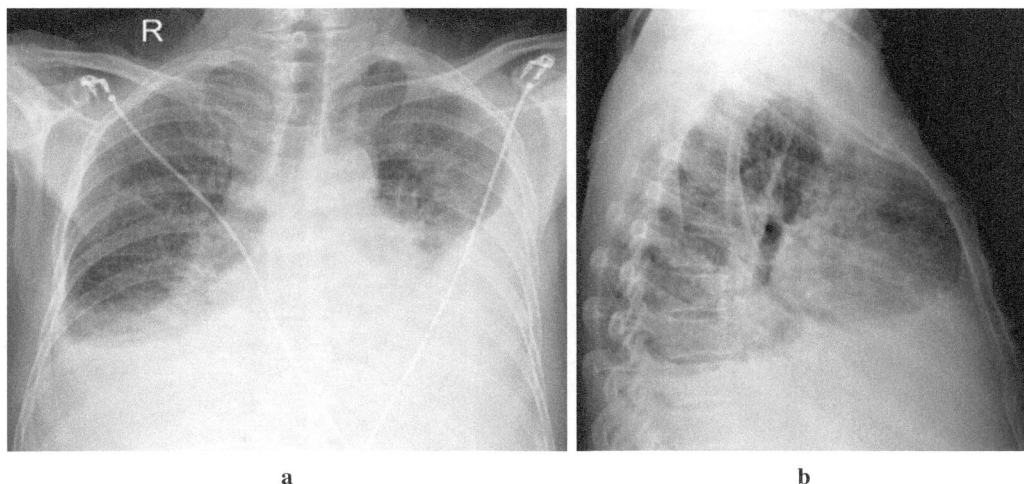

a　　　　　　　　　　　　　　　　　b

图 17　病例 17 的影像学检查图片

【参考答案】双侧胸腔积液（左侧中量，右侧少量）。

（陈珊珊　伍玉枝）

病例 18　液气胸

患者，男，51 岁，突发右侧胸痛伴呼吸困难 2 小时。影像检查结果如图 18 所示。

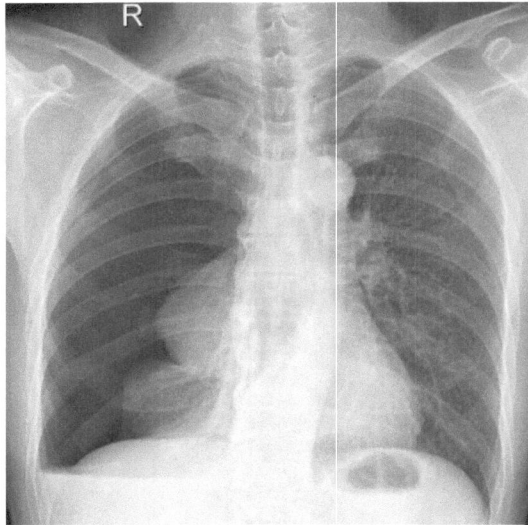

图 18　病例 18 的影像学检查图片

【参考答案】右侧液气胸（大量气胸、少量胸腔积液）。

（陈珊珊　伍玉枝）

病例 19　肋骨骨折

患者，男，64 岁，外伤后左侧胸痛 1 周。影像检查结果如图 19 所示。

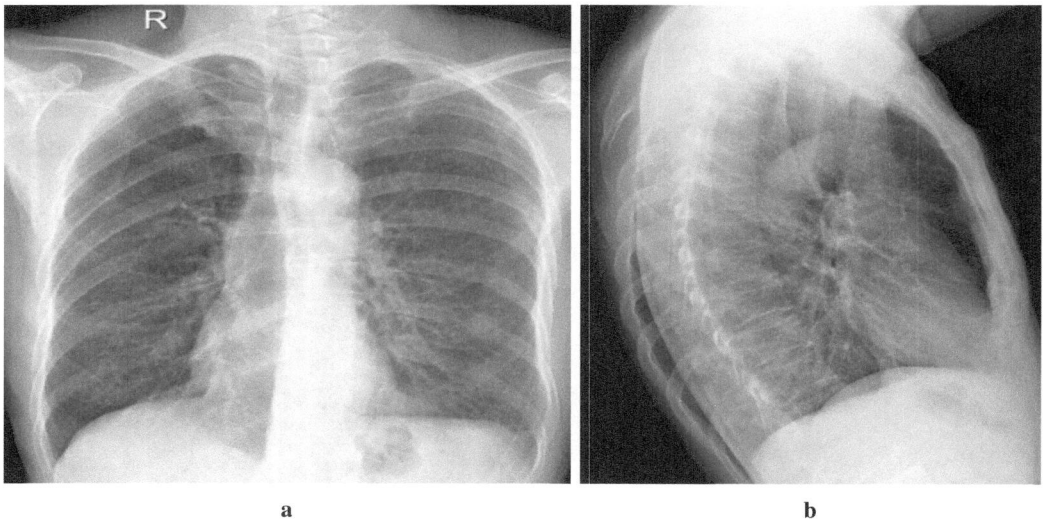

a　　　　　　　　　　　　　　　　　　　　b

图 19　病例 19 的影像学检查图片

【参考答案】左侧第 6~9 肋后段骨折。

（陈珊珊　伍玉枝）

病例20 多发肋骨骨折伴液气胸或肺挫伤

患者，男，50岁，摔伤后右侧胸痛、呼吸困难15小时。影像检查结果如图20所示。

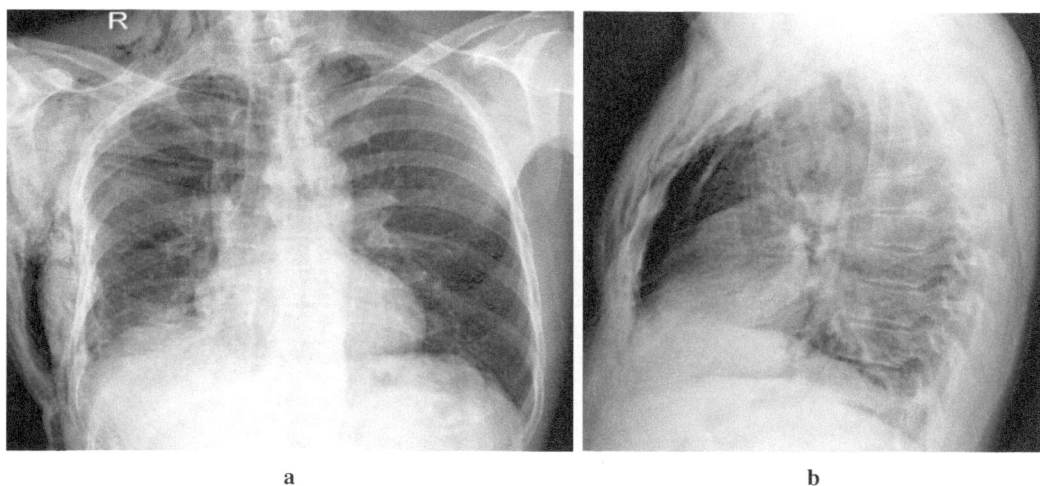

a   b

图20 病例20的影像学检查图片

【参考答案】右侧第5肋腋段骨折，并右侧气胸、右侧胸壁及颈部软组织大量积气，右下肺挫伤。

(陈珊珊 伍玉枝)

病例21 肋骨膨胀性骨质破坏

患者，男，24岁，左侧胸壁局部压痛1周。影像检查结果如图21所示。

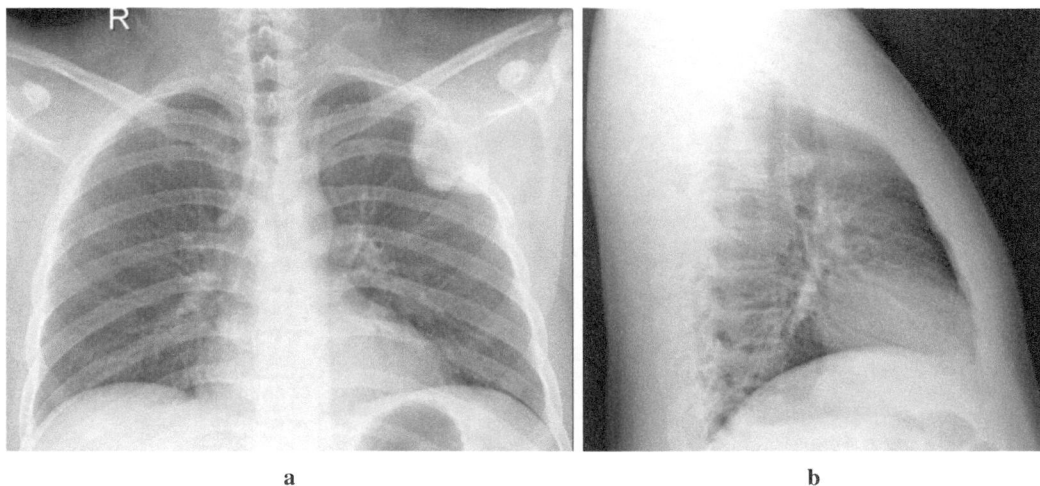

a   b

图21 病例21的影像学检查图片

【参考答案】左侧第3肋腋段膨胀性骨质破坏，多为肿瘤（良性）或肿瘤样病变，建议进一步检查。（病理检查结果：软骨母细胞瘤。）

(陈珊珊 伍玉枝)

病例 22 胸膜占位

患者，男，27 岁，胸痛 1 年余，加重 1 月。影像检查结果如图 22 所示。

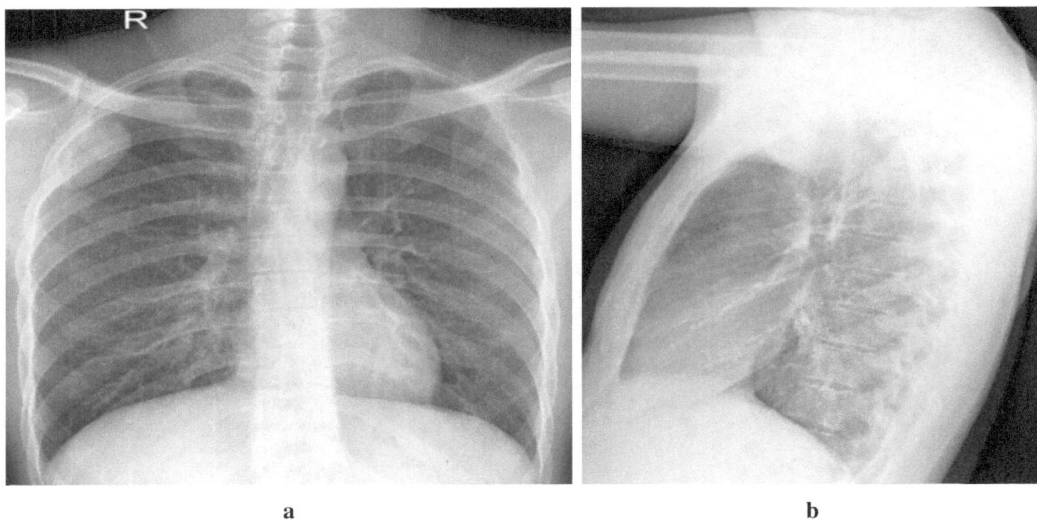

图 22 病例 22 的影像学检查图片

【参考答案】右胸上部胸膜肿块（病理检查结果：神经鞘瘤），建议进一步检查。

（陈珊珊 伍玉枝）

病例 23 胸膜钙化

患者，男，55 岁，血糖高 12 年，入院行常规检查。影像检查结果如图 23 所示。

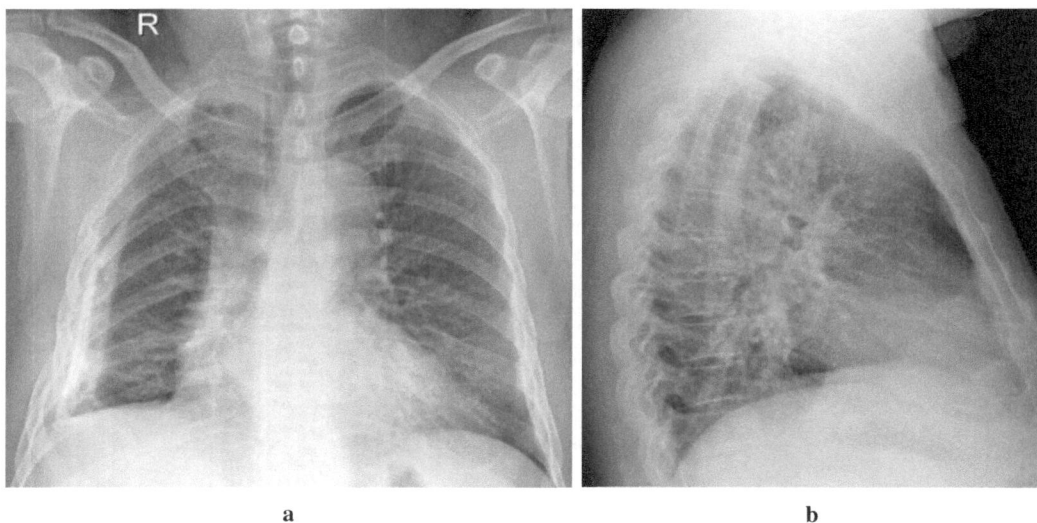

图 23 病例 23 的影像学检查图片

【参考答案】右侧胸膜广泛增厚、钙化。

（陈珊珊 伍玉枝）

病例 24　纵隔占位

患者,女,66 岁,全身乏力半月。影像检查结果如图 24 所示。

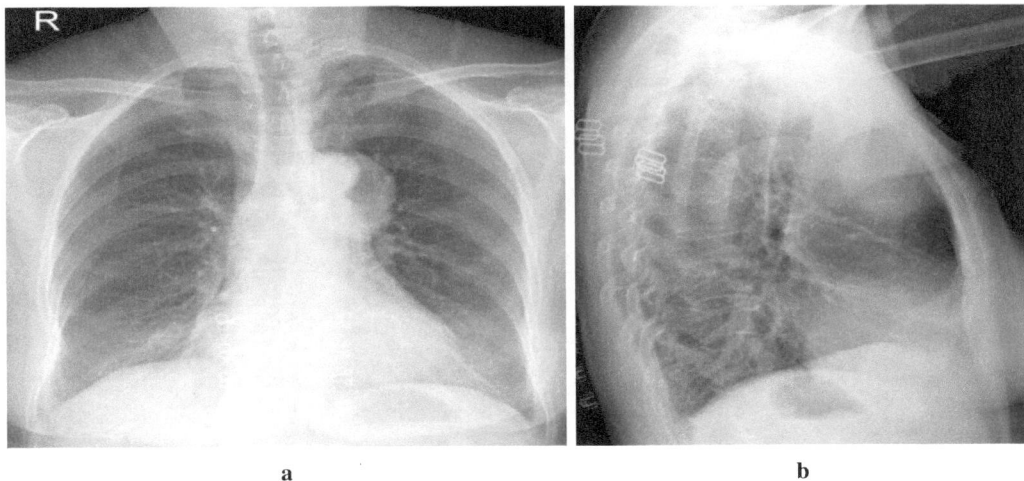

a

b

图 24　病例 24 的影像学检查图片

【参考答案】左前纵隔占位(病理检查结果：胸腺瘤),建议进一步检查。

(陈珊珊　伍玉枝)

病例 25　房间隔缺损

患者,女,31 岁,发现心脏杂音 10 年余。体格检查：胸骨左缘第 2~3 肋间可闻及收缩期杂音。影像检查结果如图 25 所示。

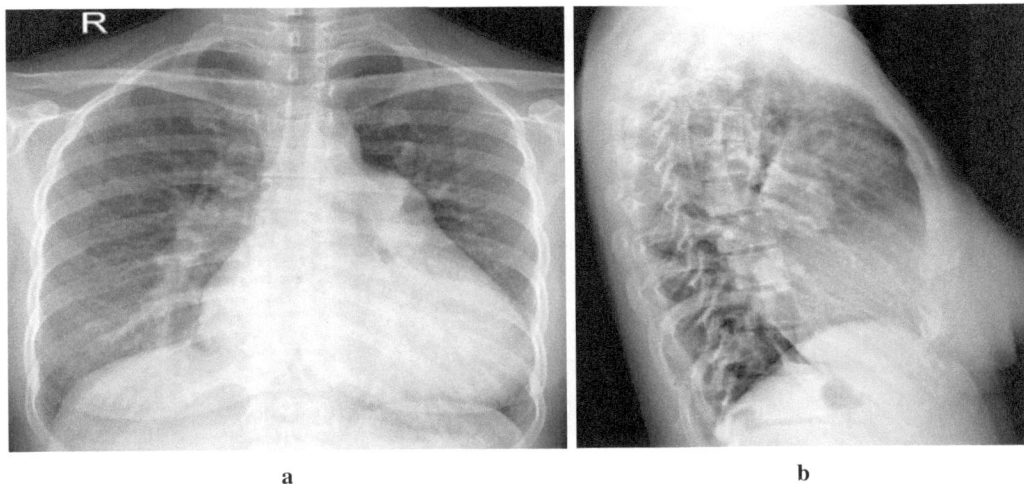

a

b

图 25　病例 25 的影像学检查图片

【参考答案】先天性心脏病(CHD)：房间隔缺损继发肺动脉高压,建议完善心脏超声或 CTA 检查。或答右心室增大、肺充血,多为先天性心脏病,房间隔缺损(ASD),继发肺动脉高压也可。

(陈珊珊　伍玉枝)

病例 26　室间隔缺损

患者，男，35 岁，发现心脏杂音 35 年。体格检查：胸骨左缘第 3~4 肋间可闻及收缩期杂音。影像检查结果如图 26 所示。

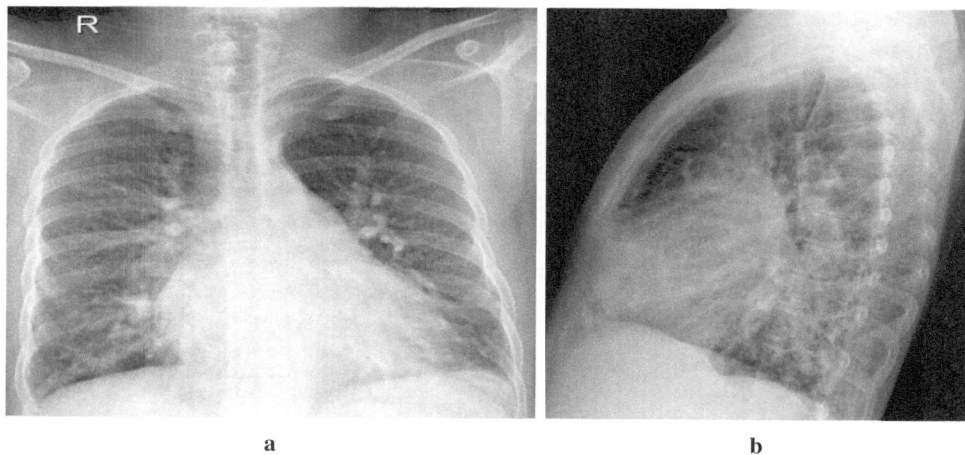

图 26　病例 26 的影像学检查图片

【参考答案】先天性心脏病(CHD)：室间隔缺损。或答心脏增大(左右心室增大)，肺充血，多为先天性心脏病，室间隔缺损(VSD)也可。

（陈珊珊　伍玉枝）

病例 27　法洛四联症

患者，男，4 岁，发现心脏杂音、口唇指趾端发绀 4 年余。影像检查结果如图 27 所示。

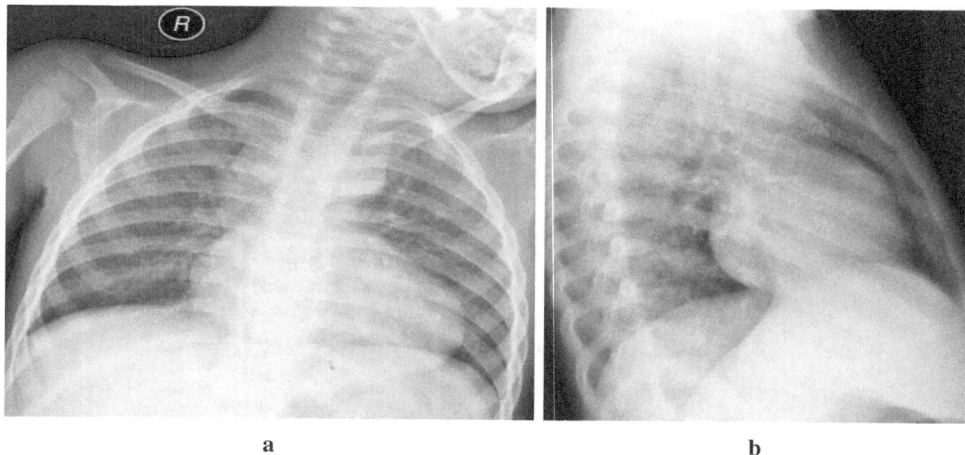

图 27　病例 27 的影像学检查图片

【参考答案】先天性心脏病(CHD)：法洛四联症。或答右心室增大、肺血减少，多为先天性心脏病，法洛氏四联症也可。

（陈珊珊　伍玉枝）

病例 28 肺动脉高压

患者，女，30 岁，活动后气促 2 年余。体格检查：第二心音 P2 亢进。影像检查结果如图 28 所示。

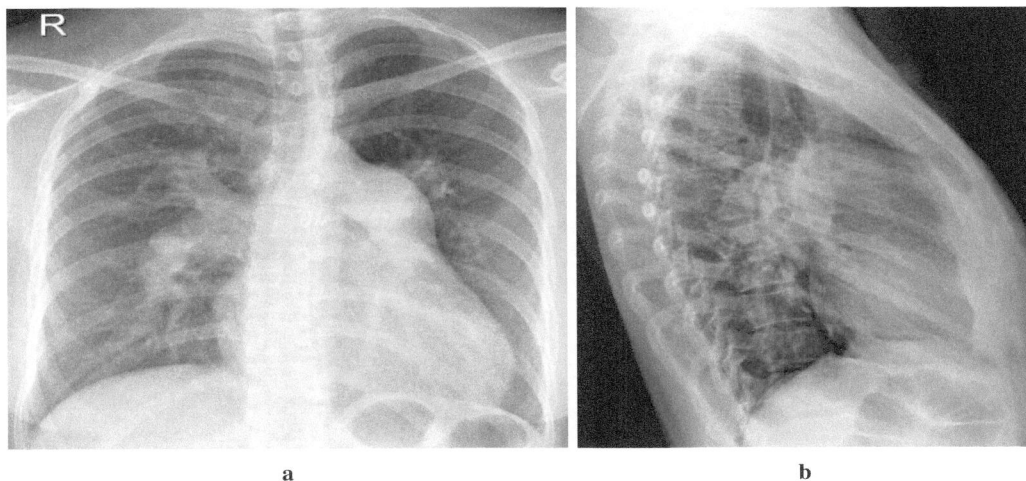

a

b

图 28 病例 28 的影像学检查图片

【参考答案】提示肺动脉高压，建议进一步检查。或答右下肺动脉干增粗，肺动脉段突出，右室增大，提示肺动脉高压也可。

（陈珊珊 伍玉枝）

病例 29 普大型心

患者，男，30 岁，气促、胸痛 2 月余。体格检查：心音遥远。影像检查结果如图 29 所示。

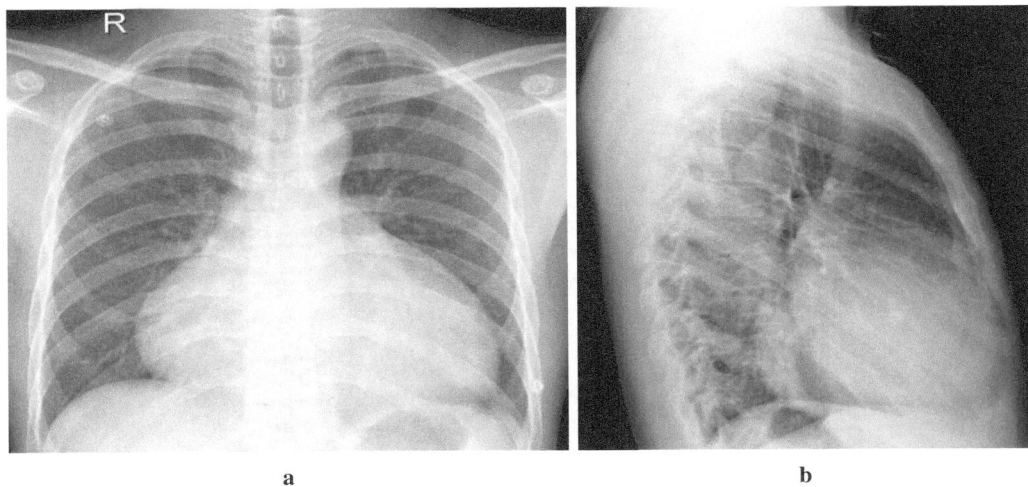

a

b

图 29 病例 29 的影像学检查图片

【参考答案】"普大心"或"烧瓶心"（大量心包积液），建议完善相关检查。

（陈珊珊 伍玉枝）

病例 30 二尖瓣狭窄

患者，女，66 岁，活动后胸闷气促 5 年余，加重 1 年。影像检查结果如图 30 所示。

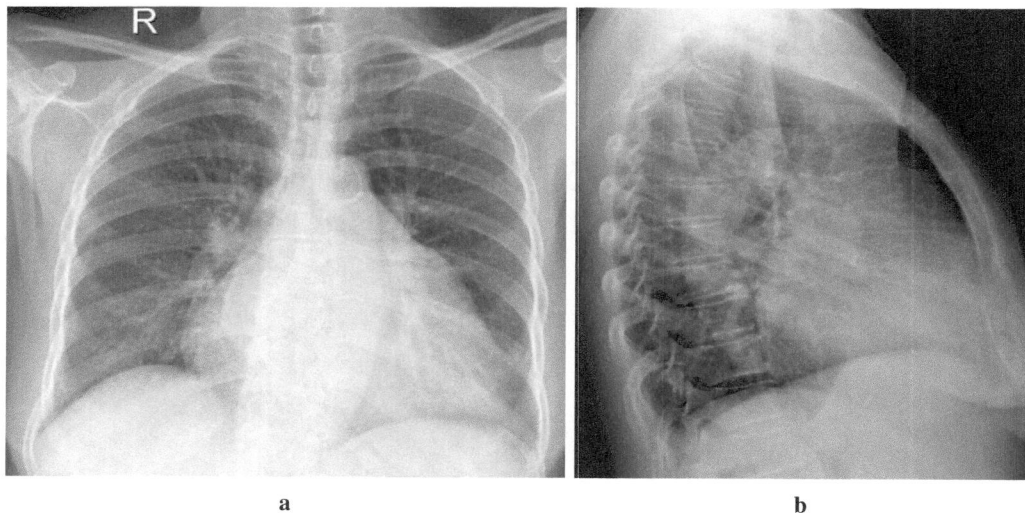

图 30 病例 30 的影像学检查图片

【参考答案】风湿性心脏病：二尖瓣狭窄，建议进一步检查。

（陈珊珊 伍玉枝）

病例 31 缩窄性心包炎

患者，男，57 岁，胸闷、气促 1 年余，加重伴乏力 2 月余。影像检查结果如图 31 所示。

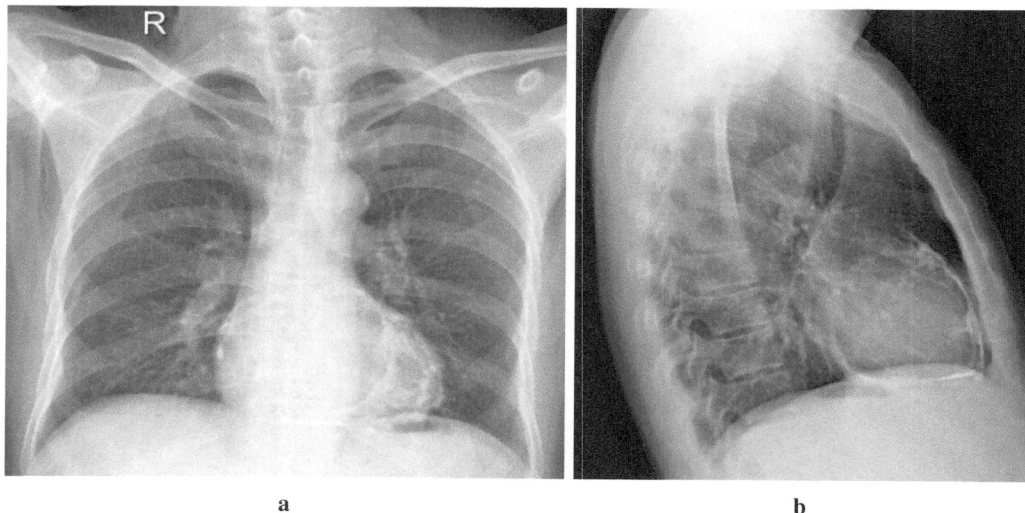

图 31 病例 31 的影像学检查图片

【参考答案】缩窄性心包炎，或答心包蛋壳样钙化，考虑缩窄性心包炎（盔甲心）。

（陈珊珊 伍玉枝）

病例 32　右下肺静脉异位引流

患者，男，9 岁，发现心脏杂音 2 周。影像检查结果如图 32 所示。

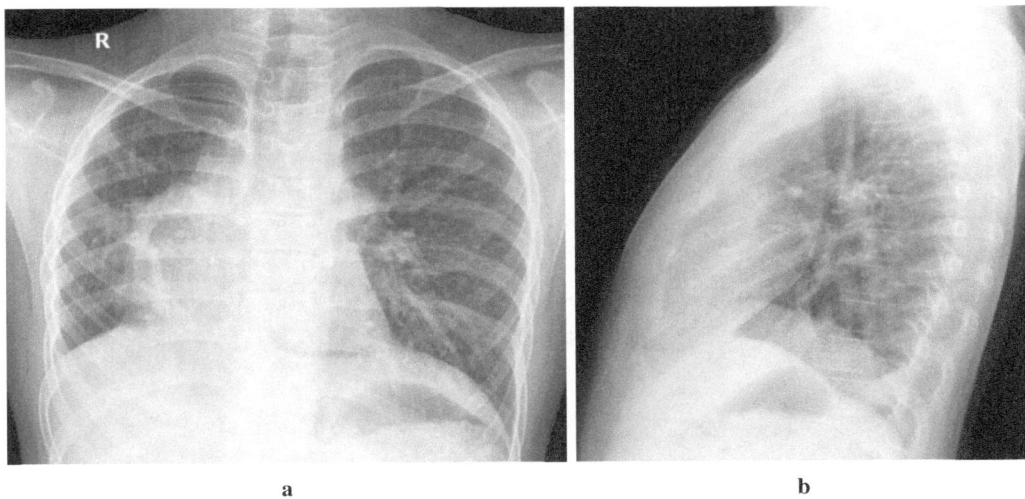

图 32　病例 32 的影像学检查图片

【参考答案】提示右下肺静脉异位引流，右肺发育不良（弯刀综合征）可能性大，建议进一步检查。

（陈珊珊　伍玉枝）

病例 33　食管异物

患者，女，57 岁，误吞异物 1 小时。影像检查结果如图 33 所示。

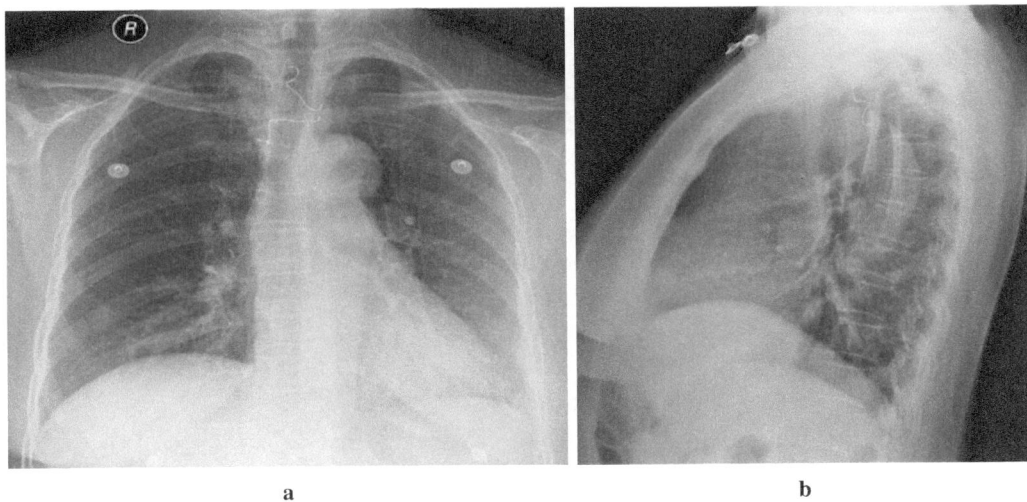

图 33　病例 33 的影像学检查图片

【参考答案】食管胸上段异物。

（陈珊珊　伍玉枝）

病例 34　支气管异物

患者，男，1 岁 2 个月，喉中痰鸣 10 余天，咳嗽 4 天，皮疹 3 天。影像检查结果如图 34 所示。

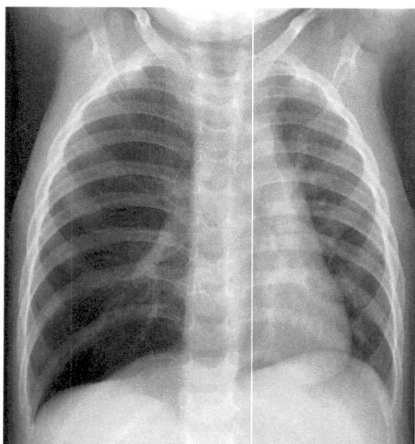

图 34　病例 34 的影像学检查图片

【参考答案】右侧支气管异物并右侧肺气肿。

（陈珊珊　邹志敏）

第二节　腹部

病例 35　消化道穿孔

患者，女，72 岁，突发腹痛 3 小时余。影像检查结果如图 35 所示。

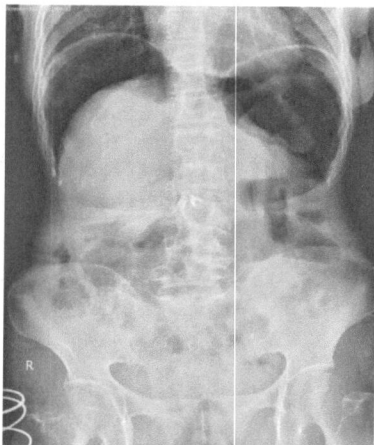

图 35　病例 35 的影像学检查图片

【参考答案】双膈下游离气体：提示消化道穿孔。

（刘沁茹　廖海燕）

病例36 腹腔游离积气

患者，女，48岁，行子宫切除术后腹胀。影像检查结果如图36所示。

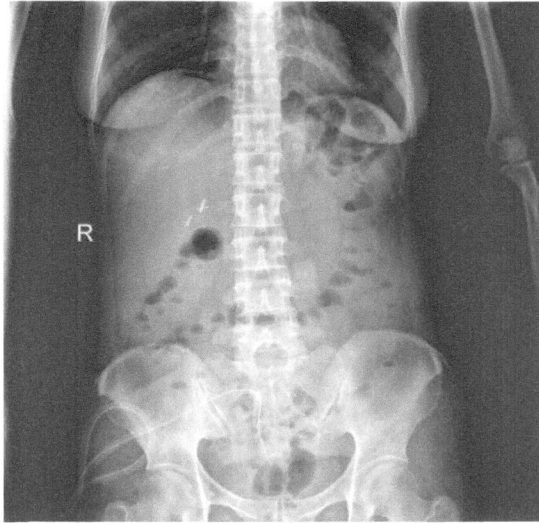

图36 病例36的影像学检查图片

【参考答案】腹部手术后腹腔游离积气。

（刘沁茹 廖海燕）

病例37 小肠梗阻

患者，男，57岁，腹痛5天，肛门停止排便排气4天。影像检查结果如图37所示。

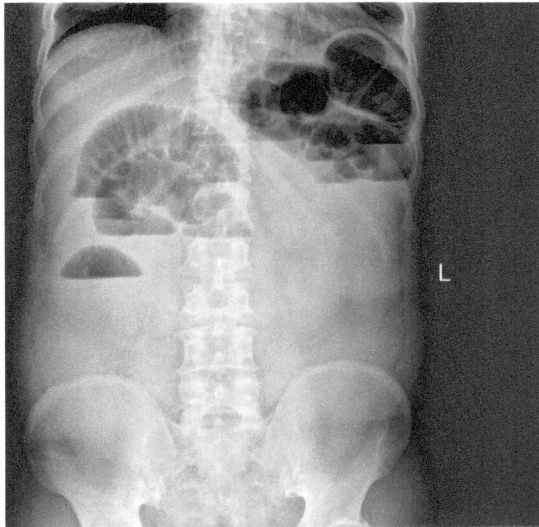

图37 病例37的影像学检查图片

【参考答案】完全性低位小肠梗阻（机械性）。

（刘沁茹 廖海燕）

病例 38 　闭袢性小肠梗阻

患者，男，65 岁，肛门停止排便排气 6 天。影像检查结果如图 38 所示。

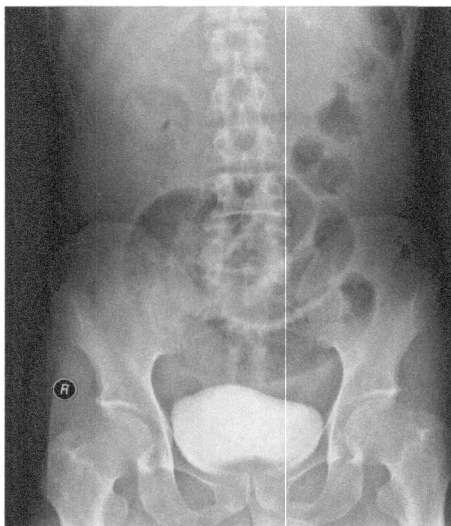

图 38 　病例 38 的影像学检查图片

【参考答案】闭袢性小肠梗阻。

（刘沁茹　廖海燕）

病例 39 　麻痹性肠梗阻

患者，男，44 岁，腹部手术后腹胀 1 天。影像检查结果如图 39 所示。

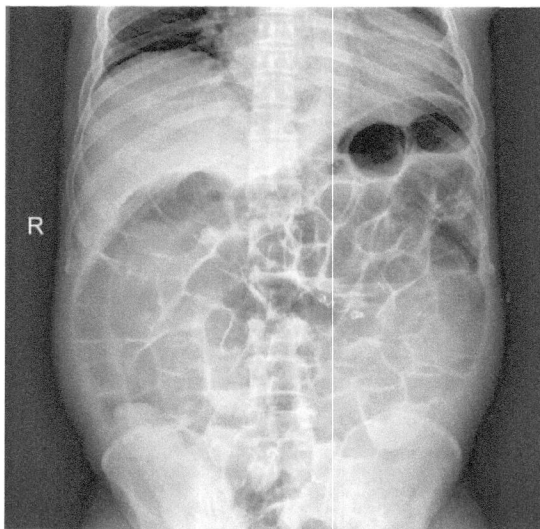

图 39 　病例 39 的影像学检查图片

【参考答案】麻痹性肠梗阻。

（刘沁茹　廖海燕）

病例 40　降结肠梗阻

患者，女，78 岁，腹痛半年余，加重 10 余天。影像检查结果如图 40 所示。

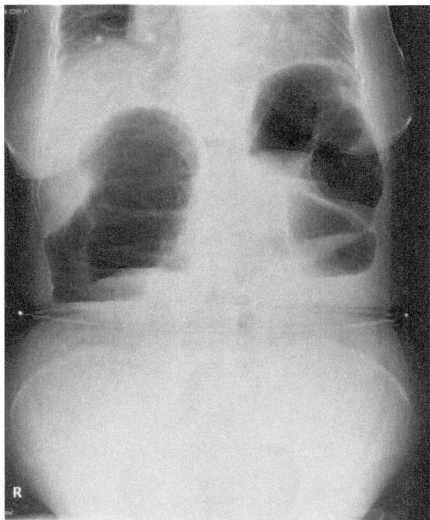

图 40　病例 40 的影像学检查图片

【参考答案】降结肠梗阻。

（刘沁茹　廖海燕）

病例 41　肠扭转

患者，男，57 岁，停止排便 6 天。影像检查结果如图 41 所示。

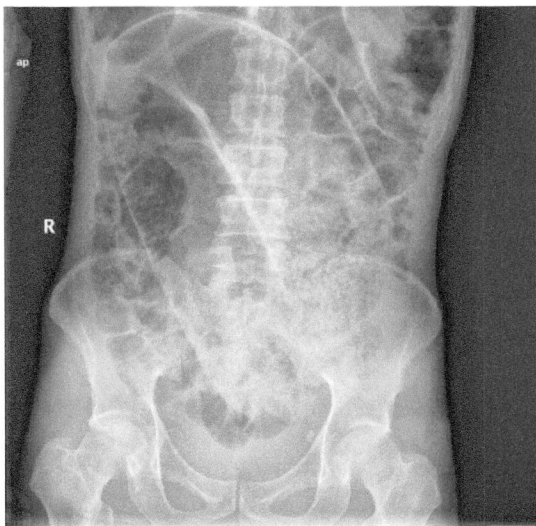

图 41　病例 41 的影像学检查图片

【参考答案】乙状结肠扭转。

（刘沁茹　廖海燕）

病例42　消化道异物

患者，女，75岁，不慎吞食假牙。影像检查结果如图42所示。

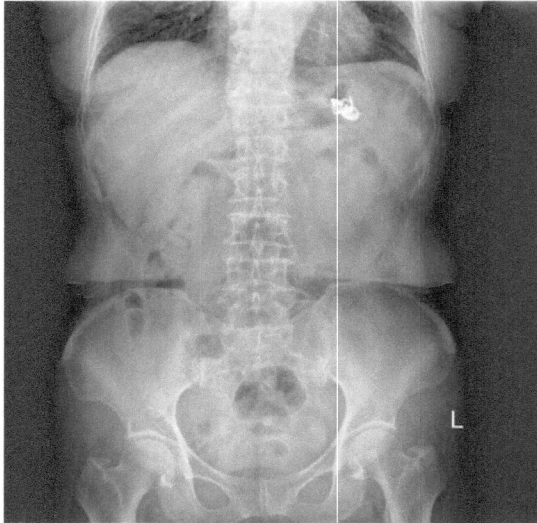

图42　病例42的影像学检查图片

【参考答案】胃腔异物。

（刘沁茹　廖海燕）

病例43　胆囊结石

患者，男，58岁，右上腹部疼痛半年余，加重1月。影像检查结果如图43所示。

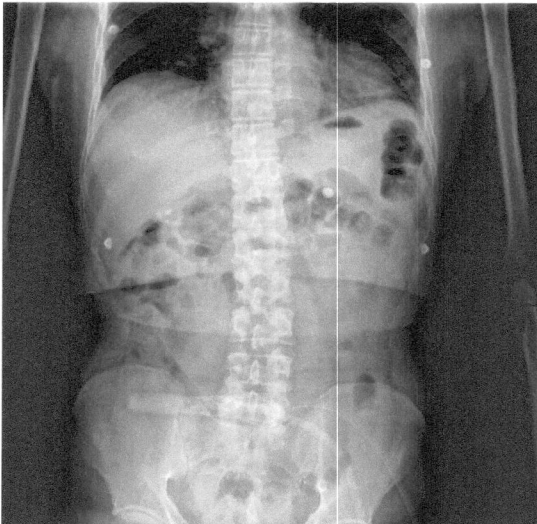

图43　病例43的影像学检查图片

【参考答案】胆囊结石。

（刘沁茹　廖海燕）

病例 44　泌尿系结石

患者，女，59 岁，左侧腰痛半月余。影像检查结果如图 44 所示。

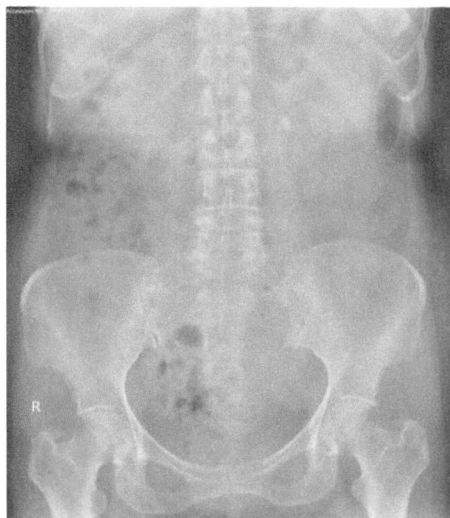

图 44　病例 44 的影像学检查图片

【参考答案】左侧输尿管上段结石。

（刘沁茹　廖海燕）

病例 45　肾结核

患者，女，70 岁。右侧腰痛 13 天余，无尿 4 天。影像检查结果如图 45 所示。

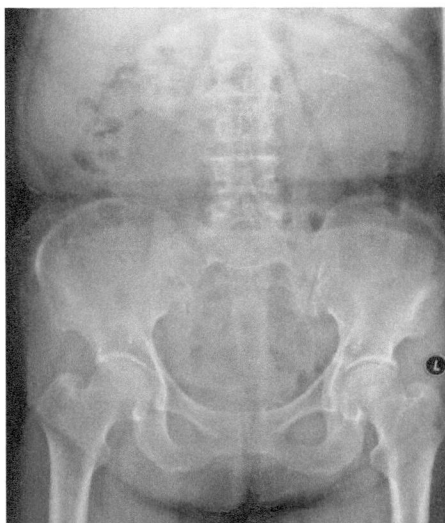

图 45　病例 45 的影像学检查图片

【参考答案】右肾结核并肾自截。

（刘沁茹　廖海燕）

第三节 骨关节

病例 46 桡骨远端 Smith 骨折

患者，女，9岁，左腕外伤1天。影像检查结果如图46所示。

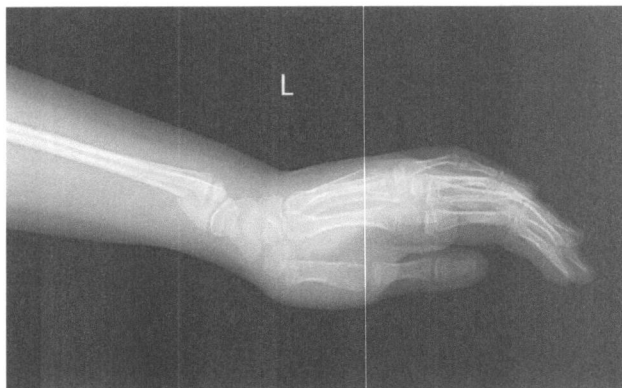

图46 病例46的影像学检查图片

【参考答案】左桡骨远端 Smith 骨折。

病例 47 青枝骨折

患者，男，13岁，左腕外伤后疼痛3天。影像检查结果如图47所示。

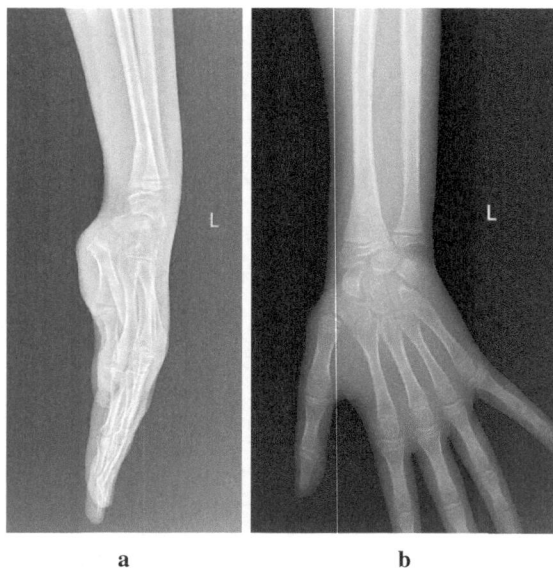

a   b

图47 病例47的影像学检查图片

【参考答案】左桡骨远端青枝骨折。

病例 48 桡骨远端 Colles 骨折

患者，男，14 岁，左腕外伤 1 天。影像检查结果如图 48 所示。

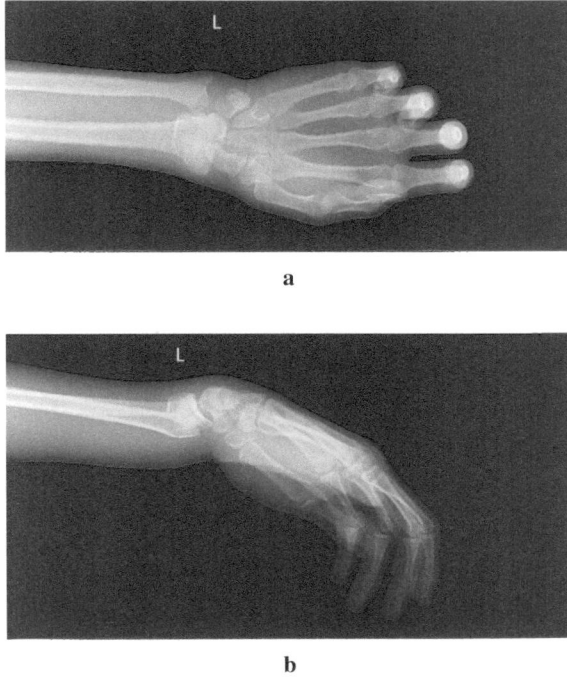

a

b

图 48 病例 48 的影像学检查图片

【参考答案】左桡骨远端粉碎性/Colles 骨折。

病例 49 股骨颈骨折

患者，女，78 岁，摔伤后髋痛 2 天。影像检查结果如图 49 所示。

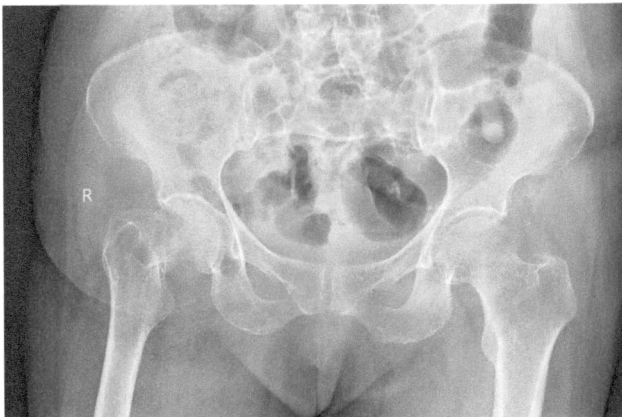

图 49 病例 49 的影像学检查图片

【参考答案】右股骨颈骨折。

病例 50 髁离骨折

患者，男，12 岁，外伤后左肘疼痛 1 天。影像检查结果如图 50 所示。

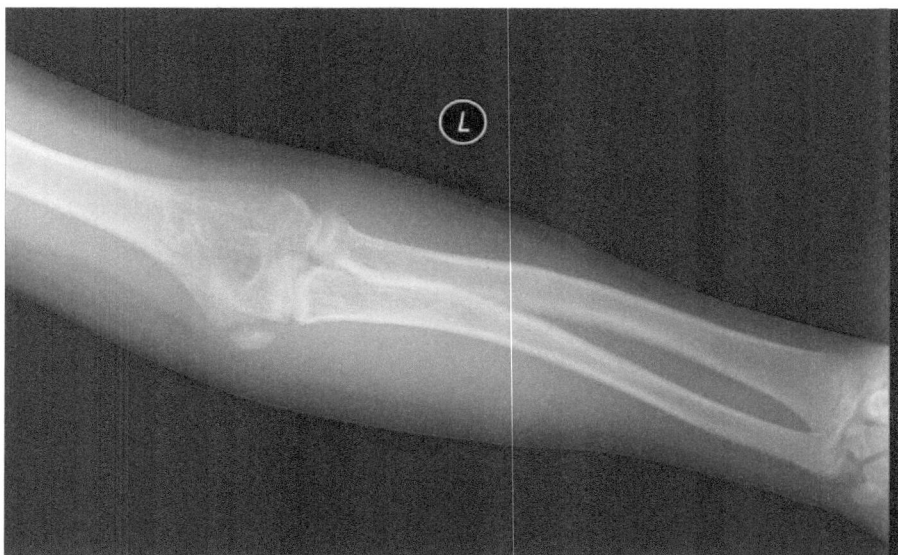

图 50 病例 50 的影像学检查图片

【参考答案】左肱骨内上髁髁离骨折（或答骨骺分离）。

病例 51 椎体压缩骨折

患者，女，67 岁，腰部摔伤 2 个月。影像检查结果如图 51 所示。

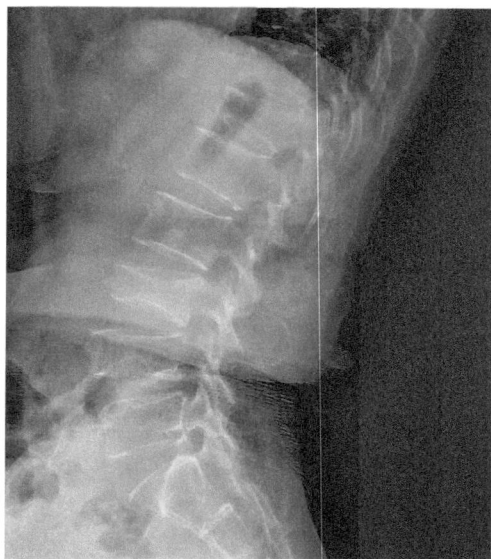

图 51 病例 51 的影像学检查图片

【参考答案】T12、L3、L4 椎体压缩骨折。

病例 52　肩关节脱位

患者,男,41 岁,左肩部扭伤 1 天。影像检查结果如图 52 所示。

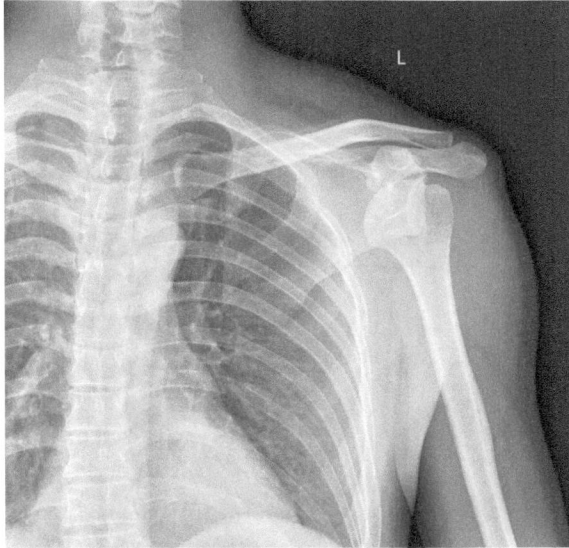

图 52　病例 52 的影像学检查图片

【参考答案】左肩关节脱位(前下脱位)。

病例 53　应力性骨折

患者,男,14 岁,右膝关节疼痛 1 月余。影像检查结果如图 53 所示。

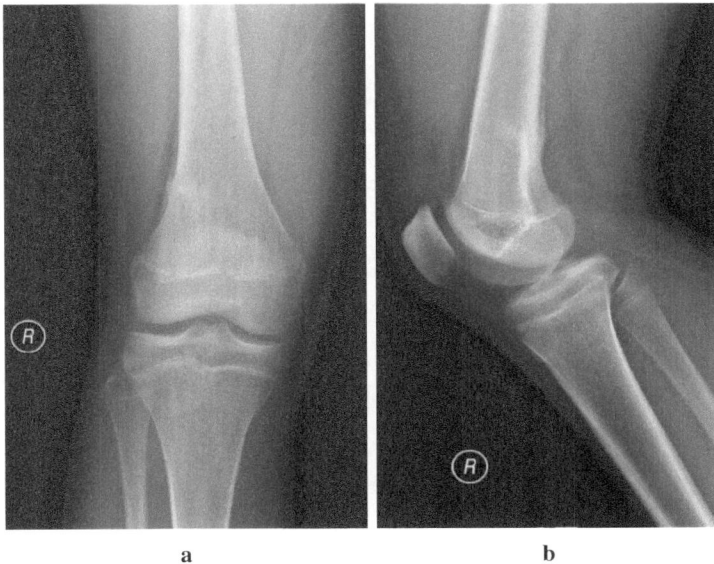

a　　　　　　　　　　　　　　　　b

图 53　病例 53 的影像学检查图片

【参考答案】右股骨远端应力性骨折。

病例 54　骨骺骨折

患者，男，11 岁，右踝外伤 3 天。影像检查结果如图 54 所示。

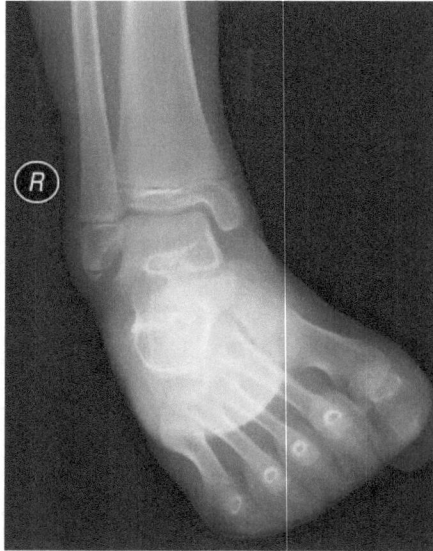

图 54　病例 54 的影像学检查图片

【参考答案】右腓骨远端骨骺骨折并周围软组织挫伤。

病例 55　桡骨小头脱位

患者，男，3 岁，左肘关节外伤后 2 天。影像检查结果如图 55 所示。

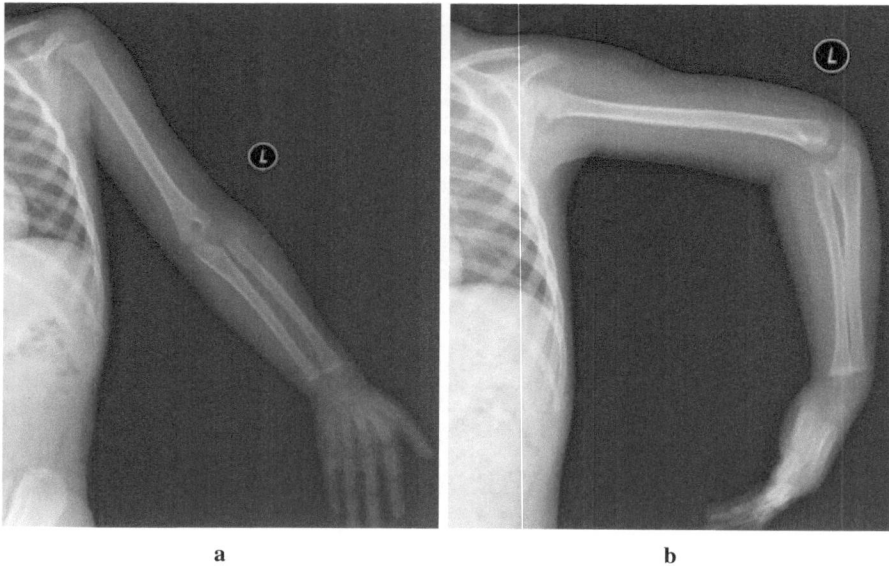

a　　　　　　　　　　　　　　　　　　b

图 55　病例 55 的影像学检查图片

【参考答案】左桡骨小头脱位。

病例 56　类风湿关节炎

患者，女，68 岁，手、腕部疼痛 10 余年，RF(+)。影像检查结果如图 56 所示。

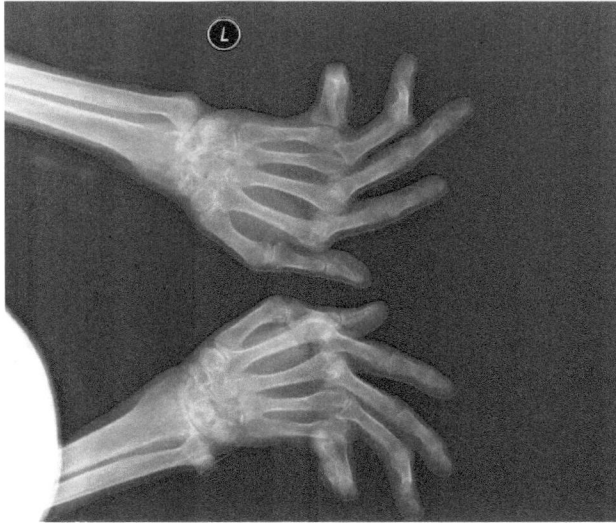

图 56

【参考答案】双腕、双手类风湿关节炎。

病例 57　强直性脊柱炎

患者，男，42 岁，下腰背痛 20 年。HLA-B27(+)。影像检查结果如图 57 所示。

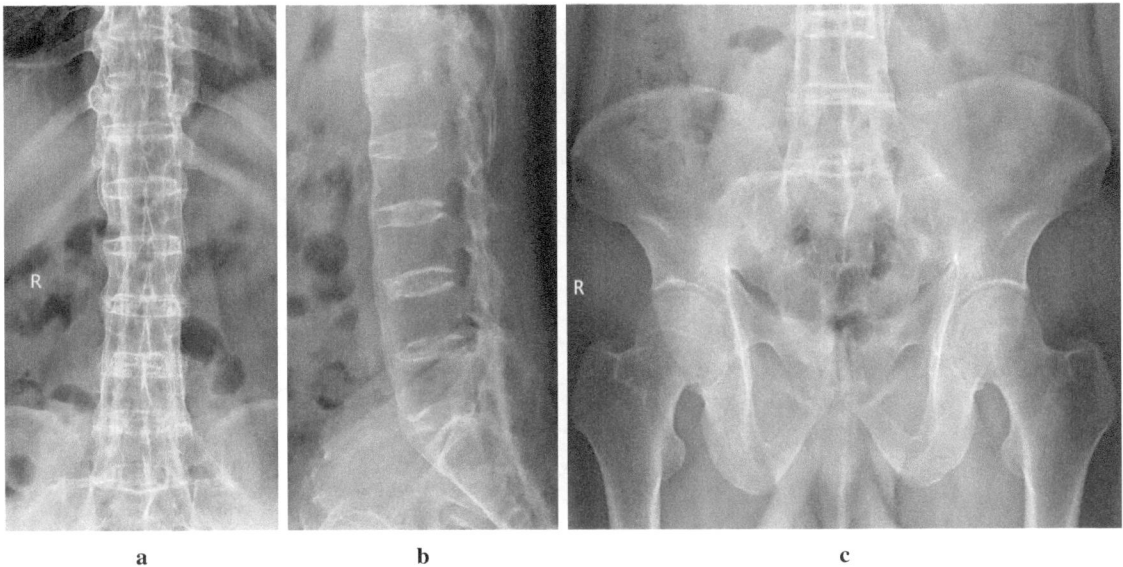

a　　　　　　　　　　b　　　　　　　　　　c

图 57　病例 57 的影像学检查图片

【参考答案】强直性脊柱炎，或答双侧骶髂关节(或强直)并腰椎(或弥漫性)病变，考虑强直性脊柱(或椎)炎(或中轴型血清阴性脊柱关节病)也可。

病例 58　骨关节炎

患者，女，68 岁，右膝疼痛 10 年。影像检查结果如图 58 所示。

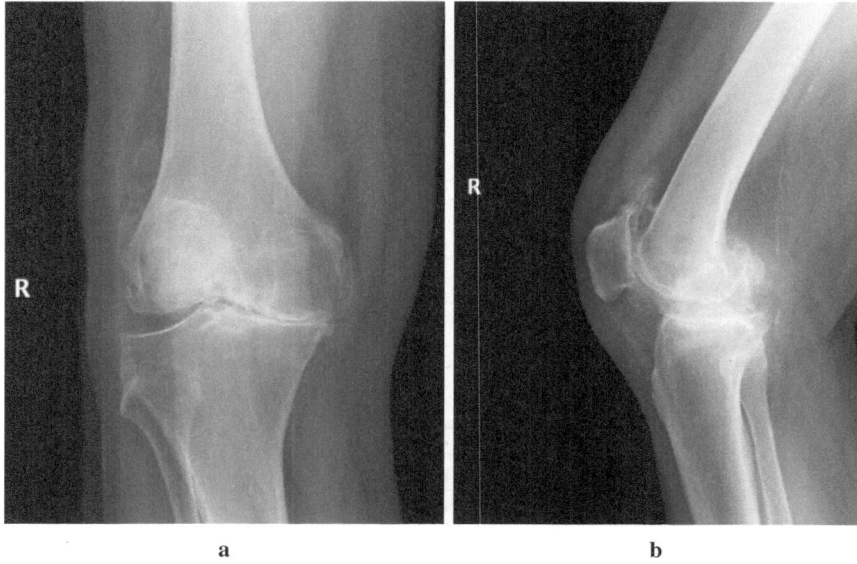

图 58　病例 58 的影像学检查图片

【参考答案】右膝骨关节炎。

病例 59　痛风

患者，男，58 岁，发作性关节肿痛 15 年。影像检查结果如图 59 所示。

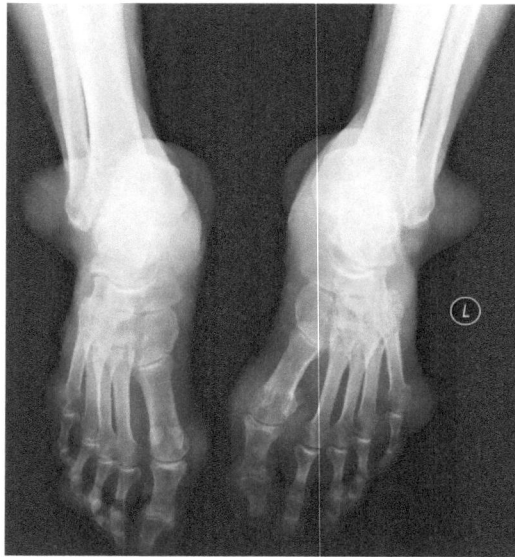

图 59　病例 59 的影像学检查图片

【参考答案】双足、踝关节痛风。

病例 60 慢性骨髓炎

患者，男，54 岁，左小腿间断肿痛 40 年，加重 10 天。影像检查结果如图 60 所示。

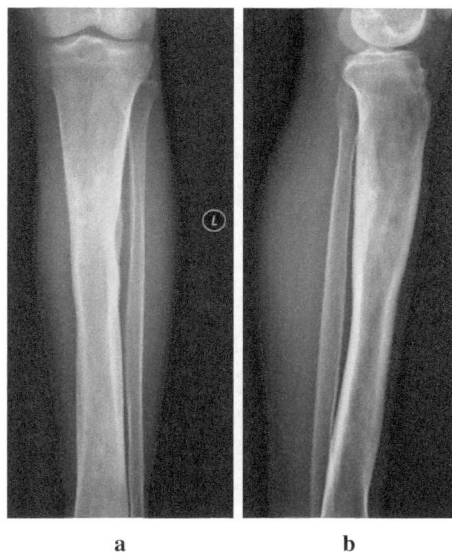

图 60 病例 60 的影像学检查图片

【参考答案】左胫骨中上段慢性骨髓炎。

病例 61 夏科氏关节

患者，女，63 岁，右肘关节肿痛 10 年。既往有小脑扁桃体下疝并脊髓空洞症病史。影像检查结果如图 61 所示。

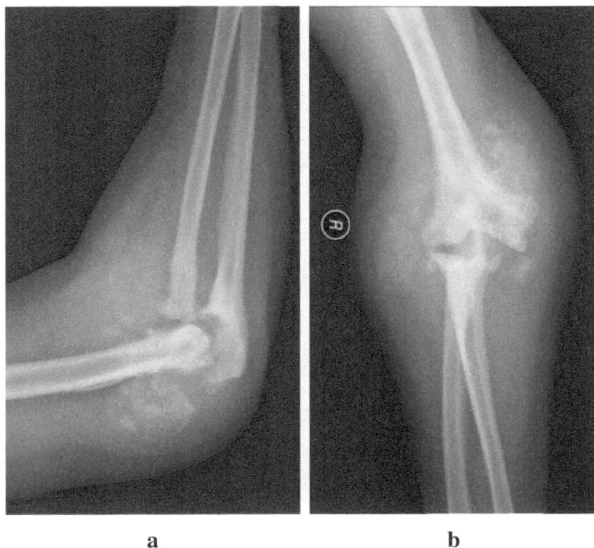

图 61 病例 61 的影像学检查图片

【参考答案】右肘关节夏科氏关节病。

病例 62　滑膜骨软骨瘤病

患者，女，27 岁，右膝活动受限 14 年余，疼痛 1 年余。影像检查结果如图 62 所示。

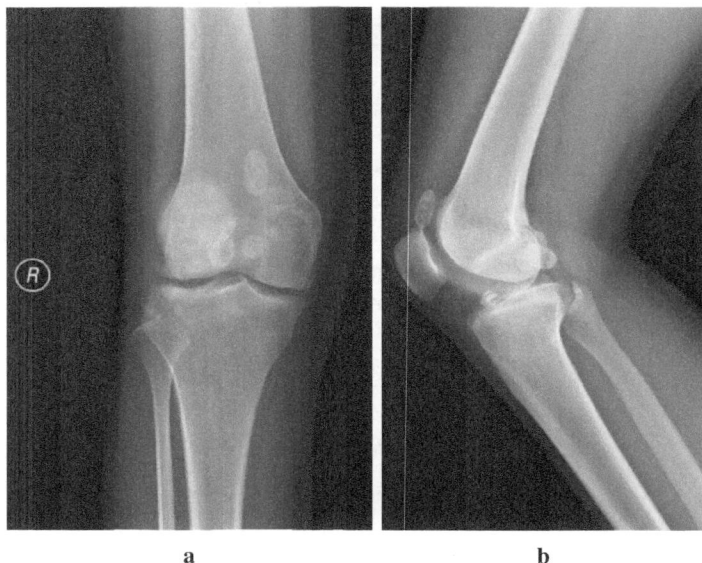

图 62　病例 62 的影像学检查图片

【参考答案】右膝关节滑膜骨软骨瘤病。

病例 63　骨肉瘤

患者，男，19 岁，左膝疼痛伴活动不利 4 月。影像检查结果如图 63 所示。

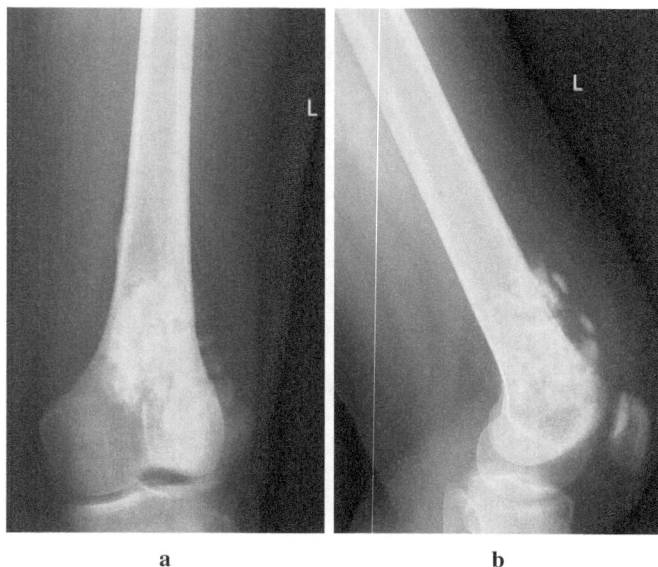

图 63　病例 63 的影像学检查图片

【参考答案】左股骨远端骨肉瘤(或答左股骨远端骨质破坏：恶性骨肿瘤也可)。

病例 64　内生软骨瘤

患者，男，17 岁，手指肿胀 4 年。影像检查结果如图 64 所示。

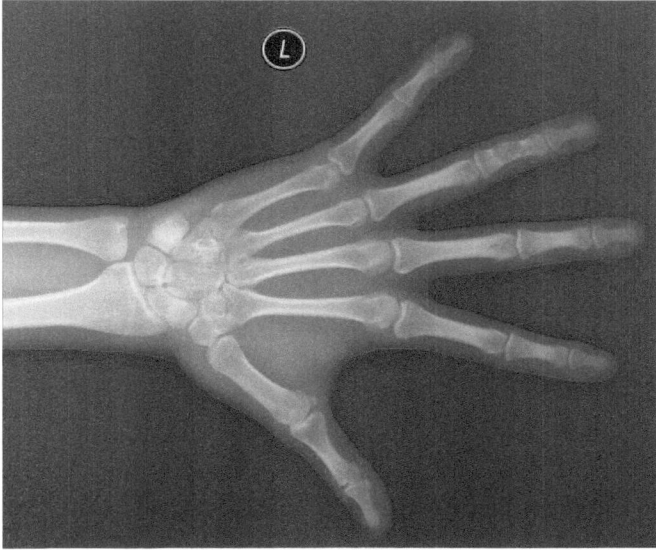

图 64　病例 64 的影像学检查图片

【参考答案】左手环指中节指骨内生软骨瘤。

病例 65　骨软骨瘤

患者，男，22 岁，左膝肿胀疼痛 1 年。影像检查结果如图 65 所示。

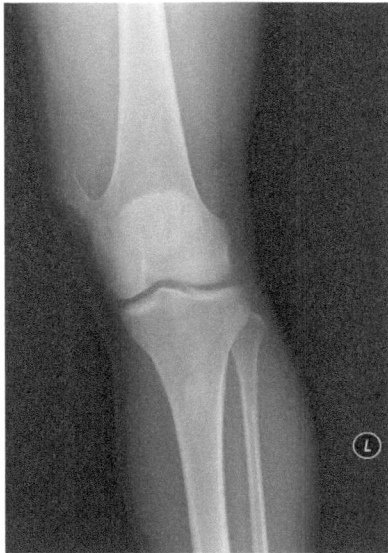

图 65　病例 65 的影像学检查图片

【参考答案】左股骨远端内侧骨软骨瘤。

病例 66 软骨母细胞瘤

患者，男，10 岁，左膝外伤后疼痛伴活动障碍 1 周。影像检查结果如图 66 所示。

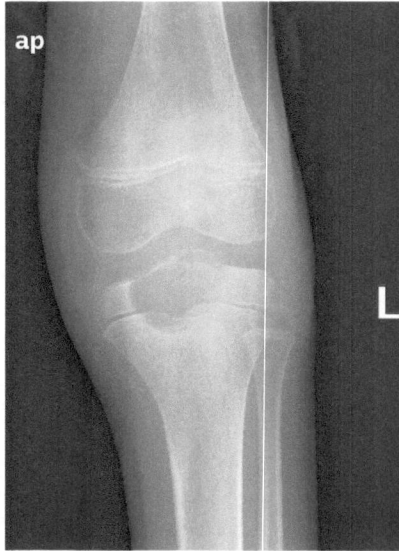

图 66 病例 66 的影像学检查图片

【参考答案】左胫骨近端软骨母细胞瘤。

病例 67 骨巨细胞瘤

患者，男，25 岁，右股骨下段疼痛 11 天。影像检查结果如图 67 所示。

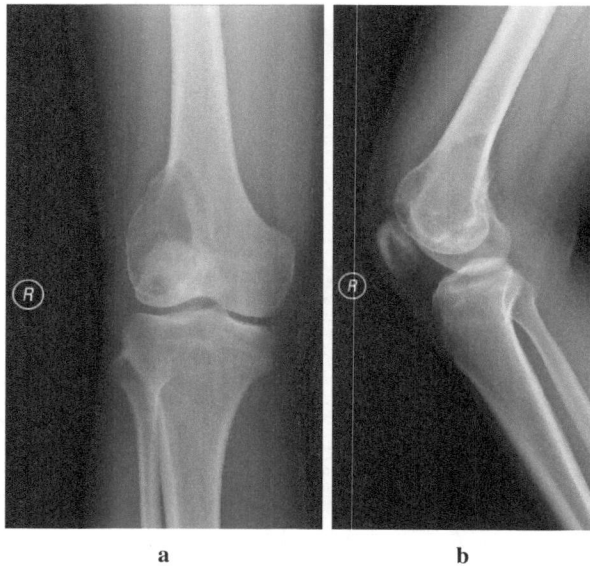

a b

图 67 病例 67 的影像学检查图片

【参考答案】右股骨远端骨巨细胞瘤。

病例 68 纤维结构不良

患者，女，23 岁，左下肢刺痛 1 月。影像检查结果如图 68 所示。

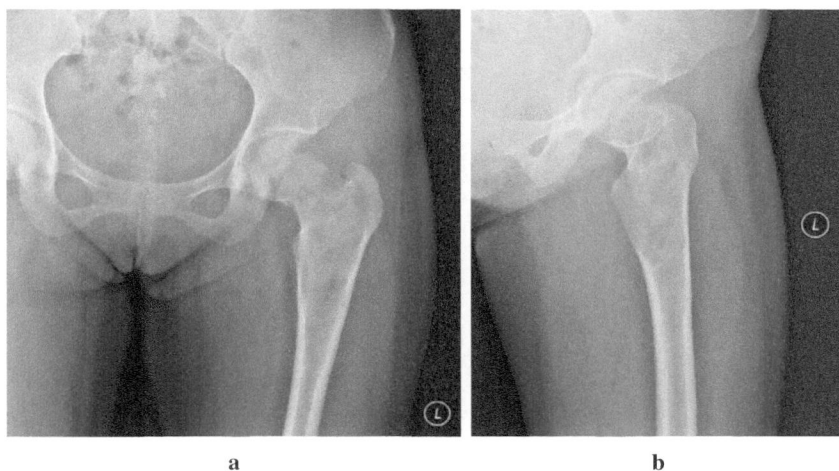

图 68 病例 68 的影像学检查图片

【参考答案】左股骨近端纤维结构不良。

病例 69 骨性纤维结构不良

患者，女，29 岁，左小腿疼痛 1 年。影像检查结果如图 69 所示。

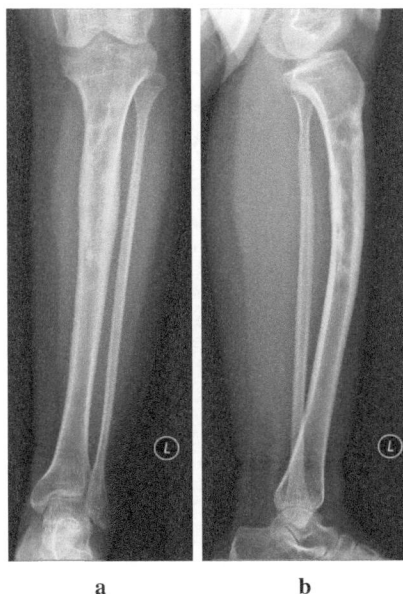

图 69 病例 69 的影像学检查图片

【参考答案】左胫骨中上段骨性纤维结构不良。

病例70 非骨化性纤维瘤

患者，男，13岁，左小腿疼痛4天。影像检查结果如图70所示。

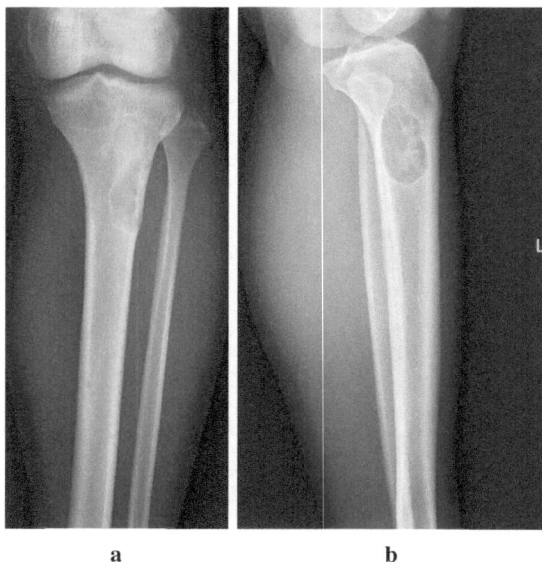

图70 病例70的影像学检查图片

【参考答案】左胫骨近端非骨化性纤维瘤。

病例71 骨囊肿

患者，女，26岁，右髋关节疼痛3个月。影像检查结果如图71所示。

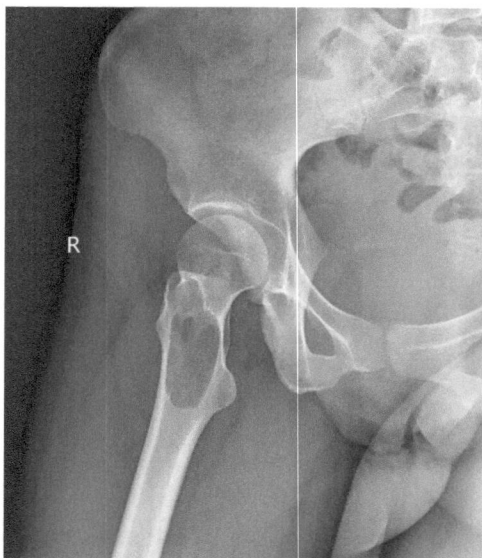

图71 病例71的影像学检查图片

【参考答案】右股骨近端骨囊肿。

病例 72　多发性骨髓瘤

患者，男，63 岁，肩部疼痛 1 年，腰痛 20 天。影像检查结果如图 72 所示。

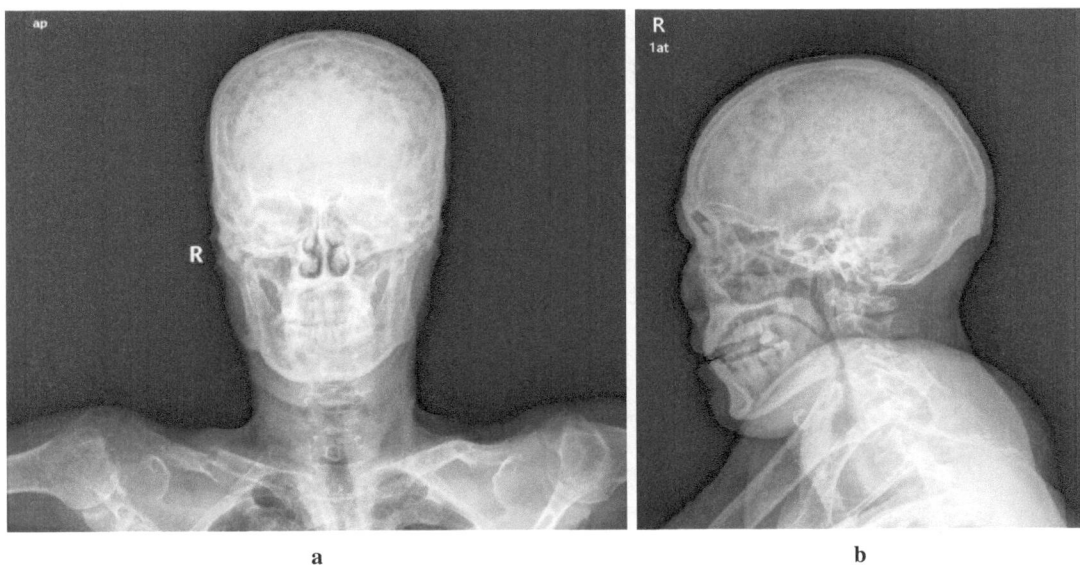

a　　　　　　　　　　　　　　　　　　b

图 72　病例 72 的影像学检查图片

【参考答案】多发性骨髓瘤并右锁骨中段病理性骨折。

病例 73　朗格汉斯细胞组织细胞增生症

患者，男，7 岁，背痛 2 月余。影像检查结果如图 73 所示。

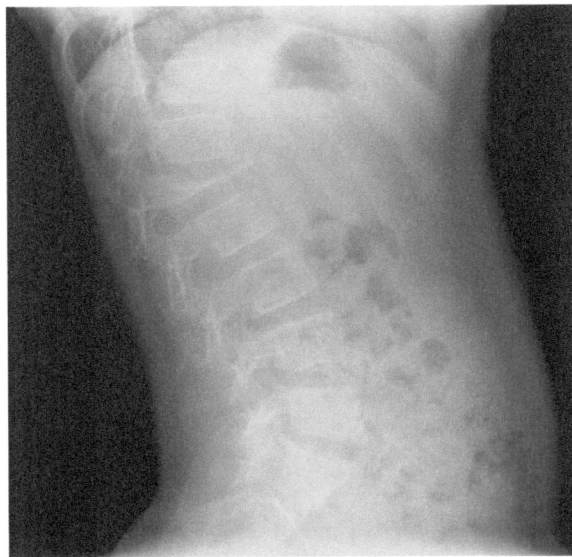

图 73　病例 73 的影像学检查图片

【参考答案】L1 椎体朗格汉斯细胞组织细胞增生症。

病例74 多指畸形

患者，男，1岁，左手活动受限。影像检查结果如图74所示。

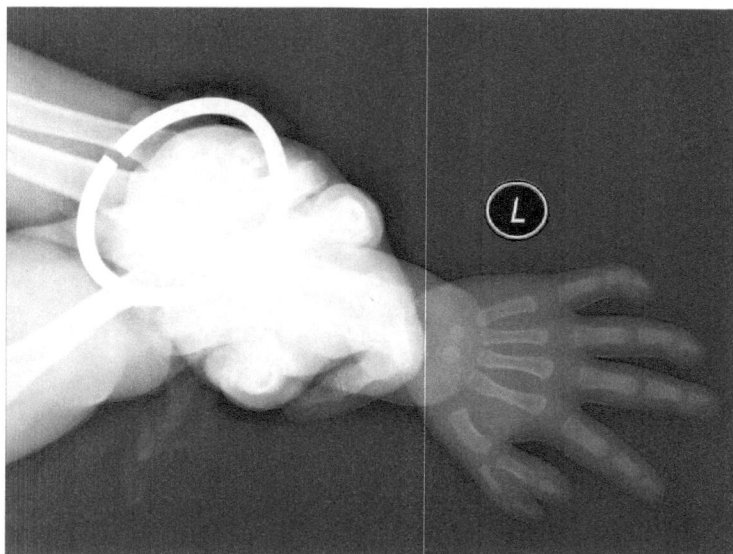

图74 病例74的影像学检查图片

【参考答案】左手拇指多指畸形。

病例75 并指畸形

患者，女，16岁，左手活动受限。影像检查结果如图75所示。

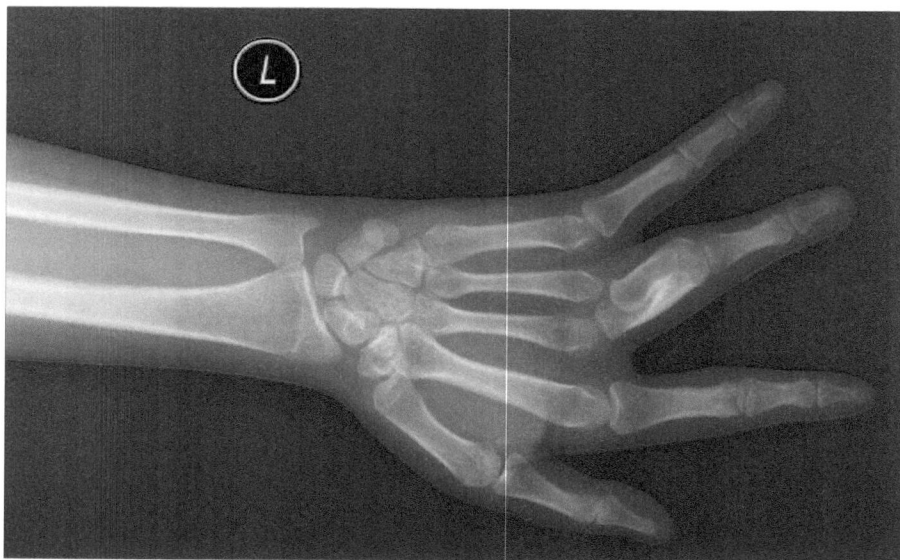

图75 病例75的影像学检查图片

【参考答案】左手第3、4指并指畸形。

病例76 髋关节发育不良

患者，女，35岁，左髋痛15年。影像检查结果如图76所示。

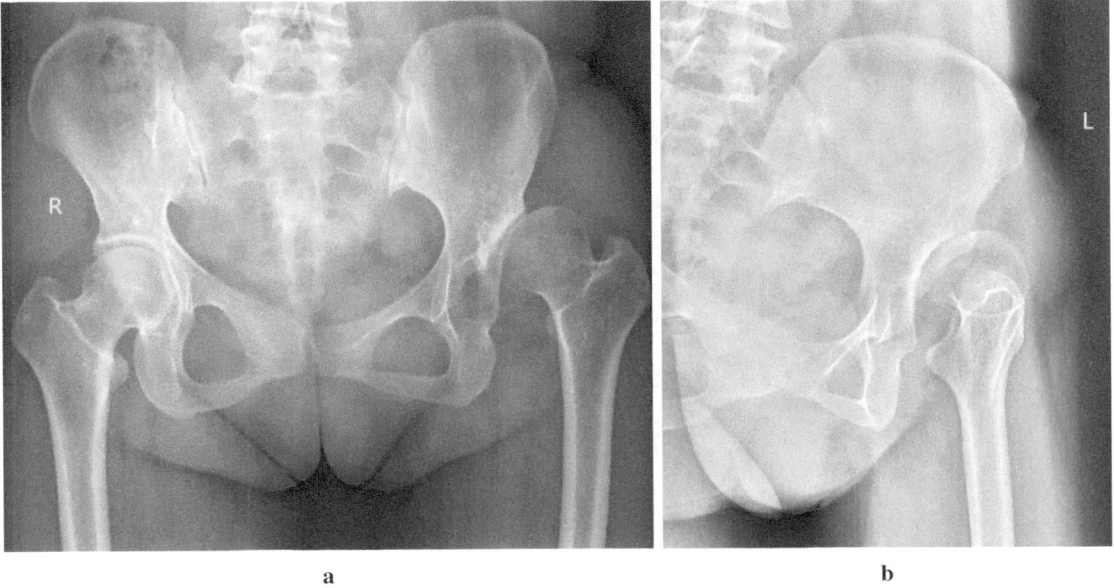

a

图76 病例76的影像学检查图片

【参考答案】左髋关节发育不良并半脱位。

病例77 股骨头缺血坏死

患者，男，49岁，双髋疼痛6年。影像检查结果如图77所示。

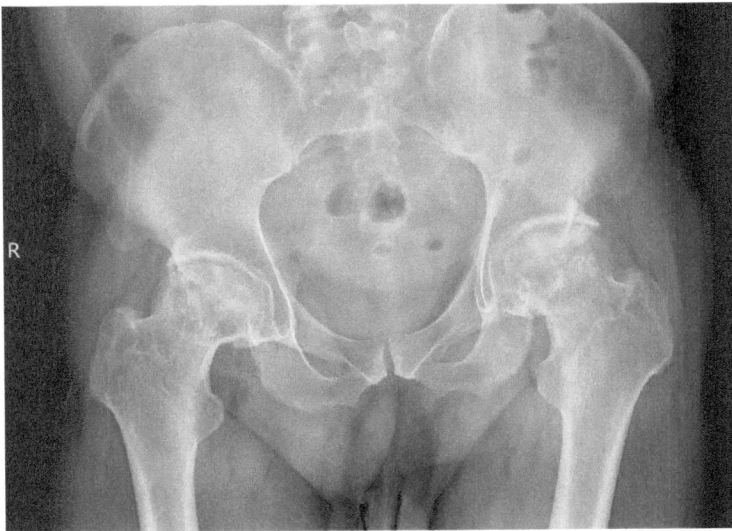

图77 病例77的影像学检查图片

【参考答案】双侧股骨头缺血坏死。

病例78 佝偻病

患者，男，2岁，慢性肾病。影像检查结果如图78所示。

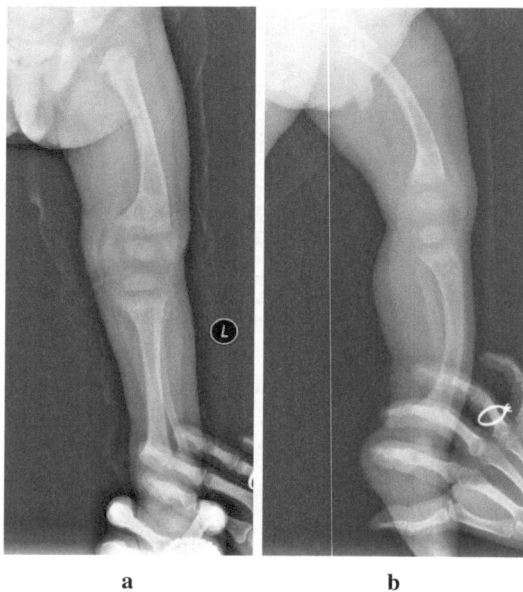

图78 病例78的影像学检查图片

【参考答案】佝偻病。

病例79 椎体分节不良（阻滞椎）

患者，女，42岁，颈椎活动受限。影像检查结果如图79所示。

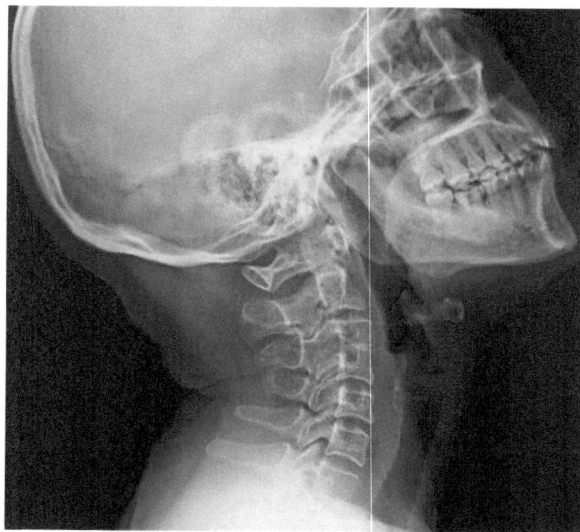

图79 病例79的影像学检查图片

【参考答案】C3、C4椎体分节不良。

病例80 半椎体畸形

患者，男，3岁，双肩不等高。影像检查结果如图80所示。

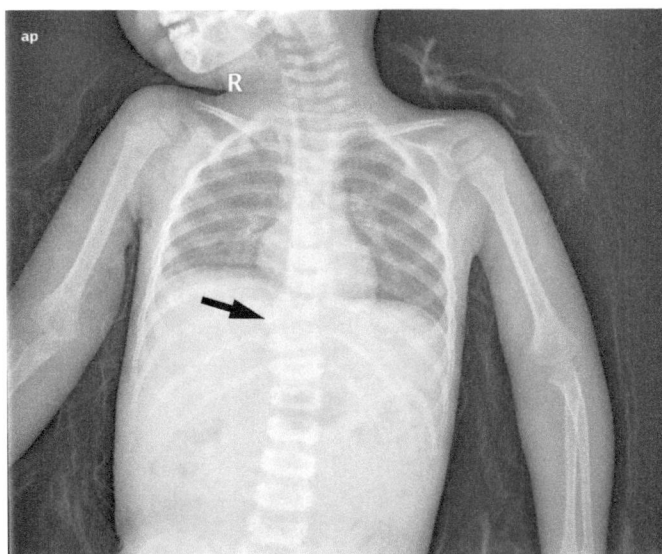

图80 病例80的影像学检查图片

【参考答案】T10椎体半椎体畸形。

病例81 蝴蝶椎畸形

患者，男，6岁，双肩不等高。影像检查结果如图81所示。

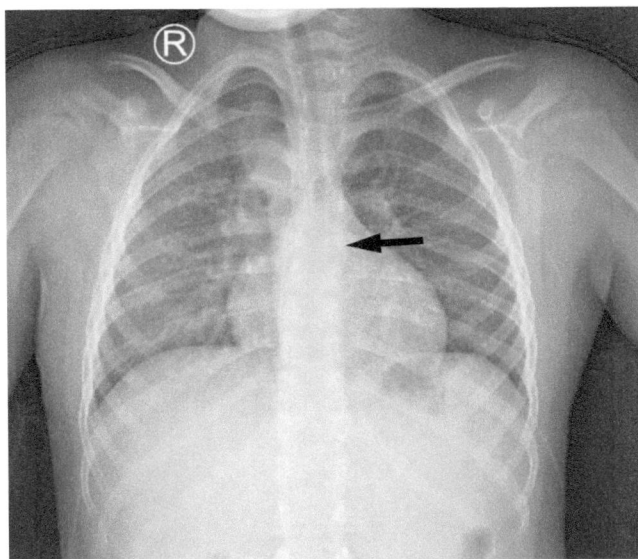

图81 病例81的影像学检查图片

【参考答案】T7椎体蝴蝶椎畸形。

病例 82　椎弓峡部不连

患者，男，28 岁，腰痛 1 月余。影像检查结果如图 82 所示。

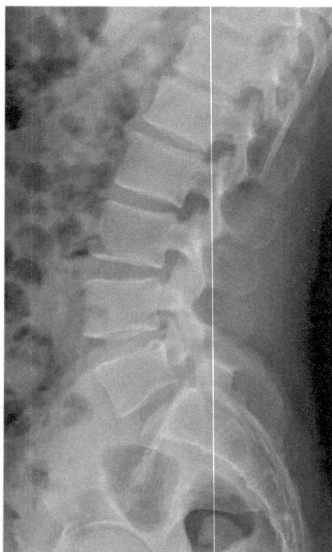

图 82　病例 82 的影像学检查图片

【**参考答案**】L5 椎弓峡部不连。

（刘垚　罗光华）

扫一扫
获取更多病例

第二章

放射诊断报告书写

第一节　呼吸、循环系统

病例83　支气管扩张

患者，女，64岁，反复咳嗽、咳痰、咯血3年，加重10余天。

体格检查：左下肺可闻及湿啰音。

实验室检查：血常规示中性粒细胞计数 $8.1×10^9/L$，中性粒细胞比值78.2%。血沉11 mm/h，CRP 14 mg/L。肝肾功能、凝血常规、二便常规均无明显异常。

影像检查结果如图83所示。

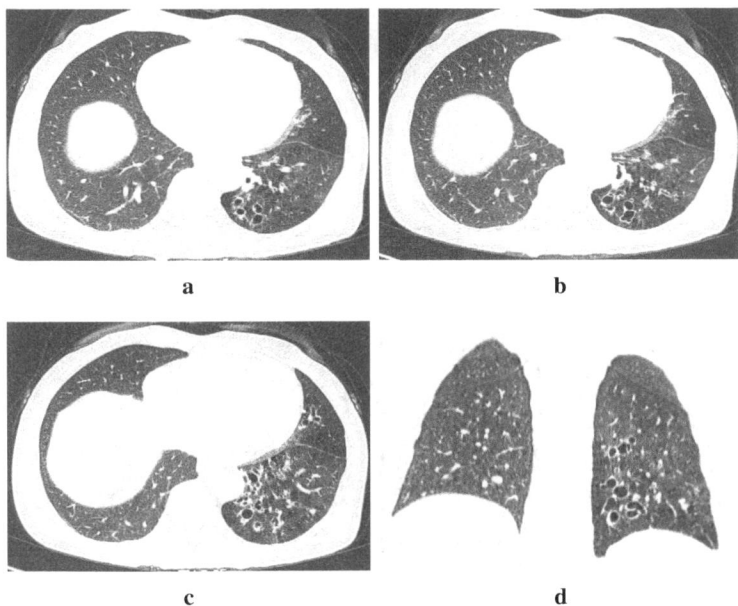

图83　病例83的影像学检查图片

根据以上基本信息、临床病史和影像检查表现，请为该患者书写一份规范的影像诊断报告。

【影像诊断报告　参考答案及得分点】

一般项目 (10分)	核对患者的姓名、性别、年龄(5分)。 检查方法描述：胸部高分辨CT平扫+三维重建(1分)，图83-a、b、c为肺窗横断位(3分)，图83-d为肺窗冠状位(1分)。
征象描述 (60分)	胸部高分辨CT平扫+三维重建：左上肺舌段(10分)及左下肺(10分)见多发支气管囊状及柱状(10分)扩张，部分呈"印戒征""轨道征"(5分)，冠状位可见"葡萄串征"(5分)，部分扩张支气管管壁增厚，周围见斑片状密度增高影(5分)，邻近胸膜增厚粘连(5分)。纵隔未见肿大淋巴结(5分)。心脏大血管食管未见明显异常。未见胸水征象(5分)。
影像诊断 (20分)	左上肺舌段(5分)及左下肺(5分)支气管扩张(5分)并感染(5分)，建议结合临床及治疗后复查。
总体评价 (10分)	报告书写格式规范，无错别字(5分)。 确认签名(5分)。

【课后思考题】

1. 支气管扩张的主要影像学检查方法是什么？
2. 支气管扩张的影像学特征性表现有哪些？
3. 先天性支气管扩张的病因有哪些？

（陈娟　王晓红）

病例84　肺脓肿

患者，男，54岁，咳嗽、咳痰伴发热1月余。

体格检查：体温37.6℃，左肺可闻及湿啰音。实验室检查：血常规示中性粒细胞计数13.14×10^9/L，血红蛋白113 g/L，中性粒细胞比值82.2%。血沉112 mm/h，CRP 69.10 mg/L。肝肾功能、凝血常规、二便常规均无明显异常。

影像检查结果如图84所示。

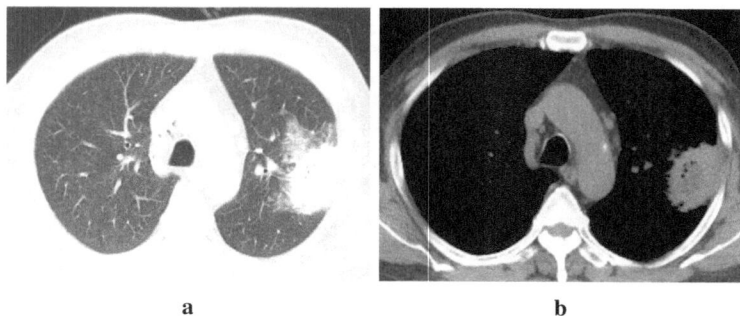

a　　　　　　　　　　　　b

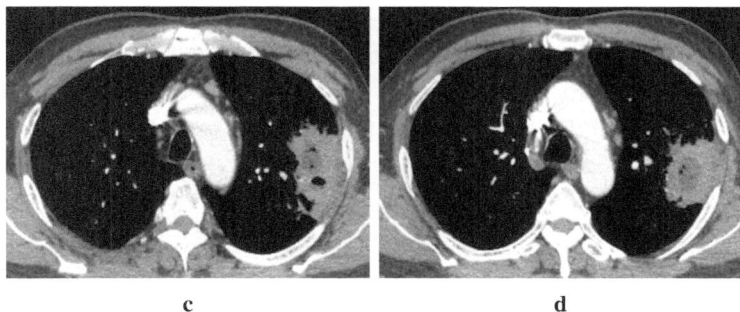

图 84　病例 84 的影像学检查图片

根据以上基本信息、临床病史和影像检查表现，请为该患者书写一份规范的影像诊断报告。

【影像诊断报告　参考答案及得分点】

一般项目 (10 分)	核对患者的姓名、性别、年龄(5 分)。 检查方法描述：胸部 CT 平扫+增强(1 分)，图 84-a 为肺窗横断位增强(1 分)，图 84-b 为纵隔窗横断位平扫(1 分)，图 84-c、d 为纵隔窗横断位增强(2 分)。
征象描述 (60 分)	胸部 CT 平扫+增强：双肺支气管血管束增粗，左上肺见团片状密度增高影(10 分)，大小约为 XX mm(5 分)，边缘模糊(5 分)，内见液化坏死及空洞形成(10 分)，空洞壁厚(5 分)，内壁光整(5 分)，增强扫描洞壁不均匀强化(10 分)，邻近胸膜增厚(5 分)；各叶段支气管通畅，纵隔 6 区见多发小淋巴结，较大者短径约为 XX mm(5 分)；心脏不大，双侧胸腔未见积液。
影像诊断 (20 分)	左上肺实变伴液化坏死及空洞形成(5 分)，邻近胸膜增厚，纵隔淋巴结稍大，符合肺部感染并肺脓肿形成(5 分)，鉴别肿瘤合并感染(5 分)，请结合临床生化检查、病原学检查及治疗后复查(5 分)。
总体评价 (10 分)	报告书写格式规范，无错别字(5 分)。 确认签名(5 分)。

【课后思考题】

1. 肺脓肿的主要影像学表现是什么？
2. 急性肺脓肿与慢性肺脓肿的影像学特征有哪些？
3. 肺脓肿空洞与结核空洞及肺癌空洞的鉴别诊断要点有哪些？

（陈娟　王晓红）

病例 85　COVID-19 肺炎

患者，男，67 岁，因发热、鼻塞入院。测体温 38.5℃，近 14 天有疫区旅居史。

体格检查：心率加快，双肺呼吸音减低，可闻及湿啰音。

实验室检查：血常规示白细胞 $3.6×10^9/L$，单核细胞比值 10%，淋巴细胞比值 18%。

影像检查结果如图 85 所示。

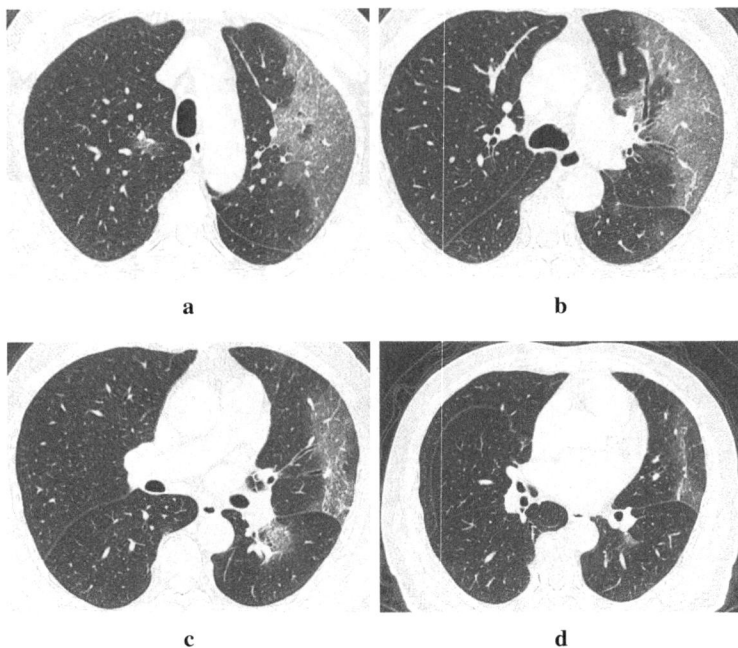

图 85　病例 85 的影像学检查图片

　　根据以上基本信息、临床病史和影像检查表现，请为该患者书写一份规范的影像诊断报告。

【影像诊断报告　参考答案及得分点】

一般项目 （10分）	核对患者的姓名、性别、年龄（5分）。 检查方法描述：肺部 CT 平扫+三维重建（2分），图 85-a、b、c、d 为横断位肺窗（3分）。
征象描述 （60分）	肺部 CT 平扫加三维重建：左上肺、左下肺背段和右上肺可见多发片状磨玻璃影（10分），左上肺胸膜下显著（10分）；形态欠规则，边缘模糊（10分）；病变区支气管壁稍增厚（5分）。各叶段支气管通畅（5分），纵隔及双肺门未见肿大淋巴结（5分）。心脏不大（5分），大血管未见明显异常（5分）。双侧胸膜未见增厚，双侧胸腔未见积液（5分）。
影像诊断 （20分）	双肺多发渗出，左肺上叶胸膜下明显（5分），考虑病毒性肺炎（10分），结合旅居史，COVID-19 肺炎待排（5分），建议结合实验室检查结果。
总体评价 （10分）	报告书写格式规范，无错别字（5分）。 确认签名（5分）。

【课后思考题】

　　1. COVID-19 肺炎的主要临床表现有哪些？

　　2. COVID-19 肺炎的影像学诊断及其鉴别诊断有哪些？

　　3. COVID-19 肺炎的诊断及治疗要点是什么？

（陈娟　王晓红）

病例 86　浸润性肺结核

患者，男，30 岁，咳嗽、咳痰伴气促 1 月余。

体格检查：体温 36.6 ℃，右肺可闻及湿啰音。

实验室检查：血常规示中性粒细胞计数 $9.38×10^9/L$，血红蛋白 98 g/L，中性粒细胞比值 74.8%。血沉 66 mm/h，C 反应蛋白 9.51 mg/L。肝肾功能、凝血常规、二便常规均无明显异常。

影像检查结果如图 86 所示。

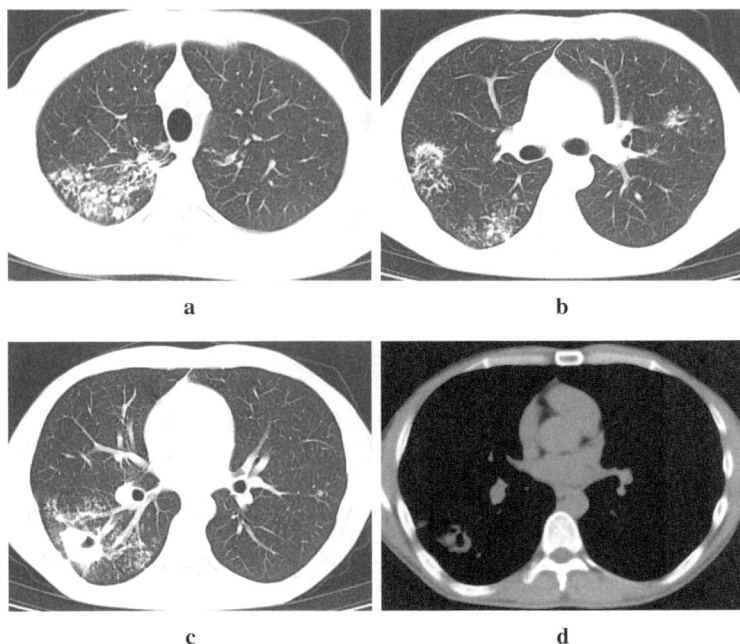

图 86　病例 86 的影像学检查图片

根据以上基本信息、临床病史和影像检查表现，请为该患者书写一份规范的影像诊断报告。

【影像诊断报告　参考答案及得分点】

一般项目 （10 分）	核对患者的姓名、性别、年龄（5 分）。 检查方法描述：胸部 CT 平扫（1 分），图 86-a、b、c 为肺窗横断位（3 分），图 86-d 为纵隔窗横断位（1 分）。
征象描述 （60 分）	胸部 CT 平扫：双肺血管支气管束清晰，双上肺尖、后段、右下肺背段（10 分）见多发小结节、斑片状密度增高影（10 分），部分小结节排列呈"树芽征"（10 分）。右肺下叶背段厚壁空洞形成（5 分），空洞大小约为 XX mm（5 分），空洞内外壁较光整（5 分），未见明显液气平面（5 分），空洞周围见条索及斑片状密度增高影（5 分）。大气道通畅，双侧肺门、纵隔内未见增大的淋巴结，双侧胸腔未见明显积液（5 分）。
影像诊断 （20 分）	双肺多形性病变（5 分），伴右下肺空洞形成（5 分），考虑浸润型肺结核（5 分），建议结合临床生化检查结果综合判断，治疗后复查（5 分）。

总体评价 (10分)	报告书写格式规范，无错别字(5分)。
	确认签名(5分)。

【课后思考题】

    1. 结核病的分类有哪些？

    2. 肺结核活动的影像学征象有哪些？

    3. 肺结核稳定的影像学征象有哪些？

（陈娟　王晓红）

病例87　慢性阻塞性肺疾病，肺源性心脏病

    患者，男，59岁，反复咳嗽、咳痰10余年，加重1月。

    体格检查：双肺叩诊清音，双肺可闻及细湿啰音。

    实验室检查：血气分析示 pH 7.29，pCO_2 86 mmHg，pO_2 71 mmHg，BE(B) 10.1 mmol/L，SO_2 92%。血常规示中性粒细胞计数 $7.18×10^9$/L、中性粒细胞比值 82.2%。血沉 2 mm/h，CRP 7.24 mg/L。肝肾功能、凝血常规、二便常规均无明显异常。

    影像检查结果如图87所示。

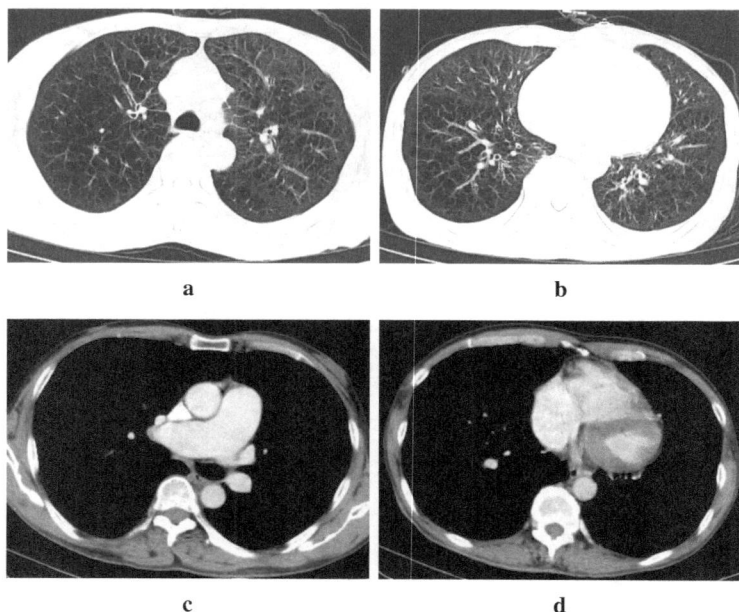

图87　病例87的影像学检查图片

    根据以上基本信息、临床病史和影像检查表现，请为该患者书写一份规范的影像诊断报告。

【影像诊断报告　参考答案及得分点】

一般项目 (10分)	核对患者的姓名、性别、年龄(5分)。
	检查方法描述：胸部CT平扫+增强(1分)，图87-a、b为肺窗横断位平扫(2分)，图87-c、d为纵隔窗横断位增强(2分)。

征象描述 (60分)	胸部 CT 平扫+增强：双肺支气管血管束增粗，透亮度增加(5分)，可见多发大小不等囊状透亮影(10分)，部分无壁，相应区域肺血管稀疏变细(5分)；部分支气管管壁增厚伴管腔稍扩张(10分)；气管通畅，纵隔未见肿大淋巴结，心脏增大，右心增大为主(10分)，肺动脉主干扩张(10分)，管径约为 XX mm(5分)，大于同层面升主动脉管径(5分)。双侧胸膜未见增厚，未见胸水征象。
影像诊断 (20分)	考虑慢性支气管疾患(5分)，肺气肿(5分)，继发肺动脉高压(5分)、肺心病(5分)，请结合肺功能、心脏彩超等相关检查。
总体评价 (10分)	报告书写格式规范，无错别字(5分)。 确认签名(5分)。

【课后思考题】

1. 慢性支气管疾患的主要影像学表现有哪些？
2. 肺气肿的影像学分型有哪些？
3. 肺动脉高压的影像分型及病因有哪些？

（陈娟　王晓红）

病例88　寻常型间质性肺炎(UIP)

患者，女，55岁，全身皮肤变硬、关节肿胀30余年。

体格检查：全身皮肤紧绷，张口受限，腕关节、手近端远端关节活动受限，手关节、足部关节畸形。

实验室检查：自身免疫抗体 Scl-70+；ANA：1∶80+；抗 CCP 186 ru/mL；类风湿因子576.6 IU/mL；抗 CCP>1600 ru/mL。余血常规、肝肾功能、凝血常规、二便常规均无明显异常。

影像检查结果如图88所示。

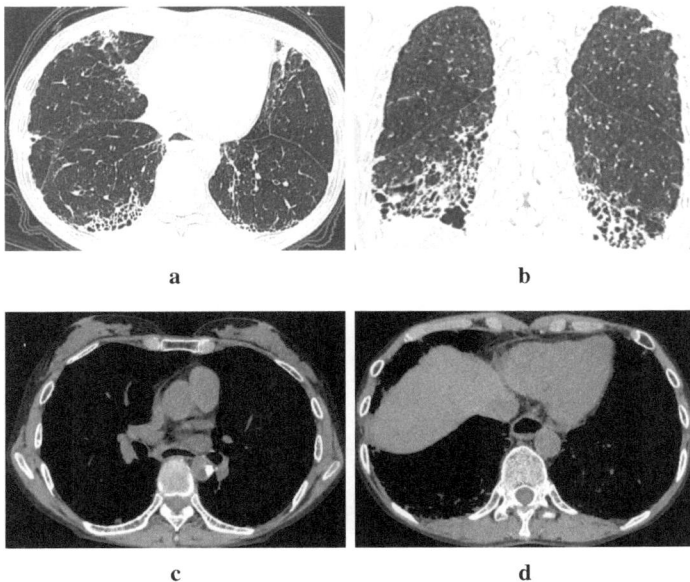

图88　病例88的影像学检查图片

根据以上基本信息、临床病史和影像检查表现，请为该患者书写一份规范的影像诊断报告。

【影像诊断报告　参考答案及得分点】

一般项目 (10分)	核对患者的姓名、性别、年龄(5分)。 检查方法描述：肺部 CT 平扫+三维重建(2分)，图 88-a 为横断位肺窗(1分)，图 88-b 为冠状位重建像(1分)，图 88-c、d 为横断位纵隔窗平扫(1分)。
征象描述 (60分)	肺部 CT 平扫+三维成像：双肺支气管血管束增多(5分)，双肺胸膜下多发网格影及条索影(10分)，局部可见蜂窝影(10分)，以双下肺及胸膜下明显(10分)。各叶段支气管通畅(5分)，纵隔及双肺门未见肿大淋巴结(5分)，心脏未见明显异常，主动脉壁可见钙化灶(5分)。双侧胸膜局部增厚，双侧胸腔未见积液(5分)，食管扩张(5分)。
影像诊断 (20分)	双肺间质性病变并食管扩张(10分)，考虑 UIP：硬皮病相关可能性大(10分)，请结合临床及结缔组织病相关检查综合考虑。
总体评价 (10分)	报告书写格式规范，无错别字(5分)。 确认签名(5分)。

【课后思考题】

1. UIP 的主要病因有哪些?
2. UIP 的影像学诊断及其鉴别诊断有哪些?
3. UIP 的影像诊断思路是什么?

(陈娟　王晓红)

病例89　尘肺

患者，男，55 岁，胸痛、呼吸困难多年。

体格检查：双肺呼吸音减低。

实验室检查：血常规、肝肾功能、凝血常规、二便常规均无明显异常。

影像检查结果如图 89 所示。

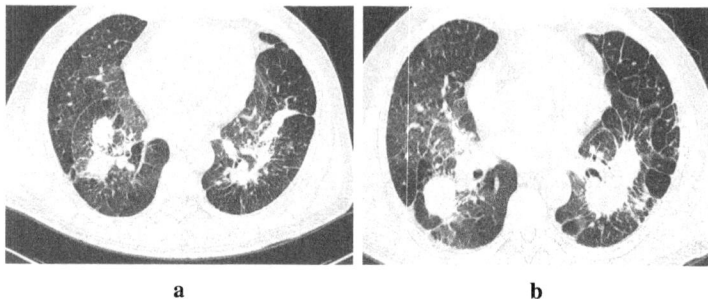

a　　　　　　　　　　　　b

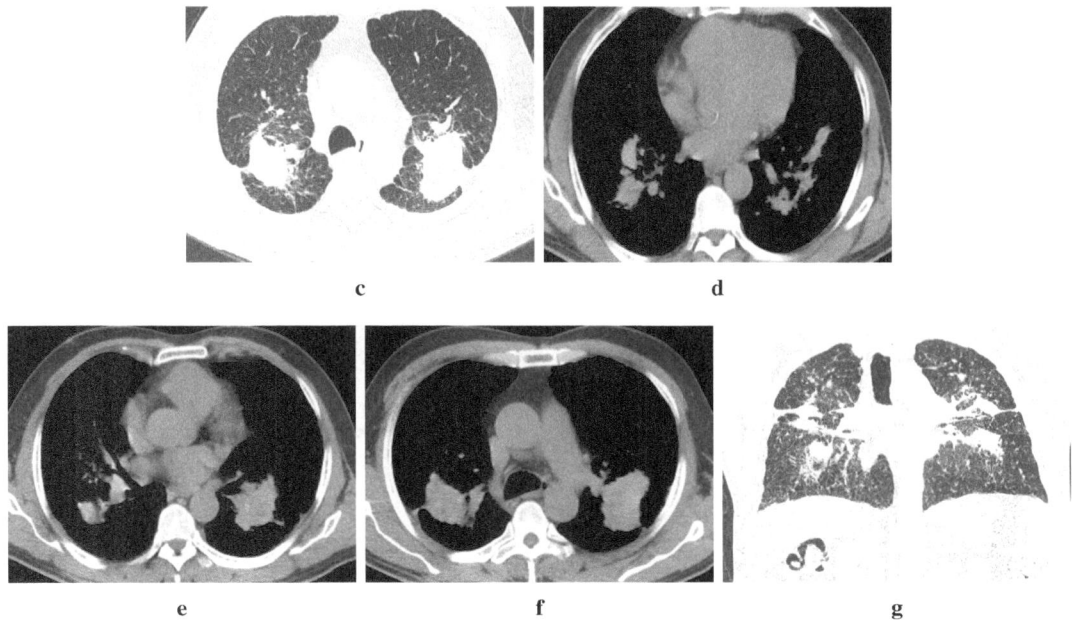

图 89　病例 89 的影像学检查图片

根据以上基本信息、临床病史和影像检查表现，请为该患者书写一份规范的影像诊断报告。

【影像诊断报告　参考答案及得分点】

一般项目 （10分）	核对患者的姓名、性别、年龄（5分）。 检查方法描述：肺部 CT 平扫+三维重建（2分），图 89-a、b、c 为横断位肺窗（1分），图 89-d、e、f 为横断位纵隔窗（1分），图 89-g 为冠状位重组图像（1分）。
征象描述 （60分）	肺部 CT 平扫+三维成像示：双肺支气管血管束增粗、紊乱（5分），透亮度增高（5分）。双肺弥漫分布粟粒结节（5分），伴小叶间隔增厚（5分）；两肺另可见多发团块状密度增高影，双上肺及下叶背侧更明显，较大者位于 XX，大小为 XX mm（10分）；形态欠规则，边界尚清晰，可见长毛刺，邻近胸膜牵拉增厚（10分）。各叶段支气管通畅（5分），纵隔内可见数个小淋巴结影（5分），较大者短径约为 XX mm，心脏未见明显异常（5分），双侧胸腔未见明显积液征象（5分）。
影像诊断 （20分）	1. 双肺多发团块及粟粒结节，结合职业史，考虑为尘肺（15分），建议结合临床及其他检查综合考虑。 2. 肺气肿（5分）。
总体评价 （10分）	报告书写格式规范，无错别字（5分）。 确认签名（5分）。

【课后思考题】

1. 尘肺的影像学分期有哪些？

2. 尘肺的影像学诊断及其鉴别诊断有哪些？

（陈娟　王晓红）

病例90 结节病

患者，男，52岁，胸闷、气促1年余。

体格检查：双肺呼吸音粗。

实验室检查：结核相关检查阴性，血常规、肝肾功能、凝血常规、二便常规均无明显异常。

影像检查结果如图90所示。

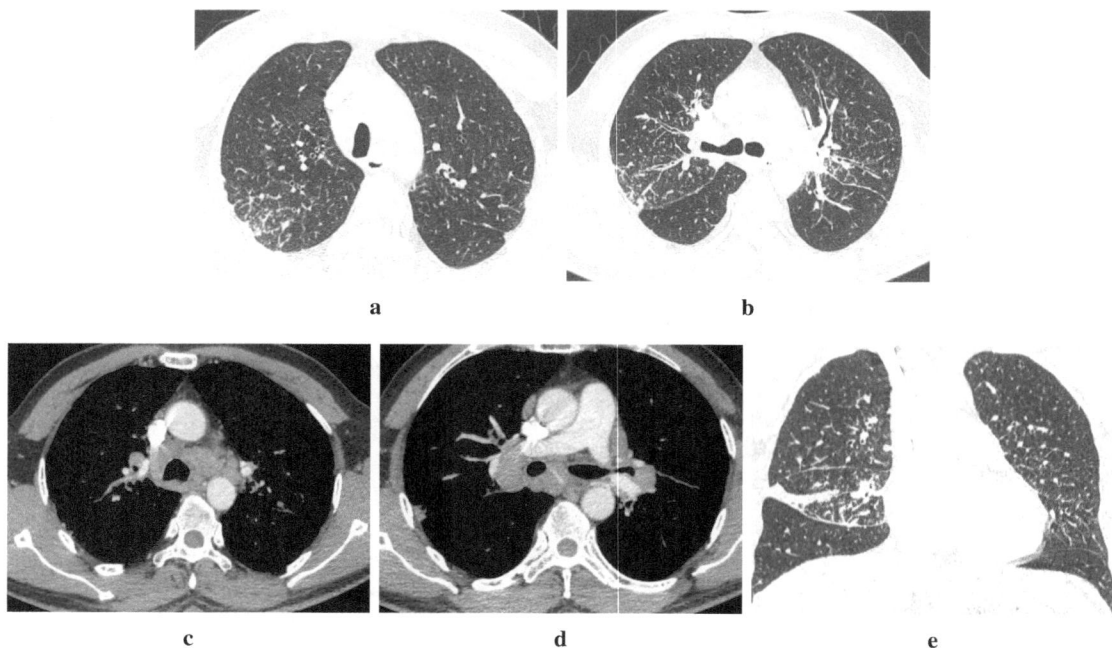

图90 病例90的影像学检查图片

根据以上基本信息、临床病史和影像检查表现，请为该患者书写一份规范的影像诊断报告。

【影像诊断报告 参考答案及得分点】

一般项目 (10分)	核对患者的姓名、性别、年龄(5分)。 检查方法描述：肺部CT平扫+增强三维重建(2分)，图90-a、b为横断位肺窗(1分)，图90-c、d为横断位纵隔窗(1分)，图90-e为冠状位重组图像(1分)。
征象描述 (60分)	肺部CT平扫+增强三维成像示：两肺支气管血管束增多，部分扭曲变形，边缘不规则或结节状增厚(5分)；双肺可见多发粟粒样结节(5分)，沿支气管血管束、小叶间隔及胸膜下分布为主(10分)，伴小叶间隔增厚(5分)。纵隔及双肺门多发淋巴结肿大(10分)，密度较均匀，边界清晰(5分)，增强扫描较均匀强化(5分)；隆突下淋巴结较大者短径约为XX cm(5分)。可见支气管轻度扩张。心脏及大血管未见明显异常(5分)，双侧胸腔未见明显积液征象(5分)。
影像诊断 (20分)	双肺多发淋巴道分布小结节(5分)，双肺门及纵隔多发淋巴结肿大(5分)，考虑结节病可能性大(5分)，不除外其他，建议结合临床综合其他检查，必要时纵隔淋巴结活检(5分)。

总体评价 （10分）	报告书写格式规范，无错别字(5分)。 确认签名(5分)。

【课后思考题】

　　1. 结节病的好发年龄及主要临床特点有哪些？

　　2. 结节病的影像学诊断及其鉴别诊断有哪些？

　　3. 结节病的病理特点是什么？

（陈娟　王晓红）

病例91　肺水肿

　　患者，男，37岁，肾移植术后咳嗽咳痰1天。

　　体格检查：体温正常；血压162/102 mmHg。

　　实验室检查：血常规示白细胞计数11.25×10⁹/L，中性粒细胞比值96.81%。

　　既往史：慢性肾功能不全(CKD 5期)；肾性高血压。

　　影像检查结果如图91所示。

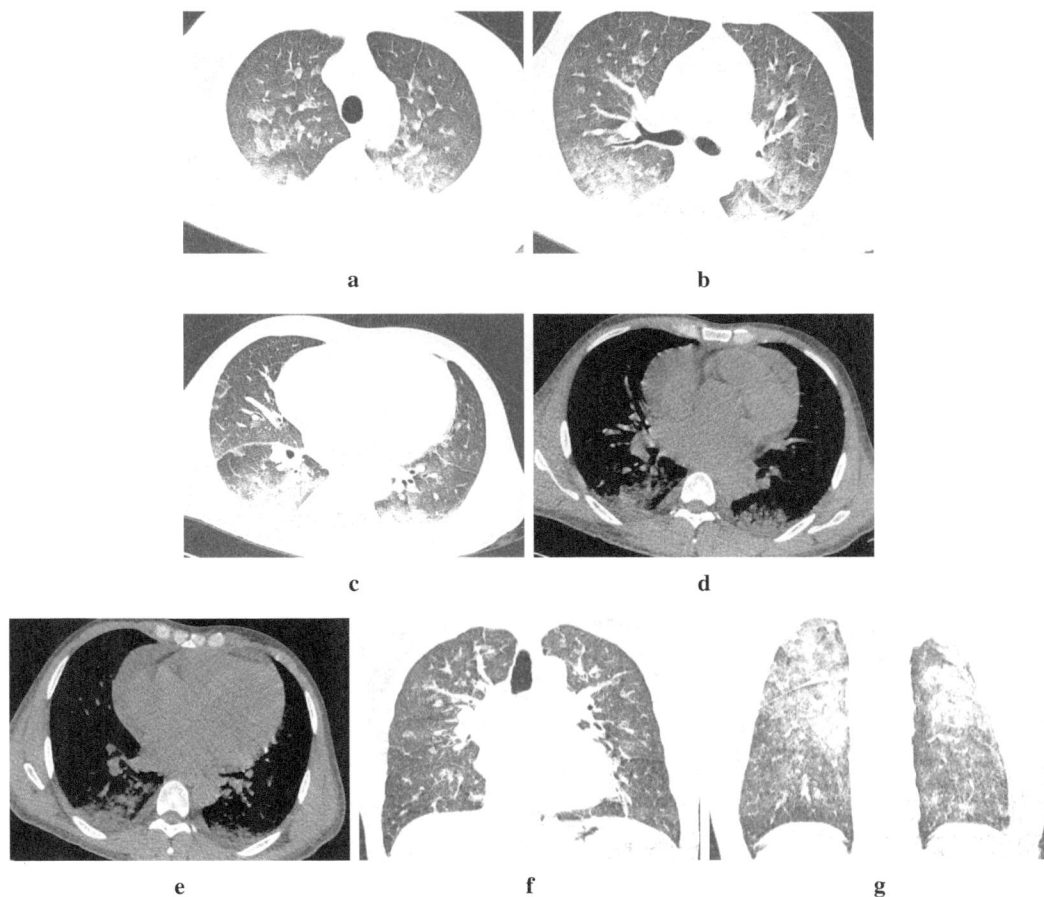

图91　病例91的影像学检查图片

根据以上基本信息、临床病史和影像检查表现，请为该患者书写一份规范的影像诊断报告。

【影像诊断报告　参考答案及得分点】

一般项目 (10分)	核对患者的姓名、性别、年龄(5分)。 检查方法描述：肺部 CT 平扫+三维重建(2分)，图 91-a、b、c 为横断位肺窗(1分)，图 91-d、e 为横断位纵隔窗(1分)，图 91-f、g 为冠状位重组图像(1分)。
征象描述 (60分)	肺部 CT 平扫+三维成像示：双肺支气管血管束增多增粗(5分)。双肺可见多发斑片状、云絮状密度增高影(5分)，边缘模糊，部分呈磨玻璃改变(5分)；病变对称分布(5分)，以邻近胸膜下、双上肺显著(5分)；伴小叶间隔光滑增厚，双上肺静脉增粗(5分)。气管及支气管尚通畅(5分)，纵隔可见少许小淋巴结(5分)。双侧胸腔可见水样密度影(5分)，双下肺组织轻度膨胀不全(5分)；心脏增大(5分)，心包可见水样密度影，最厚处约为 XX cm(5分)。
影像诊断 (20分)	双肺多发渗出，双侧胸腔积液及心包积液，心脏增大，考虑心、肾功能不全合并肺水肿(15分)，不除外合并感染(5分)，建议结合临床及其他检查结果综合考虑，治疗后复查。
总体评价 (10分)	报告书写格式规范，无错别字(5分)。 确认签名(5分)。

【课后思考题】

1. 临床考虑肺水肿的患者，如何进一步检查及处理？
2. 肺水肿的影像学诊断及其鉴别诊断有哪些？
3. 肺水肿的主要病因及临床表现有哪些？

(陈娟　王晓红)

病例92　错构瘤

患者，男，70岁，体检发现异常。

体格检查：双肺呼吸音清，未及明显啰音。

实验室检查：血常规、肝肾功能、凝血常规、二便常规均无明显异常。

影像检查结果如图 92 所示。

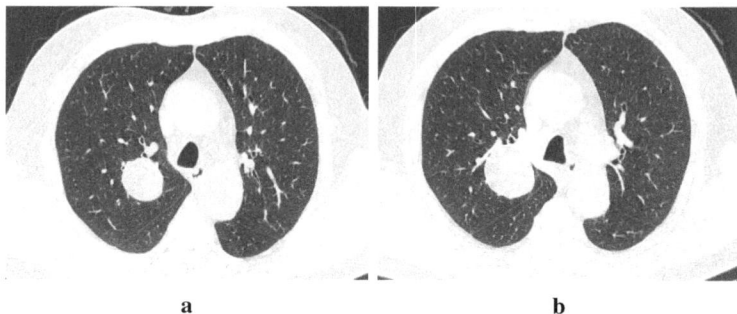

a　　　　　　　　　　　　b

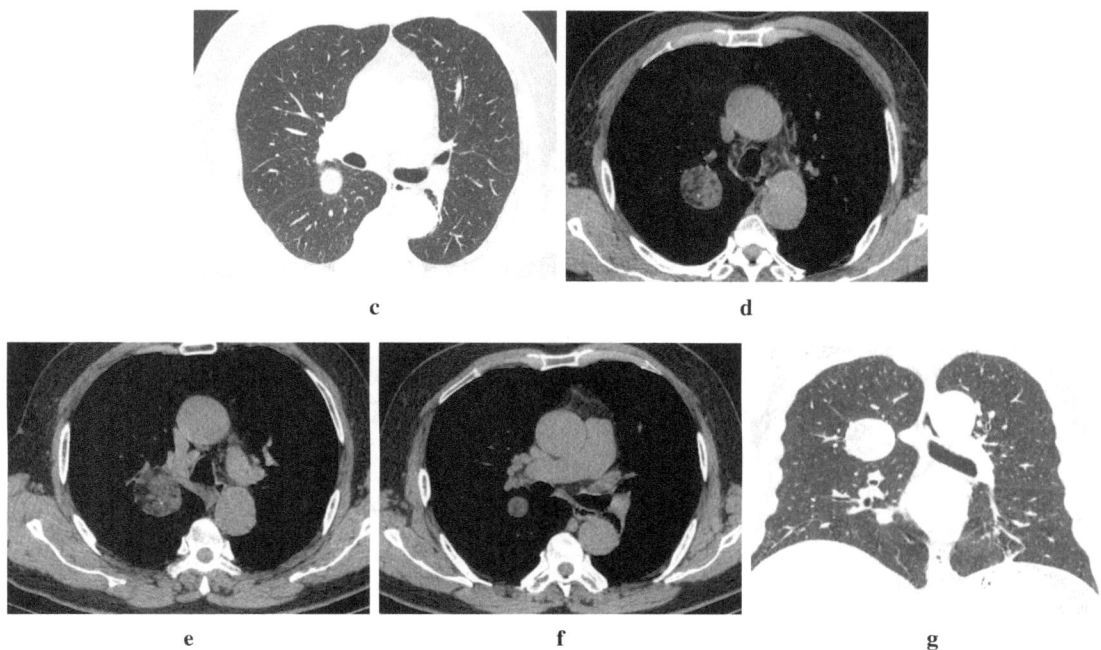

图 92　病例 92 的影像学检查图片

根据以上基本信息、临床病史和影像检查表现，请为该患者书写一份规范的影像诊断报告。

【影像诊断报告　参考答案及得分点】

一般项目 （10 分）	核对患者的姓名、性别、年龄（5 分）。 检查方法描述：肺部 CT 平扫+三维重建（2 分），图 92-a、b、c 为横断位肺窗（1 分），图 92-d、e、f 为横断位纵隔窗（1 分），图 92-g 为冠状位重组图像（1 分）。
征象描述 （60 分）	肺部 CT 平扫+三维成像：双肺支气管血管束清晰，右肺上叶后段支气管旁见一类圆形肿块影（10 分），大小约为 XX mm（5 分），边界清晰（5 分）；其内密度不均（5 分），可见点片状脂肪密度影及钙化影（5 分），CT 值约为 XX HU（5 分）；余肺未见明显异常（5 分）。纵隔及双肺门未见肿大淋巴结（5 分），心脏及大血管未见明显异常（5 分），双侧胸膜未见增厚（5 分），双侧胸腔未见积液（5 分）。
影像诊断 （20 分）	右肺上叶后段肿块（5 分），考虑良性肿瘤（10 分）：错构瘤可能性大（5 分），建议结合临床及病理。
总体评价 （10 分）	报告书写格式规范，无错别字（5 分）。 确认签名（5 分）。

【课后思考题】

1. 错构瘤的主要影像学检查方法有哪些？
2. 错构瘤的影像学诊断及其鉴别诊断有哪些？

（陈娟　王晓红）

病例 93　畸胎瘤

患者，女，32 岁，体检发现前纵隔占位。

体格检查：无明显异常。

实验室检查：血常规、肝肾功能、凝血常规、二便常规、肿瘤标志物均无明显异常。

影像检查结果如图 93 所示。

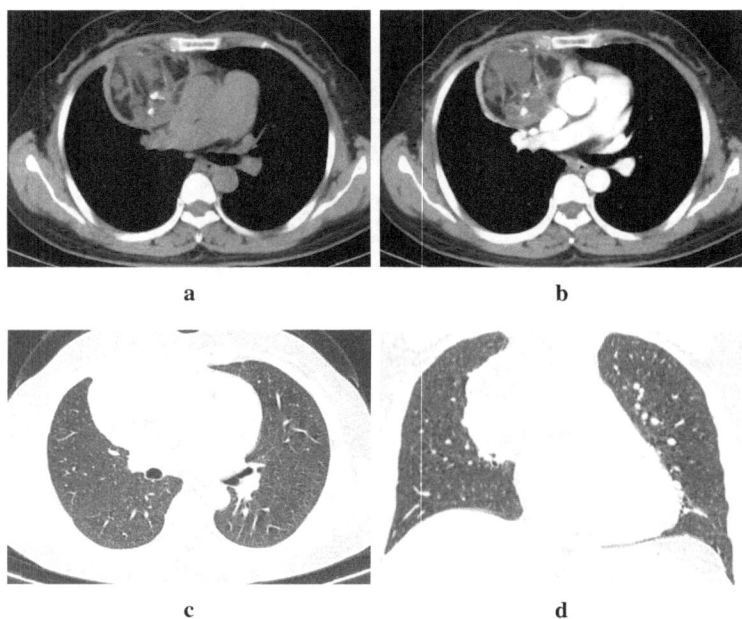

图 93　病例 93 的影像学检查图片

根据以上基本信息、临床病史和影像检查表现，请为该患者书写一份规范的影像诊断报告。

【影像诊断报告　参考答案及得分点】

一般项目 （10分）	核对患者的姓名、性别、年龄（5分）。 检查方法描述：肺部 CT 平扫+增强三维重建（2分），图 93-a、b 为横断位纵隔窗平扫+增强（1分），图 93-c 为横断位肺窗（1分），图 93-d 为肺窗冠状位重建像（1分）。
征象描述 （60分）	CT 肺部平扫+增强三维成像：右前纵隔内见类圆形混杂密度肿块影（5分），大小约为 XX mm（5分），边界清楚（5分），其内见软组织密度、脂肪密度以及高密度钙化灶（5分），增强扫描软组织成分不均匀轻度强化（5分）；肿块与邻近心包关系密切（5分），分界欠清（5分），邻近大血管受推压移位（5分）。肿块旁右中肺组织内见条状密度增高影，边界清晰（5分）；余肺未见明显异常（5分），各叶段支气管通畅，纵隔未见明显肿大淋巴结（5分）；心脏及大血管未见明显异常，双侧胸膜未见增厚，双侧胸腔未见积液（5分）。
影像诊断 （20分）	右前纵隔混杂密度肿块伴邻近肺组织膨胀不全（10分），考虑畸胎瘤，不除外具有侵袭性，建议结合病理结果（10分）。
总体评价 （10分）	报告书写格式规范，无错别字（5分）。 确认签名（5分）。

【课后思考题】

1. 畸胎瘤的主要影像学特点有哪些?
2. 畸胎瘤的主要鉴别诊断有哪些?
3. 畸胎瘤的主要临床特点是什么?

(陈娟 王晓红)

病例94 周围型肺癌

病史:女,56岁,右上肢麻木乏力4月。

体格检查:双肺呼吸音清,未闻及明显啰音。

实验室检查:CRP 12 mg/L,ESR 26 mm/h,结核相关检查结果为阴性。

影像检查结果如图94所示。

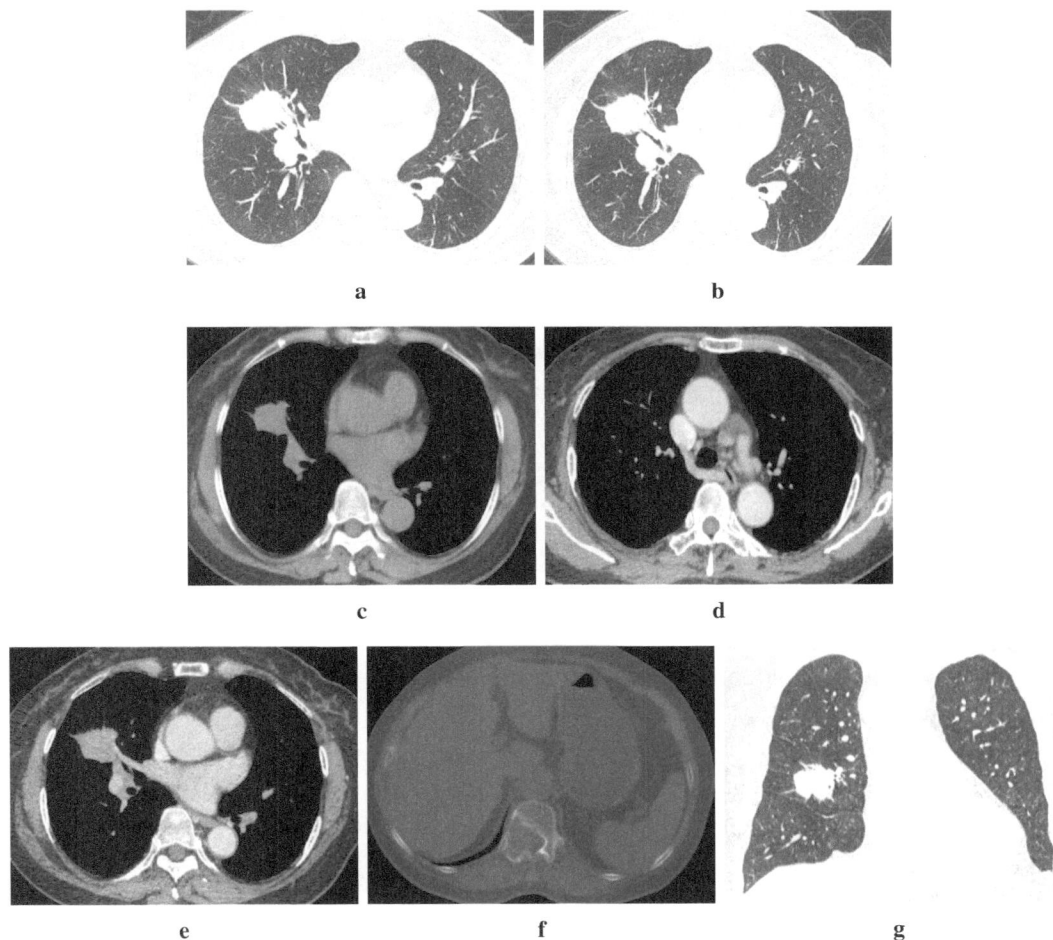

图94 病例94的影像学检查图片

根据以上基本信息、临床病史和影像检查表现,请为该患者书写一份规范的影像诊断报告。

【影像诊断报告　参考答案及得分点】

一般项目 (10分)	核对患者的姓名、性别、年龄(5分)。 检查方法描述：肺部 CT 平扫+增强三维重建(1分)，图 94-a、b 为横断位肺窗(1分)，图 94-c、d、e 为横断位纵隔窗(1分)，图 94-f 为横断位骨窗(1分)，图 94-g 为冠状位重组图像(1分)。
征象描述 (60分)	肺部 CT 平扫+增强三维成像示：双肺支气管血管束增多，右肺中叶外侧段见类圆形软组织密度肿块影(10分)，大小约为 XX mm(5分)，边缘见分叶毛刺(5分)，邻近叶间裂牵拉凹陷(5分)；肿块平扫 CT 值约为 XX HU，增强扫描可见强化，CT 值约为 XX HU(5分)；右肺中叶可见少许斑片影(5分)，右中肺部分支气管狭窄、闭塞(5分)。左肺下叶背段见多发条索影，边缘较清晰(5分)；纵隔(4L 及 7 区)见稍大淋巴结，较大者短径约为 XX mm(5分)；心脏不大，主动脉管壁见钙化斑块(5分)；双侧胸膜未见增厚，双侧胸腔未见积液(5分)。T12 椎体见不规则骨质破坏区(5分)。
影像诊断 (20分)	1.右中肺软组织密度肿块伴少许阻塞性炎症，纵隔淋巴结增大，T12 椎体骨质破坏，考虑周围型肺癌伴纵隔淋巴结转移，骨转移可能性大(15分)。 2 左下肺少许纤维条索灶(3分)。 3. 主动脉硬化(2分)。
总体评价 (10分)	报告书写格式规范，无错别字(5分)。 确认签名(5分)。

【课后思考题】

1. 周围型肺癌的主要影像学检查方法有哪些？
2. 周围型肺癌的影像学诊断及其鉴别诊断有哪些？
3. 周围型肺癌的主要临床特点有哪些？

（陈娟　王晓红）

病例95　中央型肺癌

患者，男，62 岁，咳嗽、咳痰伴咯血半月余。

体格检查：左肺呼吸音减低。

实验室检查：血常规、肝肾功能、凝血常规、二便常规均无明显异常。

影像检查结果如图 95 所示。

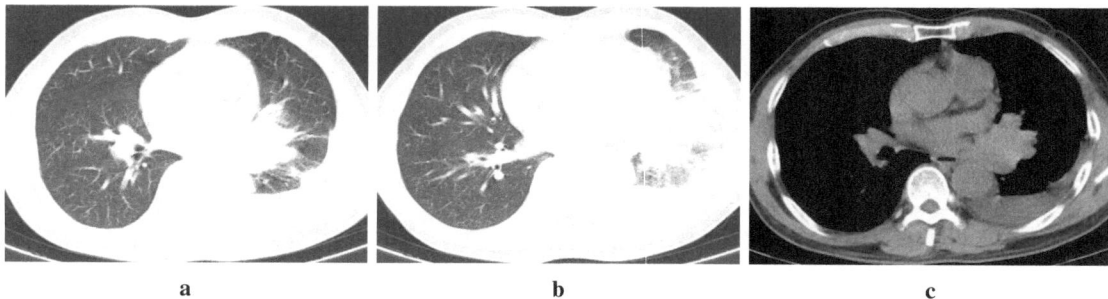

a　　　　　　　　　　b　　　　　　　　　　c

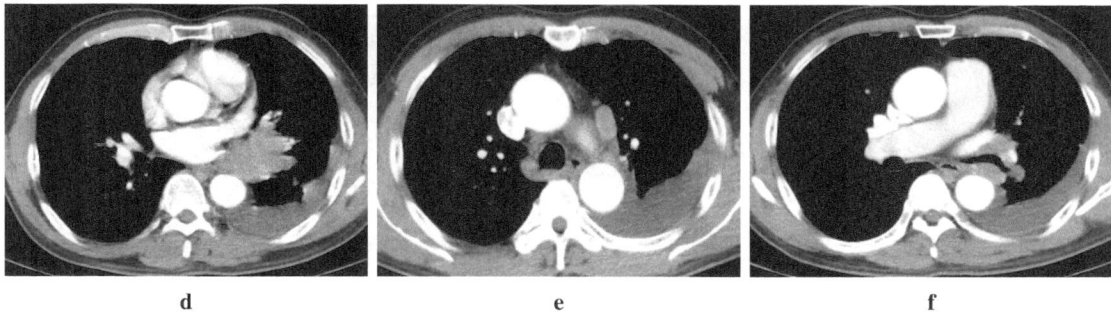

图 95 病例 95 的影像学检查图片

根据以上基本信息、临床病史和影像检查表现，请为该患者书写一份规范的影像诊断报告。

【影像诊断报告 参考答案及得分点】

一般项目 (10分)	核对患者的姓名、性别、年龄(5分)。 检查方法描述：胸部CT平扫+增强(1分)，图95-a、b为肺窗横断位(2分)，图95-c为纵隔窗横断位平扫(1分)，图95-d、e、f为纵隔窗横断位增强(1分)。
征象描述 (60分)	胸部CT平扫+增强：双肺支气管血管束清晰，左下肺肺门区见软组织密度肿块影(10分)，大小约为XX cm(5分)，其内密度不均匀，平扫CT值为XX HU(5分)，增强后CT值约为XX HU(5分)，肿块包绕左肺下叶支气管并支气管管腔狭窄(5分)，肿块似累及左下肺静脉，左肺下叶见斑片状实变影(5分)。纵隔5区及左侧肺门(5分)可见多发肿大淋巴结(10分)，较大者短径约为XX mm(5分)，心脏未见明显异常，左侧胸腔见少量积液(5分)。
影像诊断 (20分)	左下肺肺门区肿块并左下肺阻塞性肺炎、疑累及左下肺静脉(3分)，并纵隔及左肺门淋巴结肿大(2分)，左侧少量胸腔积液(2分)，考虑中央型肺癌并纵隔及肺门淋巴结转移可能性大(10分)，建议支气管镜活检(3分)。
总体评价 (10分)	报告书写格式规范，无错别字(5分)。 确认签名(5分)。

【课后思考题】

1. 中央型肺癌影像学表现的直接征象及间接征象分别有哪些？
2. 中央型肺癌累及的是哪些支气管？
3. 中央型肺癌常见的病理类型有哪些？

(陈娟 王晓红)

病例 96 肺结节，LU-RADS 4C 类

患者，女，70岁，发现肺结节1月余。
体格检查及实验室检查无特殊发现。
影像检查结果如图96所示。

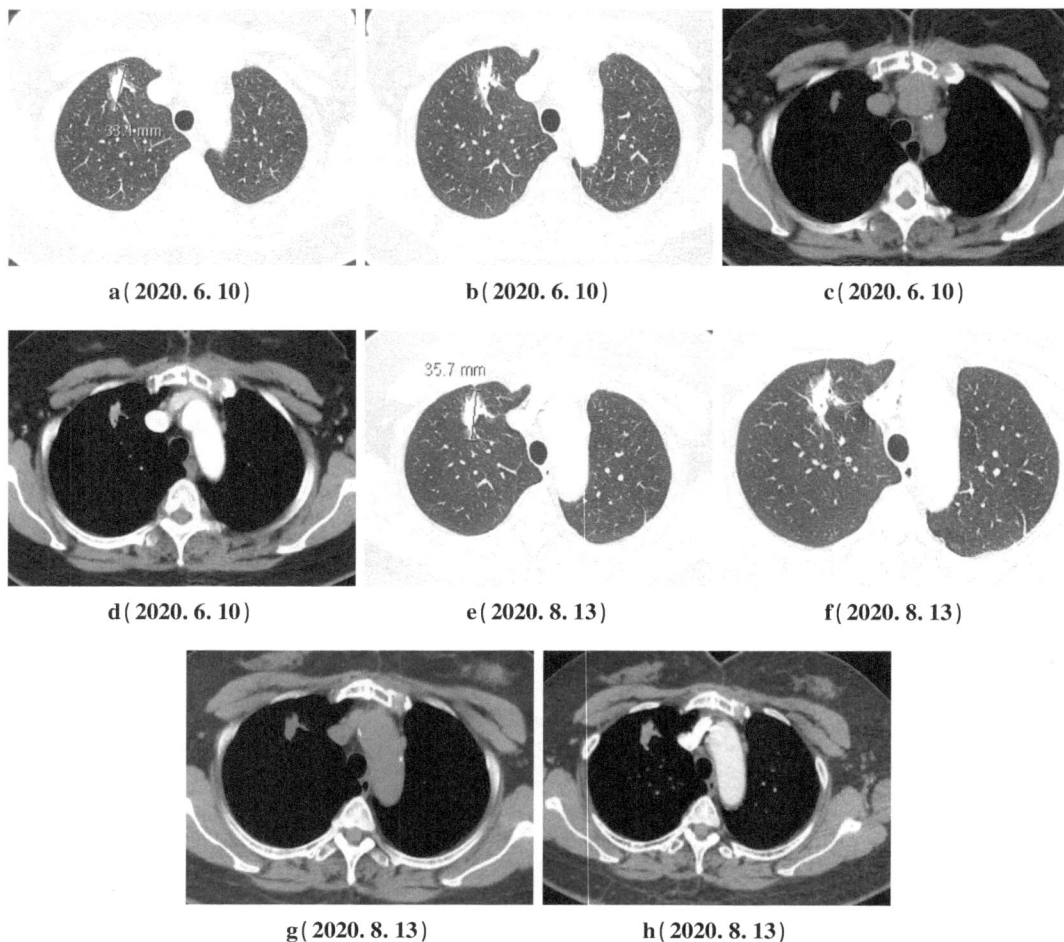

a(2020. 6. 10)　　　　　b(2020. 6. 10)　　　　　c(2020. 6. 10)

d(2020. 6. 10)　　　　　e(2020. 8. 13)　　　　　f(2020. 8. 13)

g(2020. 8. 13)　　　　　h(2020. 8. 13)

图96　病例96的影像学检查图片

　　根据以上基本信息、临床病史和影像检查表现，请为该患者（针对2020年8月13日的检查结果）书写一份规范的影像诊断报告。

【影像诊断报告　参考答案及得分点】

一般项目（10分）	核对患者的姓名、性别、年龄（5分）。 检查方法描述：胸部CT平扫+增强（2分），图96-a，b，e，f为肺窗横断位增强（1分），图96-c，g为纵隔窗横断位平扫（1分），图96-d，h为纵隔窗横断位增强（1分）。
征象描述（60分）	胸部CT平扫+增强示：双肺支气管血管束清晰，右上肺叶尖段见混合磨玻璃结节（10分），邻近胸膜凹陷（5分），大小约为XX mm（5分），实性部分大小约为XX mm（10分），边缘可见分叶及毛刺（5分），内可见小空泡征（5分），不伴脂肪密度或钙化灶（5分），实性部分平扫CT值约为XX HU，增强扫描约为XX HU（5分）。各叶段支气管通畅，纵隔及双肺门未见肿大淋巴结，主动脉弓管壁增厚，可见弧形钙化，心脏未见明显异常，双侧胸膜未见增厚，双侧胸腔未见积液（5分）。对比2020年6月10日的胸部CT片，右上肺尖段混合磨玻璃结节较前稍增大，实性部分较前增大（5分）。

影像诊断 （20分）	1. 右上肺尖段混合磨玻璃结节（5分），LU-RADS 4C类（5分），建议PET-CT检查明确分期及进一步治疗（5分）。 2. 主动脉硬化（5分）。
总体评价 （10分）	报告书写格式规范，无错别字（5分）。 确认签名（5分）。

【课后思考题】

1. 可以归类至LU-RADS 4C类的肺结节有哪些？

2. 对于LU-RADS 4C类的肺结节，应当如何建议？

3. LU-RADS 4C类的肺结节是否可以建议行PET-CT检查？

（陈娟　王晓红）

病例97　动静脉畸形

患者，女，31岁，体检发现左上肺占位性病变。

体格检查：双肺呼吸音清。

实验室检查：血常规、肝肾功能、凝血常规、二便常规均无明显异常。

影像检查结果如图97所示。

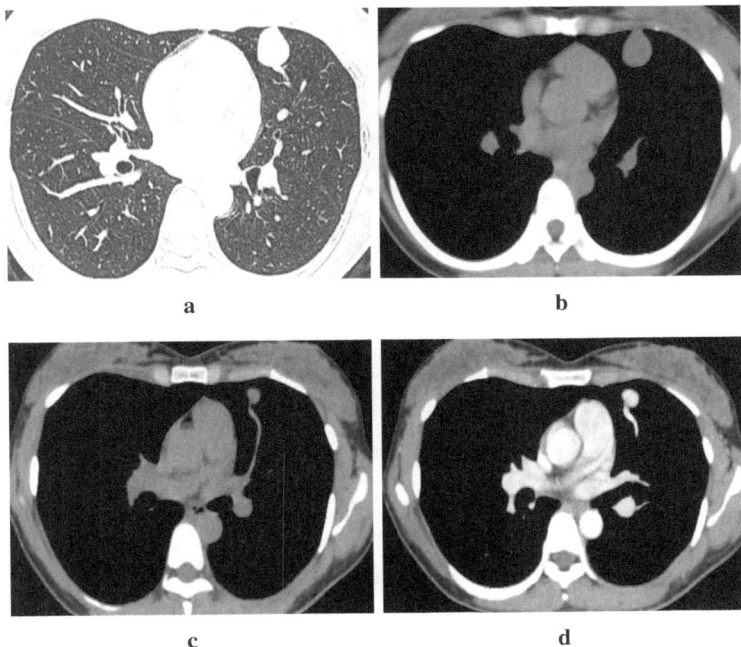

a　　　　　　　　　　b

c　　　　　　　　　　d

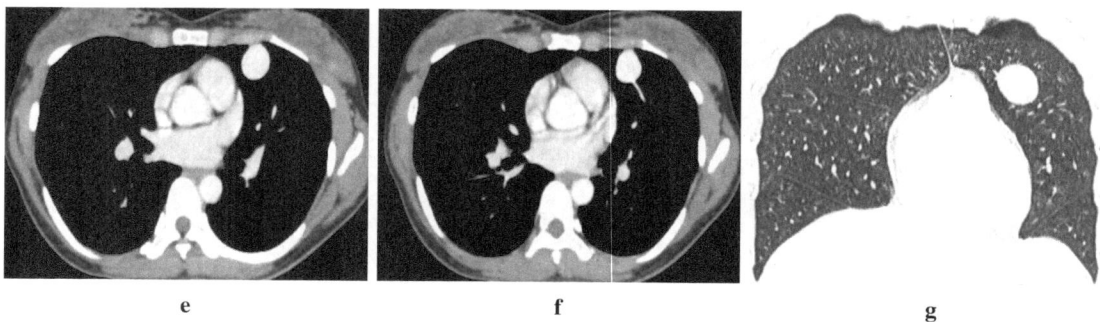

图 97　病例 97 的影像学检查图片

根据以上基本信息、临床病史和影像检查表现，请为该患者书写一份规范的影像诊断报告。

【影像诊断报告　参考答案及得分点】

一般项目 (10分)	核对患者的姓名、性别、年龄(5分)。 检查方法描述：肺部 CT 平扫+增强三维重建(2分)，图 97-a 为横断位肺窗(1分)，图 97-b、c、d、e、f 为横断位纵隔窗平扫+增强(1分)，图 97-g 为肺窗冠状位重组图像(1分)。
征象描述 (60分)	肺部 CT 平扫+增强三维成像示：双肺支气管血管束清晰(5分)，左肺上叶上舌段见肿块影(5分)，密度均匀(5分)，边缘较光滑(5分)，大小约为 XX cm(5分)；平扫 CT 值约为 XX HU(5分)，增强扫描明显强化，强化程度同血管，CT 约为 XX HU(5分)；并可见一条肺动脉及一条肺静脉与之相连(5分)。余肺未见明显主质性病变(5分)，纵隔内未见明显肿大淋巴结影(5分)，心脏未见明显异常(5分)，双侧胸腔未见明显积液(5分)。
影像诊断 (20分)	左肺上叶上舌段肿块(10分)，考虑肺动静脉畸形(10分)可能性大，建议结合临床及其他检查。
总体评价 (10分)	报告书写格式规范，无错别字(5分)。 确认签名(5分)。

【课后思考题】

1. 肺动静脉畸形的主要影像学检查方法有哪些？
2. 肺动静脉畸形的影像学诊断及其鉴别诊断有哪些？
3. 肺动静脉畸形的主要临床特点是什么？

（陈娟　王晓红）

病例 98　胸部外伤

患者，男，46 岁，高处坠落 52 小时。

体格检查：胸背部多发瘀斑。双肺呼吸音减低，右侧胸壁可扪及捻发音。

实验室检查：血常规示白细胞计数 22.10×10⁹/L，血红蛋白 73 g/L，中性粒细胞比值 84.9%。血沉 97 mm/h，C 反应蛋白 134.21 mg/L。肝肾功能、二便常规均无明显异常。

影像检查结果如图 98 所示。

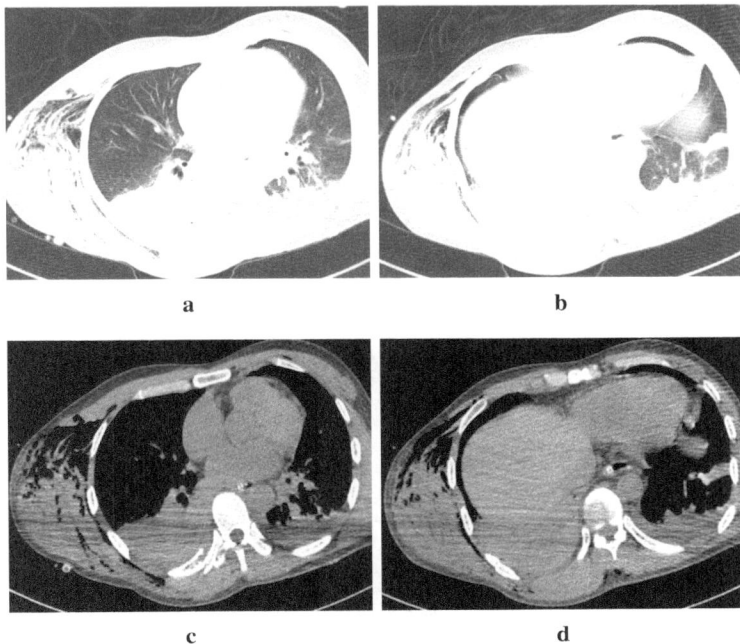

图 98 病例 98 的影像学检查图片

根据以上基本信息、临床病史和影像检查表现，请为该患者书写一份规范的影像诊断报告。

【影像诊断报告 参考答案及得分点】

一般项目 (10分)	核对患者的姓名、性别、年龄(5分)。 检查方法描述：胸部 CT 平扫(1分)，图 98-a、b 为肺窗横断位平扫(2分)，图 98-c、d 为纵隔窗横断位平扫(2分)。
征象描述 (60分)	胸部 CT 平扫：双肺下叶背侧见大片状高密度影(10分)，边界不清，双侧胸腔见弧形等稍高密度影(10分)，CT 值约为 XX HU(5分)，双侧胸腔前部见新月形气体密度影(10分)，纵隔未见肿大淋巴结，心影不大。右侧多发肋骨骨皮质连续性中断(10分)，部分断端错位(5分)。胸背部软组织肿胀(5分)、右侧胸壁可见散在积气(5分)。
影像诊断 (20分)	右侧多发肋骨骨折伴双侧创伤性湿肺(5分)，双侧胸腔积液/积血(5分)，双侧胸腔少量积气(5分)，右侧胸壁皮下气肿(5分)，建议结合临床追观复查。
总体评价 (10分)	报告书写格式规范，无错别字(5分)。 确认签名(5分)。

【课后思考题】

1. 胸部外伤的主要影像学检查方法有哪些？

2. 胸部外伤的主要影像学表现有哪些？

（陈娟 王晓红）

病例 99　肺栓塞

患者，男，49 岁，右肺癌放化疗后感活动后气促十余天。

体格检查：右侧语颤减弱，叩诊呈浊音，右肺呼吸音减低，未闻及干湿啰音。

实验室检查：血常规无明显异常。

既往史：右肺腺鳞癌多次放化疗后，脑转移瘤切除术后。

影像检查结果如图 99 所示。

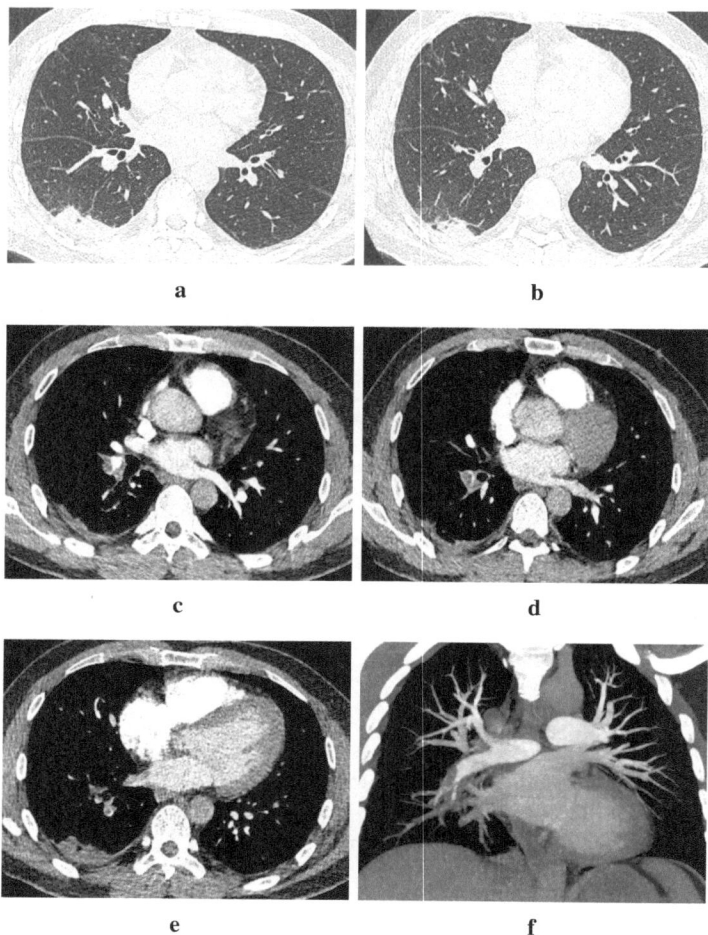

图 99　病例 99 的影像学检查图片

根据以上基本信息、临床病史和影像检查表现，请为该患者书写一份规范的影像诊断报告。

【影像诊断报告　参考答案及得分点】

一般项目 (10分)	核对患者的姓名、性别、年龄(5分)。 检查方法描述：肺动脉 CTA+三维成像(2分)，图 99-a、b 为横断位肺窗(1分)，图 99-c、d、e 为横断位纵隔窗平扫+增强(1分)，图 99-f 为冠状位肺动脉重组图像(1分)。

征象描述 （60分）	肺动脉CTA+三维成像示：右下肺动脉分支内可见多发条状及结节状充盈缺损影（10分），最大截面大小约为XX cm（5分）；部分分支远端闭塞（5分），剩余肺动脉管腔尚通畅，未见明显局限性狭窄及扩张（5分）。右肺下叶后基底段胸膜下可见楔形高密度影（5分），边缘模糊（5分），尖端指向肺门（5分）。气管支气管通畅（5分）。心脏未见异常（5分），未见胸水征（5分）。心包少量积液（5分）。
影像诊断 （20分）	1.右下肺动脉多发充盈缺损（5分），右下肺胸膜下楔形高密度影（5分），考虑右下肺栓塞并肺梗死可能性大（5分），请结合临床相关检查综合考虑。 2.心包少量积液（5分）。
总体评价 （10分）	报告书写格式规范，无错别字（5分）。 确认签名（5分）。

【课后思考题】

1.肺动脉栓塞如何进一步处理？
2.肺动脉栓塞的影像学诊断及其鉴别诊断有哪些？
3.肺动脉栓塞的常见病因有哪些？

（陈娟　王晓红）

病例100　缩窄性心包炎

患者，男，51岁，胸闷、气促1年，加重1月余。
体格检查：右侧呼吸音减低。心尖搏动位于第五肋间左锁骨中线内侧0.5 cm。
实验室检查：血常规、肝肾功能、凝血常规、二便常规均无明显异常。
影像检查结果如图100所示。

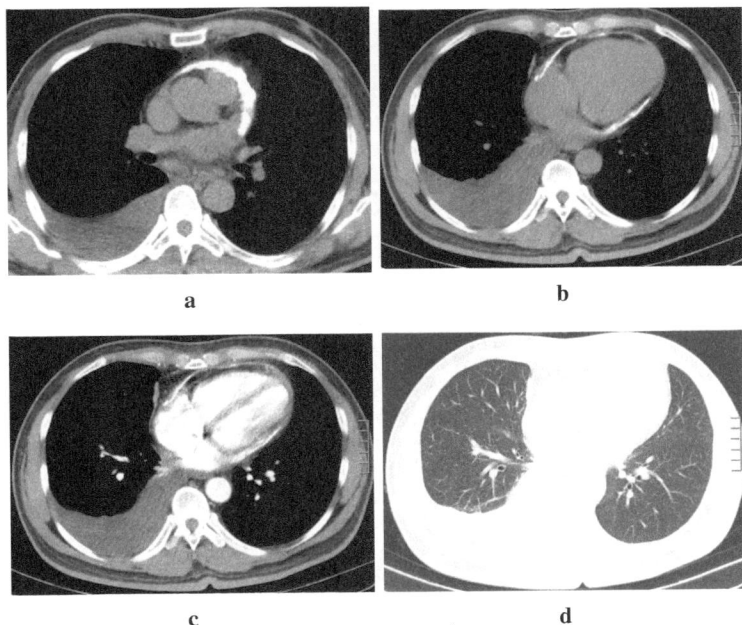

图100　病例100的影像学检查图片

根据以上基本信息、临床病史和影像检查表现,请为该患者书写一份规范的影像诊断报告。

【影像诊断报告　参考答案及得分点】

一般项目 (10分)	核对患者的姓名、性别、年龄(5分)。 检查方法描述:心包 CT 平扫+增强(1分),图 100-a、b 为纵隔窗横断位平扫(2分),图 100-c 为纵隔窗横断位增强(1分),图 100-d 为肺窗横断位(1分)。
征象描述 (60分)	心包 CT 平扫+增强:心影不大(5分),心包不规则增厚(5分)并可见弧形及蛋壳样致密影(10分),以心尖、心室及房室间沟区尤为明显(5分),较厚处厚度约为 XX mm(5分)。右侧胸腔见新月形液体密度影(10分),邻近右肺下叶见少许模糊条索影(5分),胸膜未见明显增厚及钙化(5分);各叶段支气管通畅,纵隔 7 区见肿大淋巴结(5分),短径约为 12 mm(5分)。
影像诊断 (20分)	1.心包增厚并钙化(5分),符合缩窄性心包炎(5分),建议结合临床及超声(5分)。 2.右侧胸腔积液,右肺下叶部分膨胀不全,纵隔淋巴结稍肿大,建议复查(5分)。
总体评价 (10分)	报告书写格式规范,无错别字(5分)。 确认签名(5分)。

【课后思考题】

1.缩窄性心包炎的主要影像学检查方法有哪些?

2.缩窄性心包炎的影像学诊断及其鉴别诊断有哪些?

3.缩窄性心包炎的病因及主要临床表现有哪些?

(陈娟　王晓红)

病例 101　腹主动脉瘤

患者,男,30岁,咳嗽、咳痰伴气促 1 月余。

体格检查:体温 36.6℃,右肺可闻及湿啰音。

实验室检查:血常规示中性粒细胞计数 9.38×10^9/L、血红蛋白 98 g/L,中性粒细胞比值 74.8%。血沉 66 mm/h,C 反应蛋白 9.51 mg/L。肝肾功能、凝血常规、二便常规均无明显异常。

影像检查结果如图 101 所示。

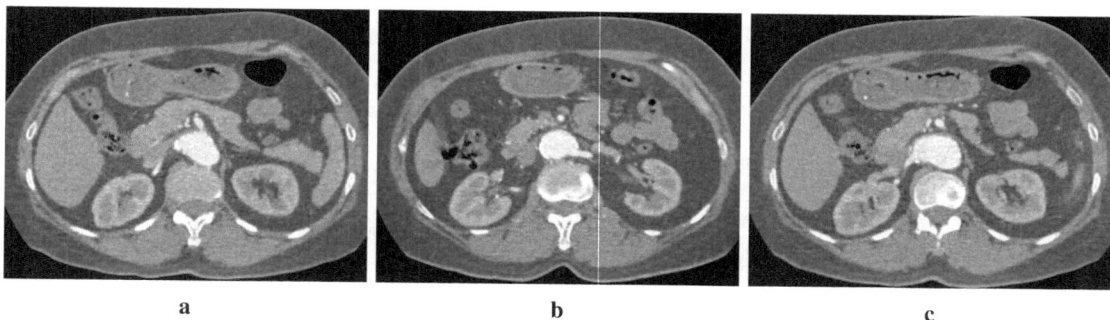

a　　　　　　　　　　b　　　　　　　　　　c

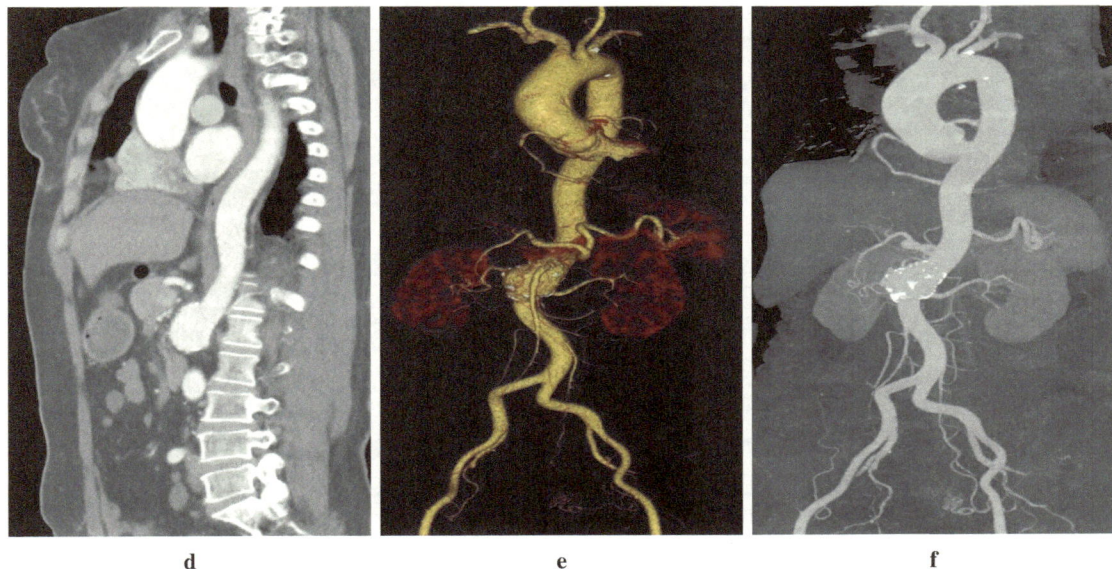

d   **e**   **f**

图 101 病例 101 的影像学检查图片

根据以上基本信息、临床病史和影像检查表现，请为该患者书写一份规范的影像诊断报告。

【影像诊断报告 参考答案及得分点】

一般项目 (10分)	核对患者的姓名、性别、年龄；无明显呼吸及运动伪影，图像质量满足诊断要求(5分)。检查方法描述：全主动脉 CTA(1分)，图 101-a、b、c 为腹主动脉横断位增强(1分)，图 101-d 为全主动脉 MRP 图像(1分)，图 101-e 为全主动脉 VR 图像(1分)，图 101-f 为全主动脉 MIP 图像(1分)。
征象描述 (60分)	全主动脉 CTA：主动脉及主要分支走行正常，胸腹主动脉管壁欠光整并散在钙化斑块(5分)，腹主动脉(腹腔干开口水平以下)可见梭形扩张(10分)，较最大截面大小约为 XX mm(10分)，累及长度约为 XX mm(10分)，瘤壁可见多发钙化斑块(5分)，未见明显充盈缺损(5分)，未见明显破裂征象(5分)，肠系膜上动脉(5分)及双肾动脉(5分)开口于瘤体。
影像诊断 (20分)	1.腹主动脉瘤(肾上型)(5分)，累及肠系膜上动脉、双肾动脉开口(5分)，请结合临床，必要时行 DSA(5分)。2.动脉粥样硬化(5分)。
总体评价 (10分)	报告书写格式规范，无错别字(5分)。确认签名(5分)。

【课后思考题】

1.腹主动脉的影像学分型有哪些？

2.腹主动脉瘤可疑破裂的影像征象有哪些？

3.腹主动脉瘤的可能病因及临床表现是什么？

（陈娟　王晓红）

病例 102　主动脉夹层 Stanford A 型

患者，男，39 岁，突发胸背部撕裂样疼痛 4 小时。

体格检查：无特殊。

实验室检查：完善影像学检查时尚缺。

影像检查结果如图 102 所示。

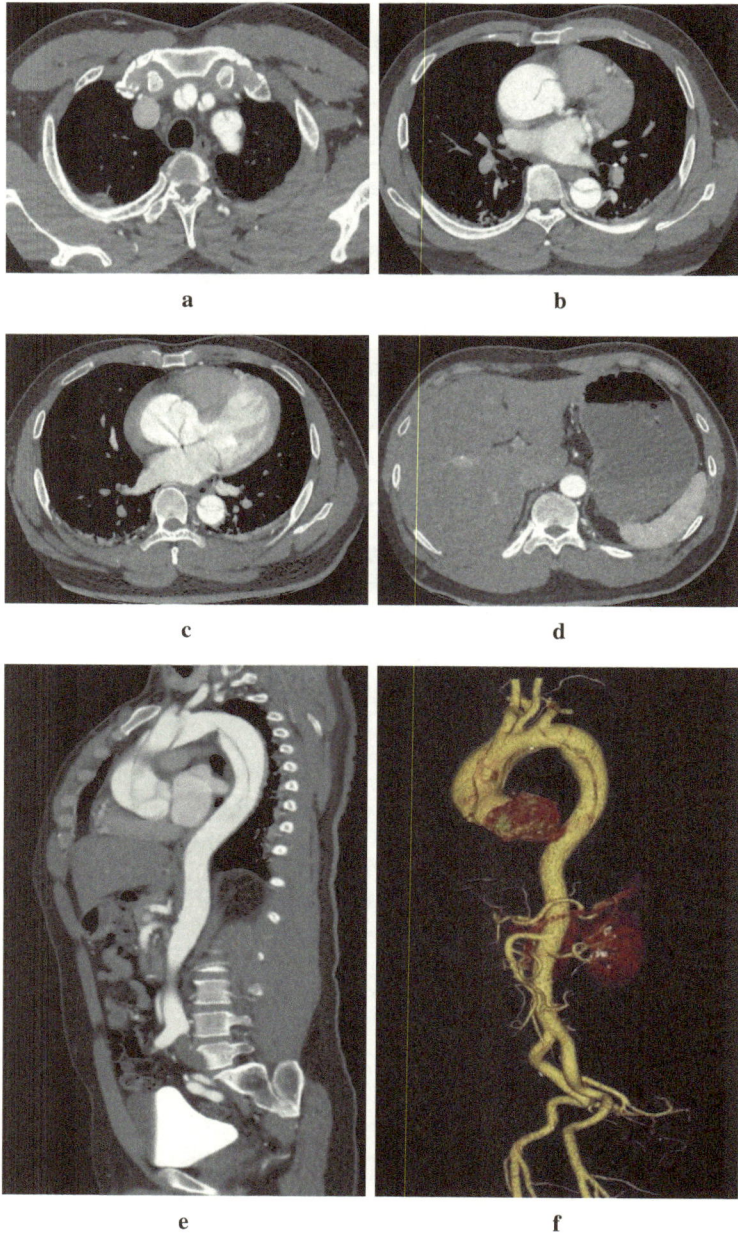

图 102　病例 102 的影像学检查图片

根据以上基本信息、临床病史和影像检查表现，请为该患者书写一份规范的影像诊断报告。

【影像诊断报告　参考答案及得分点】

一般项目 **(10分)**	核对患者的姓名、性别、年龄(5分)。 检查方法描述：CTA 全主动脉、髂动脉增强加三维成像(2分)，图 102-a，b，c，d 为主动脉横断位增强(1分)，图 102-e 为胸腹主动脉 MPR 图像(1分)，图 102-f 为胸腹主动脉VR 图像(1分)。
征象描述 **(60分)**	CTA 全主动脉增强加三维成像：升主动脉起始部至胸主动脉下段见双腔征，分离的内膜片呈螺旋状，真腔小，假腔大，可见造影剂进入假腔，未见明显充盈缺损(20分)。升主动脉可见破口，宽约为 XX mm(5分)，夹层累及左、右冠窦(5分)，累及主动脉弓三大分支起始部(5分)，左锁骨下动脉起始部可见再破口(5分)，升主动脉瘤样扩张，内径约为 XX mm(5分)。腹主动脉及髂动脉未见受累(5分)。双肺胸膜下见少许斑片状影(5分)。左侧胸腔少量积液(5分)。
影像诊断 **(20分)**	1. 主动脉夹层(Stanford A 型)，破口累及范围见上所述，并升主动脉瘤样扩张(15分)。 2. 双下肺少许渗出，双侧少量胸腔积液，建议复查(5分)。
总体评价 **(10分)**	报告书写格式规范，无错别字(5分)。 确认签名(5分)。

【课后思考题】

1. 主动脉夹层的常见分型方法主要有哪些？
2. 主动脉夹层 Stanford A 型的影像诊断要点是什么？
3. 主动脉夹层临床表现有哪些？

(陈娟　王晓红)

病例103　布加综合征

患者，女，67 岁，双下肢肿胀 3 年，下肢静脉曲张，左侧明显。

体格检查：双下肢水肿，静脉曲张。

实验室检查：血常规、肝肾功能、凝血常规、二便常规均无明显异常。

影像检查结果如图 103 所示。

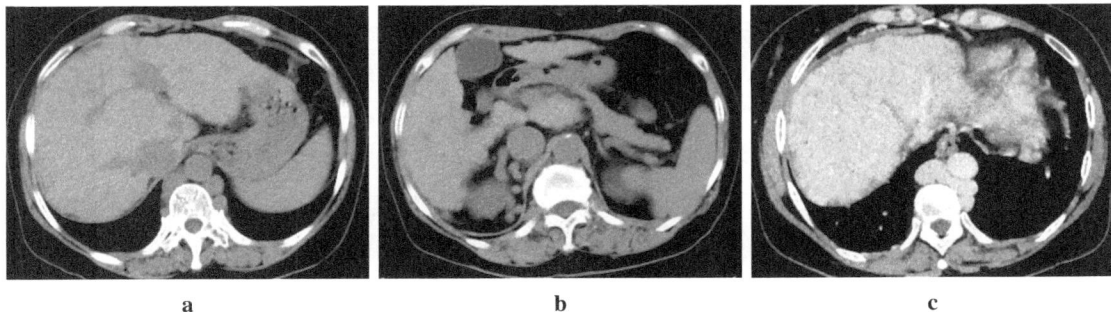

a　　　　　　　　　　b　　　　　　　　　　c

d   e   f

g

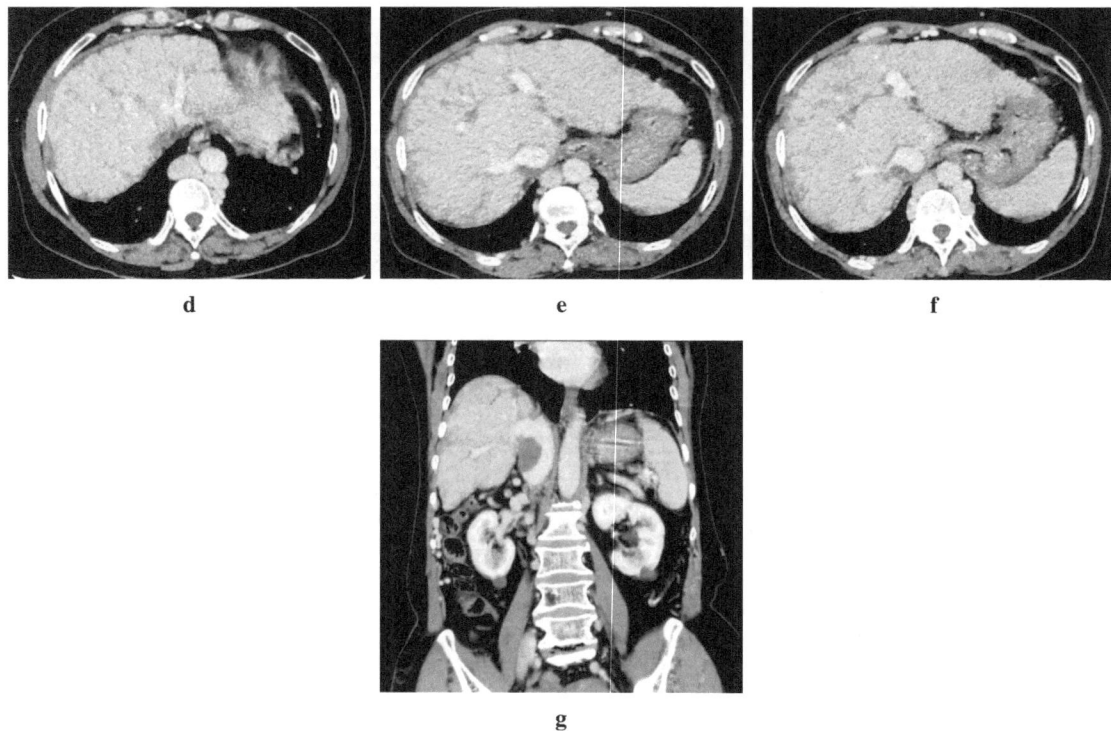

图 103　病例 103 的影像学检查图片

根据以上基本信息、临床病史和影像检查表现,请为该患者书写一份规范的影像诊断报告。

【影像诊断报告　参考答案及得分点】

一般项目 **(10分)**	核对患者的姓名、性别、年龄(5分)。 检查方法描述:CTA 肝脏 AV 血管增强平扫+三维成像(2分),图 103-a、b 为横断位上腹部平扫(1分),图 103-c、d、e、f 为横断位上腹部静脉期增强图像(1分),图 103-g 为冠状位重建像(1分)。
征象描述 **(60分)**	CTA 肝脏 AV 血管增强加三维成像(双源):肝脏体积稍增大(5分),肝实质密度欠均匀(5分);肝裂增宽,肝表面欠光滑,可见小结节状突起;增强扫描肝实质强化欠均匀(5分)。下腔静脉肝段变窄,局部闭塞,闭塞段长度约为 XX mm(5分);下腔静脉肝下段另见片状低密度充盈缺损(5分)。三支肝静脉汇入下腔静脉(5分),肝左及肝右静脉尚通畅,肝中静脉近下腔静脉处管腔狭窄近闭塞(5分)。奇静脉、脾静脉、双侧腹壁静脉增粗、迂曲(5分)。门静脉主干及分支显影良好,腔内未见充盈缺损(5分)。胆囊不大,其内未见明显异常密度影;肝内外胆管未见明显扩张。胰腺、脾脏形态密度可(5分)。腹膜后未见明显肿大淋巴结(5分)。双肾见多个类圆形无强化低密度影,边界清晰,其中较大者约为 XX mm(5分)。
影像诊断 **(20分)**	1. 下腔静脉肝段局部闭塞,肝中静脉近下腔静脉段狭窄近闭塞,并下腔静脉肝下段血栓形成,奇静脉、脾静脉、双侧腹壁静脉曲张(5分),考虑布加综合征(10分),请结合临床。 2. 肝硬化(3分)。 3. 双肾多发囊肿(2分)。

总体评价（10分） 报告书写格式规范，无错别字(5分)。

确认签名(5分)。

【课后思考题】

1. 布加综合征的主要影像学检查方法有哪些？

2. 布加综合征的影像学诊断及其鉴别诊断有哪些？

3. 布加综合征的主要临床表现有哪些？

（陈娟　王晓红）

病例104　胡桃夹综合征

患者，女，37岁，发现血压升高2年，加重半个月，无明显诱因出现四肢麻木，气促，乏力。

体格检查：血压 190/110 mmHg，余无明显异常。

实验室检查：血常规、肝肾功能、凝血常规、二便常规均无明显异常。

影像检查结果如图104所示。

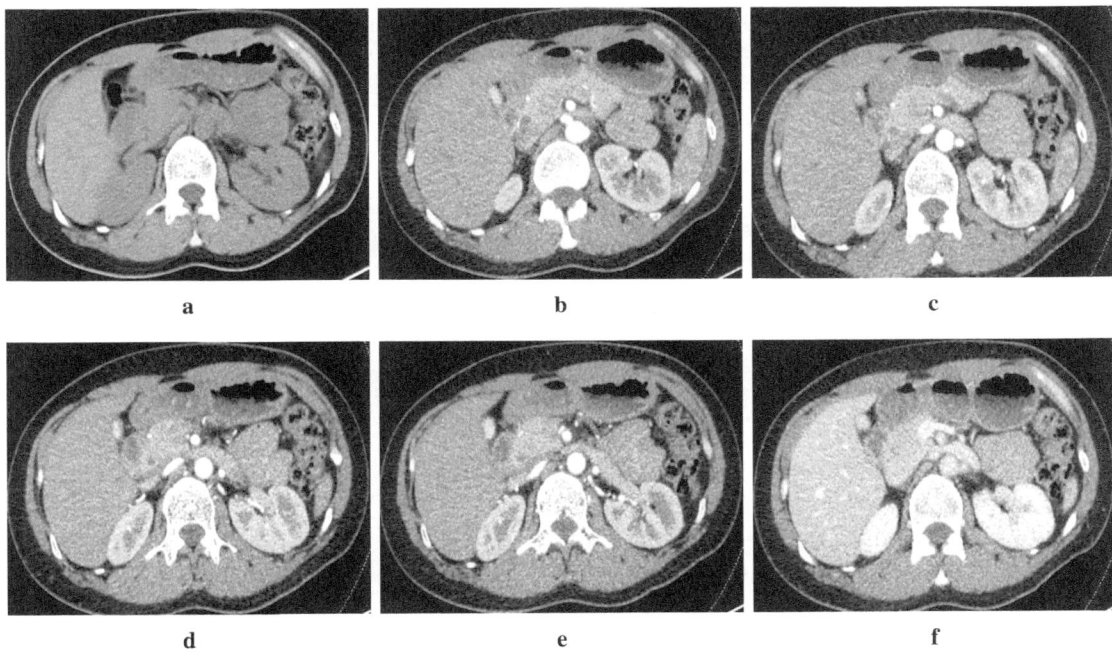

a

b

c

d

e

f

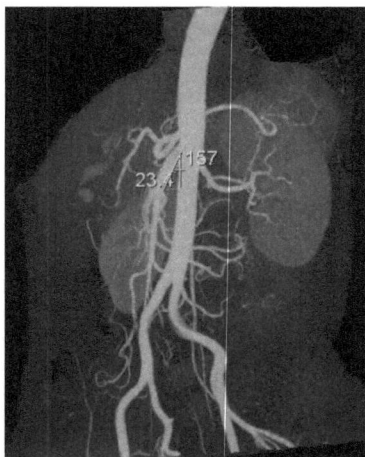

g

图 104　病例 104 的影像学检查图片

　　根据以上基本信息、临床病史和影像检查表现,请为该患者书写一份规范的影像诊断报告。

【影像诊断报告　参考答案及得分点】

一般项目 (10分)	核对患者的姓名、性别、年龄(5分)。 检查方法描述:CTA 肾脏 AV 增强加三维成像(2分),图 104-a 为横断位肾脏 CT 平扫(1分),图 104-b、c、d、e 为横断位肾动脉 CTA 动脉期(1分),图 104-f 为横断位肾动脉 CTA 静脉期,图 104-g 为冠状位 MIP 血管重建(1分)。
征象描述 (60分)	CTA 肾脏 AV 增强加三维成像:双肾动脉单支,未见早发分支及副肾动脉(5分),管腔未见异常扩张或狭窄(5分)。肠系膜上动脉与腹主动脉夹角较小(10分),夹角约为 XX°(5分),左肾静脉受压(5分),远端管腔稍扩张(5分);右肾静脉未见异常,管腔内未见充盈缺损(5分)。双肾、胰腺、脾脏及肝脏大小及实质密度正常(5分),增强扫描未见异常强化(5分);胆囊不大,胆囊及胆囊管呈高密度影(5分),肝内外胆管未见扩张。腹膜后未见明显肿大淋巴结(5分)。
影像诊断 (20分)	1.肠系膜上动脉与腹主动脉夹角较小、左肾静脉受压,远端扩张(5分),考虑胡桃夹综合征(10分),请结合临床。 2.胆囊及胆囊管密度增高,考虑钙胆汁或瓷化胆囊,建议结合临床及超声检查结果(5分)。
总体评价 (10分)	报告书写格式规范,无错别字(5分)。 确认签名(5分)。

【课后思考题】

　　1.胡桃夹综合征的主要影像学检查方法有哪些?

　　2.胡桃夹综合征的影像学诊断及其鉴别诊断有哪些?

　　3.胡桃夹综合征的主要临床特点有哪些?

(陈娟　王晓红)

病例 105　双下肢动脉硬化闭塞症(ASO)

患者,男,52 岁,发现血糖高 15 年,左足皮肤破损 20 天。

既往史:高血压 10 余年。

体格检查:双下肢轻度凹陷性浮肿,双侧足部皮肤干燥,左足小拇趾活动受限,感觉差。双侧足背动脉搏动减弱,双侧胫后动脉搏动减弱,双侧腘动脉搏动减弱,双侧股动脉搏动正常,双侧皮温低,双侧温度觉减退,双侧音叉震动觉减退,双侧踝反射正常。

实验室检查:血常规、肝肾功能、凝血常规、二便常规均无明显异常。

影像检查结果如图 105 所示。

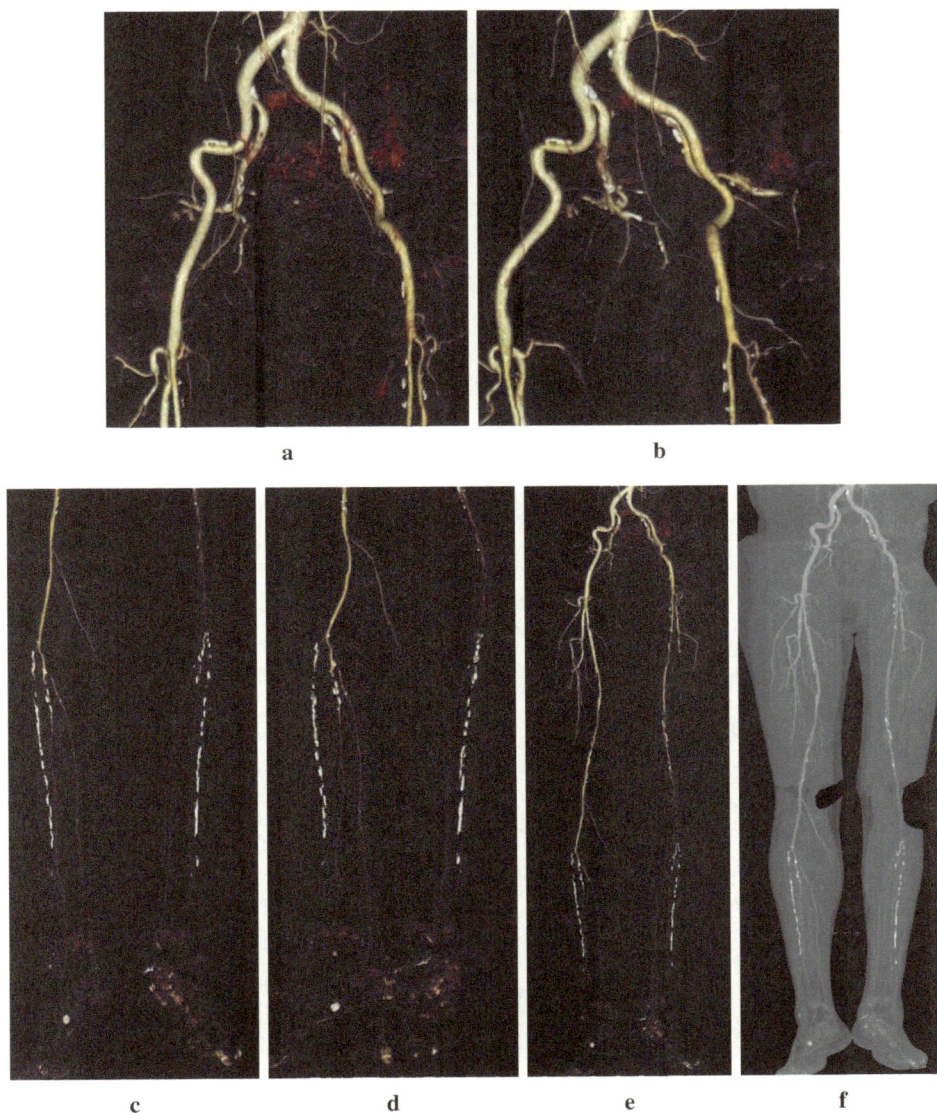

图 105　病例 105 的影像学检查图片

根据以上基本信息、临床病史和影像检查表现，请为该患者书写一份规范的影像诊断报告。

【影像诊断报告　参考答案及得分点】

一般项目 (10分)	核对患者的姓名、性别、年龄(5分)。 检查方法描述：CTA双下肢血管增强加三维成像(2分)，图105-a、b、c、d、e为双下肢CTA、VR重建图像(2分)，图105-f为冠状位MIP重建图像(1分)。
征象描述 (60分)	CTA双下肢动脉增强加三维成像：腹主动脉及双侧髂动脉走行可(5分)，管壁稍增厚、不光滑(5分)，腹主动脉、双侧髂动脉及分支管壁散在少许钙化斑块(5分)，相应管腔轻度狭窄(5分)。左侧股浅动脉及腘动脉节段性重度狭窄(10分)，双侧胫前动脉及左侧胫腓骨干大部分闭塞(10分)，双侧胫后动脉、腓动脉近段局限性狭窄(10分)，远段显影尚可(5分)；左侧足背动脉未见明确显影(5分)。
影像诊断 (20分)	1. 双侧胫前动脉及左侧胫腓骨干大部闭塞，左侧股浅动脉及腘动脉节段性重度狭窄，双侧胫后动脉、腓动脉近段局限性狭窄(10分)，考虑双下肢ASO，请结合临床及DSA检查(5分)。 2. 腹主动脉及双侧髂动脉硬化(5分)。
总体评价 (10分)	报告书写格式规范，无错别字(5分)。
	确认签名(5分)。

【课后思考题】

1. 双下肢动脉硬化闭塞症的主要影像学检查方法有哪些？
2. 双下肢动脉硬化闭塞症的影像学诊断及其鉴别诊断有哪些？
3. 双下肢动脉硬化闭塞症的主要临床表现有哪些？

（陈娟　王晓红）

第二节　消化、泌尿及生殖系统

病例 106　食管癌

患者，男，62 岁，进行性吞咽困难 20 余天。

体格检查：腹平软，无压痛、反跳痛，肝脾未扪及。

实验室检查：鳞状细胞癌抗原 SCC 7.49 ng/mL；血常规、二便常规均无明显异常。

影像检查结果如图 106 所示。

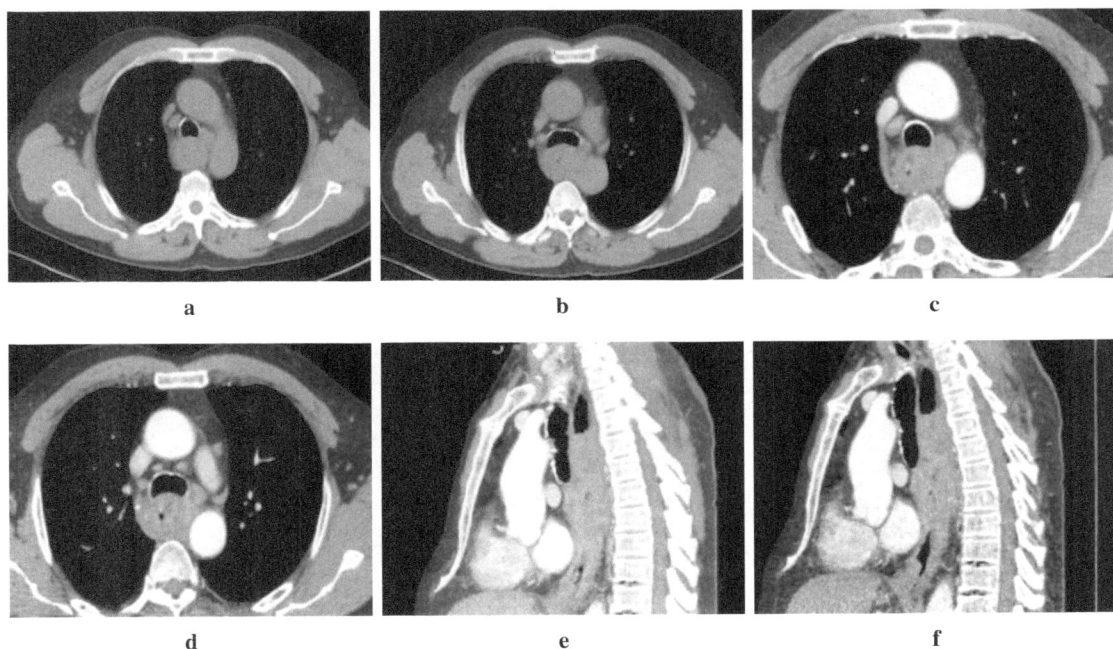

图 106　病例 106 的影像学检查图片

根据以上基本信息、临床病史和影像检查表现，请为该患者书写一份规范的影像诊断报告。

【影像诊断报告　参考答案及得分点】

一般项目 （10 分）	核对患者的姓名、性别、年龄（5 分）。 检查方法描述：纵隔 CT 平扫+增强（2 分），图 106-a、b 为横断位平扫（1 分），图 106-c、d 为横断位增强 CT（1 分），图 106-e、f 为矢状位增强（1 分）。
征象描述 （60 分）	食管胸段管壁见环形不规则增厚（10 分），位于 T4 至 T10 椎体水平（5 分），纵向累及长度约为 XX mm，较厚处约为 XX mm（5 分），相应平面管腔狭窄（5 分），以上食管可见明显扩张（5 分），未累及贲门，食管周围脂肪间隙消失（10 分），周围器官未见明显受累（5 分），增强可见不均匀轻度强化（5 分），合并低密度的坏死灶（5 分），周围可见多个肿大淋巴结，较大者短径约为 XX mm（5 分）。

影像诊断 (20分)	食管胸段环形不规则增厚(5分)，继发上端食管梗阻性扩张，考虑食管癌(5分)，伴周围淋巴结转移可能(5分)，请结合胃镜检查(5分)。
总体评价 (10分)	报告书写格式规范，无错别字(5分)。确认签名(5分)。

【课后思考题】

    1.食管癌的主要影像学检查方法有哪些?

    2.食管癌的影像学表现及其鉴别诊断有哪些?

    3.食管癌影像学如何分期?

（尹芝兰　肖恩华）

病例107　食管异物

    患者，男，72岁，15天前误吞牛排骨后感颈部疼痛、异物感15天，进食困难加重伴胸骨后疼痛7天。

    体格检查：喉镜下见会厌抬举欠佳，梨状窝有唾液潴留。

    实验室检查：无异常。

    影像检查结果如图107所示。

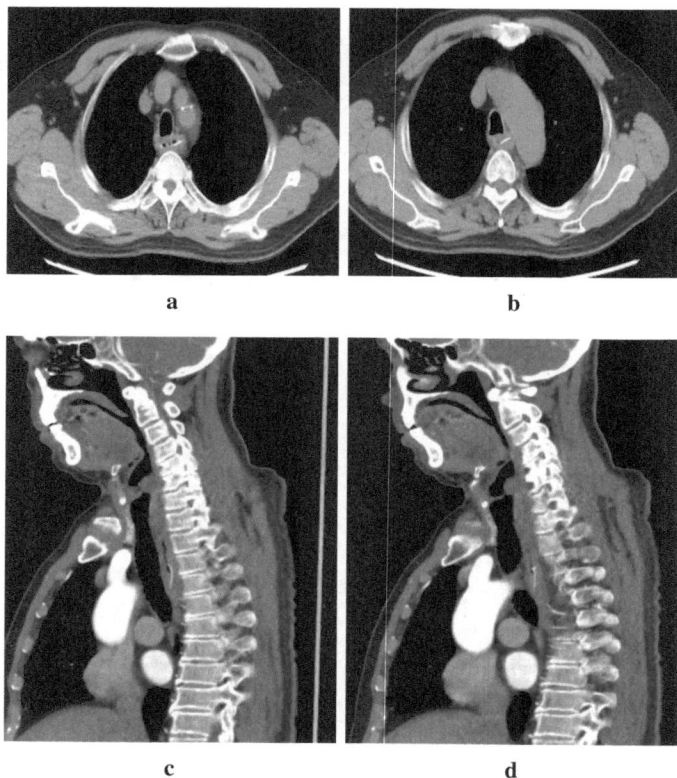

图107　病例107的影像学检查图片

    根据以上基本信息、临床病史和影像检查表现，请为该患者书写一份规范的影像诊断报告。

【影像诊断报告　参考答案及得分点】

一般项目 (10分)	核对患者的姓名、性别、年龄(5分)。 检查方法描述：纵隔CT平扫+增强(1分)，图107-a、b为横断位平扫(2分)，图107-c、d为矢状位增强(2分)。
征象描述 (60分)	食管胸段(主动脉弓层面)见纵行条状高密度影(10分)，未突破食管壁，宽约为XX mm，长约为XX mm(10分)，邻近食管壁增厚(10分)，食管周围脂肪间隙清晰(10分)，周围未见明显积气(10分)，未累及周围血管(10分)。
影像诊断 (20分)	食管胸段(主动脉弓层面)纵行条状高密度影(5分)，考虑多为食管异物(10分)，请结合临床及内镜检查(5分)。
总体评价 (10分)	报告书写格式规范，无错别字(5分)。 确认签名(5分)。

【课后思考题】

1. 食管异物的主要影像学检查方法有哪些？
2. 食管异物的影像学诊断及其鉴别诊断有哪些？

(尹芝兰　肖恩华)

病例108　胃癌

患者，女，31岁，进食后腹部胀痛1月。

体格检查：腹部平软，未见腹壁静脉曲张，无胃肠型及蠕动波，全腹无压痛及腹肌紧张，左上腹可触及一大小为5 cm×7 cm的肿物，质地硬，触之无压痛。

实验室检查：糖类抗原125：127.85 μ/mL，血常规、大小便常规无异常。

影像检查结果如图108所示。

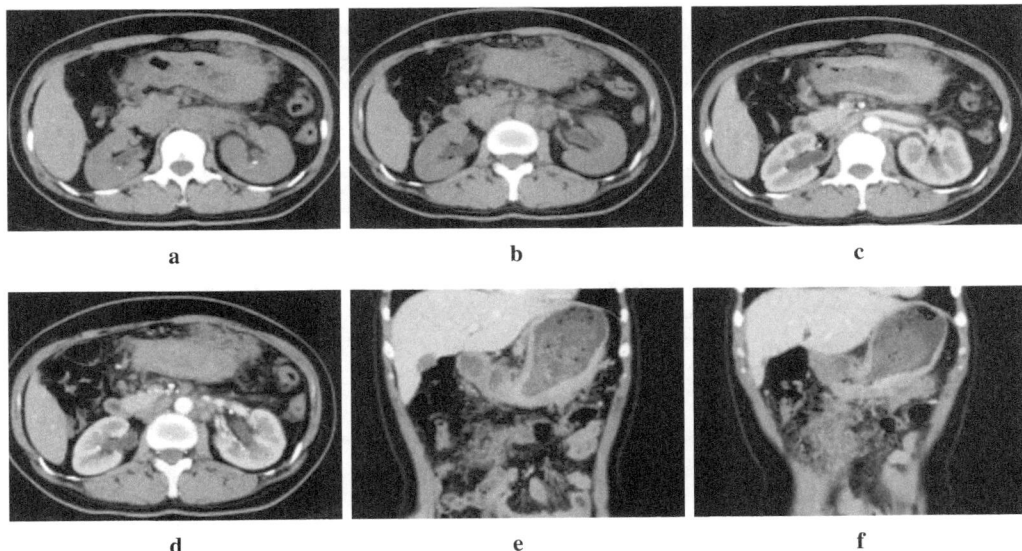

图108　病例108的影像学检查图片

根据以上基本信息、临床病史和影像检查表现，请为该患者书写一份规范的影像诊断报告。

【影像诊断报告　参考答案及得分点】

一般项目 （10分）	核对患者的姓名、性别、年龄（5分）。 检查方法描述：全腹部 CT 平扫+增强（2分），图 108-a、b 为横断位 CT 平扫（1分），图 108-c、d 为横断位 CT 增强动脉期（1分），图 108-e、f 为冠状位增强延迟期（1分）。
征象描述 （60分）	胃体、胃窦部胃壁弥漫性不规则增厚（5分），柔韧性消失（5分），胃壁僵硬（5分），黏膜面凹凸不平（5分），增厚胃壁与正常胃壁分界不清（5分）。胃壁浆膜面毛糙，增强后可见增厚胃壁明显强化（5分），病变胃壁周围脂肪间隙稍模糊（5分），与邻近器官分界尚清晰（5分），胃周可见多发肿大淋巴结，较大者短径约为 XX mm（5分），大网膜结节状增厚（5分），并可见不均匀强化（5分），呈网膜饼状改变（5分）。未见腹水征。
影像诊断 （20分）	胃体、胃窦部胃壁弥漫性不规则增厚（5分），伴胃周、腹膜后多发肿大淋巴结，腹膜、大网膜结节状增厚（5分），考虑为胃癌并周围淋巴结、网膜种植转移（5分），请结合胃镜检查（5分）。
总体评价 （10分）	报告书写格式规范，无错别字（5分）。 确认签名（5分）。

【课后思考题】

1. 胃癌的主要影像学检查方法有哪些？
2. 胃癌的影像学表现及其鉴别诊断有哪些？
3. 胃癌影像学如何分期？

（尹芝兰　曾瑛　肖恩华）

病例 109　结肠癌

患者，男，78岁，肛门停止排便排气 3 天。

体格检查：腹部膨隆，未见腹壁静脉曲张，无胃肠型及蠕动波，全腹压痛及腹肌紧张，无反跳痛。

实验室检查：血常规示血红蛋白 157 g/L，肝肾功能、凝血常规、尿常规均无明显异常，未行大便常规检查。

影像检查结果如图 109 所示。

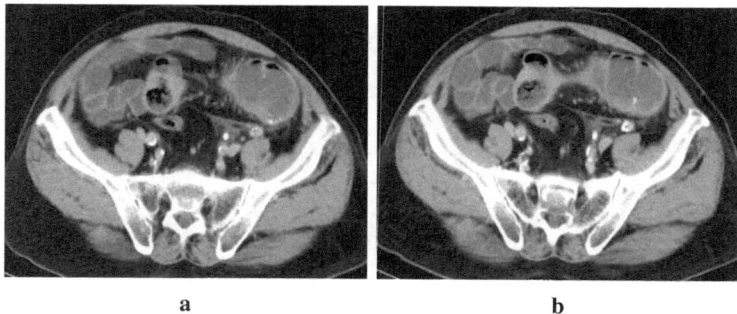

　　　　a　　　　　　　　　　　　　　b

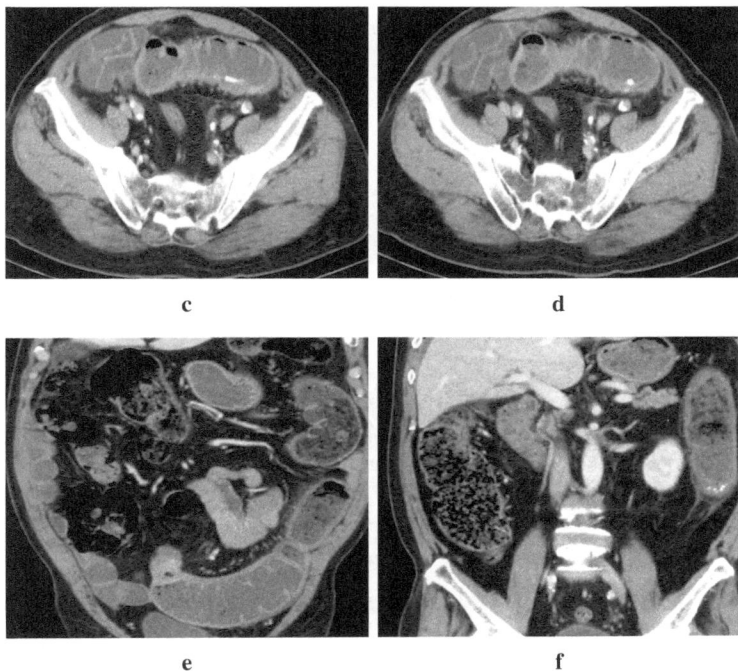

图 109　病例 109 的影像学检查图片

根据以上基本信息、临床病史和影像检查表现，请为该患者书写一份规范的影像诊断报告。

【影像诊断报告　参考答案及得分点】

一般项目 **(10分)**	核对患者的姓名、性别、年龄(5分)。 检查方法描述：全腹部 CT 增强扫描(1分)，图 109-a、b、c、d 为横断位增强延迟期(2分)，图 109-e、f 为冠状位增强延迟期(2分)。
征象描述 **(60分)**	乙状结肠可见肠壁不规则增厚(5分)，肠腔狭窄(5分)，肠壁厚约为 XX mm(5分)，受累肠段长度约为 XX mm(5分)，肠周围脂肪间隙模糊(5分)，可见数枚小淋巴结，直径约为 XX mm(5分)，其远端肠管塌陷(5分)，近端结肠扩张，降结肠内可见较多肠内容物(5分)，升结肠管腔明显扩张(5分)，最宽处约为 XX mm(5分)。腹盆腔未见积液(5分)，腹膜后未见明显肿大淋巴结(5分)。
影像诊断 **(20分)**	乙状结肠局限性肠壁不规则增厚、肠腔狭窄(5分)，近端结肠扩张，考虑结肠癌继发机械性肠梗阻(10分)，建议进一步行肠镜检查(5分)。
总体评价 **(10分)**	报告书写格式规范，无错别字(5分)。 确认签名(5分)。

【课后思考题】

1. 结肠癌的主要影像学检查方法有哪些？

2. 结肠癌的影像学表现及其鉴别诊断有哪些？

3. 结肠癌影像学如何分期？

（尹芝兰　曾瑛　肖恩华）

病例 110　肝囊肿

患者,男,75岁,体积发现肝占位1周。

体格检查:腹部平软,未见腹壁静脉曲张,无胃肠型及蠕动波,全腹无压痛及腹肌紧张,未触及腹部包块,肝、脾肋缘下未触及。

实验室检查无异常。

影像检查结果如图110所示。

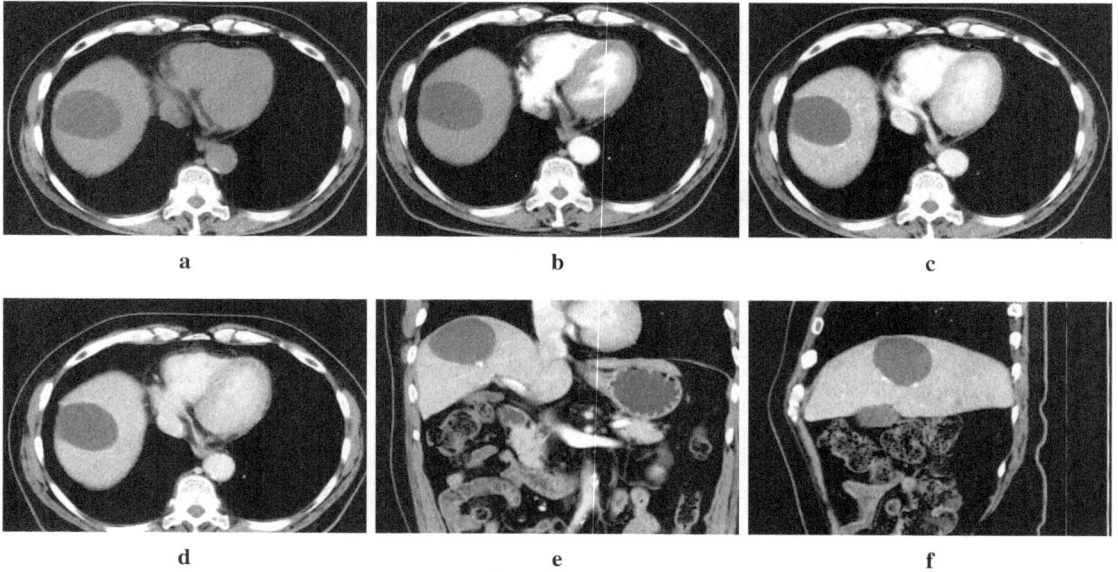

图 110　病例 110 的影像学检查图片

根据以上基本信息、临床病史和影像检查表现,请为该患者书写一份规范的影像诊断报告。

【影像诊断报告　参考答案及得分点】

一般项目 (10分)	核对患者的姓名、性别、年龄(5分)。 检查方法描述:肝脏CT平扫+增强成像(1分),图110-a为横断位平扫(1分),图110-b、c、d为横断位增强动脉期、静脉期、延迟期(1分),图110-e为冠状位增强静脉期(1分),图110-f为矢状位增强静脉期(1分)。
征象描述 (60分)	肝脏大小形态正常,表面光滑,各叶比例适中(10分),肝S8见类圆形囊性低密度灶(10分),大小约为XX mm×XX mm(10分),边界清楚,边缘光滑(10分),增强扫描各期均无明显强化(10分)。胆囊不大,其内未见明显异常密度影,肝内外胆管未见扩张。胰腺、脾脏形态密度未见异常。肠管未见明显异常。腹腔未见积液,腹膜后未见明显肿大淋巴结(10分)。
影像诊断 (20分)	肝S8囊性低密度灶(10分),考虑肝囊肿可能性大(10分)。
总体评价 (10分)	报告书写格式规范,无错别字(5分)。 确认签名(5分)。

【课后思考题】

1. 肝囊肿的主要影像学检查方法有哪些？

2. 肝脏囊性占位鉴别诊断有哪些？

（尹芝兰 胡跃春 肖恩华）

病例 111 肝硬化

患者，男，44 岁，腹部饱胀，乏力半年余。

体格检查：腹部隆起无压痛，腹水征可疑，双下肢轻度水肿。

实验室检查：乙型肝炎阳性，AFP1.4 ng/mL。血常规示白细胞计数 $2.3 \times 10^9/L$，血红蛋白 58 g/L，红细胞计数 $2.154 \times 10^{12}/L$，血小板计数 $91 \times 10^9/L$，谷丙转氨酶 20.1 U/L，谷草转氨酶 25.6 U/L。

影像检查结果如图 11 所示。

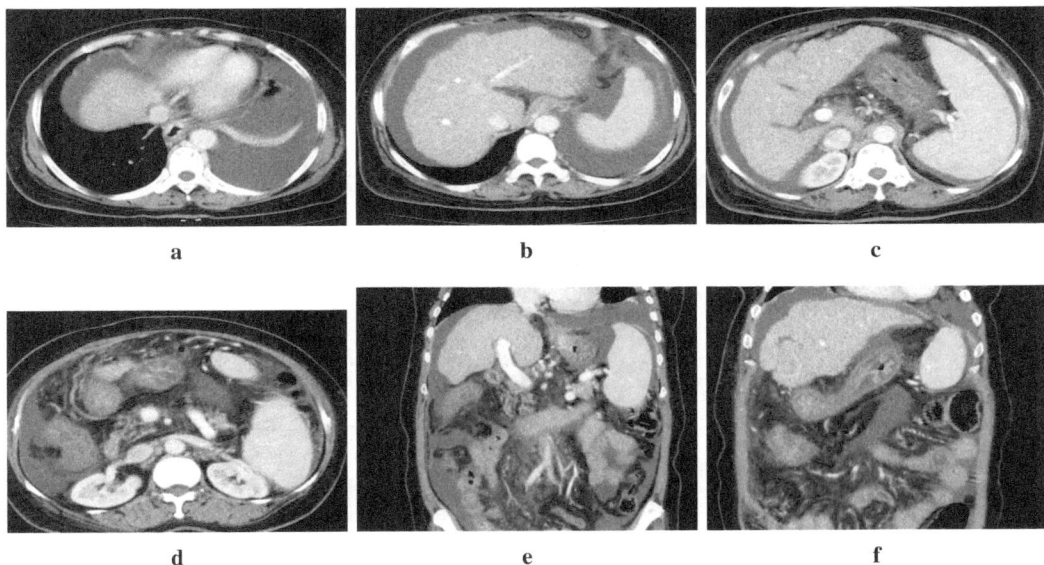

图 111 病例 111 的影像学检查图片

根据以上基本信息、临床病史和影像检查表现，请为该患者书写一份规范的影像诊断报告。

【影像诊断报告 参考答案及得分点】

一般项目 （10 分）	核对患者的姓名、性别、年龄（5 分）。 检查方法描述：肝脏 CT 增强扫描（1 分），图 111-a、b、c、d 为横断位增强门脉期（2 分），图 111-e、f 为冠状位增强门脉期（2 分）。
征象描述 （60 分）	肝脏体积缩小（5 分），各叶比例失调（5 分），以肝右叶缩小为著（5 分）。左叶、尾叶稍增大（5 分），肝裂增宽（5 分）。肝表面欠光滑，可见小结节状突起（5 分），增强扫描肝实质密度欠均匀（5 分）。脾脏增大，厚约为 XX cm（5 分）。食管下段与胃底、腹腔可见多发静脉增粗、迂曲（5 分）。肝脾周围及腹腔内可见水样密度影（5 分）。胃壁、右半结肠壁增厚、水肿（5 分），腹膜后未见确切肿大淋巴结影（5 分）。

影像诊断 (20分)	1. 肝硬化(5分),脾大(2分),腹水(3分),食管胃底静脉曲张(5分)。 2. 胃壁、右半结肠壁增厚、水肿,考虑肝硬化继发性改变(5分)。
总体评价 (10分)	报告书写格式规范,无错别字(5分)。 确认签名(5分)。

【课后思考题】

    1. 肝硬化的主要影像学检查方法有哪些?

    2. 肝硬化的影像学表现及其鉴别诊断有哪些?

(尹芝兰　胡跃春　肖恩华)

病例 112　肝脓肿

    患者,男,51 岁,上腹痛半月余、伴发热 1 周。

    体格检查:腹部平软,上腹部轻压痛,无反跳痛,未触及腹部包块,肝肋缘下未触及,肝区叩痛阳性。

    实验室检查:血常规示白细胞计数 $11.00×10^9/L$。二便常规未见明显异常,肝炎全套、凝血全套及 C12 均阴性。

    影像检查结果如图 112 所示。

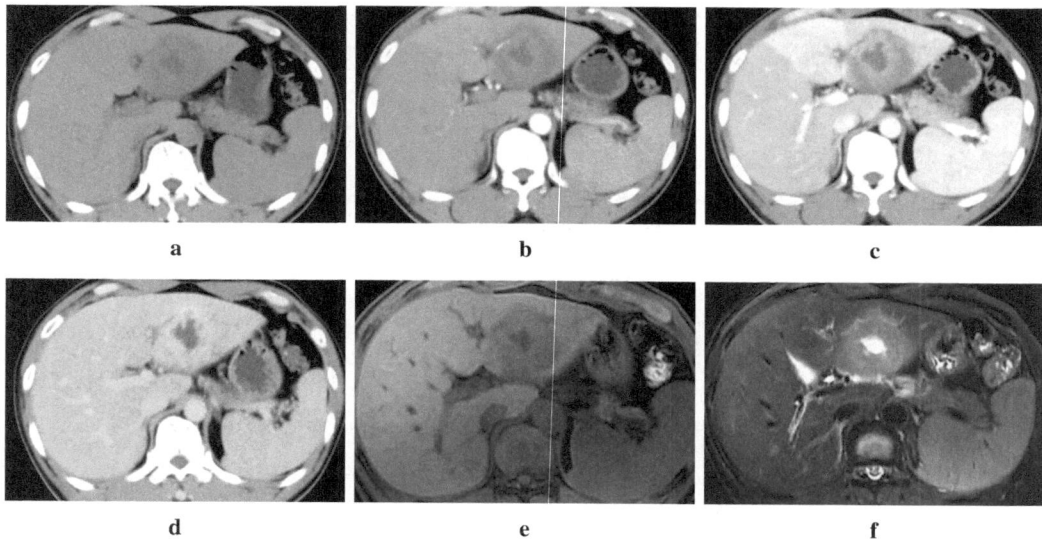

图 112　病例 112 的影像学检查图片

    根据以上基本信息、临床病史和影像检查表现,请为该患者书写一份规范的影像诊断报告。

【影像诊断报告　参考答案及得分点】

一般项目 (10分)	核对患者的姓名、性别、年龄;(3分) 检查方法描述:肝脏 CT 平扫+增强及 MRI 平扫(1分),图 112-a 为横断位平扫(1分),图 112-b 为横断位增强扫描动脉期(1分),图 112-c 为横断位增强扫描门脉期(1分),图 112-d 为横断位增强扫描延迟期(1分),图 112-e 为横断位 T1WI(1分),图 112-f 为横断位 T2WI(1分)。

征象描述 （60分）	肝脏 CT 平扫+增强扫描：肝左外叶（肝 S2、S3）可见最大截面大小约为 XX mm×XX mm 类圆形低密度肿块影（10分），肿块壁厚薄不均，其中央可见更低密度坏死区（5分），外周见低密度水肿带（5分），边界不清楚（5分），增强扫描动脉期及门脉期肿块壁呈环形、延迟强化（5分），中央坏死区无强化（5分），周围水肿带呈轻度延迟强化（5分），形成典型"三环征"（5分），病灶周围肝左叶实质出现一过性异常强化（5分）。MR 平扫示肿块壁呈稍长 T1、稍长 T2 信号（5分），中央及外周见薄层长 T1、长 T2 信号（5分）。腹腔未见明确肿大淋巴结，无腹水征。
影像诊断 （20分）	肝左外叶占位，考虑肝脓肿可能性大（10分），建议结合临床生化指标及 DWI 检查（5分）。肝左叶灌注异常（5分）。
总体评价 （10分）	报告书写格式规范，无错别字（5分）。确认签名（5分）。

【课后思考题】

1. 肝脓肿的主要影像学检查方法有哪些？
2. 肝脓肿的影像学表现及其鉴别诊断有哪些？
3. 肝脓肿的主要临床表现有哪些？

（尹芝兰　肖恩华）

病例 113　肝脏血管瘤

患者，女，58岁，体检发现肝占位 1 周。

体格检查：腹部平软，全腹无压痛及腹肌紧张，未触及腹部包块，肝肋缘下未触及，墨菲氏征阴性，肝及肾区无叩击痛。

实验室检查：甲胎蛋白、血常规、肝肾功能、凝血常规、二便常规均无明显异常。

影像检查结果如图 113 所示。

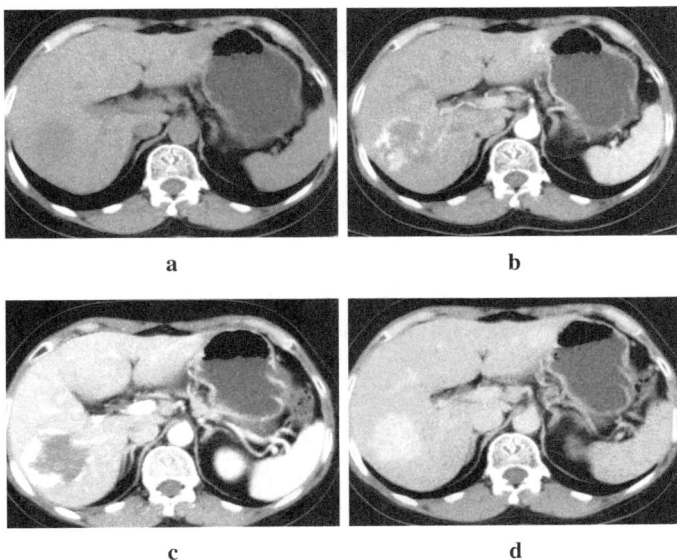

图 113　病例 113 的影像学检查图片

　　根据以上基本信息、临床病史和影像检查表现，请为该患者书写一份规范的影像诊断报告。

【影像诊断报告　参考答案及得分点】

一般项目 **(10分)**	核对患者的姓名、性别、年龄(5分)。 检查方法描述：肝脏CT平扫+增强(1分)，图113-a为横断位平扫(1分)，图113-b为横断位增强扫描动脉期(1分)，图113-c为横断位+增强扫描门脉期(1分)，图113-d为横断位增强扫描延迟期(1分)。
征象描述 **(60分)**	肝脏平扫+增强扫描：肝脏形态大小正常，表面光滑，各叶比例正常，肝右叶后上段(肝S7)内可见一类圆形稍低密度病灶(5分)，最大截面大小约为XX cm×XX cm(5分)，边界清楚(5分)，平扫CT值约XX HU(5分)，增强扫描动脉晚期边缘散在结节状强化(5分)，接近同层面强化的主动脉血管密度(5分)。门脉期散在强化灶互相融合(5分)，同时向中央扩展(5分)。延迟期明显均匀强化(5分)，呈"早出晚归"征象(10分)。腹膜后未见确切肿大淋巴结影(5分)。
影像诊断 **(20分)**	肝右叶后上段富血供占位(5分)：考虑为肝海绵状血管瘤(10分)，请结合MRI增强检查(5分)。
总体评价 **(10分)**	报告书写格式规范，无错别字(5分)。 确认签名(5分)。

【课后思考题】

　　1.肝脏血管瘤的主要影像学检查方法有哪些？

　　2.肝脏血管瘤的影像学表现及其鉴别诊断有哪些？

(尹芝兰　肖恩华)

病例114　肝脏血管平滑肌脂肪瘤

　　患者，女，40岁，体检发现肝脏肿块2天。

　　体格检查：腹部平软，未见腹壁静脉曲张，无胃肠型及蠕动波，全腹无压痛及腹肌紧张，未触及腹部包块。

　　实验室检查：结果无异常。无肝炎病史。

　　影像检查结果如图114所示。

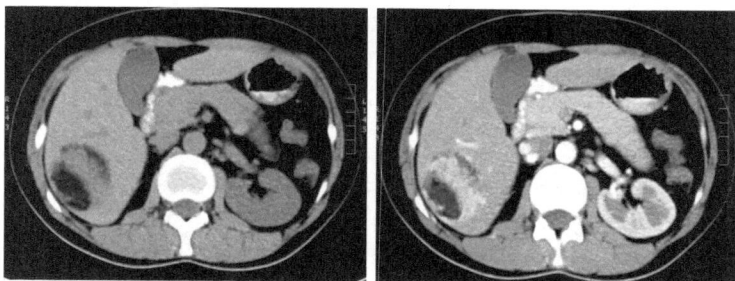

a　　　　　　　　　　　　b

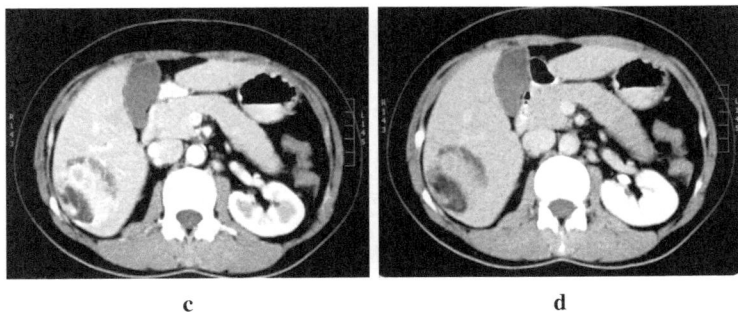

c   d

图114 病例114的影像学检查图片

根据以上基本信息、临床病史和影像检查表现,请为该患者书写一份规范的影像诊断报告。

【影像诊断报告 参考答案及得分点】

一般项目 (10分)	核对患者的姓名、性别、年龄(5分)。 检查方法描述:肝脏CT平扫+增强(1分),图114-a为横断位平扫(1分)图114-b、c、d为横断位增强动脉期、门脉期、延迟期(3分)。
征象描述 (60分)	肝右叶(S6)不均匀混杂密度灶(5分),含脂肪密度(10分),CT值约为XX HU,边界清楚(5分),大小为XX mm×XX mm(10分)。增强扫描动脉期及门脉期病灶明显、不均匀强化(10分),脂肪成分未见明显强化(5分),延迟期病灶强化区域接近肝实质密度(5分)。胆囊不大,胰腺正常。脾脏不大,食管下段与胃底静脉无增粗。腹腔内未见肿大淋巴结(10分)。
影像诊断 (20分)	肝S6占位(5分),考虑肝脏血管平滑肌脂肪瘤(15分),请结合临床。
总体评价 (10分)	报告书写格式规范,无错别字(5分)。 确认签名(5分)。

【课后思考题】

1.肝脏血管平滑肌脂肪瘤的主要影像学检查方法有哪些?

2.肝脏血管平滑肌脂肪瘤的影像学表现及其鉴别诊断有哪些?

(尹芝兰 肖恩华)

病例115 肝癌

患者,男,55岁,发现肝占位性病变半月。

体格检查:腹部平软,未触及腹部包块,肝、脾肋缘下未触及。

实验室检查:血常规示白细胞计数$2.56×10^9$/L,红细胞计数$3.42×10^{12}$/L,血小板计数$54×10^9$/L。二便常规均无明显异常。乙肝20余年,AFP未查。

影像检查结果如图115所示。

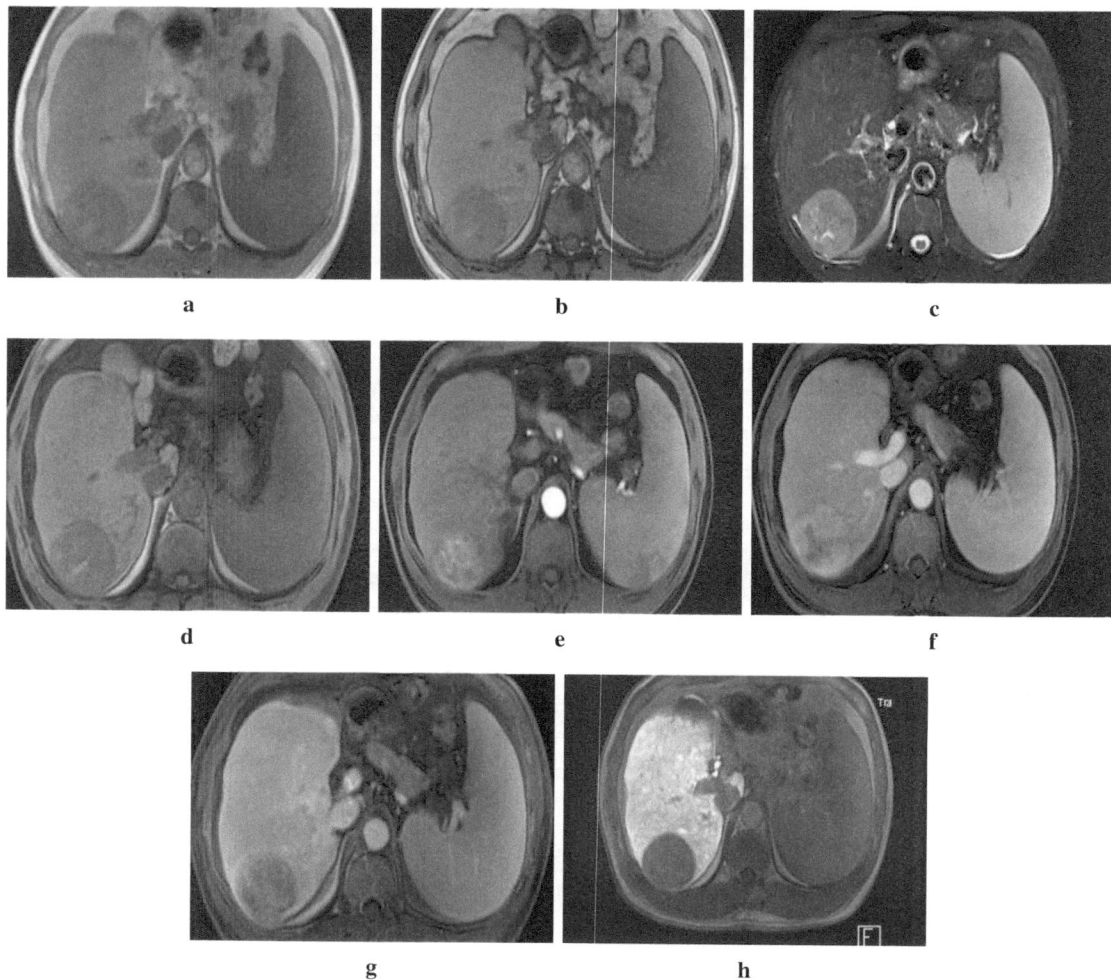

图 115　病例 115 的影像学检查图片

　　根据以上基本信息、临床病史和影像检查表现，请为该患者书写一份规范的影像诊断报告。

【影像诊断报告　参考答案及得分点】

一般项目 （10分）	核对患者的姓名、性别、年龄；（1分） 检查方法描述：肝脏 MRI 平扫+增强（肝脏特异性对比剂，普美显）（1分），图 115-a 为横断位 T1WI 同相位（1分），图 115-b 为横断位 T1 反相位（1分），图 115-c 为横断位 T2WI（1分），图 115-d 为横断位增强前扫描（1分），图 115-e 为横断位增强动脉期（1分），图 115-f 为横断位增强门脉期（1分），图 115-g 为横断位增强延迟期（1分），图 115-h 为横断位特殊对比剂肝胆期（1分）。

征象描述 （60分）	MR 肝脏平扫+增强（普美显）示：肝左叶体积缩小，肝脏各叶比例失调，肝表面呈波浪状改变（5分）。肝右后叶（肝 S6-7）见大小约为 XX mm×XX mm 占位性病变（5分），边界欠清楚（5分），呈稍长 T1、稍长 T2 信号，其内夹杂小片状稍短 T1、长 T2 信号影（5分），T1 反相位未见明显信号减低（5分）。增强扫描动脉期病灶明显强化，静脉期及延迟期强化程度减低，呈"快进快出"征象（5分），周围可见假包膜（5分），特殊对比剂肝胆期呈低信号（5分）。门静脉主干增粗、未见明显充盈缺损（5分）。肝内胆管无扩张。脾大（5分），肝门、腹膜后未见肿大淋巴结（5分）。肝脾周围少量液体信号。
影像诊断 （20分）	1.肝右叶占位性病变，考虑肝癌（10分），请结合 AFP 实验室检查（5分）。 2.肝硬化并肝硬化结节，脾大，少量腹水（5分）。
总体评价 （10分）	报告书写格式规范，无错别字（5分）。 确认签名（5分）。

【课后思考题】

1. 肝癌的主要影像学检查方法有哪些？
2. 肝癌的影像学表现及其鉴别诊断有哪些？

（尹芝兰 肖恩华）

病例 116 肝脏转移瘤

患者，男，56 岁，大便习惯改变半个月，间断性下腹部隐痛 10 余天。

体格检查：腹部平软，未触及腹部包块，右肋缘下可触及肝下缘，距肋下缘约 3 横指，剑突下肝区有叩击痛。

实验室检查：血常规示白细胞计数 9.49×10^9/L，血红蛋白 118 g/L，红细胞计数 4.23×10^{12}/L。尿常规未见异常，粪便隐血试验阳性。肿瘤标志物：癌胚抗原 CEA205.05 ng/mL。

影像检查结果如图 116 所示。

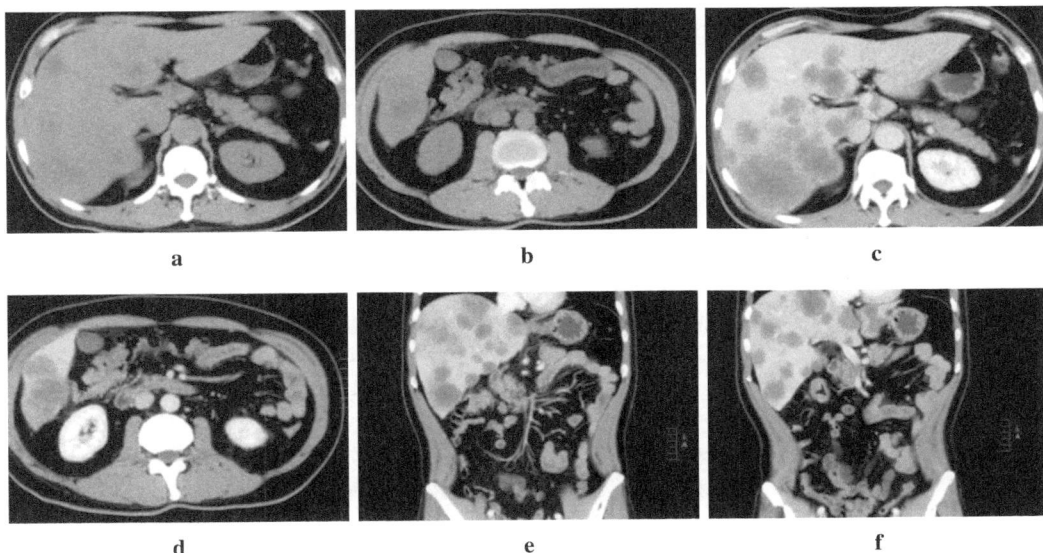

图 116 病例 116 的影像学检查图片

根据以上基本信息、临床病史和影像检查表现，请为该患者书写一份规范的影像诊断报告。

【影像诊断报告　参考答案及得分点】

一般项目 (10分)	核对患者的姓名、性别、年龄(5分)。 检查方法描述：全腹部CT平扫+增强(1分)，图116-a、b为CT横断位平扫(1分)，图116-c、d为横断位增强(2分)，图116-e、f为冠状位增强(1分)。
征象描述 (60分)	全腹部CT平扫+增强扫描示：结肠肝曲见一段肠管管壁不规则增厚伴肿块形成(5分)，最厚处约为XX mm，累及长度约为XX mm(5分)，病变段肠腔狭窄(5分)，近端肠管未见明显扩张(5分)。肿块增强扫描呈明显不均匀强化(5分)，周围脂肪间隙稍模糊(5分)，肠管周围可见多个稍大及肿大淋巴结，较大者短径约为XX mm(5分)。肝脏大小形态正常，表面光滑，各叶比例适中，肝内见多发类圆形/不规则低密度影(5分)，边界不清(5分)，较大者大小约为XX mm×XX mm(5分)，部分融合(5分)，增强扫描可见边缘环形强化，即所谓"牛眼征"(5分)。腹盆腔未见积液。
影像诊断 (20分)	考虑结肠肝曲Ca并周围淋巴结、肝内多发转移(10分)，请结合肠镜检查及肝脏MRI增强扫描(10分)。
总体评价 (10分)	报告书写格式规范，无错别字(5分)。 确认签名(5分)。

【课后思考题】

1. 肝脏转移瘤的主要影像学检查方法有哪些？

2. 肝脏转移瘤的影像学表现及其鉴别诊断有哪些？

（尹芝兰　冒晓文　肖恩华）

病例 117　胆囊结石

患者，女，31岁，皮肤巩膜黄染10天余。

体格检查：腹部平软，未见腹壁静脉曲张，无胃肠型及蠕动波，压痛，无反跳痛，以剑突下为剧，未触及腹部包块。

实验室检查：谷丙转氨酶351 U/L，谷草转氨酶140 U/L，TBIL(总胆红素)：99.5 μmol/L。

影像检查结果如图117所示。

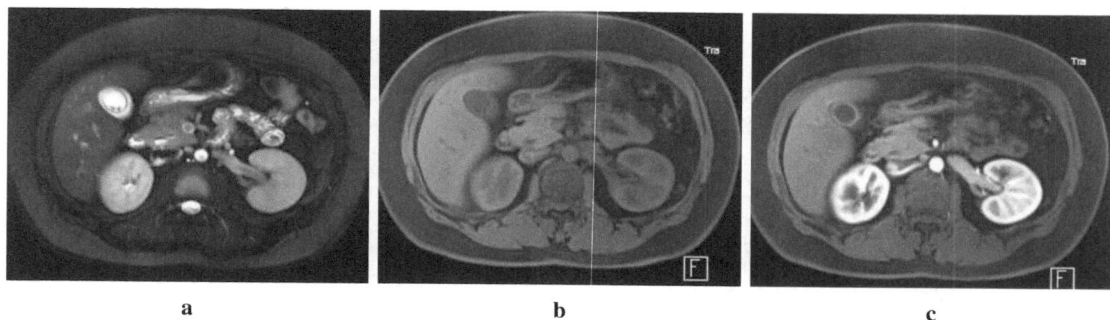

　　　　a　　　　　　　　　　　　b　　　　　　　　　　　　c

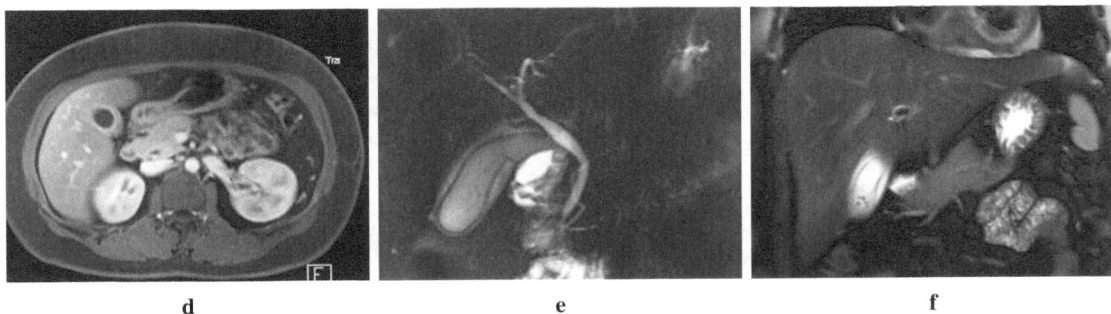

图 117　病例 117 的影像学检查图片

根据以上基本信息、临床病史和影像检查表现，请为该患者书写一份规范的影像诊断报告。

【影像诊断报告　参考答案及得分点】

一般项目 (10分)	核对患者的姓名、性别、年龄(5分)。 检查方法描述：肝脏 MR 平扫+增强+MRCP 图像(1分)，图 117-a 为 T2WI(1分)，图 117-b 为 T1WI(1分)，图 117-c、d 为横断位增强动脉期、延迟期(1分)，图 117-e 为 MRCP 重建图像，图 117-f 为冠状位 T2WI(1分)。
征象描述 (60分)	肝脏表面光滑，信号均匀，增强扫描呈均匀强化(5分)。胆囊未见明显扩大(5分)，胆囊内见数个颗粒状长 T1 短 T2 信号影(10分)，胆囊壁均匀增厚、分层(5分)，增强扫描胆囊壁明显强化(10分)，胆囊周围可见少许长 T2 液体信号影(5分)；MRCP：胆囊内可见数个颗粒状充盈缺损(10分)，肝内外胆管及胰管未见明显扩张(10分)。
影像诊断 (20分)	胆囊内充盈缺损，胆囊壁增厚并明显强化(10分)，考虑胆囊结石并胆囊炎(10分)，请结合临床。
总体评价 (10分)	报告书写格式规范，无错别字(5分)。 确认签名(5分)。

【课后思考题】

1. 胆囊结石的主要影像学检查方法有哪些？
2. 胆囊结石的影像学表现及其鉴别诊断有哪些？

(尹芝兰　冒晓文　肖恩华)

病例 118　胰腺炎

患者，男，54 岁，中上腹部疼痛 1 月余，加重 3 天。

体格检查：上腹部压痛，以剑突下为剧，无反跳痛。

实验室检查：淀粉酶 51524.7I U/L，二便常规等均无明显异常。

影像检查结果如图 118 所示。

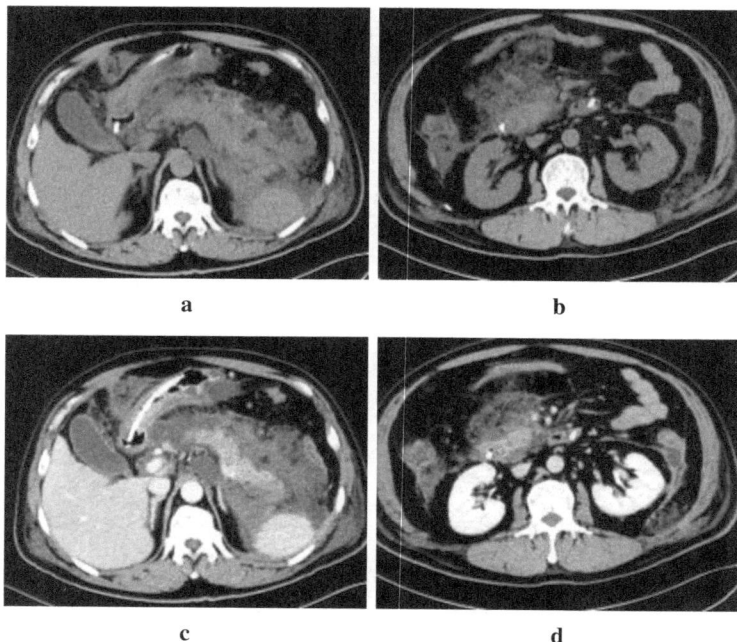

图 118　病例 118 的影像学检查图片

　　根据以上基本信息、临床病史和影像检查表现，请为该患者书写一份规范的影像诊断报告。

【影像诊断报告　参考答案及得分点】

一般项目 (10分)	核对患者的姓名、性别、年龄(5分)。 检查方法描述：上腹部 CT 平扫+增强(1分)，图 118-a、b 为 CT 平扫(2分)，图 118-c、d 为 CT 增强扫描(2分)。
征象描述 (60分)	CT 上腹部平扫+增强三维重建：胰腺头、体、尾弥漫性增大(10分)，胰腺轮廓模糊(5分)，胰腺周围可见多发渗出影(10分)，增强扫描胰腺呈不均匀强化(10分)，胰尾可见部分低密度无强化灶(5分)。双侧肾周筋膜增厚并双肾周围条索影(10分)，腹膜外侧脂肪间隙模糊(5分)。胃内见置管影。腹膜后未见增大淋巴结(5分)。
影像诊断 (20分)	急性坏死性胰腺炎(15分)，请结合血、尿淀粉酶实验室检查(5分)。
总体评价 (10分)	报告书写格式规范，无错别字(5分)。 确认签名(5分)。

【课后思考题】

　　1. 胰腺炎的主要影像学检查方法有哪些？

　　2. 胰腺炎的影像学表现及其鉴别诊断有哪些？

（尹芝兰　胡跃春　肖恩华）

病例 119　胃肠穿孔

　　患者，男，49 岁。腹痛 3 天，加重半天。

体格检查：腹平坦，板状腹，未见腹壁静脉曲张，无胃肠型及蠕动波，全腹肌紧张，压痛，反跳痛可疑，未触及腹部包块。

实验室检查：小便正常，大便未查，余大致正常。

影像检查结果如图119所示。

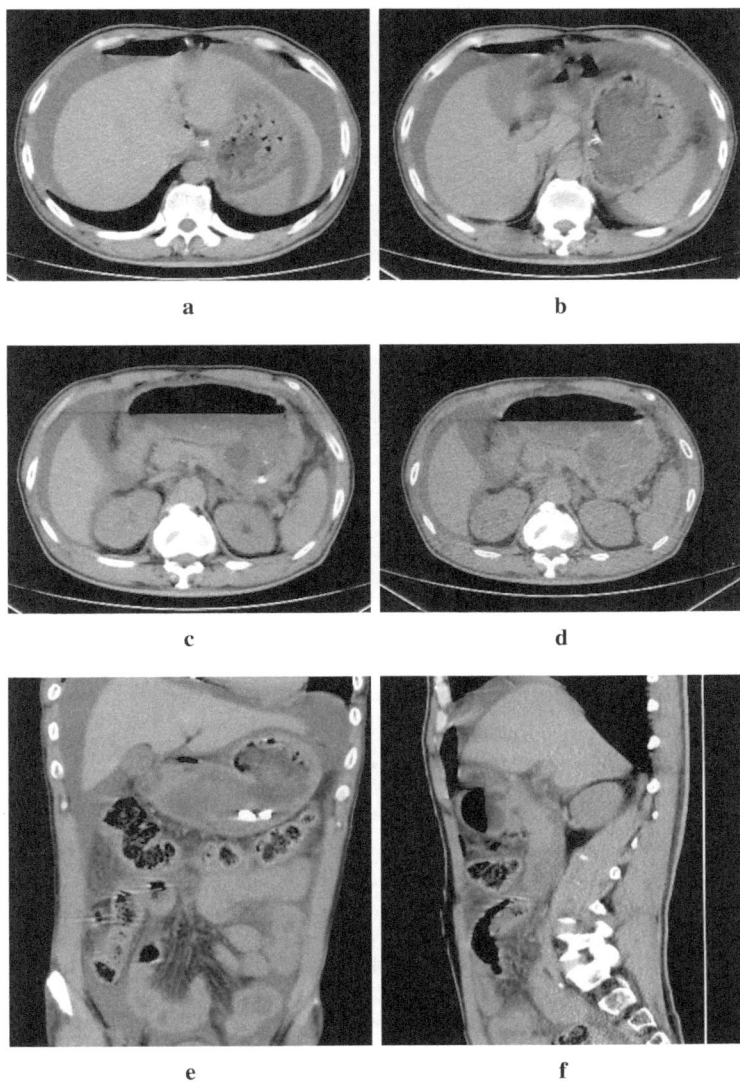

图119 病例119的影像学检查图片

根据以上基本信息、临床病史和影像检查表现，请为该患者书写一份规范的影像诊断报告。

【影像诊断报告 参考答案及得分点】

一般项目（10分）	核对患者的姓名、性别、年龄（5分）。 检查方法描述：全腹部CT平扫（1分），图119-a、b、c、d为横断位平扫（2分），图119-e为冠状位（1分），图119-f为矢状位（1分）。

征象描述 (60分)	肝胃间隙、肝前缘、前腹壁下方见游离气体密度影(10分);幽门、十二指肠壁增厚(10分),周围脂肪间隙模糊(5分),胃腔内可见类圆形致密影,较大者短径约为 XX mm(5分)。腹腔脂肪间隙模糊,壁腹膜稍增厚,腹盆腔积液(10分)。小肠壁弥漫性增厚(5分);肠管未见明显积液、积气、扩(5分)。肝脏大小形态正常,表面光滑,各叶比例适中,密度均匀,肝实质内未见异常密度影(5分)。胆囊不大,其内未见明显异常密度影,肝内外胆管未见扩张(5分)。
影像诊断 (20分)	肝前缘、前腹壁下方积气(5分),考虑胃肠道穿孔可能(5分)。 腹膜炎,腹盆腔积液(5分)。 小肠壁弥漫性肿胀(5分)。
总体评价 (10分)	报告书写格式规范,无错别字(5分)。 确认签名(5分)。

【课后思考题】

1. 胃肠穿孔的主要影像学检查方法有哪些?
2. 胃肠穿孔的影像学表现及其鉴别诊断有哪些?

(尹芝兰　肖恩华)

病例120　肠系膜上动脉夹层

患者,男,50岁,腹痛3天。

体格检查:腹肌柔软,中腹部轻度压痛,无反跳痛。

实验室检查:血常规、大便常规、尿常规无明显异常。

影像检查结果如图120所示。

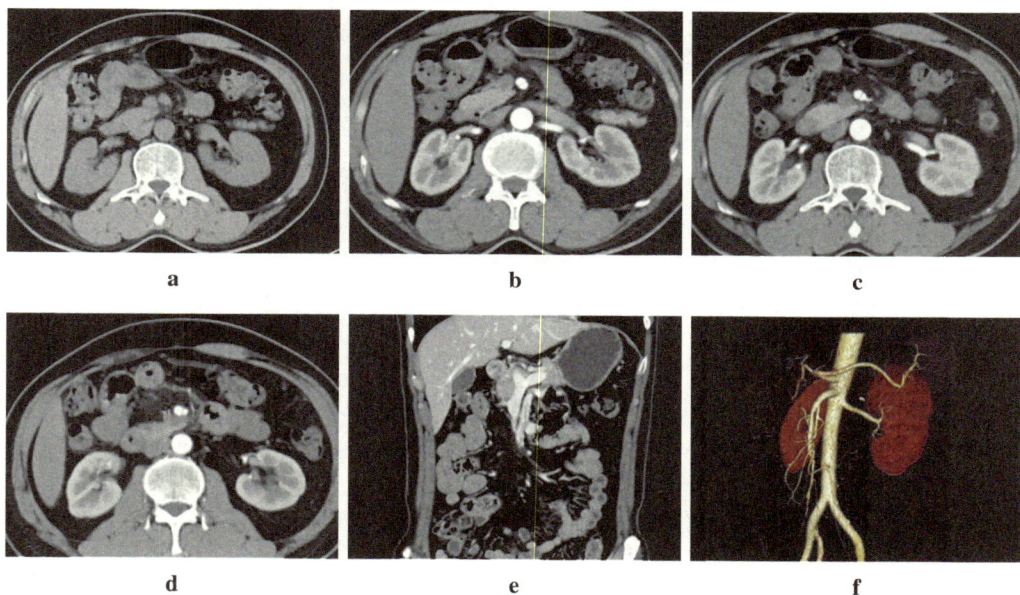

a　　　　　　　　b　　　　　　　　c

d　　　　　　　　e　　　　　　　　f

图120　病例120的影像学检查图片

根据以上基本信息、临床病史和影像检查表现,请为该患者书写一份规范的影像诊断报告。

【影像诊断报告　参考答案及得分点】

一般项目 **(10分)**	核对患者的姓名、性别、年龄(5分)。 检查方法描述：肠系膜上动脉 CTA(1分)，图 120-a 为横断位平扫，图 120-b、c、d 为横断位增强动脉期(2分)，图 120-e 为冠状位增强动脉期(1分)，图 120-f 为肠系膜上动脉 VR 图像(1分)。
征象描述 **(60分)**	平扫显示肠系膜上动脉主干增粗(10分)，密度增高(5分)，周围脂肪稍模糊(5分)，增强扫描动脉期见撕裂游离内膜(10分)，假腔轴位呈新月形(5分)，累及长度约为 XX mm(5分)所示肠壁未见明显扩张(5分)，肠壁强化减弱(5分)，腹腔未见明显积液(5分)。腹膜后淋巴结肿大征象(5分)。
影像诊断 **(20分)**	考虑肠系膜上动脉夹层(20分)。
总体评价 **(10分)**	报告书写格式规范，无错别字(5分)。 确认签名(5分)。

【课后思考题】

1. 肠系膜上动脉夹层的主要影像学检查方法有哪些？
2. 肠系膜上动脉夹层的影像学表现及其鉴别诊断有哪些？

（尹芝兰　肖恩华）

病例 121　肠系膜上动脉栓塞

患者，男，54岁。反复下腹胀痛 6 天。

体格检查：腹部平软，未见腹壁静脉曲张，无胃肠型及蠕动波。腹肌软，下腹部压痛，无反跳痛，墨菲氏征阴性。

实验室检查：无明显异常。

影像检查结果如图 121 所示。

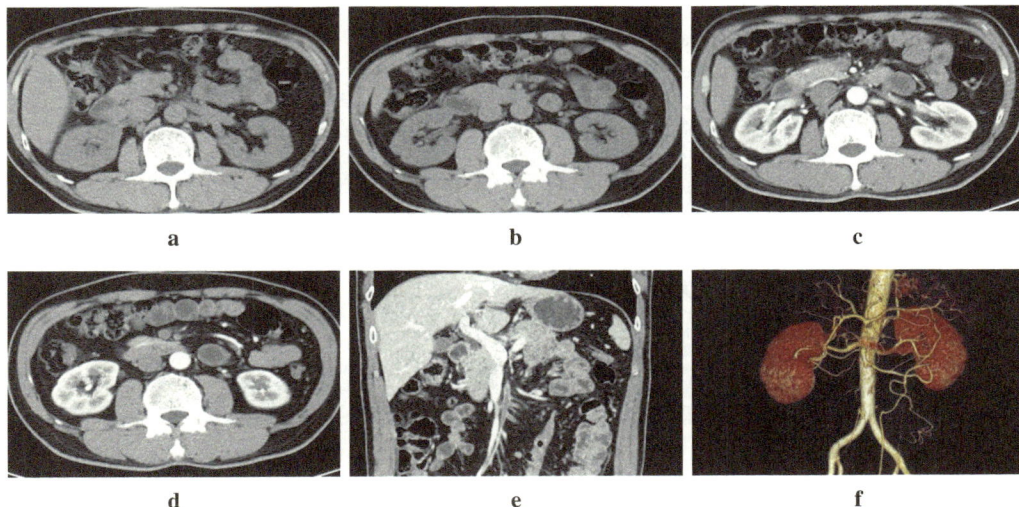

图 121　病例 121 的影像学检查图片

根据以上基本信息、临床病史和影像检查表现，请为该患者书写一份规范的影像诊断报告。

【影像诊断报告　参考答案及得分点】

一般项目 （10分）	核对患者的姓名、性别、年龄（5分）。 检查方法描述：肠系膜上动脉CTA（1分），图121-a、b为横断位平扫（1分），图121-c、d为横断位增强（1分），图121-e为冠状位增强（1分），图121-f为肠系膜上动脉VR图像（1分）。
征象描述 （60分）	肠系膜动脉近段及其分支可见充盈缺损（10分），中远段显影可（10分）。周围见较多迂曲侧枝显影（10分）。肠管未见明显扩张（10分），肠壁未见明显增厚（10分），腹腔未见明显积液（5分）。腹膜后未见确切淋巴结肿大（5分）。
影像诊断 （20分）	肠系膜上动脉充盈缺损（10分），考虑肠系膜上动脉血栓形成（10分），请结合临床及复查。
总体评价 （10分）	报告书写格式规范，无错别字（5分）。 确认签名（5分）。

【课后思考题】

1. 肠系膜上动脉栓塞的主要影像学检查方法有哪些？
2. 肠系膜上动脉栓塞的影像学表现及其鉴别诊断有哪些？

（尹芝兰　肖恩华）

病例122　肾透明细胞癌

患者，男，37岁，发现肉眼血尿4天。

体格检查：双肾区未见局限性隆起，无压痛及叩击痛，双侧输尿管行程区无压痛，耻骨上膀胱无明显隆起，肛门、外生殖器未见异常。

实验室检查：肌酐102 μmol/L，尿素氮5.75 mmol/L，尿常规示镜下血尿。

影像检查结果如图122所示。

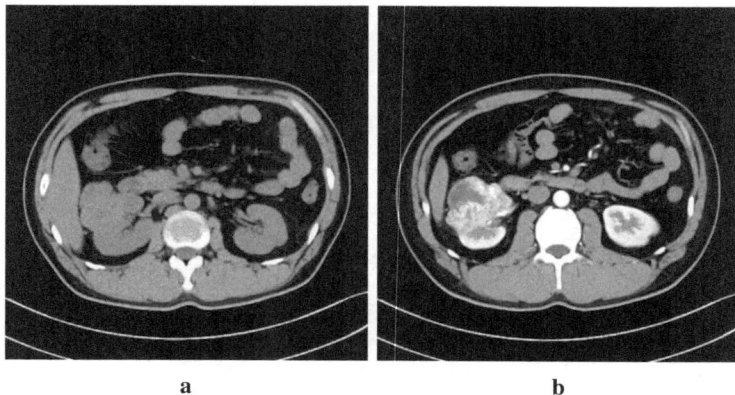

a　　　　　　　　　　　　b

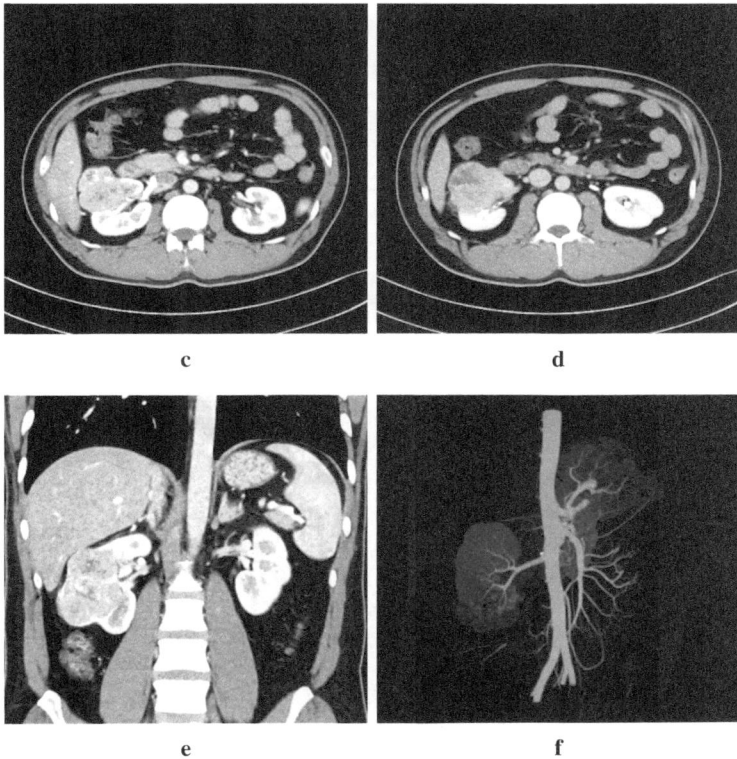

图 122 病例 122 的影像学检查图片

根据以上基本信息、临床病史和影像检查表现，请为该患者书写一份规范的影像诊断报告。

【影像诊断报告 参考答案及得分点】

一般项目 (10分)	核对患者的姓名、性别、年龄(5分)。 检查方法描述：图 122-a 为肾脏横断位平扫(1分)，图 122-b 为肾脏横断位增强皮质期(1分)，图 122-c 为肾脏横断位增强髓质期(1分)，图 122-d 为肾脏横断位增强排泄期(1分)，图 122-e 为肾脏冠状位增强(0.5分)，图 122-f 为肾脏最大密度投影(0.5分)。
征象描述 (60分)	肾脏 CT 平扫+增强：右肾实质可见椭圆形低密度软组织肿块(5分)，肿块邻近肾实质呈"喇叭口"样(10分)，大小约为 XX cm(5分)，密度不均匀，内可见斑片状低密度影(5分)，边界欠清(5分)，增强扫描皮质期可见中度强化(5分)，由右肾动脉分支供血(5分)，髓质期及延迟期廓清(10分)，病变向内突入肾窦，右肾上盏受压，右肾静脉管腔通畅，未见充盈缺损(5分)。腹膜后未见明显肿大淋巴结(5分)。
影像诊断 (20分)	右肾上极富血供占位(8分)，考虑肾癌可能性大(10分)，请结合临床及肿瘤标志物等相关检查综合考虑(2分)。
总体评价 (10分)	报告书写格式规范，无错别字(5分)。 确认签名(5分)。

【课后思考题】

1. 肾癌典型影像表现有哪些？
2. 肾癌的影像学分期有哪些？
3. 肾脏富血供病变的鉴别诊断有哪些？

（唐菲　吴立业　刘军）

病例123　肾脏血管平滑肌脂肪瘤

患者，男，57岁，无明显不适。

体格检查：腹部平软，双肾区未见局限性隆起，无压痛及叩击痛，双侧输尿管行程区无压痛，耻骨上膀胱无明显隆起，肛门、外生殖器未见异常。

实验室检查：尿常规正常。

影像检查结果如图123所示。

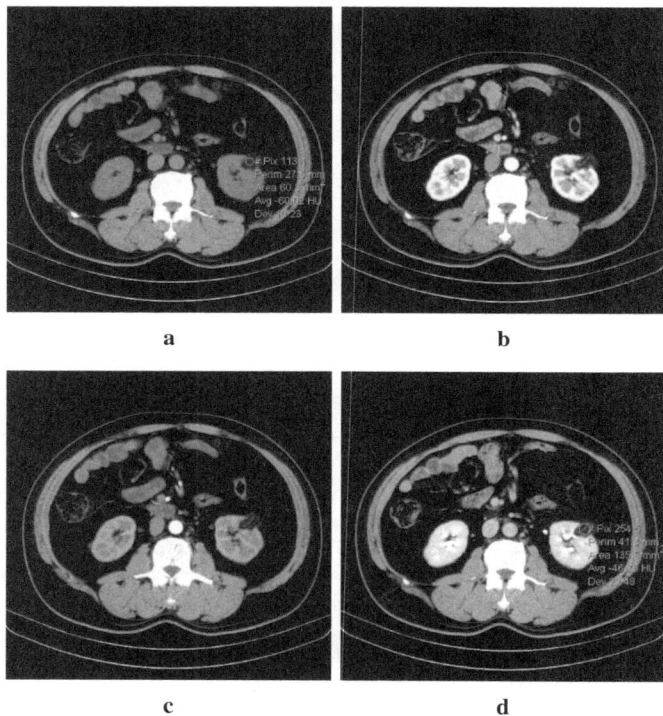

图123　病例123的影像学检查图片

根据以上基本信息、临床病史和影像检查表现，请为该患者书写一份规范的影像诊断报告。

【影像诊断报告　参考答案及得分点】

一般项目 （10分）	核对患者的姓名、性别、年龄(5分)。 检查方法描述：肾脏CT平扫+增强(1分)，图123-a为肾脏横断位平扫(1分)，图123-b为肾脏横断位增强皮质期(1分)，图123-c为肾脏横断位增强髓质期(1分)，图123-d为肾脏横断位增强排泄期(1分)。

征象描述 (60分)	肾脏 CT 平扫+增强：左肾实质内可见类圆形含脂肪低密度肿块(10分)，突向肾外生长(5分)，平扫密度较低(5分)，CT 值约为 XX HU(5分)，大小约为 XX mm(5分)，边界清晰光整(5分)，增强扫描肿块未见明显强化(5分)，肿块内可见强化血管影(10分)，左肾静脉未见充盈缺损，右肾未见明显异常，(5分)，腹膜后未见明显肿大淋巴结(5分)。
影像诊断 (20分)	左肾含脂肪性占位(10分)，考虑血管平滑肌脂肪瘤(10分)。
总体评价 (10分)	报告书写格式规范，无错别字(5分)。 确认签名(5分)。

【课后思考题】

1. 血管平滑肌脂肪瘤的主要影像学表现有哪些？
2. 乏脂性血管平滑肌脂肪瘤与肾癌如何鉴别？
3. 与血管平滑肌脂肪瘤相关的多系统疾病有哪些？

（唐菲　吴立业　刘军）

病例124　肾结石

患者，女，57岁，腰痛1月余。

体格检查：双肾区未见局限性隆起，左肾区叩击痛，双侧输尿管行程区无压痛，耻骨上膀胱无明显隆起，肛门、外生殖器未见异常。

影像检查结果如图124所示。

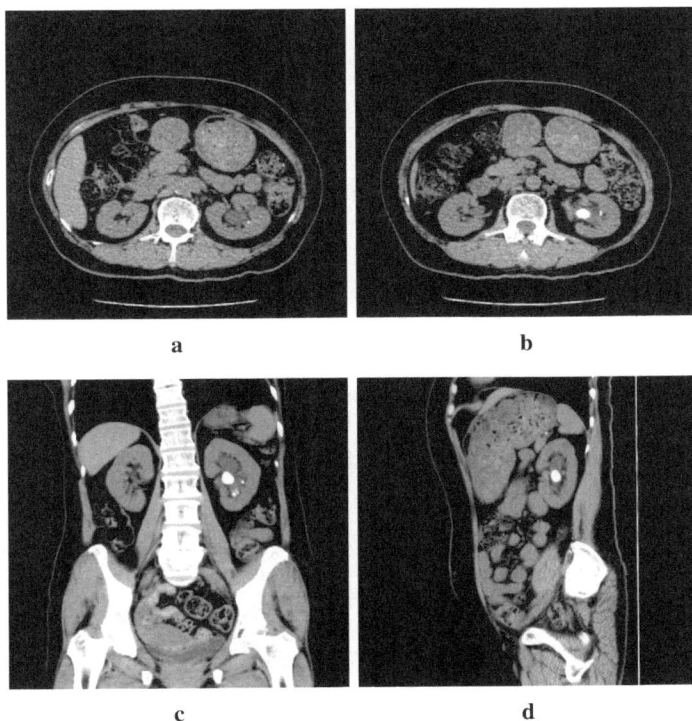

a　　　　　　　　　b

c　　　　　　　　　d

图124　病例124的影像学检查图片

根据以上基本信息、临床病史和影像检查表现，请为该患者书写一份规范的影像诊断报告。

【影像诊断报告　参考答案及得分点】

一般项目 （10分）	核对患者的姓名、性别、年龄(5分)。 检查方法描述：肾脏 CT 平扫+三维重建扫描(1分)，图 124-a 为肾脏横断位平扫(1分)，图 124-b 为肾脏横断位平扫(1分)，图 124-c 为肾脏冠状位平扫(1分)，图 124-d 为肾脏矢状位平扫(1分)。
征象描述 （60分）	肾脏 CT 平扫+三维重建扫描：左肾盂肾盏内可见多发颗粒状高密度影(10分)，较大者最大截面大小约为 XX mm×XX mm×XX mm(10分)，左侧肾盂肾盏轻度扩张(10分)，左侧输尿管未见明显扩张(5分)，左肾周脂肪间隙清晰(5分)，右肾形态、大小及密度未见明显异常(5分)，右侧肾盂、输尿管未见明显扩张(5分)，肾旁结构未见明显异常(5分)。扫描范围内肝脾胰未见异常。膀胱子宫未见异常(5分)。腹盆腔未见积液，腹膜后未见明显肿大淋巴结。
影像诊断 （20分）	左肾多发结石(10分)，并左肾积水(10分)。
总体评价 （10分）	报告书写格式规范，无错别字(5分)。 确认签名(5分)。

【课后思考题】

1. 肾结石首选影像学检查方法是什么？
2. 肾结石的临床表现有哪些？

（唐菲　谢幸芷　刘军）

病例125　肾囊肿

患者，男，73岁，无明显不适。

体格检查：双肾区未见局限性隆起，双侧输尿管行程区无压痛，耻骨上膀胱无明显隆起，肛门、外生殖器未见异常。

影像检查结果如图125所示。

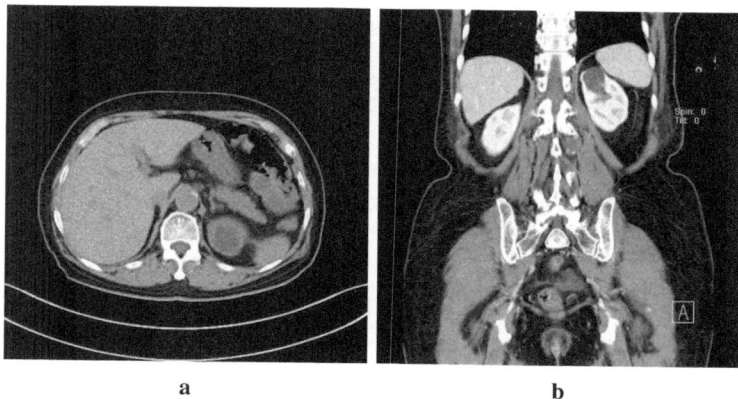

a　　　　　　　　　　　　b

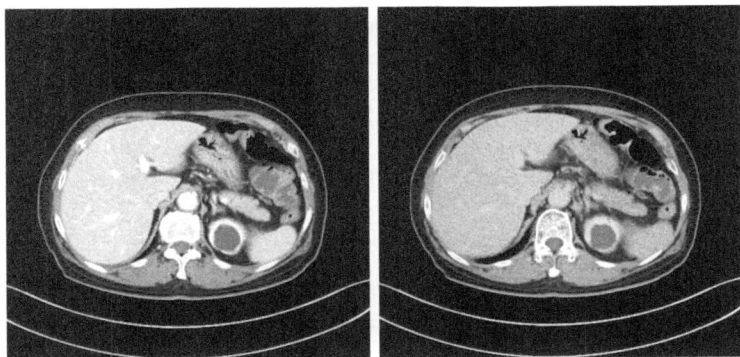

c　　　　　　　　　　　　d

图 125　病例 125 的影像学检查图片

根据以上基本信息、临床病史和影像检查表现,请为该患者书写一份规范的影像诊断报告。

【影像诊断报告　参考答案及得分点】

一般项目(10分)	核对患者的姓名、性别、年龄(5分)。 检查方法描述:CT 肾脏输尿管平扫+增强三维成像(1分),图 125-a 为肾脏横断位平扫(1分),图 125-b 为肾脏冠状位增强皮质期(1分),图 125-c 为肾脏横断位增强髓质期(1分),图 125-d 为肾脏横断位增强排泄期(1分)。
征象描述(60分)	CT 肾脏输尿管平扫+增强三维成像:左肾(10分)可见一个类圆形液体密度影(5分),最大三维径线约为 XX mm(5分),无明显囊壁(5分),未见明显分隔、钙化及壁结节(5分),病灶平扫 CT 值约 10HU(5分)增强扫描未见明显强化(10分),肾周脂肪囊清晰(5分)。右肾及右侧输尿管未见明显阳性结石征象(5分)。膀胱充盈欠佳,壁厚均匀(5分)。腹膜后未见确切肿大淋巴结影。
影像诊断(20分)	左肾囊性占位,BOSNIAK Ⅰ级(5分),左肾单纯囊肿(5分)。
总体评价(10分)	报告书写格式规范,无错别字(5分)。 确认签名(5分)。

【课后思考题】

1. 肾囊肿的 BOSNIAK 分型?

2. 囊性肾癌与肾囊肿如何鉴别?

(唐菲　谢幸芷　刘军)

病例 126　肾结核

患者,男,49 岁,低热伴腹胀半月,无尿急尿频。

体格检查:右肾区叩击痛,双肾区未见局限性隆起,双侧输尿管行程区无压痛,耻骨上膀胱无明显隆起,肛门、外生殖器未见异常。肺部 CT 考虑双肺粟粒性结核。

实验室检查:结核斑点试验阳性。

影像检查结果如图 126 所示。

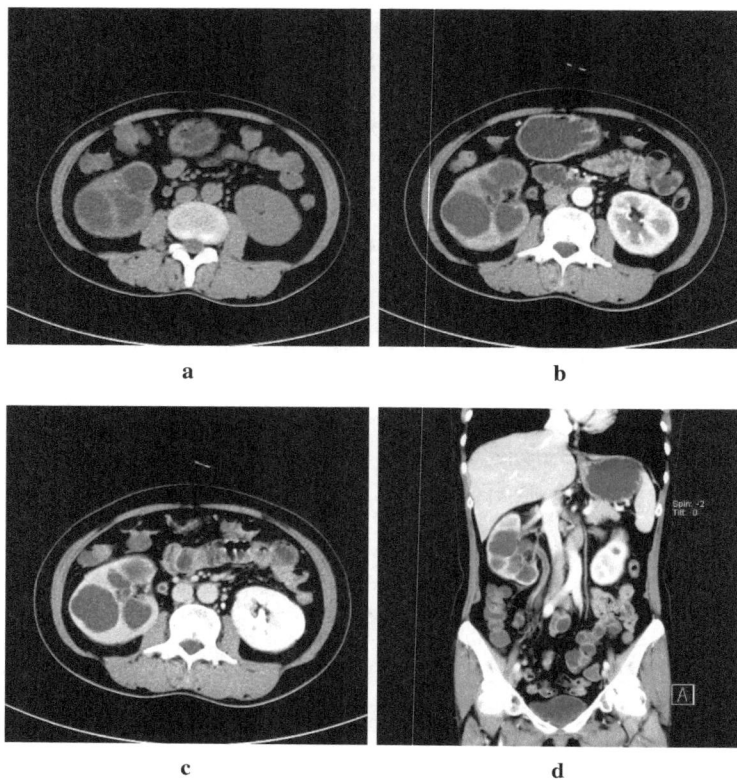

图 126　病例 126 的影像学检查图片

根据以上基本信息、临床病史和影像检查表现，请为该患者书写一份规范的影像诊断报告。

【影像诊断报告　参考答案及得分点】

一般项目 （10分）	核对患者的姓名、性别、年龄（5分）。 检查方法描述：CT肾脏输尿管平扫+增强三维成像（1分），图126-a为肾脏横断位平扫（1分），图126-b为肾脏横断位增强皮质期（1分），图126-c为肾脏横断位增强髓质期（1分），图126-d为肾脏冠状位增强皮质期（1分）。
征象描述 （60分）	CT肾脏输尿管平扫+增强三维成像：右肾体积增大，包膜尚光整。平扫见右肾实质点状钙化（5分），右侧输尿管全程管壁增厚、毛糙（10分），增强扫描可见管壁不均匀强化（5分），管腔不规则狭窄、扩张（5分），管腔内未见明显充盈缺损征象（5分），右侧肾盂肾盏壁增厚、扩张积水（10分），肾盏扩张明显、环绕肾盂排列，肾盂扩张相对轻，排泄期未见对比剂进入，右肾皮质受压变薄（10分），增强扫描右肾强化较对侧减弱（5分）。左肾及输尿管未见明显异常（2分）。膀胱充盈可，壁厚薄较均匀，未见明显挛缩、管壁增厚或钙化（8分）。腹膜后未见确切肿大淋巴结影。盆腔未见积液征象。
影像诊断 （20分）	右侧肾盂肾盏、输尿管壁增厚、右侧输尿管不规则狭窄并右肾积水（7分），结合病史，考虑泌尿系结核（8分），建议完善肺部CT、实验室检查资料并综合考虑。
总体评价 （10分）	报告书写格式规范，无错别字（5分）。 确认签名（5分）。

【课后思考题】

1. 肾结核的影像学表现有哪些？
2. 肾自截的定义是什么？
3. 肾结核的临床表现及病理改变有哪些？

（唐菲　谢幸芷　刘军）

病例127　膀胱癌

患者，男，73岁，血尿5天，5天前无明显诱因出现无痛性肉眼血尿，尿色呈洗肉水样，有小血块，且为全程肉眼血尿，不伴尿频尿急。

体格检查：双肾区及耻骨上区未见局限性隆起，无压痛及叩击痛，双侧输尿管行程区无压痛，膀胱区不充盈，无压痛，肛门、外生殖器未见异常。

实验室检查：尿常规正常。

影像检查结果如图127所示。

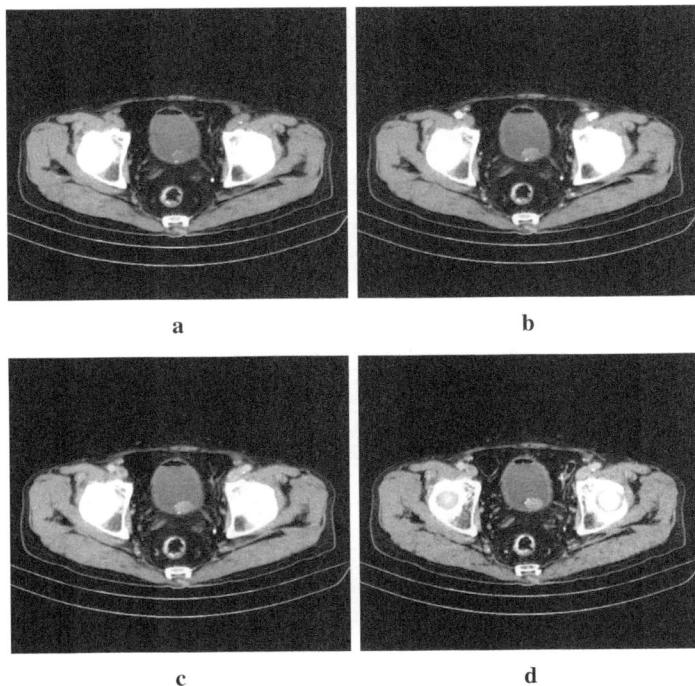

图127　病例127的影像学检查图片

根据以上基本信息、临床病史和影像检查表现，请为该患者书写一份规范的影像诊断报告。

【影像诊断报告　参考答案及得分点】

一般项目（10分）	核对患者的姓名、性别、年龄(5分)。 检查方法描述：膀胱CT平扫+增强(1分)，图127-a为膀胱横断位平扫(1分)，图127-b为增强动脉期横断位(1分)，图127-c为增强静脉期横断位(1分)，图127-d为增强延迟期横断位(1分)。

征象描述 （60分）	膀胱 CT 平扫+增强：膀胱充盈可，膀胱壁轻度增厚（5分），左后壁可见息肉状肿块向腔内突出（10分），呈分叶状（5分），大小约为 XX cm（5分），边界清晰（5分），肿块边缘可见斑片状钙化灶（5分），增强扫描可见显著强化（10分），膀胱内可见少量积气（5分），盆腔未见肿大淋巴结（5分），未见明显积液征象（5分）。
影像诊断 （20分）	膀胱左后壁占位（10分），考虑膀胱癌可能性大（10分），请结合临床及膀胱镜检查。
总体评价 （10分）	报告书写格式规范，无错别字（5分）。 确认签名（5分）。

【课后思考题】

1. 膀胱癌的主要影像学表现是什么？
2. 膀胱癌的影像学分期有哪些？
3. 膀胱占位性病变的鉴别诊断有哪些？

（唐菲　张志学　刘军）

病例 128　前列腺增生

患者，男，82 岁，尿频、尿急、夜尿增多 1 月余。

体格检查：双肾区及耻骨上区未见局限性隆起，无压痛及叩击痛，双侧输尿管行程区无压痛，膀胱区不充盈，无压痛，肛门、外生殖器未见异常。DRE：前列腺增大，表面光滑，质韧，中央沟变浅，未扪及结节，指套退出无血迹。

实验室检查：PSA 正常。

影像检查结果如图 128 所示。

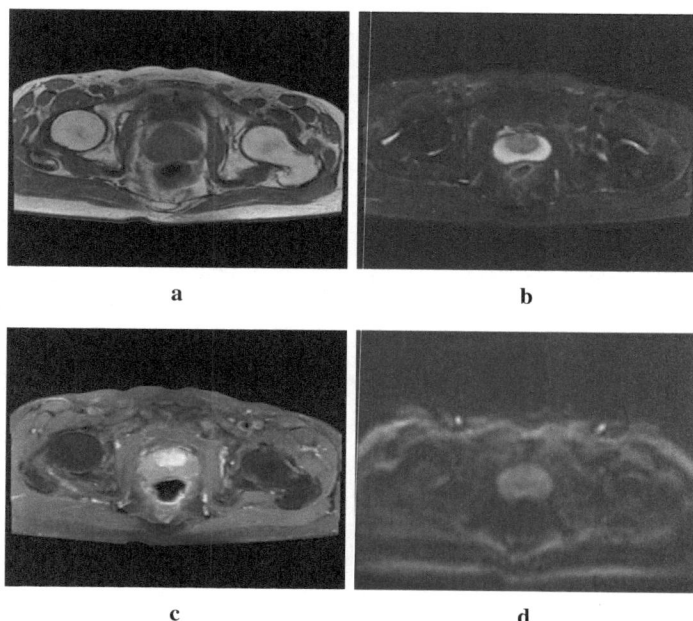

图 128　病例 128 的影像学检查图片

根据以上基本信息、临床病史和影像检查表现，请为该患者书写一份规范的影像诊断报告。

【影像诊断报告　参考答案及得分点】

一般项目 （10分）	核对患者的姓名、性别、年龄（5分）。 检查方法描述：前列腺 MRI 平扫+增强（1分），图 128-a 为前列腺平扫 T1WI 横断面（1分），图 128-b 为前列腺平扫 T2WI 横断面（1分），图 128-c 为前列腺增强横断面（1分），图 128-d 为前列腺 DWI 横断面（1分）。
征象描述 （60分）	前列腺 MRI 平扫+增强：膀胱充盈佳，信号均匀，未见异常信号灶（5分）。前列腺体积增大（10分），约为 XX cm（5分），中央带增大明显（5分），信号不均匀，其内可见片状短 T1 信号，增强扫描可见多发明显强化结节（5分），外周带 T2WI 高信号存在（10分），信号较均匀，DWI 序列未见明确弥散受限（10分），增强扫描未见异常强化（5分），其周围脂肪间隙清晰，盆腔未见积液及肿大淋巴结（5分）。
影像诊断 （20分）	前列腺增生肥大（20分）。
总体评价 （10分）	报告书写格式规范，无错别字（5分）。 确认签名（5分）。

【课后思考题】

1. 前列腺正常解剖学分区有哪些？
2. 前列腺增大的标准是什么？
3. 前列腺移行带增生结节与移行带癌如何鉴别？

（唐菲　张志学　刘军）

病例 129　肾上腺腺瘤

患者，男，46 岁，发现血压高 2 周。2 周前因颈部不适，测血压为 157/110 mmHg，伴头晕、头痛，头皮麻木感，无恶心呕吐。

体格检查：血压高，余无异常。

影像检查结果如图 129 所示。

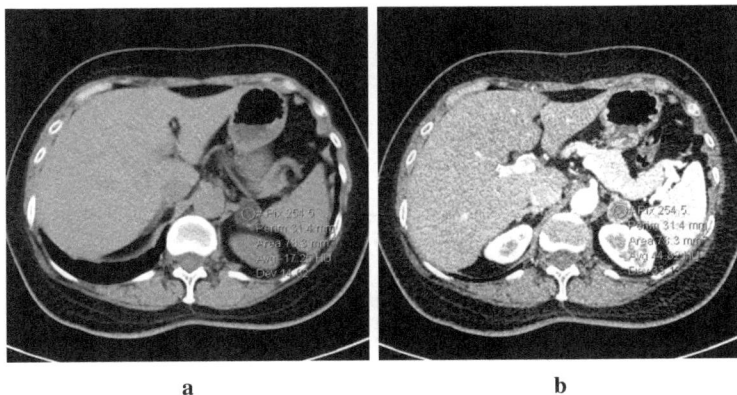

a　　　　　　　　　　b

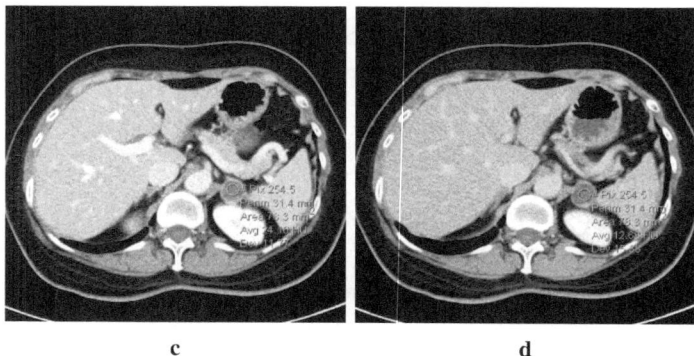

c   d

图 129   病例 129 的影像学检查图片

根据以上基本信息、临床病史和影像检查表现，请为该患者书写一份规范的影像诊断报告。

【影像诊断报告　参考答案及得分点】

一般项目 （10 分）	核对患者的姓名、性别、年龄；无明显呼吸及运动伪影，图像质量满足诊断要求（5 分）。 检查方法描述：肾上腺 CT 平扫+增强（1 分），图 129-a 为肾上腺横断位平扫（1 分），图 129-b 为肾上腺横断位增强动脉期（1 分），图 129-c 为肾上腺横断位增强静脉期（1 分），图 129-d 为肾上腺横断位增强延迟期（1 分）。
征象描述 （60 分）	肾上腺 CT 平扫+增强：左侧肾上腺可见类圆形低密度结节（5 分），边界清晰（5 分），密度均匀（5 分），大小约为 XX cm（5 分），平扫 CT 值约为–17 HU（10 分），增强扫描动脉期呈中度强化（5 分），CT 值约 44 HU（5 分），静脉期 CT 约为 24 HU（5 分），延迟期 CT 值约为 12 HU（5 分），呈"快进快出"强化方式（5 分），右侧肾上腺形态、大小及密度未见异常（5 分）。
影像诊断 （20 分）	左侧肾上腺占位（7 分），考虑肾上腺腺瘤可能性大（10 分），建议结合内分泌相关检查综合考虑（3 分）。
总体评价 （10 分）	报告书写格式规范，无错别字（5 分）。 确认签名（5 分）。

【课后思考题】

1. 肾上腺腺瘤影像表现有哪些？
2. 乏脂性腺瘤与嗜铬细胞瘤如何鉴别？
3. 肾上腺腺瘤的临床表现有哪些？

（唐菲　张志学　刘军）

病例 130 　嗜铬细胞瘤

患者，17 岁，恶心 2 周，发现肾上腺占位 5 天。

体格检查：四肢血压示左上肢 128/79 mmHg，右上肢 128/76 mmHg，左下肢 133/83 mmHg，右下肢 133/83 mmHg，无满月脸，水牛背，无牛奶咖啡斑。

实验室检查：醛固酮 628 pg/mL，肾素 344.10 uIU/mL，ARR 1.83，ACTH<0.22 pmol/L。

影像检查结果如图 130 所示。

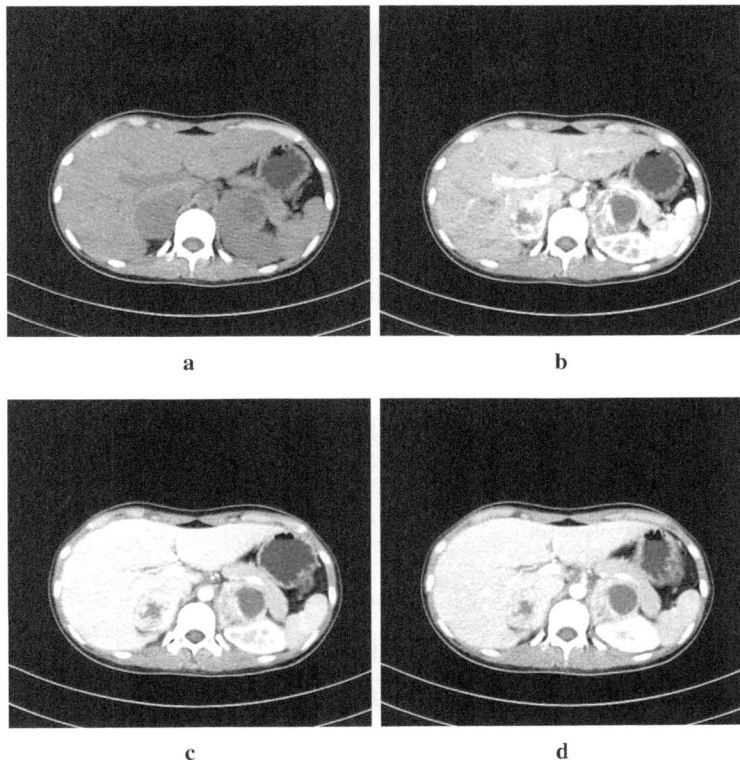

图 130　病例 130 的影像学检查图片

根据以上基本信息、临床病史和影像检查表现，请为该患者书写一份规范的影像诊断报告。

【影像诊断报告　参考答案及得分点】

一般项目 **（10分）**	核对患者的姓名、性别、年龄（5分）。 检查方法描述：肾上腺 CT 平扫+增强扫描（1分），图 130-a 为肾上腺横断位平扫（1分），图 130-b 为肾上腺横断位增强动脉期（1分），图 130-c 为肾上腺横断位增强静脉期（1分），图 130-d 为肾上腺横断位增强延迟期（1分）。
征象描述 **（60分）**	肾上腺平扫+增强扫描：双侧肾上腺区可见团块状软组织密度影（10分），大小分别约为 XX cm（5分），其内密度不均（5分），边界较清晰（5分），CT 值约为 XX HU（10分），邻近肾脏皮质呈受压改变（5分），关系密切，左侧肾门受压（5分），增强后肿块实性部分呈不均匀强化（5分），肿块中央见片状无强化区（5分）；周围未见明显肿大淋巴结（5分）。
影像诊断 **（20分）**	双侧肾上腺区富血供占位性病变（10分），嗜铬细胞瘤可能性大（10分）。
总体评价 **（10分）**	报告书写格式规范，无错别字（5分）。 确认签名（5分）。

【课后思考题】

1. 嗜铬细胞瘤的主要影像学检查方法有哪些？

2. 嗜铬细胞瘤的影像学诊断及其鉴别诊断有哪些?

3. 嗜铬细胞瘤的主要临床表现有哪些?

(唐菲　何磊　刘军)

病例 131　子宫肌瘤

患者,女,35 岁,查体发现子宫肿块 3 月。

体格检查:外阴正常,阴道畅,宫颈肥大,光滑,易出血,子宫增大如孕 2 月,前壁可扪及肌瘤样结节,活动可,双侧附件未扪及异常。

实验室检查:TCT、HPV 阴性,CA9 阴性。

影像检查结果如图 131 所示。

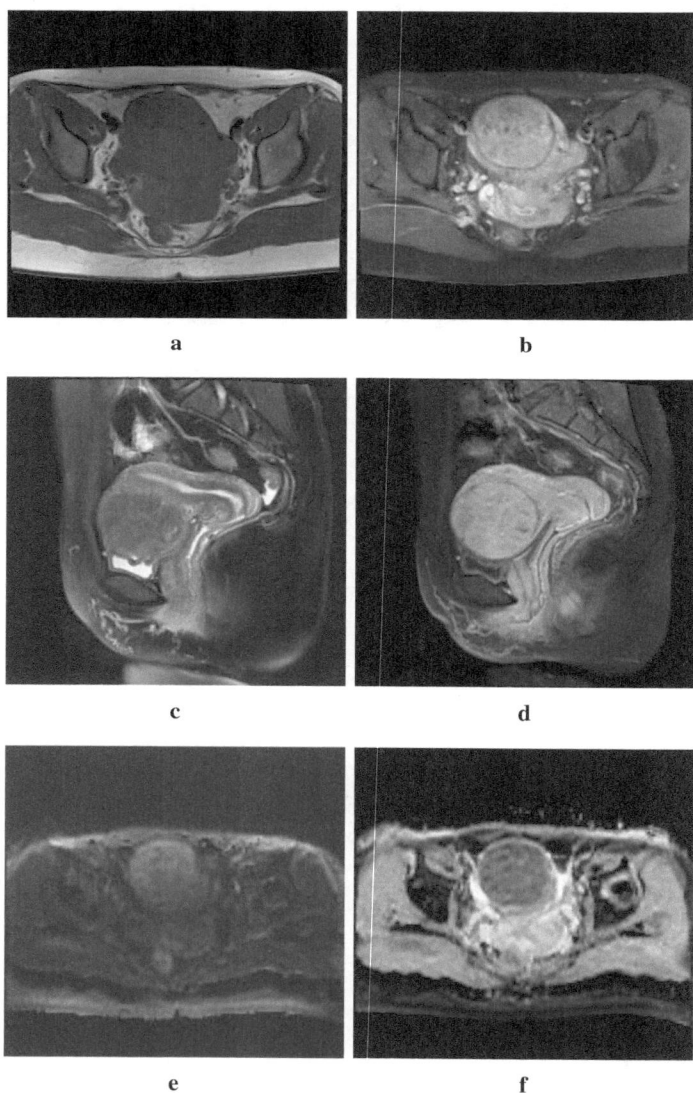

图 131　病例 131 的影像学检查图片

　　根据以上基本信息、临床病史和影像检查表现，请为该患者书写一份规范的影像诊断报告。

【影像诊断报告　参考答案及得分点】

一般项目 **（10 分）**	核对患者的姓名、性别、年龄(5 分)。 检查方法描述：盆腔 MRI 平扫+增强(1 分)，图 131-a 为盆腔 T1WI 横断位平扫(1 分)，图 131-b 为盆腔横断位增强(1 分)，图 131-c 为盆腔 T2WI 矢状位平扫(0.5 分)，图 131-d 为盆腔矢状位增强(0.5 分)，图 131-e 为盆腔 DWI(0.5 分)，图 131-f 为盆腔 ADC(0.5 分)。
征象描述 **（60 分）**	盆腔平扫+增强：子宫呈前倾前屈位，体积明显增大(5 分)，外形轮廓不规则(5 分)，子宫前壁见一类圆形肿块影(5 分)，大小约为 XX cm(5 分)，边界光整(5 分)，T1WI 近似等信号(5 分)，T2WI 呈不均匀等或低信号(5 分)，增强强化方式与子宫肌层类似(5 分)，DWI 示未见明显弥散受限(5 分)，ADC 呈稍低信号，宫腔内未见异常(5 分)，双侧附件区未见异常病灶(5 分)，膀胱上壁受压，膀胱壁及腔内未见异常，盆腔未见明显积液征象，未见明显肿大淋巴结(5 分)。
影像诊断 **（20 分）**	子宫前壁肌层占位(10 分)，考虑子宫肌瘤(10 分)。
总体评价 **（10 分）**	报告书写格式规范，无错别字(5 分)。 确认签名(5 分)。

【课后思考题】

　　1. 子宫肌瘤的主要影像学检查方法有哪些？

　　2. 子宫肌瘤的主要影像学表现有哪些？

（唐菲　郑超　刘军）

病例 132　宫颈癌

　　患者，女，59 岁，绝经后阴道不规则流血 3 月。

　　体格检查：外阴正常，阴道内可见少量血性液体，宫颈口可见菜花样肿物，易出血，D = 4 cm，右侧达盆壁，宫体大小正常。

　　影像检查结果如图 132 所示。

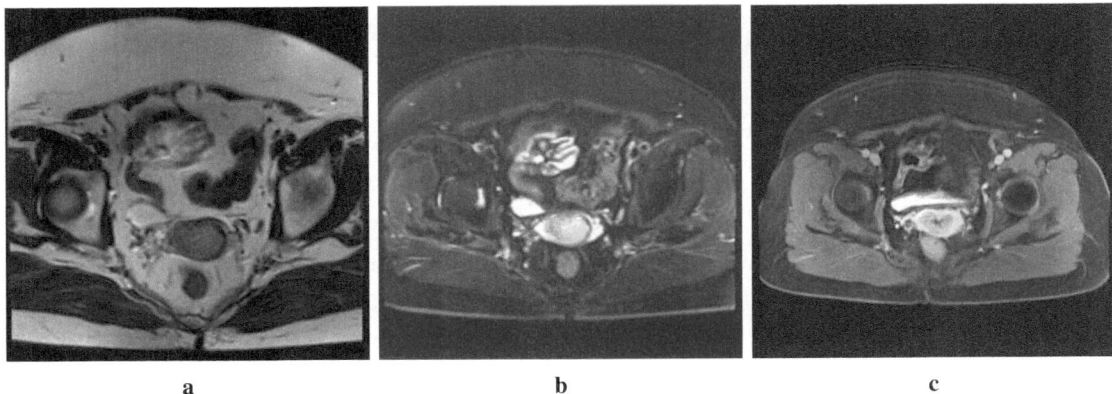

　　　　a　　　　　　　　　　　　b　　　　　　　　　　　　c

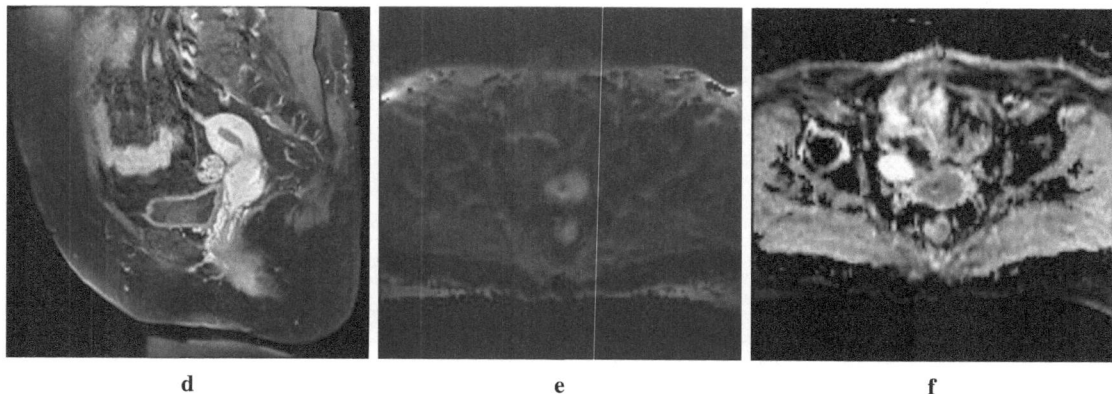

图 132　病例 132 的影像学检查图片

根据以上基本信息、临床病史和影像检查表现，请为该患者书写一份规范的影像诊断报告。

【影像诊断报告　参考答案及得分点】

一般项目 (10分)	核对患者的姓名、性别、年龄(5分)。 检查方法描述：盆腔 MRI 平扫+增强(1分)，图 132-a 为盆腔 T1WI 横断位平扫(1分)，图 132-b 为盆腔 T2WI 横断位平扫(1分)，图 132-c 为盆腔横断位增强(1分)，图 132-d 为盆腔矢状位增强(1分)，图 132-e 为盆腔 DWI(0.5分)，图 132-f 为盆腔 ADC(0.5分)。
征象描述 (60分)	盆腔平扫+增强：子宫颈增大(5分)，宫颈部可见略长 T1、稍长 T2 信号肿块影(10分)，边界欠清(5分)，大小约为 XX cm×XX cm(5分)，阴道穹隆受累(10分)，增强扫描病灶明显不均匀强化(5分)，DWI 呈高信号(5分)，ADC 呈低信号(5分)；宫颈外脂肪间隙未见明显异常信号影，与膀胱及直肠分界较清(5分)，盆壁规整，未见受侵(5分)，盆腔未见积液，盆腔内未见明显肿大淋巴结影。
影像诊断 (20分)	宫颈占位(10分)，考虑宫颈癌Ⅱ期(10分)，请结合临床及内镜检查。
总体评价 (10分)	报告书写格式规范，无错别字(5分)。 确认签名(5分)。

【课后思考题】

1. 宫颈癌的影像学表现有哪些？

2. 宫颈癌的分期有哪些？

3. 宫颈癌的临床表现有哪些？

(唐菲　郑超　刘军)

病例 133　卵巢囊腺瘤

患者，女，20岁，月经紊乱3月余，发现盆腹腔包块6天。

体格检查：外阴正常，阴道畅，宫颈正常，盆腹腔可扪及巨大囊性包块，上界达脐上4横指，边界欠清，无压痛，活动一般。前壁可扪及肌瘤样结节，活动可，双侧附件未扪及异常。

实验室检查：TCT、HPV 阴性，CA9 阴性。HE-4：阴性。

影像检查结果如图 133 所示。

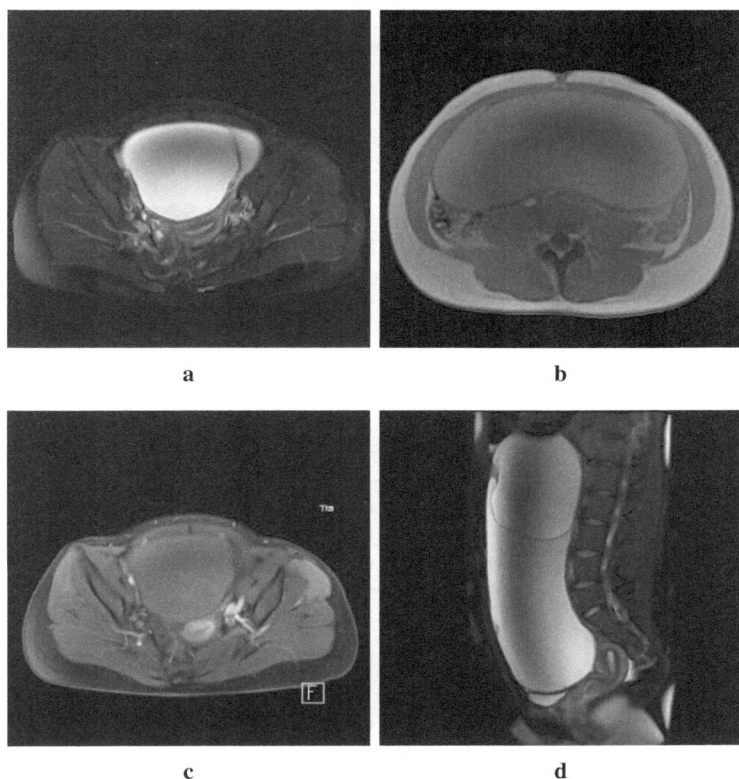

图 133 病例 133 的影像学检查图片

根据以上基本信息、临床病史和影像检查表现,请为该患者书写一份规范的影像诊断报告。

【影像诊断报告 参考答案及得分点】

一般项目 **(10分)**	核对患者的姓名、性别、年龄(5分)。 检查方法描述:盆腔 MRI 平扫+增强(1分),图 133-a 为盆腔 T2WI 横断位平扫(1分),图 133-b 为盆腔 T1WI 横断位平扫(1分),图 133-c 为盆腔横断位增强(1分),图 133-d 为盆腔矢状位 T2WI(1分)。
征象描述 **(60分)**	盆腔平扫+增强:腹腔、盆腔内见一巨大多囊性肿块(10分),呈长 T1、长 T2 信号(5分),整体大小约为 XX mm×XX mm×XX mm(5分),其内可见分隔(5分),呈增强扫描分隔可见强化(10分),病灶与附件关系密切,肠管受压向上移位(5分),膀胱上壁受压(5分),子宫形态信号可(5分),增强扫描强化均匀。腹盆腔内未见明显肿大淋巴结影(5分),子宫直肠隐窝处可见长 T1、长 T2 信号影(5分)。
影像诊断 **(20分)**	腹盆腔内巨大囊性肿块(5分),考虑来源于卵巢囊腺瘤可能性大(10分),建议结合相关检查。 盆腔少量积液(5分)。
总体评价 **(10分)**	报告书写格式规范,无错别字(5分)。 确认签名(5分)。

【课后思考题】

1. 卵巢囊腺瘤的分类及影像学表现有哪些？
2. 卵巢囊腺瘤的影像学分期有哪些？
3. 卵巢囊性肿瘤的鉴别诊断有哪些？

（唐菲　郑超　刘军）

病例 134　卵巢癌

患者，女，58岁，腹胀1月余。

体格检查：外阴正常，阴道畅，宫颈轻度糜烂，质中，萎缩，无抬举痛，子宫后位，质中，萎缩，无压痛，双侧附件可扪及不规则肿块，无压痛。

实验室检查：TCT阴性，HE4>1500 pmol/L。

影像检查结果如图134所示。

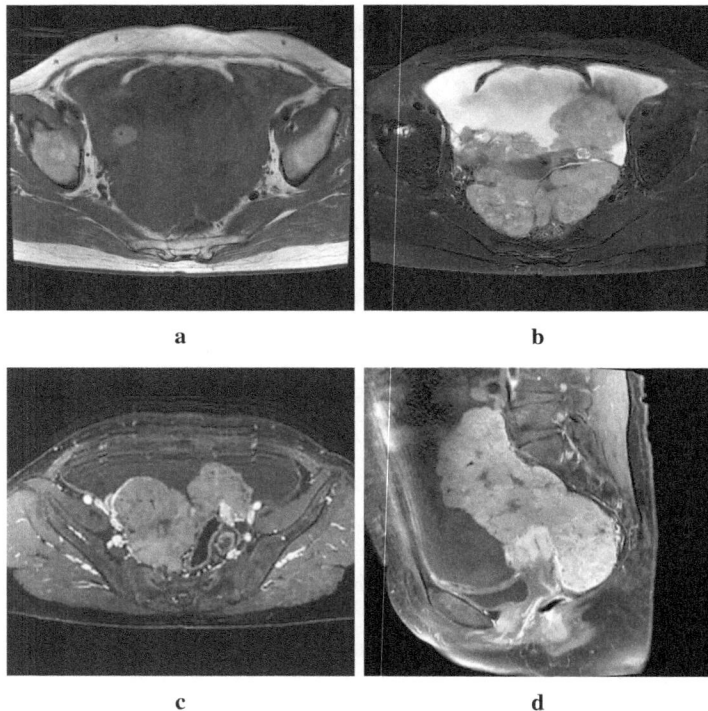

图 134　病例 134 的影像学检查图片

根据以上基本信息、临床病史和影像检查表现，请为该患者书写一份规范的影像诊断报告。

【影像诊断报告　参考答案及得分点】

一般项目（10分）	核对患者的姓名、性别、年龄(5分)。 检查方法描述：盆腔 MRI 平扫+增强(1分)，图 134-a 为盆腔 T1WI 横断位平扫(1分)，图 134-b 为盆腔抑脂 T2WI 横断位平扫(1分)，图 134-c 为盆腔横断位增强(1分)，图 134-d 为盆腔矢状位增强(1分)。

征象描述 (60分)	盆腔平扫+增强：双侧附件区见不规则软组织混杂信号灶(5分)，T1WI 以等稍低信号为主、T2WI 以稍高信号为主(5分)，其内另见结节状 T1WI、T2WI 均为高信号影(5分)，病变呈分叶状、结节状改变(5分)，部分病灶融合，以右侧附件为主，较大者范围约为 XX mm×XX mm×XX mm(5分)，增强扫描呈不均匀中度强化为主(5分)，其内可见小片无强化，病变紧贴子宫体部及底部并致其强化不均匀(5分)，病变与膀胱底壁、直肠及乙状结肠紧贴(5分)，腹腔、盆腔可见大量积液(5分)，腹膜增厚(5分)，增强明显强化。盆腔左侧(髂血管旁)可见环形强化淋巴结(5分)，大小约为 12 mm×25 mm(5分)，边界欠清。
影像诊断 (20分)	双侧附件区巨大占位性病变(右侧为甚)(5分)，考虑卵巢癌并盆腔淋巴结转移(10分)，大量腹水、腹膜转移(5分)，请结合临床及其他相关检查综合考虑。
总体评价 (10分)	报告书写格式规范，无错别字(5分)。 确认签名(5分)。

【课后思考题】

1. 卵巢癌的典型影像表现及临床表现是什么？
2. 卵巢癌的影像学分期有哪些？
3. 卵巢肿瘤的鉴别诊断有哪些？

(唐菲　何磊　刘军)

病例 135　卵巢畸胎瘤

患者，女，48 岁，无特殊不适。

体格检查：外阴正常，阴道畅，宫颈肥大，光滑，易出血，子宫不大，左侧盆腔扪及包块，大小约为 4 cm×5 cm，质软。右侧盆腔未扪及异常。

实验室检查：TCT、HPV 阴性，CA9 阴性。

影像检查结果如图 135 所示。

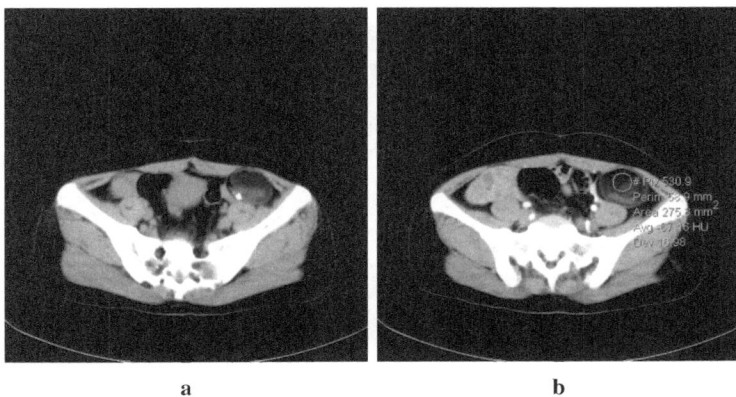

a　　　　　　　　　　　b

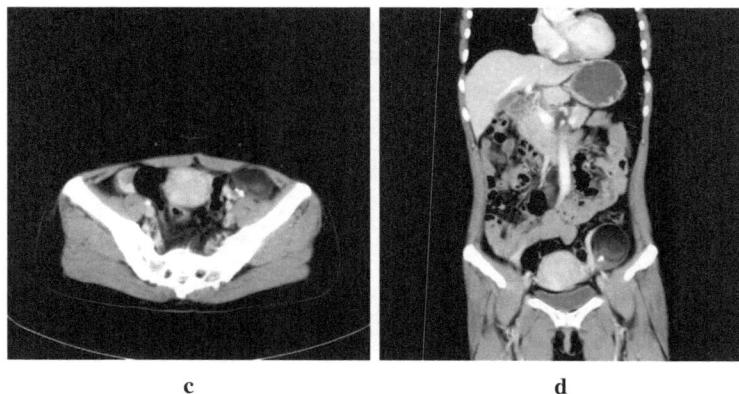

c   d

图 135　病例 135 的影像学检查图片

根据以上基本信息、临床病史和影像检查表现，请为该患者书写一份规范的影像诊断报告。

【影像诊断报告　参考答案及得分点】

一般项目 (10分)	核对患者的姓名、性别、年龄(5分)。 检查方法描述：盆腔 CT 平扫+增强三维成像(1分)，图 135-a 为盆腔横断位平扫(1分)，图 135-b 为盆腔横断位增强动脉期(1分)，图 135-c 为盆腔横断位增强静脉期(1分)，图 135-d 为盆腔冠状位增强(1分)。
征象描述 (60分)	CT 盆腔平扫+增强三维成像：左侧附件区可见一类圆形混杂密度肿块影(10分)，大小约为 48 mm×37 mm(5分)，内见 CT 值约为-67 HU 的成熟脂肪密度影(10分)及钙化影(5分)，增强扫描强化不明显(5分)。左侧卵巢静脉受压移位，左侧子宫阔韧带受压变形(10分)。子宫形态、大小及密度未见明显异常(5分)，右侧附件未见明显异常(5分)，盆腔未见积液征象(5分)。
影像诊断 (20分)	左侧卵巢畸胎瘤(20分)。
总体评价 (10分)	报告书写格式规范，无错别字(5分)。 确认签名(5分)。

【课后思考题】

1. 卵巢畸胎瘤的 MRI 表现有哪些？
2. 盆腔含脂肪占位的鉴别诊断有哪些？

（刘军　唐菲　何磊）

第三节　骨骼肌肉系统、头颈五官

病例 136　Colles 骨折

患者，女，48 岁，右侧腕关节外伤后活动受限 1 周。

影像检查结果如图 136 所示。

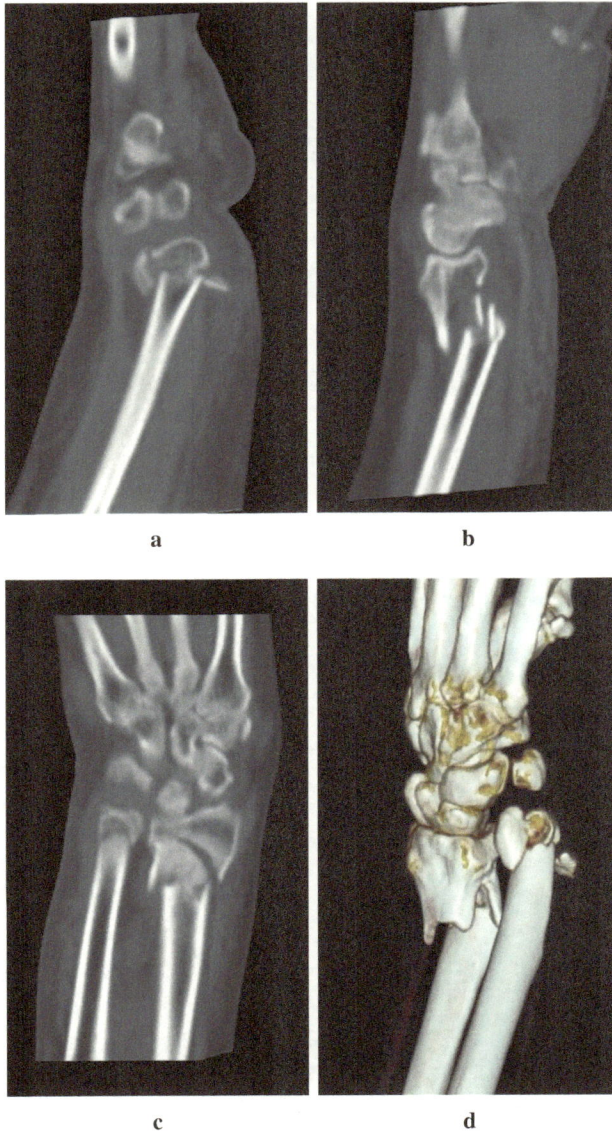

图 136　病例 136 的影像学检查图片

根据以上基本信息、临床病史和影像检查表现，请为该患者书写一份规范的影像诊断报告。

【影像诊断报告　参考答案及得分点】

一般项目 (10分)	核对患者的姓名、性别、年龄(5分)。 检查方法描述：右腕关节CT(1分)平扫+三维重建：图174-a为MPR骨窗矢状位(1分)，图174-b为MPR骨窗矢状位(1分)，图174-c为MPR骨窗冠状位(1分)，图174-d为容积重建(VR)(1分)。
征象描述 (60分)	右腕关节CT平扫+三维重建：右侧尺、桡骨远端(5分)可见多发透亮骨折线影(5分)，右桡骨远侧骨折断端向背侧移位(5分)、向掌侧成角(5分)，部分骨质轻微分离(5分)，骨折线未累及腕关节面(5分)，可见碎骨片影(5分)；右尺骨远端骨折未见明显移位及成角(10分)。右侧下尺桡关节间隙增宽(5分)。右侧腕掌关节未见明显脱位征象(5分)。右腕关节周围软组织肿胀(5分)。
影像诊断 (20分)	右侧桡骨远端粉碎性骨折(Colles骨折)、尺骨远端粉碎性骨折(10分)并下尺桡关节半脱位(5分)，周围软组织肿胀(5分)。
总体评价 (10分)	报告书写格式规范，无错别字(5分)。 确认签名(5分)。

【课后思考题】

1. 骨折的主要影像学检查方法有哪些？
2. Colles骨折的影像特点是什么？
3. 骨髓挫伤的MRI特点是什么？

(骆永恒　蔡赛男　刘晖)

病例137　椎体压缩性骨折

患者，男，49岁，腰背部疼痛3余年，进行性加重1周。

体格检查、实验室检查：无。影像检查结果如图137所示。

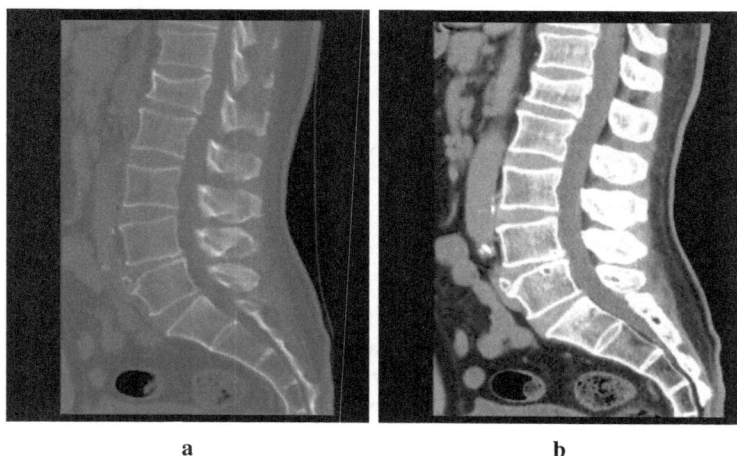

图 137　病例137的影像学检查图片

根据以上基本信息、临床病史和影像检查表现，请为该患者书写一份规范的影像诊断报告。

【影像诊断报告　参考答案及得分点】

一般项目 （10分）	核对患者的姓名、性别、年龄（5分）。 检查方法描述：腰椎CT平扫+三维重建（1分），图137-a为骨窗矢状面（2分），图137-b为软组织窗矢状面（2分）。
征象描述 （60分）	腰椎CT平扫+三维重建：腰椎生理曲度存在（5分），L1椎体前部变扁呈楔形（10分），上缘凹陷（5分），骨皮质欠规整（10分），椎体上部密度稍增高（5分），L1椎体后缘高度正常。L5椎体前上缘可见游离结节样骨样密度影（10分）。诸椎体边缘见少许骨质增生，L5上缘见许莫氏结节（5分）。L3/4、L4/5、L5/S1椎间隙变窄，椎间盘稍突出，骨性椎管无狭窄（5分），椎管内未见肿块性病变（5分）。
影像诊断 （20分）	1.L1椎体压缩性骨折（10分）。 2.腰椎退变，L3/4、L4/5、L5/S1椎间盘稍突出，请结合MRI检查（5分）。 3.L5前上缘骨样密度影，考虑椎缘骨，陈旧性骨折不除外，建议结合病史（5分）。
总体评价 （10分）	报告书写格式规范，无错别字（5分）。 确认签名（5分）。

【课后思考题】

1. 椎体压缩性骨折的最大风险因素是什么？
2. 椎缘骨是什么？
3. 椎体骨折的类型及区别？

（骆永恒　蔡赛男　杨隆涛）

病例138　股骨颈骨折

患者，男，72岁，左髋疼痛半年，加重并活动受限1月。

患"类风湿关节炎"20余年，两年前因"右侧股骨头缺血坏死"行右髋关节全髋置换术。半年前无明显诱因出现左髋疼痛，活动时加剧，休息后可缓解，最近1月加重并活动受限。

影像检查结果如图138所示。

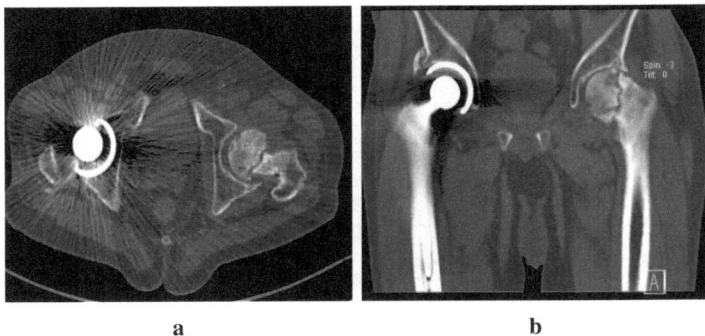

a　　　　　　　　**b**

图138　病例138的影像学检查图片

根据以上基本信息、临床病史和影像检查表现，请为该患者书写一份规范的影像诊断报告。

【影像诊断报告　参考答案及得分点】

一般项目 (10分)	核对患者的姓名、性别、年龄(5分)。 检查方法描述：CT 左髋(或双髋)关节平扫加三维重建(1分)，图138-a 为 CT 骨窗横断面(2分)，图138-b 为 CT 骨窗冠状面(2分)。
征象描述 (60分)	左髋(或双髋)CT 平扫加三维重建：右髋呈人工关节置换术后改变(5分)，人工关节在位，无明显移位及断裂征象(5分)。左侧股骨头、股骨颈(5分)骨质密度不均匀增高(5分)。左侧股骨颈骨质中断，可见不规则负线影(5分)，断端轻微分离(5分)，无明显移位及成角征象(5分)。左侧股骨头形态变扁(5分)，其内可见多发斑片状、线状低密度影(5分)，左侧髋关节上方间隙变窄(5分)。左髋臼外上缘骨质增生变尖，关节面下有小囊状低密度灶(5分)。周围软组织未见明显肿胀(5分)。
影像诊断 (20分)	1. 左侧股骨颈骨折(5分)并股骨头缺血坏死(5分)、左髋关节退变(5分)，建议 MRI 检查。 2. 右侧人工髋关节置换术后(5分)。
总体评价 (10分)	报告书写格式规范，无错别字(5分)。 确认签名(5分)。

【课后思考题】

1. 股骨颈骨折常见的并发症是什么？
2. 根据骨折线的位置，按照 AO 分型法能将股骨颈骨折分为哪3种类型？
3. 根据骨折损伤程度，按照 Garden 分型法能将股骨颈骨折分为哪4种类型？

（骆永恒　蔡赛男　刘晖）

病例139　股骨头缺血坏死

患者，男，76岁，右髋关节疼痛4月余，疼痛加剧2月。

患者于4月前无明显诱因出现右髋关节疼痛，伴跛行，局部无红肿、发热，于当地医院就诊，行 X 线检查，未见明显异常，诊断为"右髋关节积液"，予以口服药物保守治疗。2个月前开始疼痛加剧，活动受限并逐渐加重。患者起病以来精神食欲可，体重无明显变化。

影像检查结果如图139所示。

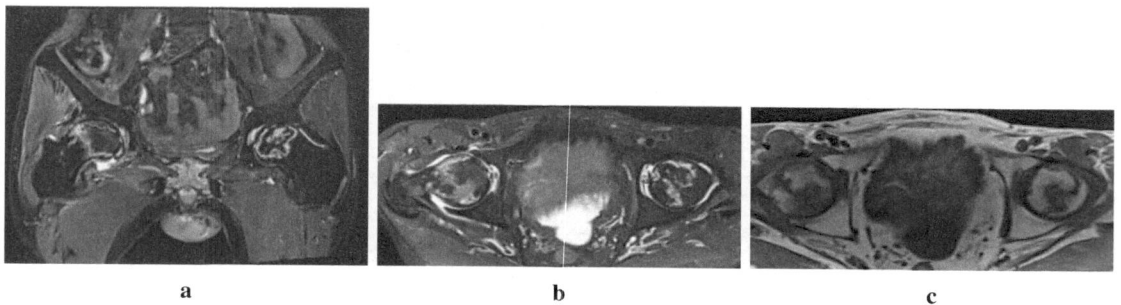

a　　　　　　　　　　b　　　　　　　　　　c

图139　病例139的影像学检查图片

根据以上基本信息、临床病史和影像检查表现，请为该患者书写一份规范的影像诊断报告。

【影像诊断报告 参考答案及得分点】

一般项目 (10 分)	核对患者的姓名、性别、年龄(5 分)。 检查方法描述：双侧髋关节 MRI 平扫(2 分)；图 139-a 为 T2WI-FS 冠状面(抑脂相)(1分)，图 139-b 为 T2WI-FS 横断面(抑脂相)(1 分)，图 139-c 为 T1WI 横断面(1 分)。
征象描述 (60 分)	双侧髋关节 MRI 平扫：双侧股骨头骨髓信号不均匀(10 分)，见多发斑片状长 T1 长、T2 信号影(10 分)，前上部可见线状双低信号灶(10 分)，见"双线征"及"新月征"(10 分)，双侧髋臼边缘骨质增生(5 分)，信号未见明显异常(5 分)，双侧髋关节间隙变窄(5 分)，关节腔内见少量水样信号影(5 分)。
影像诊断 (20 分)	考虑双侧股骨头缺血坏死(10 分)并髋关节退变(5 分)，建议结合临床及 CT 检查结果(5 分)。
总体评价 (10 分)	报告书写格式规范，无错别字(5 分)。 确认签名(5 分)。

【课后思考题】

1. 股骨头缺血坏死的 MRI 分期有哪些？
2. 股骨头缺血坏死的鉴别诊断有哪些？
3. 最易出现缺血坏死的腕骨是什么？

（骆永恒 蔡赛男 李庆）

病例140 脊柱结核

患者，男，55 岁，腰背痛 1 年。

患者自诉 1 年前无明显诱因出现腰背部疼痛，腰背部僵硬，弯腰不能，活动受限，影响睡眠，双上肢及双下肢未觉特殊不适，伴轻微低热，体温最高不超过 38℃，无咳嗽、咳痰、咯血等不适。

影像检查结果如图 140 所示。

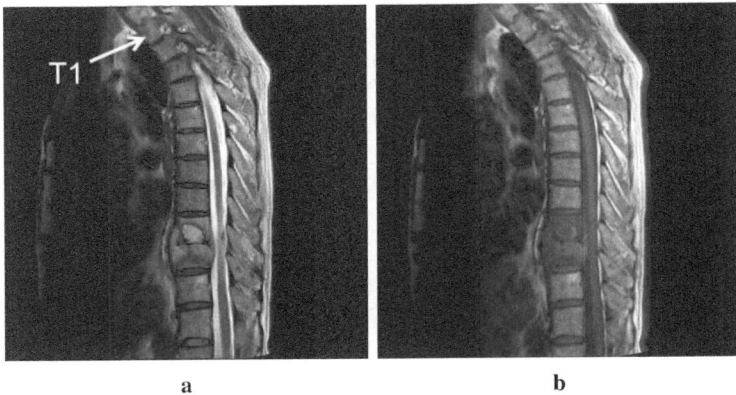

a   b

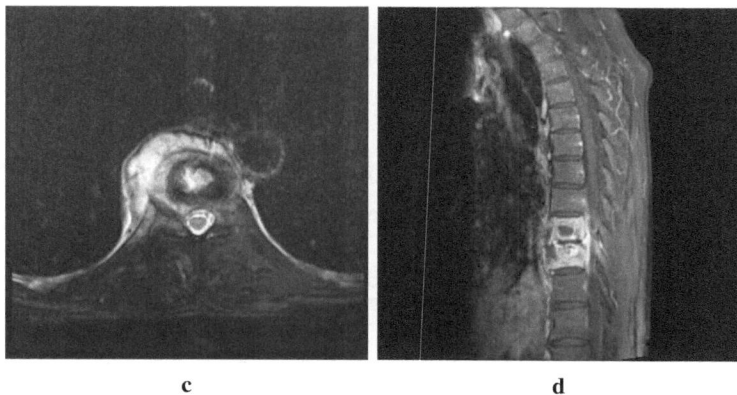

c   d

图 140　病例 140 的影像学检查图片

根据以上基本信息、临床病史和影像检查表现，请为该患者书写一份规范的影像诊断报告。

【影像诊断报告　参考答案及得分点】

一般项目 **（10 分）**	核对患者的姓名、性别、年龄（5 分）。 检查方法描述：胸椎 MRI 平扫+增强（1 分）：图 140-a 为矢状面 T2WI（1 分），图 140-b 为矢状面 T1WI（1 分），图 140-c 为横断面 T2WI-FS（抑脂相）（1 分），图 140-d 为横断面 T1WI-FS 增强（抑脂相）（1 分）。
征象描述 **（60 分）**	胸段生理曲度存在，T9、T10 椎体及附件骨质破坏（10 分），T1WI 呈稍低信号，T2WI 呈稍高信号（10 分），病灶累及 T9/10 椎间盘（10 分），T9-10 椎体周围软组织肿胀并可见长梭形 T1WI 低信号，T2WI 高信号病变（10 分）。增强后病灶呈明显、不均匀强化：T9、T10 可见囊状无强化区（5 分），周围软组织病灶呈明显、环形强化，中央可见不强化坏死区（5 分），相应平面硬膜囊受压（5 分）。余胸椎椎体未见明显异常，椎间盘未见明显膨出及突出，脊髓及脊髓圆锥未见异常（5 分）。
影像诊断 **（20 分）**	T9、T10 病变，累及 T9/10 椎间盘（10 分），周围软组织冷脓肿形成（5 分），考虑感染性病变，结核可能性大（5 分）。
总体评价 **（10 分）**	报告书写格式规范，无错别字（5 分）。 确认签名（5 分）。

【课后思考题】

1. 脊柱结核最好发于哪些节段？

2. 冷脓肿的影像特点是什么？

3. 脊柱结核与脊柱布氏菌感染的影像鉴别要点有哪些？

（骆永恒　蔡赛男　李庆）

病例 141　骨肉瘤

患者，女，12 岁，左大腿远端疼痛 40 天。

影像检查结果如图 141 所示。

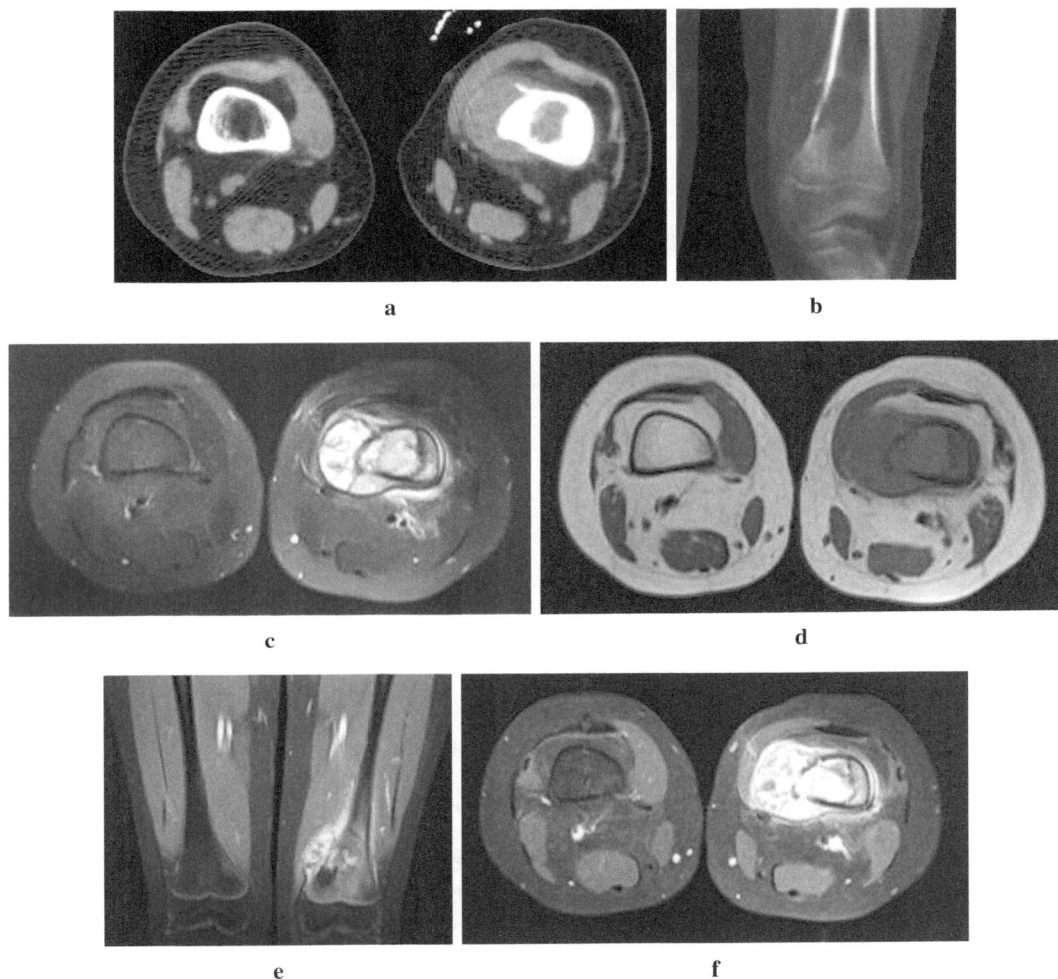

图 141 病例 141 的影像学检查图片

根据以上基本信息、临床病史和影像检查表现，请为该患者书写一份规范的影像诊断报告。

【影像诊断报告 参考答案及得分点】

一般项目 (10分)	核对患者的姓名、性别、年龄(5分)。 检查方法描述：左股骨 CT 平扫+三维重建：图 141-a 为 CT 软组织窗横断面(1 分)，图 141-b 为 MPR 骨窗冠状面(1 分)。左股骨 MRI 平扫+增强：图 141-c 为 T2WI-FS 横断面(抑脂相)(1 分)，图 141-d 为 T1WI 横断面(1 分)，图 141-e 为 T1WI-FS 增强冠状面(抑脂相)，图 141-f 为 T1WI-FS 增强横断面(抑脂相)(1 分)。

征象描述 **(60分)**	左股骨 CT 平扫+三维重建：左股骨下段内侧可见溶骨性骨质破坏区(5分)，局部髓腔密度增高，可见成骨(瘤骨)(5分)，病灶穿破骨皮质，周边可见层状骨膜反应及骨膜三角(5分)，周围可见软组织肿块形成，与邻近肌肉组织分界尚清(5分)，病变大小约为 XX mm(5分)。左侧膝关节间隙未见明显异常。 左股骨 MR 平扫+增强：左股骨下段内侧可见团块状骨质破坏，T1WI 呈等低信号，T2WI 呈高信号，病灶内可见条片状 T2WI 低信号影(10分)，大小约为 XX mm，病灶突破骨皮质(5分)，未穿破骺板，可见骨膜三角(5分)，增强扫描呈明显、不均匀强化(5分)，周围软组织肿块形成，呈明显、不均匀强化(5分)，周围肌肉肿胀、见少许条片状长 T2 信号灶，呈轻度强化(5分)。左膝关节间隙未见明显异常。
影像诊断 **(20分)**	左股骨下段骨质破坏并肿瘤骨、Codman 三角、软组织肿块形成(10分)，考虑恶性骨肿瘤：骨肉瘤可能性大(10分)。
总体评价 **(10分)**	报告书写格式规范，无错字(5分)。 确认签名(5分)。

【课后思考题】

　　1. 骨肉瘤的好发年龄是什么？

　　2. 骨肉瘤的鉴别诊断有哪些？

　　3. 骨肉瘤有哪些亚型？

（骆永恒　蔡赛男　杨隆涛）

病例142　骨软骨瘤

　　患者，男，14 岁，发现右小腿近端内侧肿块 4 年余。

　　患者自诉 4 年前发现右小腿近端内侧一个质硬肿块，活动度欠佳，边界清，无压痛及触痛，未予特殊处理。后肿块逐渐增大。现约鸡蛋大小，质硬，活动度欠佳，边界清，无压痛及触痛。

　　影像检查结果如图 142 所示。

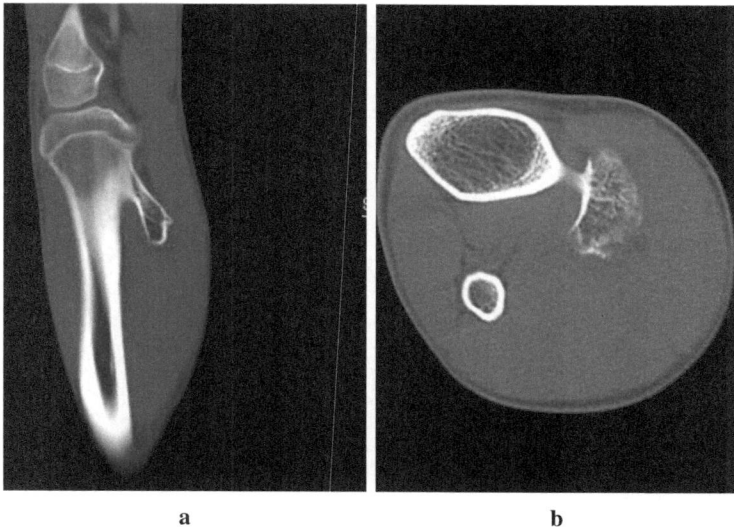

　　　　　　a　　　　　　　　　　　　b

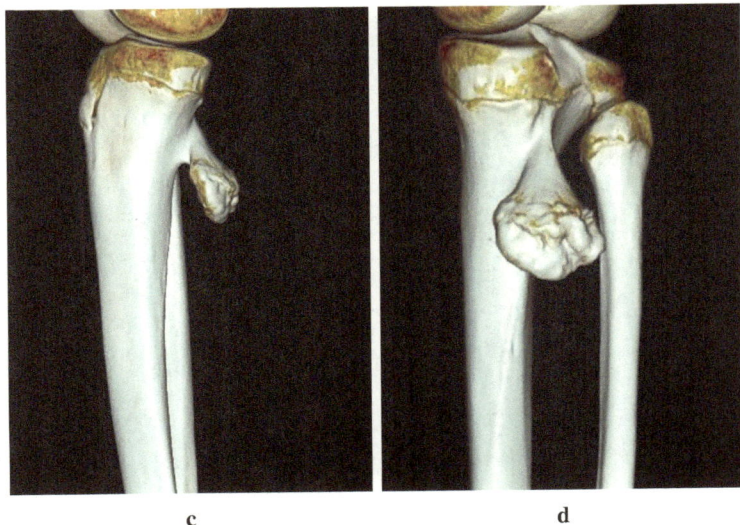

图 142　病例 142 的影像学检查图片

根据以上基本信息、临床病史和影像检查表现，请为该患者书写一份规范的影像诊断报告。

【影像诊断报告　参考答案及得分点】

一般项目 **（10分）**	核对患者的姓名、性别、年龄（5分）。 检查方法描述：右侧胫腓骨平扫+三维重建 CT（1分）：图 142-a 为 MPR 骨窗冠状面（1分），图 142-b 为骨窗横断面（1分），图 142-c 为容积重建（VR）（1分），图 142-d 为容积重建（VR）（1分）。
征象描述 **（60分）**	右胫腓骨 CT 平扫+三维重建：右侧胫骨上段后内方（5分）见一蒂状骨性突起（10分），大小约为 XX mm（5分），背离膝关节面生长（10分），其基底较窄，骨皮质、骨小梁同母骨相延续（10分），未见明显骨质破坏（5分），未见明显骨膜反应（5分）。右腓骨未见明显骨质异常（5分），膝关节间隙未见异常（5分）。
影像诊断 **（20分）**	右侧胫骨上段骨性突起（10分），考虑骨软骨瘤（10分）。
总体评价 **（10分）**	报告书写格式规范，无错别字（5分）。 确认签名（5分）。

【课后思考题】

　1.骨软骨瘤的好发人群是什么？

　2.骨软骨瘤的鉴别诊断有哪些？

　3.骨软骨瘤的主要临床表现有哪些？

（骆永恒　蔡赛男　杨隆涛）

病例 143　骨巨细胞瘤

患者，女，32 岁，左脚踝疼痛半年余，加剧 4 天。

患者半年前无诱因出现左脚踝疼痛，呈钝痛，阵发性，与活动无关，晨起疼痛严重，不影响活动，未予特殊处理。患者4天前晨起时左脚踝剧烈疼痛，步行不能，稍活动后疼痛缓解。影像检查结果如图143所示。

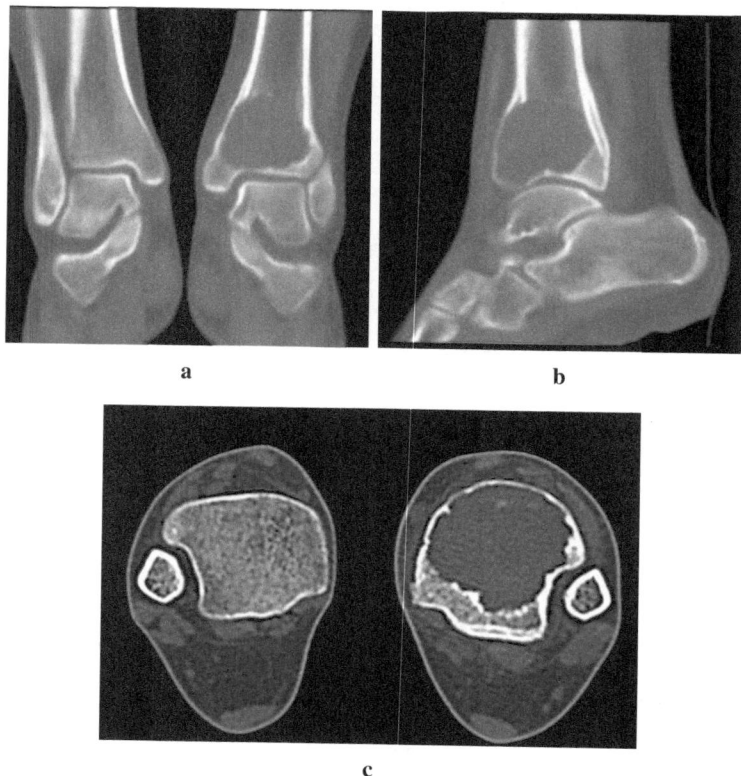

图143　病例143的影像学检查图片

根据以上基本信息、临床病史和影像检查表现，请为该患者书写一份规范的影像诊断报告。

【影像诊断报告　参考答案及得分点】

一般项目 （10分）	核对患者的姓名、性别、年龄（5分）。 检查方法描述：双踝CT平扫+三维重建（2分）；图143-a为MPR骨窗冠状面（1分），图143-b为MPR骨窗矢状面（1分），图143-c为骨窗横断面（1分）。
征象描述 （60分）	双踝关节CT+三维重建：左侧胫骨远端（5分）骨质破坏（5分），大小约为XX mm（5分）；病变呈膨胀性、偏心性生长（10分），病灶长径与骨干垂直（5分），其内密度均匀，未见钙化影（5分），病灶边界清楚（5分），无硬化边（5分），紧贴关节面下生长（5分），邻近骨皮质变薄，尚完整（5分）。余双踝关节骨质未见明确异常，踝关节间隙未见增宽或狭窄（5分）。
影像诊断 （20分）	左侧胫骨远端膨胀性骨质破坏并周围软组织轻度肿胀（5分），考虑骨巨细胞瘤可能性大（10分），骨囊肿或动脉瘤样骨囊肿待排，必要时完善MRI平扫+增强检查（5分）。
总体评价 （10分）	报告书写格式规范，无错别字（5分）。 确认签名（5分）。

【课后思考题】

    1.骨巨细胞瘤均为良性肿瘤吗?

    2.骨巨细胞瘤的鉴别诊断有哪些?

    3.骨巨细胞瘤的临床特点是什么?

(骆永恒　蔡赛男　杨隆涛)

病例144　骨转移癌

    患者,男,58岁,"前列腺癌2年余"复查。

    体格检查、实验室检查:无。

    影像检查结果如图144所示。

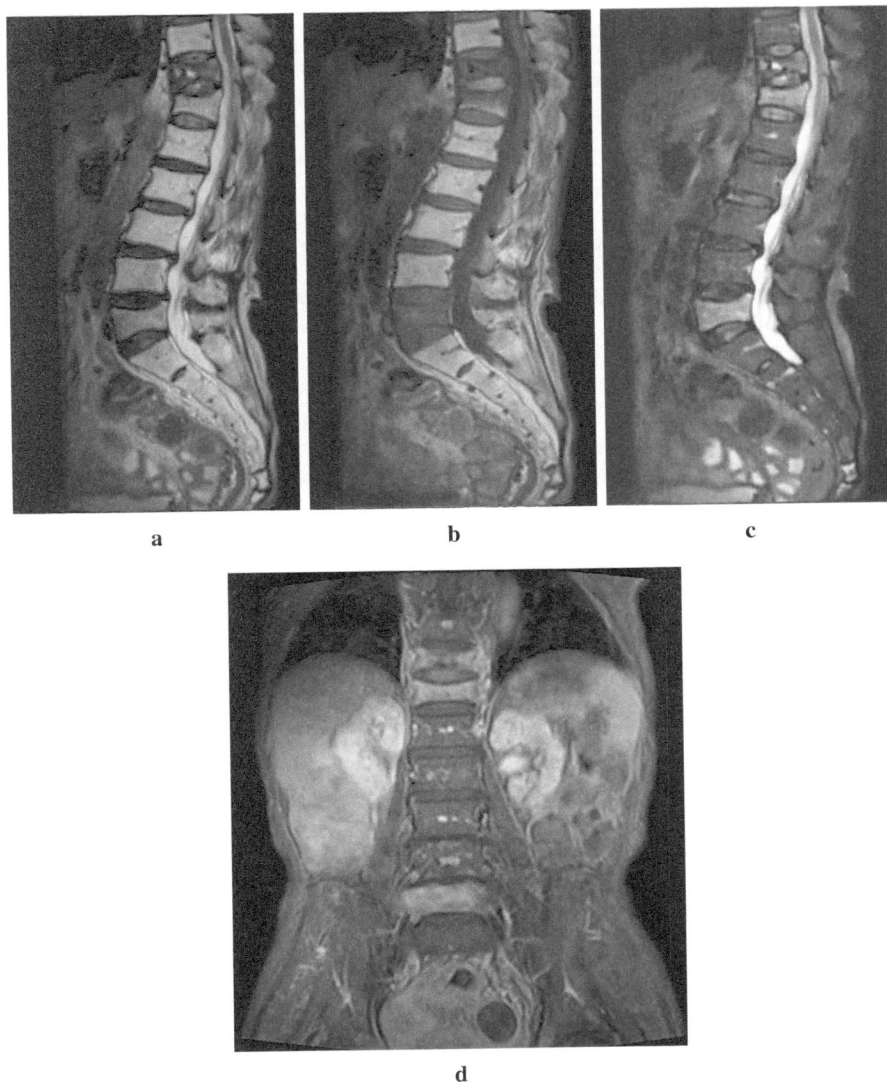

a　　　　　　　　　　b　　　　　　　　　　c

d

图144　病例144的影像学检查图片

根据以上基本信息、临床病史和影像检查表现，请为该患者书写一份规范的影像诊断报告。

【影像诊断报告　参考答案及得分点】

一般项目 **(10分)**	核对患者的姓名、性别、年龄(5分)。 检查方法描述：腰椎MRI平扫+增强：(1分)图144-a为T2WI矢状面(1分)，图144-b为T1WI矢状面(1分)，图144-c为T2WI-FS矢状面(抑脂相)(1分)，图144-d为T1WI-FS增强冠状面(抑脂相)(1分)。
征象描述 **(60分)**	腰椎MRI平扫+增强：T11、T12、L5椎体压缩变扁(10分)，呈长T1、长T2信号(5分)，所示S5及部分尾椎可见类似信号病变(5分)。T11椎体内见结节状长T2信号影(5分)，增强扫描可见T11、T12、L5椎体不均匀强化(5分)，部分附件可累及(5分)，呈"跳跃征"改变(5分)，椎间盘无明显受累征象(5分)。脊柱胸腰段轻度后突，部分椎体边缘骨质增生变尖(5分)。多发椎间盘T2WI信号减低，L2/3、L3/4、L4/5椎间盘向四周膨出，相应层面硬膜囊前缘受压(5分)，所示脊髓圆锥及马尾形态及信号未见明显异常(5分)。
影像诊断 **(20分)**	1. T11、T12、L5病变，结合病史(5分)，考虑转移瘤合并病理性骨折(5分)，建议完善骨扫描或PET-CT检查(5分)。 2. 胸椎、腰椎退变，L2/3、L3/4、L4/5椎间盘膨出(5分)。
总体评价 **(10分)**	报告书写格式规范，无错别字(5分)。 确认签名(5分)。

【课后思考题】

1. 最易出现骨转移的恶性肿瘤有哪些(列出3种)？
2. 骨转移瘤的鉴别诊断有哪些？
3. 骨转移瘤的影像表现有哪些？

（蔡赛男　杨隆涛　骆永恒）

病例145　单纯性骨囊肿

患者，男，14岁，左上臂疼痛、活动受限2天。患者自诉2天前打篮球受伤后出现左上臂疼痛伴压疼，疼痛呈间歇性。

影像检查结果如图145所示。

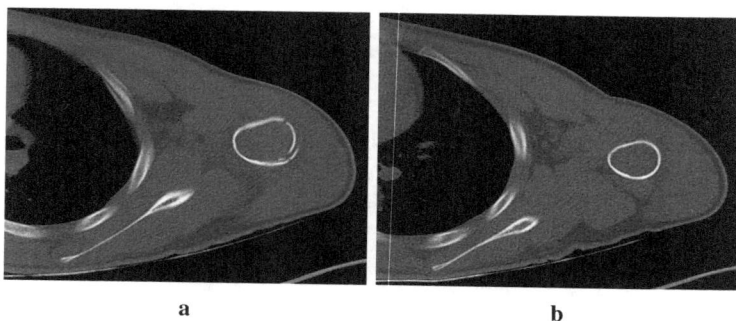

a　　　　　　　　　　b

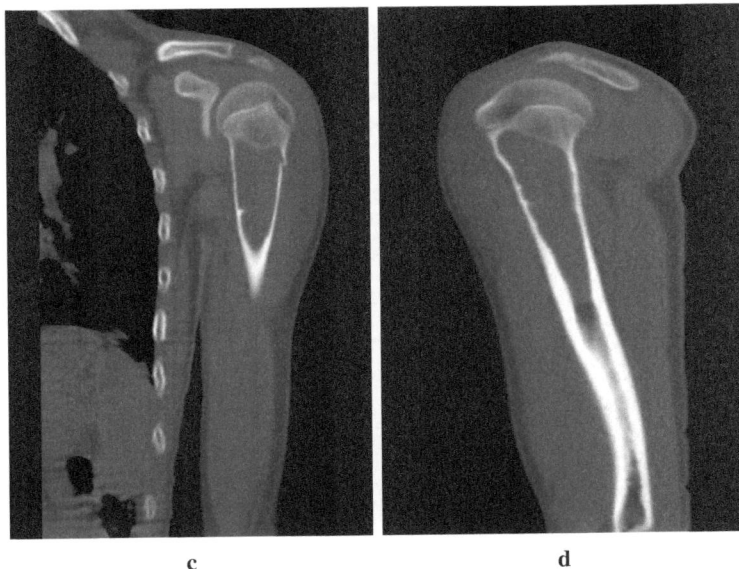

c　　　　　　　　　　　　d

图 145　病例 145 的影像学检查图片

根据以上基本信息、临床病史和影像检查表现，请为该患者书写一份规范的影像诊断报告。

【影像诊断报告　参考答案及得分点】

一般项目 （10分）	核对患者的姓名、性别、年龄(5分)。 检查方法描述：左肱骨 CT 平扫+三维重建(1分)：图 145-a 为骨窗横断面(1分)，图 145-b 为骨窗横断面(1分)，图 145-c 为 MPR 骨窗冠状面(1分)，图 145-d 为 MPR 骨窗矢状面(1分)。
征象描述 （60分）	左肱骨 CT 平扫+三维重建：左肱骨上段髓腔内见囊样低密度骨质破坏区(10分)，边界清(5分)，大小约为 XX mm(5分)，病灶未突破骺板(5分)，长径与骨长轴一致(5分)，骨壁可见少许残存骨嵴(5分)，其内密度均匀(5分)，CT 值约为 XX HU(5分)，未见钙化影(5分)，局部骨皮质不连续，可见"骨片陷落征"(5分)。左侧肩关节间隙未见明显异常(5分)。
影像诊断 （20分）	左肱骨上段囊样骨质破坏伴骨折(10分)，考虑单纯性骨囊肿伴病理性骨折(10分)可能性大。
总体评价 （10分）	报告书写格式规范，无错别字(5分)。 确认签名(5分)。

【课后思考题】

1. 单纯性骨囊肿的好发部位是哪些？
2. 单纯性骨囊肿的鉴别诊断有哪些？
3. 单纯性骨囊肿的主要临床表现有哪些？

（蔡赛男　杨隆涛　骆永恒）

病例 146　膝关节退行性病变

患者，女，51 岁，双膝关节疼痛 3 年，加重 1 个月伴行走困难。

患者自诉 3 年前无明显诱因出现右膝疼痛，疼痛局限，无远处放射，行走时加重，上下楼、下蹲时疼痛加重，休息时缓解，无晨僵感，无夜间疼痛，无夜间盗汗及午后潮热，无伴随症状。

影像检查结果如图 146 所示。

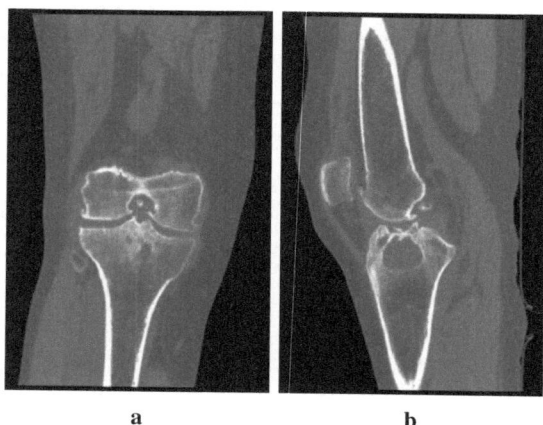

图 146　病例 146 的影像学检查图片

根据以上基本信息、临床病史和影像检查表现，请为该患者书写一份规范的影像诊断报告。

【影像诊断报告　参考答案及得分点】

一般项目 （10分）	核对患者的姓名、性别、年龄（5分）。 检查方法描述：右膝 CT 平扫+三维重建（1分）：图 146-a 为 MPR 骨窗冠状面（2分），图 146-b 为 MPR 骨窗矢状面（2分）。
征象描述 （60分）	右膝 CT 平扫+三维重建：右膝诸骨密度降低（5分），胫骨髁间隆突变尖（5分），股骨内外髁、胫骨平台及髌骨边缘见骨质增生、骨赘形成（10分），右侧膝关节间隙变窄（10分），关节面硬化（5分）、毛糙（5分），胫骨平台关节面下见多发囊状低密度影（5分），边缘稍硬化（5分）。关节间隙见小片状游离体形成（5分）。髌上囊及髌下脂肪垫区见条状密度稍高影（5分）。
影像诊断 （20分）	1. 右侧膝关节退变并胫骨关节面下囊变（5分），游离体形成（5分）。 2. 右膝关节腔积液（5分），周围软组织肿胀，建议行 MRI 检查（5分）。
总体评价 （10分）	报告书写格式规范，无错别字（5分）。 确认签名（5分）。

【课后思考题】

1. 膝关节退行性病变的首选影像学检查方法是什么？

2. 关节退行性病变最重要的 3 个影像特征是什么？

3. 关节骨质增生即可诊断关节退行性变吗？

（骆永恒　蔡赛男　罗光华）

病例 147　强直性脊柱炎

患者，男，48 岁，骶尾部疼痛 30 余年，加重 10 天。

患者 30 年前无明显诱因出现骶尾部疼痛，无其他不适，未规范治疗，后病情逐渐加重，出现腰椎、胸椎、颈椎活动受限，伴颈部疼痛。自发病以来，患者精神尚可，食欲正常，大小便正常，体重未见明显减轻。

影像检查结果如图 147 所示。

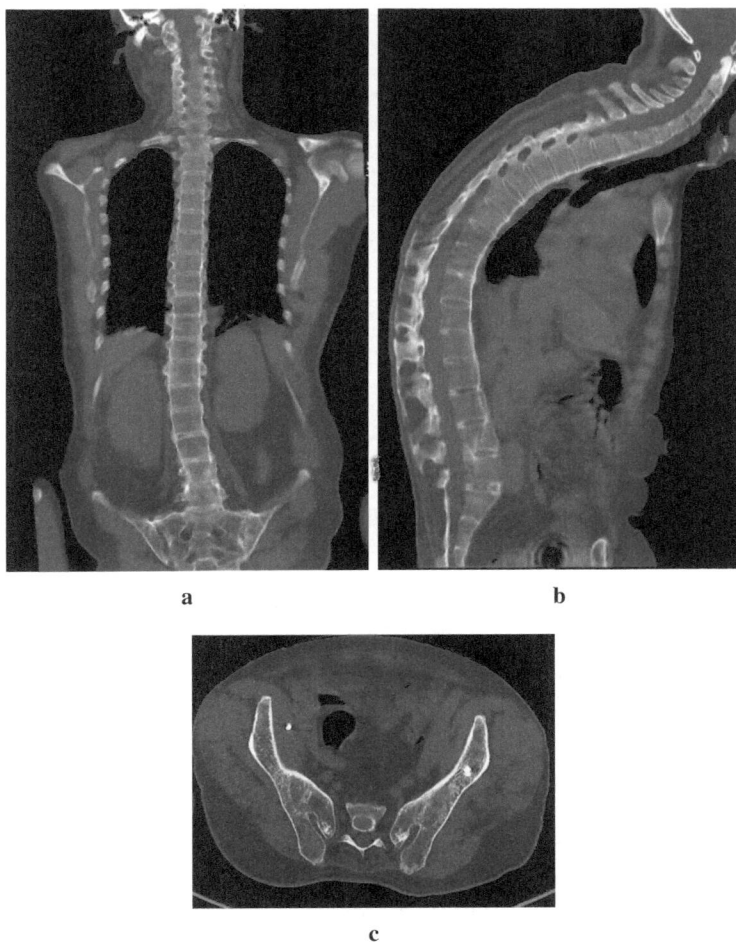

图 147　病例 147 的影像学检查图片

根据以上基本信息、临床病史和影像检查表现，请为该患者书写一份规范的影像诊断报告。

【影像诊断报告　参考答案及得分点】

一般项目（10分）	核对患者的姓名、性别、年龄（5分）。 检查方法描述：全脊柱 CT 平扫+三维重建（2分）；图 147-a 为 MPR 骨窗冠状面（1分），图 147-b 为 MPR 骨窗矢状面（1分），图 147-c 为骨窗横断面（1分）。

征象描述 (60分)	全脊柱CT平扫+三维重建：脊柱后凸，腰椎轻度向右侧凸(5分)。颈、胸、腰椎普遍骨质密度减低(5分)，骨小梁稀疏，骨皮质变薄(5分)，多发椎体边缘变钝，椎体前面凹面变平直，形成"方椎"(5分)，前纵韧带骨化，脊柱呈"竹节样"改变(5分)，附件骨质模糊(5分)，多发中轴微动关节融合(5分)，上述病灶左右对称(5分)。多发椎间隙变窄(5分)，密度不均匀增高(5分)。双侧骶髂关节间隙模糊(5分)，大部消失、骨性强直(5分)。
影像诊断 (20分)	全脊椎、双侧骶髂关节病变(5分)，考虑强直性脊柱炎可能性大(10分)，请结合临床资料(如HLA-B27)综合考虑(5分)。
总体评价 (10分)	报告书写格式规范，无错别字(5分)。 确认签名(5分)。

【课后思考题】

1. 血清阴性脊柱炎就是强直性脊柱炎吗？
2. HLA-B27脊柱关节炎包括哪几种？
3. 强直性脊柱炎的影像特点是什么？

(骆永恒　蔡赛男　罗光华)

病例148　颈椎退变

患者，男，51岁，自诉腰背部疼痛4年余。
体格检查、实验室检查：无。
影像检查结果如图148所示。

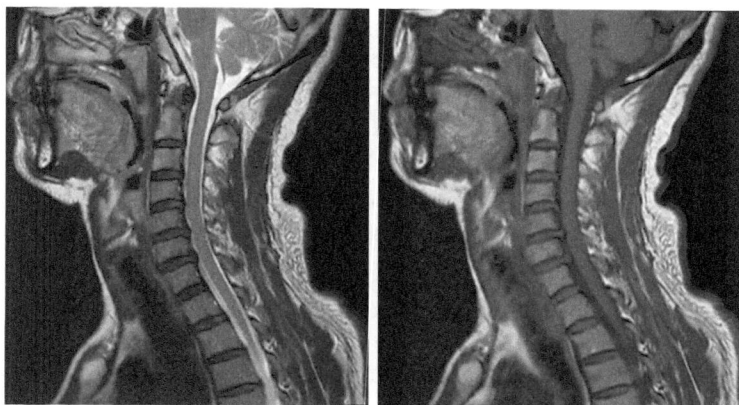

a　　　　　　　　　　b

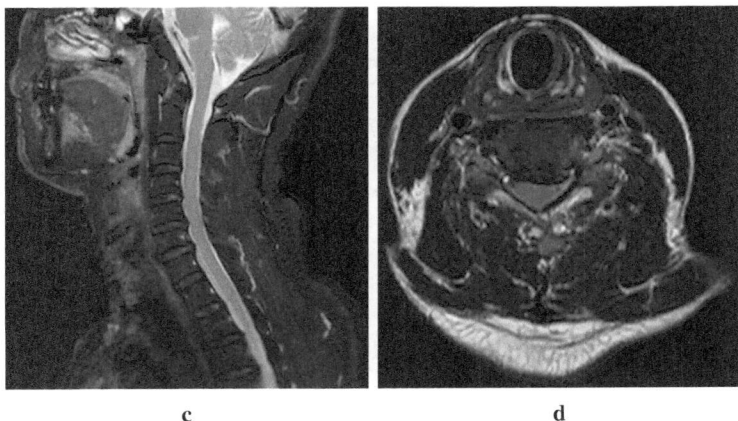

c　　　　　　　　　　　　　d

图 148　病例 148 的影像学检查图片

根据以上基本信息、临床病史和影像检查表现，请为该患者书写一份规范的影像诊断报告。

【影像诊断报告　参考答案及得分点】

一般项目 （10分）	核对患者的姓名、性别、年龄（5分）。 检查方法描述：颈椎 MRI 平扫（1分）：图 148-a 为 T2WI 矢状面（1分），图 148-b 为 T1WI 矢状面（1分），图 148-c 为 T2WI-FS 矢状面（抑脂相）（1分），图 148-d 为 T2WI 横断面（1分）。
征象描述 （60分）	颈椎 MR 平扫：颈椎生理曲度存在（5分），多个椎体边缘骨质增生、变尖（5分），诸椎体内未见异常信号影（5分）。T2WI 示多个椎间盘信号减低（5分），C3/4、C4/5、C5/6、C6/7 椎间盘突出（10分），继发相应平面硬膜囊受压变形（5分）、双侧椎间孔变窄（5分），颈髓稍受压（5分），颈髓信号尚正常（5分）。颅颈交界结构未见异常（5分）。颈椎周围软组织未见明显异常（5分）。
影像诊断 （20分）	颈椎退变（10分），C3/4、C4/5、C5/6、C6/7 椎间盘突出（5分），继发双侧椎间孔变窄（5分）。
总体评价 （10分）	报告书写格式规范，无错别字（5分）。 确认签名（5分）。

【课后思考题】

1. 颈椎退变的主要影像学检查方法有哪些？
2. 椎间盘突出按其方位可分为哪几型？
3. 颈椎病症状较重但预后较好的类型是什么？

（骆永恒　蔡赛男　罗光华）

病例 149　甲状腺相关性眼病

患者，男，68 岁，双眼球突出十余年，有甲状腺功能亢进病史。

体格检查：无。

影像检查结果如图 149 所示。

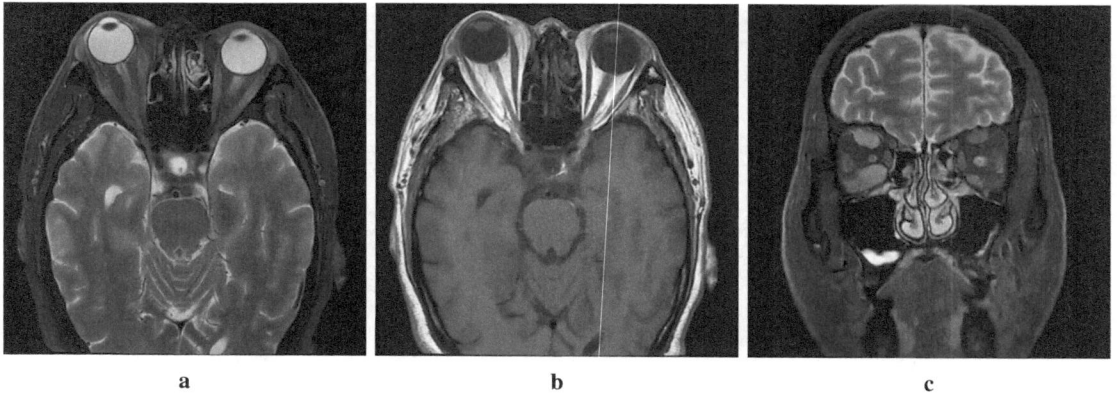

a   b   c

图 149　病例 149 的影像学检查图片

根据以上基本信息、临床病史和影像检查表现，请为该患者书写一份规范的影像诊断报告。

【影像诊断报告　参考答案及得分点】

一般项目 （10分）	核对患者的姓名、性别、年龄（5分）。 检查方法描述：眼部 MRI 平扫（2分）：图 149-a 为 T2WI-FS 横断面（1分），图 149-b 为 T1WI 横断面（1分），图 149-c 为 T2WI-FS 冠状面（1分）。
征象描述 （60分）	眼部 MRI 平扫：双侧眼球前突（5分），右侧明显（5分），右侧下直肌及上直肌群肌腹增粗（10分），肌腱无增粗（10分）。右眼外直肌、左眼上直肌及外直肌肌腹轻度增厚（5分）。双侧眼球内结构未见异常（5分），眼球后、眶隔前脂肪尚清晰（5分）。眼眶骨质结构未见明显破坏征象（5分）。右侧上颌窦黏膜增厚（5分），左侧上颌窦及筛窦黏膜稍增厚（5分）。
影像诊断 （20分）	1. 双眼球前突、多发眼外肌肥大（5分），结合病史考虑甲状腺相关性眼病（10分）。 2. 双侧上颌窦及左侧筛窦黏膜增厚（5分）。
总体评价 （10分）	报告书写格式规范，无错别字（5分）。 确认签名（5分）。

【课后思考题】

1. 甲状腺相关性眼病的甲状腺功能必定亢进吗？
2. 成人眼球突出的鉴别诊断有哪些？
3. 甲状腺相关性眼病的主要临床表现有哪些？

（骆永恒　刘军）

病例 150　视网膜母细胞瘤

患者，男，1 岁，因发现左眼瞳孔中心为白色 1 月就诊。

影像检查结果如图 150 所示。

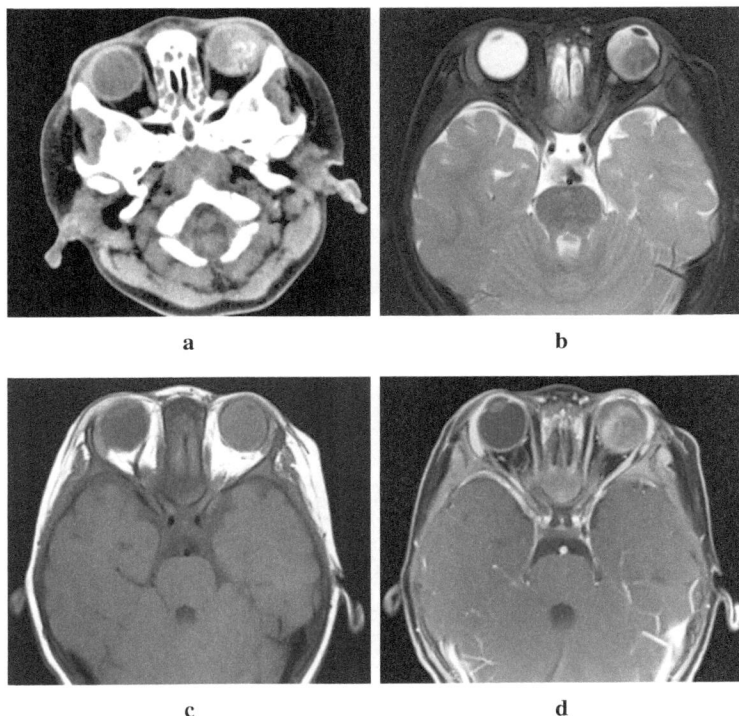

图 150 病例 150 的影像学检查图片

根据以上基本信息、临床病史和影像检查表现，请为该患者书写一份规范的影像诊断报告。

【影像诊断报告 参考答案及得分点】

一般项目 **（10分）**	核对患者的姓名、性别、年龄（5分）。 检查方法描述：眼部 CT 平扫、眼部 MRI 平扫+增强（1分）；图 150-a 为 CT 横断面软组织窗（1分），图 150-b 为 T2WI-FS 横断面（1分），图 150-c 为 T1WI 横断面（1分），图 150-d 为 T1WI-FS 增强横断面（1分）。
征象描述 **（60分）**	眼部 CT 平扫、眼部 MRI 平扫+增强：左侧眼球较对侧增大（5分），玻璃体、眼球内壁有一类圆形肿块（5分），边界欠清（5分），呈等 T1WI（5分）、等低混杂 T2WI 信号（5分），增强扫描病灶呈不均匀强化（5分）。CT 示肿块内有不规则高密度影（5分）。左眼环边缘不清（5分），左眼晶状体轻度受压前移（5分）。左侧视神经未见受累（5分）。右侧眼球及眼眶大小、形态正常，眼环完整，球内玻璃体、晶状体密度及信号正常，眼球壁均匀光滑（5分）。双侧球后脂肪均匀，眼肌无明显增粗，泪腺无增大，密度及信号均匀，边界清楚，眶壁及眶周结构未见异常（5分）。
影像诊断 **（20分）**	左眼内占位性病变（5分），高疑视网膜母细胞瘤（10分），请结合专科检查（5分）。
总体评价 **（10分）**	报告书写格式规范，无错别字（5分）。 确认签名（5分）。

【课后思考题】

1. 视网膜母细胞瘤按累及范围可分为哪4种类型?
2. 白瞳征的鉴别诊断有哪些?
3. 视网膜母细胞瘤最主要的CT特征是什么?

(骆永恒　刘军)

病例151　眼眶血管瘤

患者,男,52岁,发现右眼眼球突出半个月。

患者诉半月年前无明显诱因发现右眼眼球突出,伴右眼眼痛、头痛、牙痛、视力下降,无视物重影,无其他不适。

影像检查结果如图151所示。

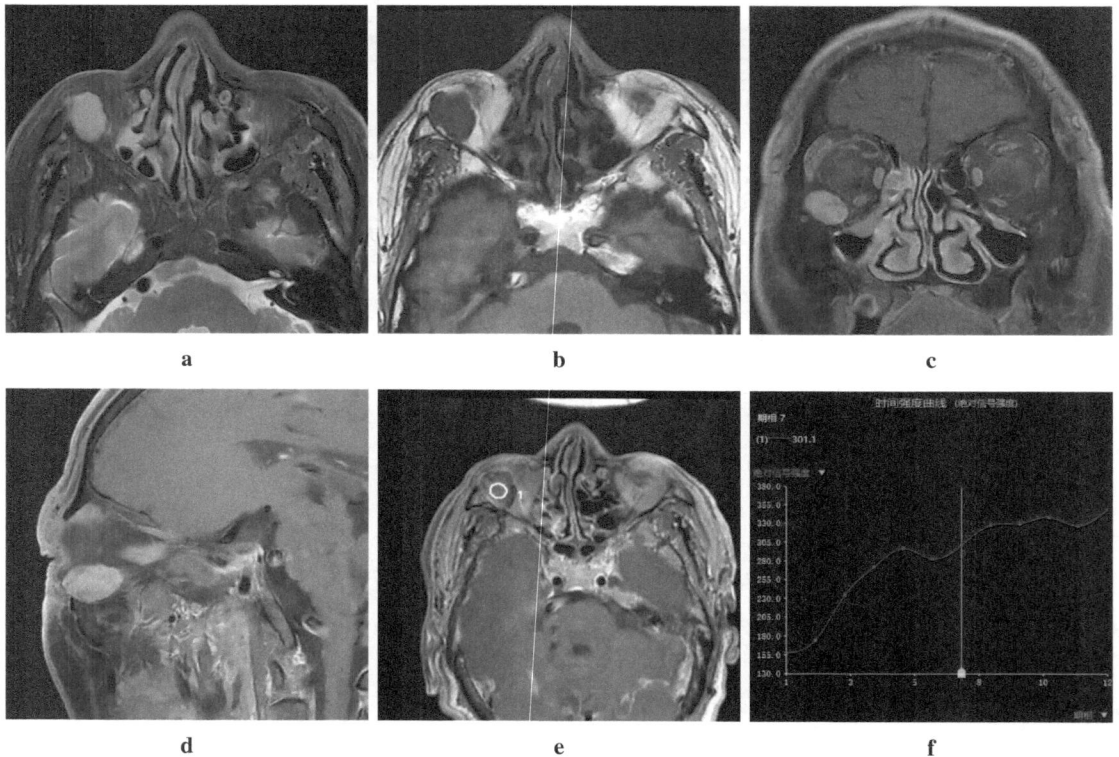

图151　病例151的影像学检查图片

根据以上基本信息、临床病史和影像检查表现,请为该患者书写一份规范的影像诊断报告。

【影像诊断报告　参考答案及得分点】

一般项目 (10分)	核对患者的姓名、性别、年龄(5分)。 检查方法描述:眼部MRI平扫+增强(1分);图151-a为T2WI-FS横断位(1分),图151-b为T1WI横断位(1分),图151-c为T1WI-FS增强冠状位,图151-d为T1WI-FS增强矢状位(1分),图151-e~f为动态增强曲线(1分)。

征象描述 (60分)	眼部MRI平扫+增强：右侧眼眶肌椎外间隙外下象限(5分)见一椭圆形肿块(5分)，边界清楚(5分)，呈低T1WI高T2WI信号(10分)，信号较均匀(5分)，增强扫描呈较均匀强化(5分)，时间-信号强度曲线呈流入型(5分)，右眼球及下直肌稍受压(5分)。眶尖脂肪信号存在(5分)。双侧眼环结构未见异常(5分)，双侧眼眶骨质结构未见明显破坏征象(5分)。
影像诊断 (20分)	右侧眼眶肌椎外间隙外下象限(5分)占位(5分)，血管瘤可能性大(10分)。
总体评价 (10分)	报告书写格式规范，无错别字(5分)。 确认签名(5分)。

【课后思考题】

1. 眼眶海绵状血管瘤最好发于哪个间隙？
2. 眼眶血管瘤的强化特征是什么？
3. 毛细血管瘤好发于儿童还是成人？

(骆永恒　刘军)

病例152　慢性化脓性中耳炎(胆脂瘤型)

患者，男，49岁，左耳反复流脓3年，再发1月。

患者自诉3年前无明显诱因左耳反复流脓，色黄，有臭味，于当地医院就诊，予以滴耳液(具体不详)治疗后症状有所好转，但耳内进水后易复发，且感冒后症状加重。1月前受凉后左耳再发流脓，性质同前，遂于当地医院行输液治疗(具体用药不详)，耳痛症状明显好转，但自感左耳听力下降，偶感耳闷胀感，不伴耳鸣、发热、鼻塞、流涕、咳嗽、咳痰等。

影像检查结果如图152所示。

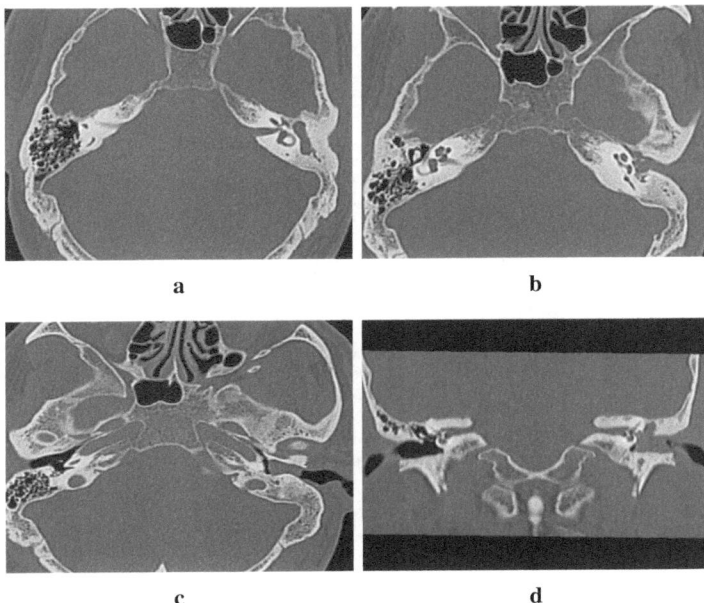

图152　病例152的影像学检查图片

根据以上基本信息、临床病史和影像检查表现,请为该患者书写一份规范的影像诊断报告。

【影像诊断报告 参考答案及得分点】

一般项目 (10分)	核对患者的姓名、性别、年龄(5分)。 检查方法描述:CT耳部薄层平扫加三维重建(1分):图152-a~c为骨窗横断面(3分), 图152-d为骨窗冠状面(1分)。
征象描述 (60分)	CT耳部薄层平扫加三维重建:左侧乳突呈硬化-板障型(5分),外耳道、鼓室、乳突窦内 见软组织密度影(10分),周围骨质破坏(5分)并硬化(5分),左侧听小骨骨质破坏(5 分)。右侧外耳道通畅(5分),听小骨结构清晰(5分)。双侧耳蜗及半规管未见异常(5 分),内听道未见异常增大或狭窄(5分)。右侧颈静脉球窝高位(5分),双侧乙状窦无前 置(5分)。
影像诊断 (20分)	1. 考虑左侧慢性中耳乳突炎(胆脂瘤型?)累及外耳道(10分),请结合临床及MRI平扫+增 强+DWI检查(5分)。 2. 右侧颈静脉球窝高位(5分)。
总体评价 (10分)	报告书写格式规范,无错别字(5分)。 确认签名(5分)。

【课后思考题】

1. 慢性中耳炎可分为哪几种亚型?
2. 胆脂瘤的DWI信号特征是什么?
3. 颈静脉球窝高位的诊断标准是什么?

(骆永恒 刘军)

病例153 颈静脉球瘤

患者,女,26岁,听力降低、耳鸣、头痛10余年。
影像检查结果如图153所示。

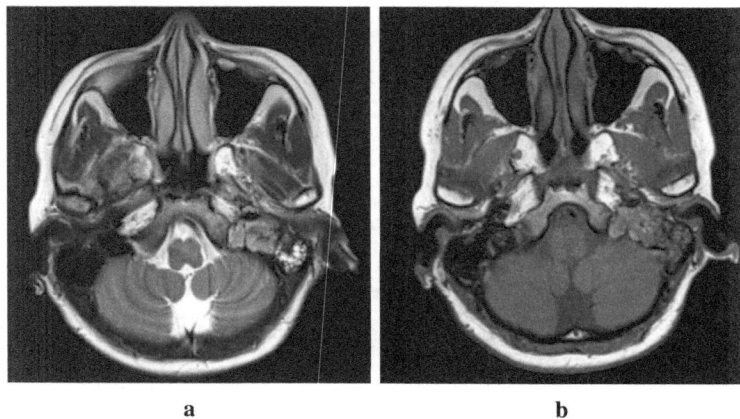

a   b

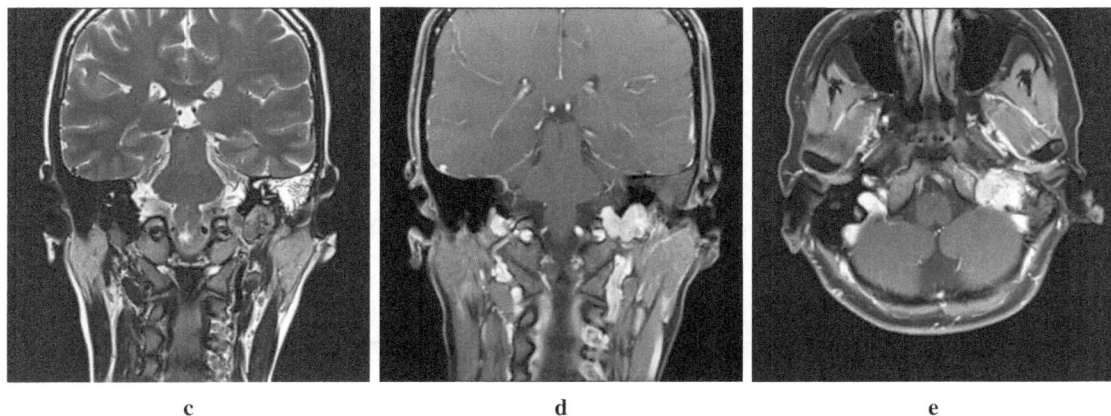

图 153　病例 153 的影像学检查图片

根据以上基本信息、临床病史和影像检查表现,请为该患者书写一份规范的影像诊断报告。

【影像诊断报告　参考答案及得分点】

一般项目 (10分)	核对患者的姓名、性别、年龄(5分)。 检查方法描述:耳部(或头部、颅底)MRI 平扫+增强(1分):图 153-a 为 T2WI 横断面(1分),图 153-b 为 T1WI 横断面(1分),图 153-c 为 T2WI 冠状面(1分),图 153-d 为 T1WI-FS 增强冠状面,图 153-e 为 T1WI-FS 增强横断面(1分)。
征象描述 (60分)	耳部(或头部、颅底)MRI 平扫+增强:左侧颈静脉孔区见一团状软组织影(5分),T1WI、T2WI 信号混杂(10分),其内见"胡椒盐征"(10分),边界清楚(5分),肿块与乙状窦关系密切(5分),增强扫描病灶明显强化,与同层面血管强化程度类似(10分)。左侧鼓室、乳突可见长 T1、长 T2 信号影,无强化(10分)。脑实质内未见明确异常信号及强化灶,脑干、小脑形态如常,未见异常信号,压水像脑内未见异常高信号,脑室系统未见扩张,脑沟、脑裂无增宽,中线结构居中(5分)。
影像诊断 (20分)	左侧颈静脉孔区占位(5分),性质待定,颈静脉球瘤(10分)并左侧阻塞性中耳炎(5分)可能。
总体评价 (10分)	报告书写格式规范,无错别字(5分)。 确认签名(5分)。

【课后思考题】

1. 颈静脉球瘤的 T1WI 平扫信号特征是什么?

2. 最好发于桥小脑角的良性肿瘤是什么?

3. 颈动脉体瘤好发于哪个位置?

(骆永恒　刘军)

病例 154　慢性鼻窦炎

患者,女,46 岁,慢性鼻炎 20 余年。

影像检查结果如图 154 所示。

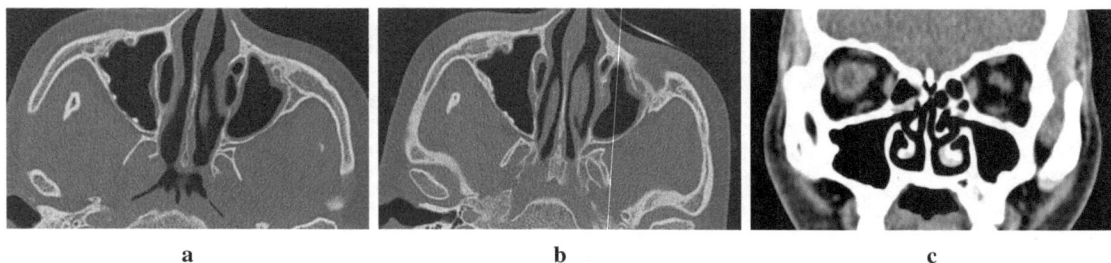

a   b   c

图 154　病例 154 的影像学检查图片

根据以上基本信息、临床病史和影像检查表现，请为该患者书写一份规范的影像诊断报告。

【影像诊断报告　参考答案及得分点】

一般项目 （10 分）	核对患者的姓名、性别、年龄（5 分）。 检查方法描述：CT 鼻窦平扫加三维重建（2 分）：图 154-a 为骨窗横断面（1 分），图 154-b 为骨窗横断面（1 分），图 154-c 为软组织窗冠状面（1 分）。
征象描述 （60 分）	CT 鼻窦平扫加三维重建：双侧上颌窦窦腔内可见少许软组织密度影（10 分），右侧上颌窦壁增厚（10 分），黏膜可见钙化灶（10 分），所示鼻窦壁未见明显骨质破坏（10 分）。双侧窦口鼻道复合体通畅，总鼻道通畅（10 分），鼻腔内未见异常密度影，鼻中隔居中（10 分）。
影像诊断 （20 分）	右侧上颌窦慢性炎症（10 分），左侧上颌窦黏膜增厚（10 分）。
总体评价 （10 分）	报告书写格式规范，无错别字（5 分）。
	确认签名（5 分）。

【课后思考题】

1. 鼻窦黏膜增厚即可诊断鼻窦炎吗？
2. 慢性鼻窦炎的影像特点是什么？
3. 急性鼻窦炎的影像特点是什么？

（骆永恒　刘军）

病例 155　甲状腺癌

患者，女，30 岁，发现甲状腺右侧叶结节 1 月。

患者自诉 1 个多月前因注射疫苗后心慌到当地医院就诊，检查发现甲状腺右侧有一个鹌鹑蛋大小肿块。体查：甲状腺右侧叶有一肿块，质地硬，无触痛，肿块可随吞咽上下活动，肿块周围皮肤无红肿、发热等表现。无脾气暴躁、易怒等情绪改变，无心慌、手抖、怕热等，无呼吸困难，无抽搐等症状。

影像检查结果如图 155 所示。

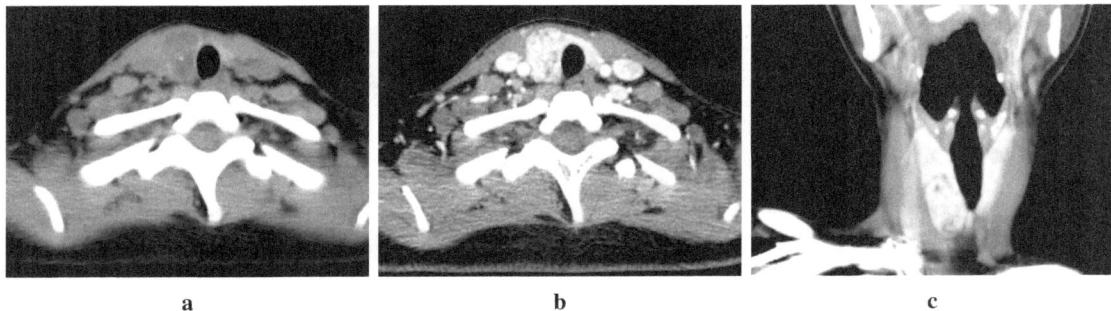

图 155　病例 155 的影像学检查图片

根据以上基本信息、临床病史和影像检查表现，请为该患者书写一份规范的影像诊断报告。

【影像诊断报告　参考答案及得分点】

一般项目 (10分)	核对患者的姓名、性别、年龄(5分)。 检查方法描述：颈部(或甲状腺)CT平扫+增强三维重建(2分)；图155-a为平扫横断面(1分)，图155-b为增强横断面(1分)，图155-c为增强冠状面(1分)。
征象描述 (60分)	颈部(或甲状腺)CT平扫+增强三维重建：甲状腺右侧叶见一枚低密度结节(5分)，其内密度不均匀(5分)，平均CT值约38 HU，内可见多发点状微钙化(5分)，病灶边缘较清晰(5分)，累及包膜(5分)，未穿破，呈"咬饼征"(10分)；增强扫描呈明显不均匀强化(5分)，较正常甲状腺强化程度低(5分)，CT值约146 HU，内可见坏死，增强扫描病灶境界较平扫缩小、边缘变不清(5分)。甲状腺左侧叶密度稍不均匀(5分)，增强可见不均匀强化。双侧Ⅳ、Ⅵ区未见明显淋巴结，余颈部未见肿大淋巴结，周围软组织未见异常(5分)。
影像诊断 (20分)	甲状腺右侧叶结节，考虑恶性肿瘤(5分)，乳头状癌?(5分)；甲状腺左侧叶密度稍不均匀，性质待定(5分)。建议结合超声及临床资料，右侧叶病灶必要时活检(5分)。
总体评价 (10分)	报告书写格式规范，无错别字(5分)。 确认签名(5分)。

【课后思考题】

1. 甲状腺微结节的首选影像学检查方法是什么？

2. 甲状腺癌最常见的病理类型是什么？

3. 甲状腺癌恶性程度最高的病理类型是什么？

(骆永恒　刘军)

第四节 神经系统

病例156 Chiari 畸形

患者，女，34岁，左下肢行走不稳8年，右上肢萎缩1年半。

肌电图示广泛神经源性损害。余无特殊。

影像检查结果如图156所示。

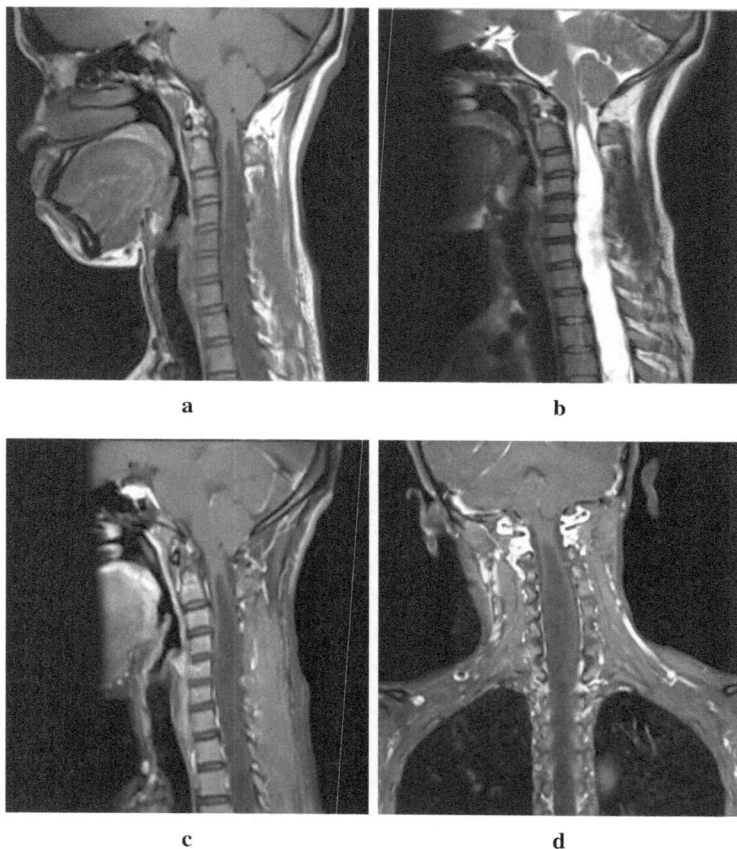

图156 病例156的影像学检查图片

根据以上基本信息、临床病史和影像检查表现，请为该患者书写一份规范的影像诊断报告。

【影像诊断报告 参考答案及得分点】

一般项目 （10分）	核对患者的姓名、性别、年龄（5分）。 检查方法描述：颈椎MRI平扫+增强（1分），图156-a为矢状位T1WI（1分）、图156-b为矢状位T2WI（1分）、图156-c为矢状位T1+C或增强（1分）、图156-d为冠状位T1+C或增强（1分）。

征象描述 **（60分）**	颈椎 MRI 平扫+增强：小脑扁桃体位置下移（5分），下移部分呈尖形改变（5分），超过枕骨大孔层面约为 XX mm（5分），大于 5 mm（5分），矢状位示小脑扁桃体填充枕骨大孔（5分），小脑叶垂直排列（5分）。颈髓及所示部分胸髓明显扩张（5分），其内见多发长 T1、长 T2 信号（5分），无明显强化（5分）。所示脑内膜下未见明显囊状扩张或发育畸形（5分），四脑室发育良好，未见明显扩张征象（5分）。颈胸椎未见明显骨质异常征象（5分）。
影像诊断 **（20分）**	小脑扁桃体下疝并脊髓空洞症（5分），考虑 Chiari 畸形（Ⅱ型）（15分）。
总体评价 **（10分）**	报告书写格式规范，无错别字（5分）。 确认签名（5分）。

【课后思考题】

1. Chiari 畸形的分型？
2. Chiari 畸形各型的主要影像学检查方法、影像表现有哪些？
3. Chiari 畸形的主要临床表现有哪些？

（廖海燕　蔡赛男　明倩文）

病例 157　椎管内神经鞘瘤

患者，女，23 岁，腰骶部疼痛 2 年余，加重 1 月。

专科检查：腰骶部间歇性疼痛，活动后加重，休息时缓解，骶部偏左侧疼痛最明显；腰骶椎棘突及椎旁肌肉压、叩痛，活动稍受限，余无特殊。

影像检查结果如图 157 所示。

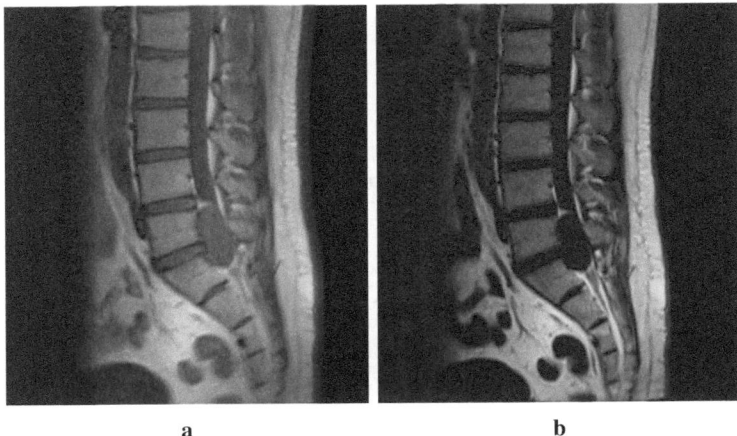

a　　　　　　　　　　　b

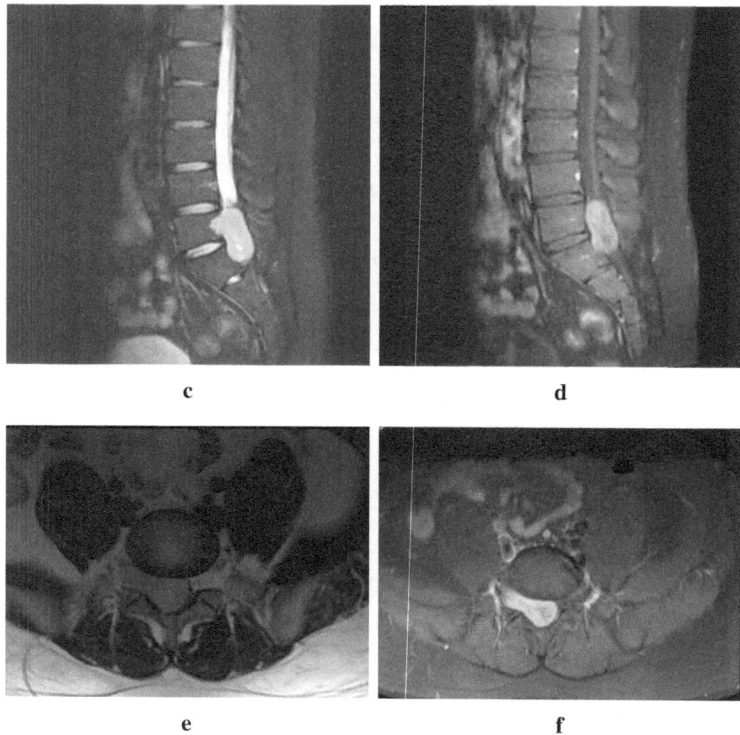

图 157 病例 157 的影像学检查图片

根据以上基本信息、临床病史和影像检查表现，请为该患者书写一份规范的影像诊断报告。

【影像诊断报告 参考答案及得分点】

一般项目 **（10 分）**	核对患者的姓名、性别、年龄（5 分）。 检查方法描述：腰椎 MRI 平扫+增强：图 157-a 为矢状位 T1WI、图 157-b 为矢状位压脂 T2（1 分）、图 157-c 为矢状位压脂 T2（1 分）、图 157-d 为矢状位 T1+C 或增强压脂（1 分）、图 157-e 为横断位 T2WI 压水相（1 分）、图 157-f 为横断位 T1+C 或增强压脂相（1 分）
征象描述 **（60 分）**	腰椎 MRI 平扫+增强：L5-S1 层面椎管内（5 分）见一椭圆形（5 分）异常信号影，T1WI 呈低信号（5 分），T2WI 呈稍高信号（5 分），压脂像呈高信号，增强扫描呈明显强化（5 分），其内信号稍不均匀，可见小斑片状长 T1、长 T2 信号影，无明显强化（5 分）；肿块边缘清晰（5 分），大小约为 XX mm×XX mm（5 分），横断位可见病变穿过右侧椎间孔，椎间孔明显扩大（5 分），硬膜囊受压推移（5 分），邻近椎体及附件骨质未见明显异常，椎间盘形态及信号未见明显异常（5 分）。余所示腰椎椎体未见明显骨质异常，椎间盘未见突出及膨出征象，余所示椎管内未见明显异常信号（5 分）。
影像诊断 **（20 分）**	L5-S1 层面椎管内硬膜外占位病变（5 分）：考虑神经源性肿瘤（5 分）可能性大：神经鞘瘤（5 分）？神经纤维瘤（5 分）？
总体评价 **（10 分）**	报告书写格式规范，无错别字（5 分）。 确认签名（5 分）。

【课后思考题】

1. 椎管内肿瘤如何进行定位分析?

2. 椎管内肿瘤的诊断与鉴别诊断有哪些?

3. 髓外硬膜下好发的肿瘤有哪些?

(廖海燕 蔡赛男 明倩文)

病例158 脊髓损伤

患者,男,74岁,因摔倒致腰臀部疼痛1天余入院。

体格检查:神清语明,腰臀部疼痛,双下肢活动可,肌力4级。

实验室检查:血常规、肝肾功能、凝血常规、二便常规均无明显异常。

影像检查结果如图158所示。

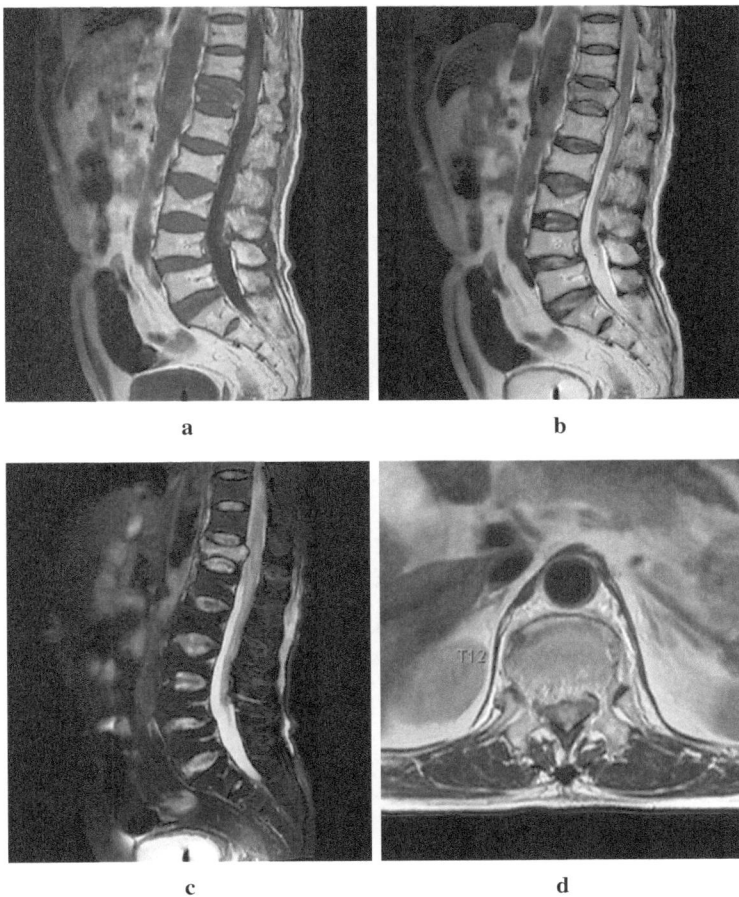

图158 病例158的影像学检查图片

根据以上基本信息、临床病史和影像检查表现,请为该患者书写一份规范的影像诊断报告。

【影像诊断报告 参考答案及得分点】

一般项目 (10分)	核对患者的姓名、性别、年龄(5分)。 检查方法描述:腰椎 MRI 平扫(1分),图 158-a 为矢状位 T1WI(1分),图 158-b 为矢状位 T2WI(1分),图 158-c 为矢状位 T2 抑脂序列(1分),图 158-d 为轴位 T2WI(1分)。
征象描述 (60分)	MR 腰椎平扫:腰椎曲度尚可,T12(5分)压缩变扁,呈鱼椎改变,压缩约 1/2 椎体高度(5分),压缩锥体呈大片状长 T1、长 T2 信号,抑脂序列呈高信号(5分),椎体前后径增大并部分向椎管内移位(5分),相应节段椎管变窄,较窄处约为 XX mm(5分),硬膜囊及脊髓受压(5分),相应层面脊髓内见斑片状稍长 T1、稍长 T2 信号(5分),椎旁软组织肿胀,L3 亦呈鱼椎改变,压缩约 1/3 椎体高度(5分),其内局部见小片状长 T2 信号灶,抑脂序列呈低信号(5分)。L4 轻度前移,前移程度小于椎体直径的 1/4,(5分),诸胸腰椎间盘未见明显膨出及突出征象,多个椎体见骨质增生(5分)。腰部皮下见条片状抑脂高信号,边缘模糊(5分)。
影像诊断 (20分)	1. T12 新鲜压缩性骨折,继发性椎管狭窄、脊髓损伤可能,腰部皮下软组织损伤(10分)。 2. L4 向前 I°滑脱,建议进一步完善 CT 检查(5分)。 3. 胸腰椎退变。 4. L3 压缩性骨折(陈旧性)。
总体评价 (10分)	报告书写格式规范,无错别字(5分)。 确认签名(5分)。

【课后思考题】

1. 脊髓损伤的主要影像学检查方法有哪些?
2. 脊髓损伤的主要影像学征象及鉴别诊断有哪些?
3. 脊髓损伤的主要临床表现有哪些?

(廖海燕 明倩文 蔡赛男)

病例 159 脑梗死

患者,男,44 岁,言语不清、肢体麻木 1 小时。

既往有高血压病史,余无特殊。

影像检查结果如图 159 所示。

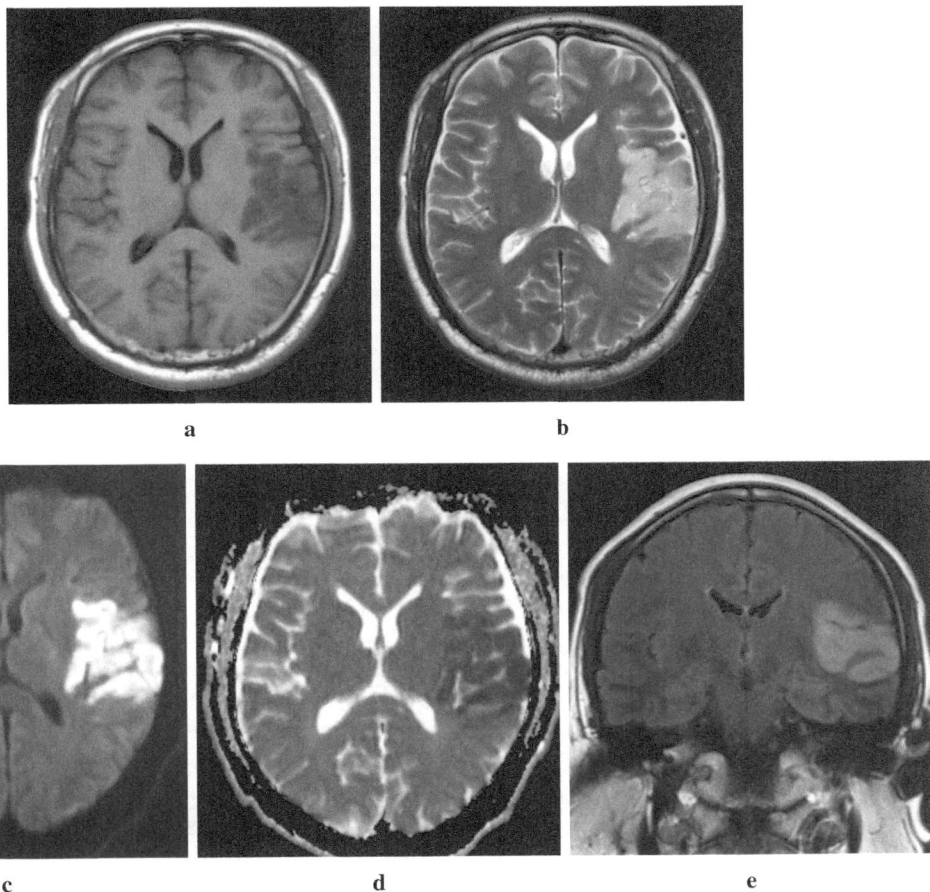

图 159 病例 159 的影像学检查图片

根据以上基本信息、临床病史和影像检查表现，请为该患者书写一份规范的影像诊断报告。

【影像诊断报告 参考答案及得分点】

一般项目 （10分）	核对患者的姓名、性别、年龄(5分)。 检查方法描述：头部 MRI 平扫+DWI；图 159-a 为横断位 T1WI(1 分)、图 159-b 为横断位 T2WI(1 分)、图 159-c 为横断位 DWI(1 分)、图 159-d 为横断位 ADC(1 分)、图 159-e 为冠状位 T2FLAIR(1 分)。
征象描述 （60分）	头部 MRI 平扫+DWI：左侧颞岛叶(5 分)见片状(5 分)异常信号影，T1WI 以低信号为主(5 分)，T2WI 以高信号为主(5 分)，T2 FLAIR 及 DWI 呈高信号(5 分)，ADC 呈低信号(5 分)，皮层及皮层下均受累(5 分)，脑沟裂较对侧变窄、脑回肿胀(5 分)，呈脑回状分布(5 分)，暂未见明显占位效应及周边水肿(5 分)。余所示脑实质内未见明显异常信号影，中线结构居中(5 分)；脑室无扩张，脑沟、脑裂无增宽(5 分)。
影像诊断 （20分）	左侧颞岛叶病变(5 分)：考虑为脑梗死(急性期)(5 分)，建议完善 CTA 或 MRA 及灌注检查(5 分)评估血管及组织灌注情况(5 分)。

总体评价 （10分）	报告书写格式规范，无错别字（5分）。
	确认签名（5分）。

【课后思考题】

1. 急性脑梗死的首选影像学检查方法及影像学评估是什么？
2. 基底节区及丘脑常见梗死分布及供血血管包括哪些？
3. 急性脑梗死的主要临床表现有哪些？

（廖海燕　蔡赛男　明倩文）

病例160　硬膜外血肿

患者，女，21岁，行走时与三轮车发生碰撞，致头部受伤。

体格检查：当即感头部疼痛，伴恶心，呕吐数次，为胃内容物，非喷射性，伴左耳流血，无昏迷。余未见明显异常。

实验室检查：血常规、凝血功能、大小便常规、肝肾功能、电解质未见明显异常。

影像检查结果如图160所示。

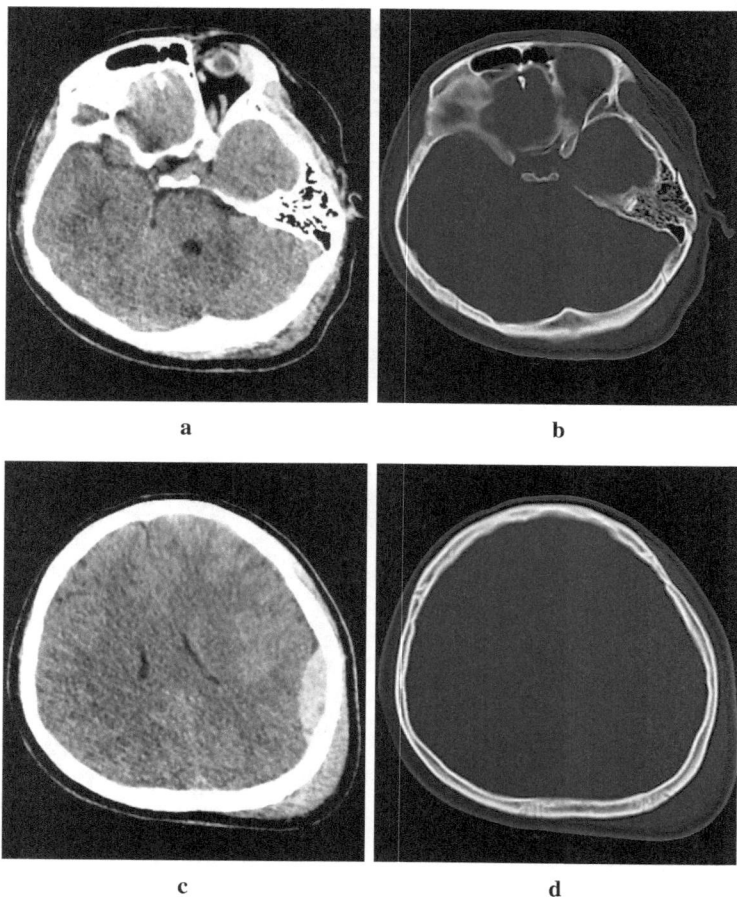

a

b

c

d

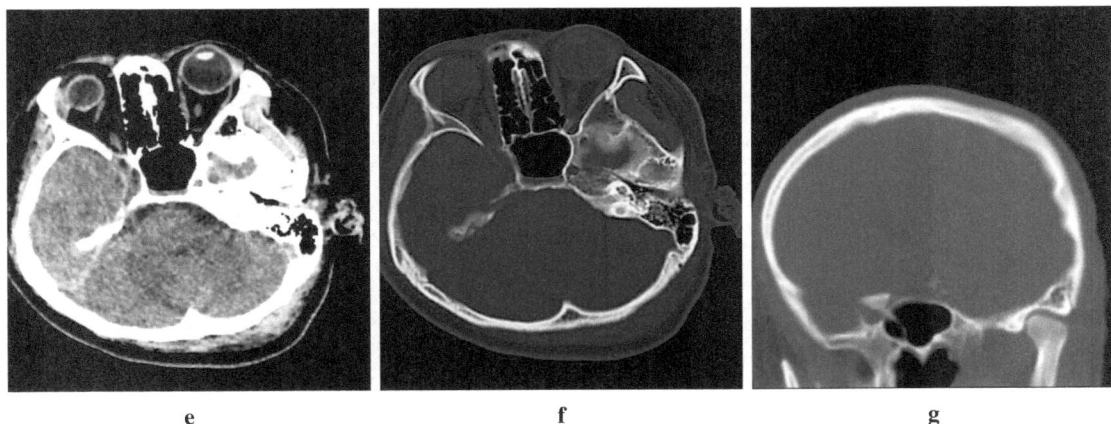

图 160 病例 160 的影像学检查图片

根据以上基本信息、临床病史和影像检查表现，请为该患者书写一份规范的影像诊断报告。

【影像诊断报告 参考答案及得分点】

一般项目 (10分)	核对患者的姓名、性别、年龄(5分)。 检查方法描述：头部 CT 平扫：图 160-a、图 160-c、图 160-e 为横断位脑组织窗(2分)；图 160-b、图 160-d、图 160-f 为横断位骨窗(2分)，图 160-g 为冠状位骨窗(1分)。
征象描述 (60分)	头部 CT 平扫示：左侧顶枕部(5分)颅骨内板下见梭形(5分)高密度影(5分)，CT 值约为 XX Hu(5分)，大小约为 XX mm(5分)，邻近脑实质轻度受压(5分)，侧脑室无明显受压，中线结构无移位(5分)，邻近左侧颞骨可见多发线形负影(5分)，骨折线累及左侧乳突窦(5分)及左侧耳道前壁(5分)。余所示脑实质内未见明显脑外伤征象，脑沟裂内未见明显高密度影，脑室系统无明显扩张，脑沟裂无明显增宽(5分)。左侧顶枕部头皮肿胀增厚、密度增高，大小约为 XX mm(5分)。
影像诊断 (20分)	左侧颞骨多发骨折(5分)、左侧顶枕部硬膜外血肿(5分)，左侧顶枕部头皮血肿(5分)，请结合临床及密切追观复查或结合 MRI 检查排除迟发性或隐匿性脑损伤(5分)。
总体评价 (10分)	报告书写格式规范，无错别字(5分)。 确认签名(5分)。

【课后思考题】

1. 硬膜外血肿的主要影像学检查方法有哪些？
2. 硬膜外血肿的影像学诊断及其鉴别诊断有哪些？
3. 硬膜外血肿的主要病因有哪些？

(廖海燕 明倩文 蔡赛男)

病例 161 硬膜下血肿

患者，男，46岁，左侧额颞部无诱因胀痛 4 天，加重 2 天，平躺尤甚。
体格检查：神清语明，无头晕、呕吐，无视物模糊。余未见明显异常。

既往史：高血压病病史 4 年，最高收缩压为 170 mmHg。

实验室检查：未见明显异常。

影像检查结果如图 161 所示。

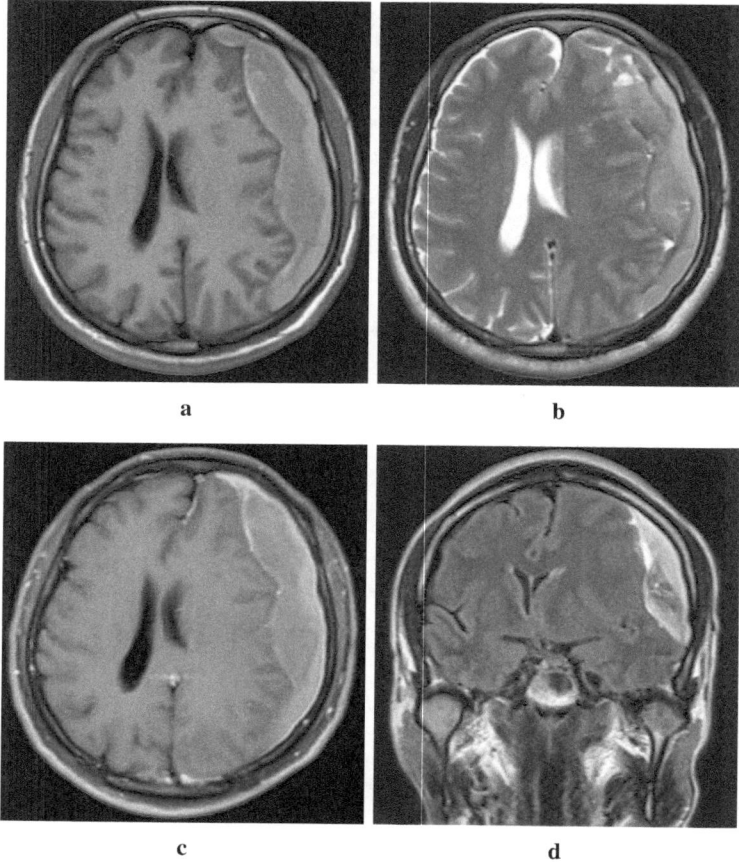

图 161　病例 1601 的影像学检查图片

根据以上基本信息、临床病史和影像检查表现，请为该患者书写一份规范的影像诊断报告。

【影像诊断报告　参考答案及得分点】

一般项目（10 分）	核对患者的姓名、性别、年龄（5 分）。 检查方法描述：头部 MR 平扫＋增强（1 分）：图 161-a 为横断位 T1WI（1 分）；图 161-b 为横断位 T2WI（1 分），图 161-c 为横断位 T1+C 或增强（1 分），图 161-d 为冠状位 T2FLAIR（1 分）。
征象描述（60 分）	头部 MR 平扫＋增强示：左侧额顶颞部（5 分）颅骨内板下（5 分）见"新月形"（5 分）混杂信号影，以等稍短 T1、等稍长 T2 信号为主（5 分），压水呈等或稍高信号（5 分），增强扫描无明显强化（5 分），较宽层面约为 XX cm（5 分），邻近脑实质及侧脑室受压（5 分），中线结构向右侧移位（5 分）。左侧半卵圆中心见少许小斑片状长 T1、长 T2 信号影（5 分），压水呈稍高信号，无明显强化（5 分）。余所示脑实质内未见明显异常信号影，脑沟裂无明显增宽（5 分）。所示颅骨未见明确异常信号灶。

影像诊断 （20分）	左侧额顶颞部亚急性晚期（5分）硬膜下血肿（5分）并大脑镰下疝形成（5分），请结合临床及复查。 左侧半卵圆中心少许脑白质病变（5分）。
总体评价 （10分）	报告书写格式规范，无错别字（5分）。 确认签名（5分）。

【课后思考题】

1. 简述硬膜下血肿与硬膜外血肿的鉴别诊断。

2. 硬膜下血肿的影像学诊断及其鉴别诊断有哪些？

3. 脑疝的主要病因及分类有哪些？

（廖海燕　明倩文　蔡赛男）

病例162　脑动脉瘤

患者，男，55岁，健康体检。

专科检查：神清语利，未见明显异常。

实验室检查：血常规、肝肾功能、凝血常规、二便常规均无明显异常。

影像检查结果如图162所示。

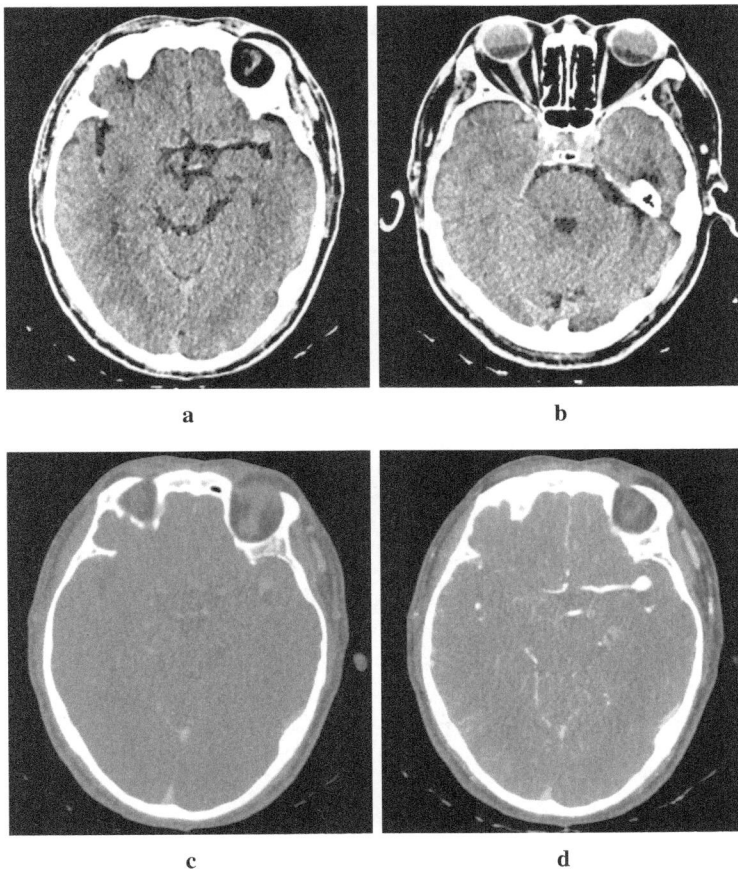

a　　　　　　　　　　　　b

c　　　　　　　　　　　　d

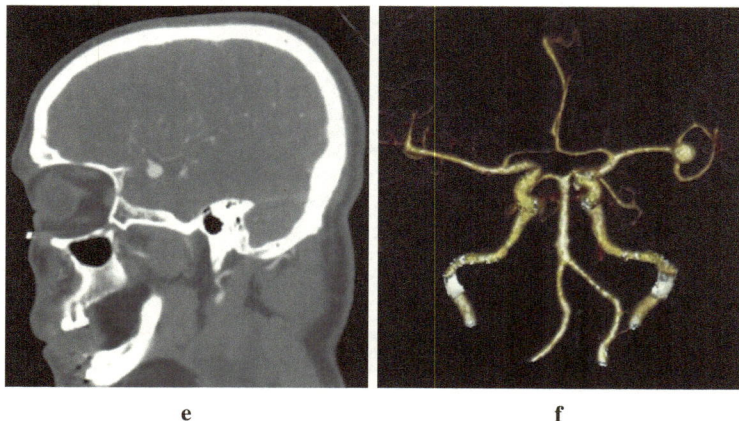

e   f

图162 病例162的影像学检查图片

根据以上基本信息、临床病史和影像检查表现，请为该患者书写一份规范的影像诊断报告。

【影像诊断报告 参考答案及得分点】

一般项目 **（10分）**	核对患者的姓名、性别、年龄（5分）。 检查方法描述：CTA头部血管增强加三维成像：图162-a、图162-b为轴位头部CT平扫软组织窗（1分），图162-c为轴位头部CT平扫骨窗（1分），图162-d为轴位头部血管CTA（1分），图162-e为矢状位头部血管CTA（1分），图162-f为头部血管CTA后处理VR图像（1分）。
征象描述 **（60分）**	CTA头部血管增强加三维成像：左侧大脑中动脉M1分叉部（10分）见囊袋状突起（5分），大小约为XX mm（5分），瘤颈约为XX mm（5分），其密度与血管管腔内密度一致（5分），呈均匀强化（5分），未见明确蛛网膜下隙出血征象（5分）；双侧颈内动脉颅内段、基底动脉管壁见斑片状钙化（5分）。余双侧颈总动脉、颈内动脉、椎动脉及其主要分支大脑前动脉、后动脉、基底动脉、大脑后动脉管腔通畅（5分），轮廓光整，未见局限性狭窄或扩张（5分）。所示脑实质未见异常密度影，脑室系统未见明显扩张，脑沟、脑池及脑裂未见异常。中线结构无移位（5分）。
影像诊断 **（20分）**	左侧大脑中动脉M1分叉部动脉瘤（5分），请结合临床，建议完善DSA检查（5分）、介入科就诊（5分）。 颅内动脉硬化（5分）。
总体评价 **（10分）**	报告书写格式规范，无错别字（5分）。 确认签名（5分）。

【课后思考题】

1. 脑动脉瘤的主要影像学检查方法有哪些？
2. 脑动脉瘤的主要并发症有哪些？
3. 脑动脉瘤的好发部位有哪些？

（廖海燕 明倩文 蔡赛男）

病例 163 高级别胶质瘤

患者，女，50 岁，头痛半月余。

专科检查：神清语利，余未见明确异常。

实验室检查：肝肾功能示甘油三酯 1.77 mmol/L，总胆固醇 5.92 mmol/L，血常规、二便常规等未见明显异常。

影像检查结果如图 163 所示。

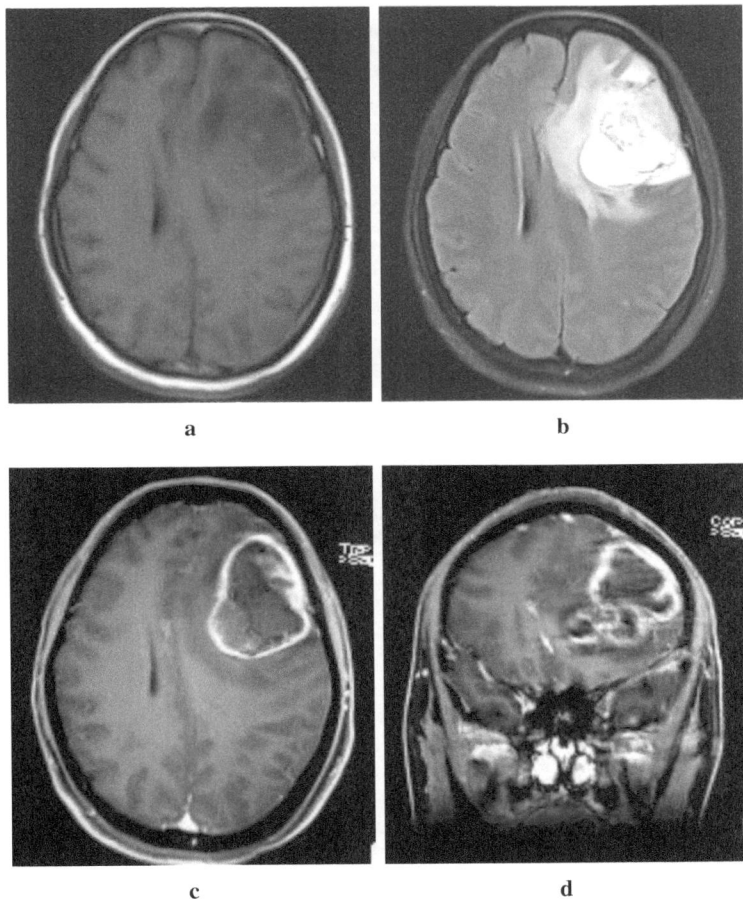

图 163 病例 163 的影像学检查图片

根据以上基本信息、临床病史和影像检查表现，请为该患者书写一份规范的影像诊断报告。

【影像诊断报告 参考答案及得分点】

一般项目 (10分)	核对患者的姓名、性别、年龄(5分)。 检查方法描述：头部 MRI 平扫+增强(1分)，图 163-a 为轴位 T1WI(1分)，图 163-b 为轴位 T2FLAIR(1分)，图 163-c 为轴位 T1+C 或增强(1分)，图 163-d 冠状位 T1+C 或增强(1分)。

征象描述 **(60分)**	头部 MRI 平扫+增强扫描示：左侧额叶(10分)见团片状不规则(5分)混杂信号影，较大层面约为 XX mm(5分)，平扫 T1WI 呈等-稍低信号、T2WI Flair 呈不均匀高信号影(5分)，内部见囊样更高信号，周围见大片状水肿信号影(5分)，增强呈不均匀强化(5分)，以边缘"花环状"强化为主(5分)，邻近脑实质受压(5分)，左侧侧脑室前角受压失去正常形态(5分)，中线结构向右移位约为 XX mm(5分)，余所示脑实质内未见明显异常信号。脑沟、脑裂无增宽(5分)。
影像诊断 **(20分)**	左侧额叶占位病变(5分)，考虑肿瘤性病变：高级别胶质细胞瘤可能(5分)，不除外淋巴瘤或转移瘤(5分)，请结合临床病史综合考虑，建议完善 DWI、MRS 及 PWI 协助诊断，必要时完善 PET-CT 检查(5分)。
总体评价 **(10分)**	报告书写格式规范，无错别字(5分)。
	确认签名(5分)。

【课后思考题】

1. 成人幕上好发的肿瘤主要包括哪些？

2. 胶质母细胞瘤与原发性中枢神经系统淋巴瘤如何鉴别诊断？

3. 简述低级别与高级别胶质瘤的影像学鉴别诊断要点。

（廖海燕　明倩文　蔡赛男）

病例 164　脑动静脉畸形

患者，女，10 岁，发现颅内病变 1 年，头痛 4 月余。

既往无特殊。

影像检查结果如图 164 所示。

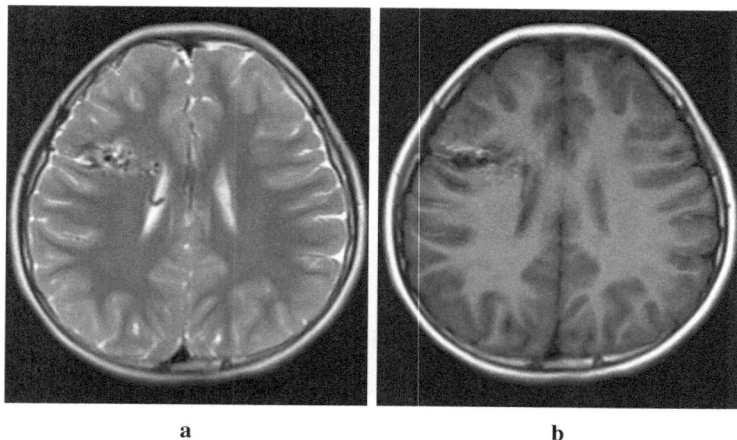

a　　　　　　　　　　　　　b

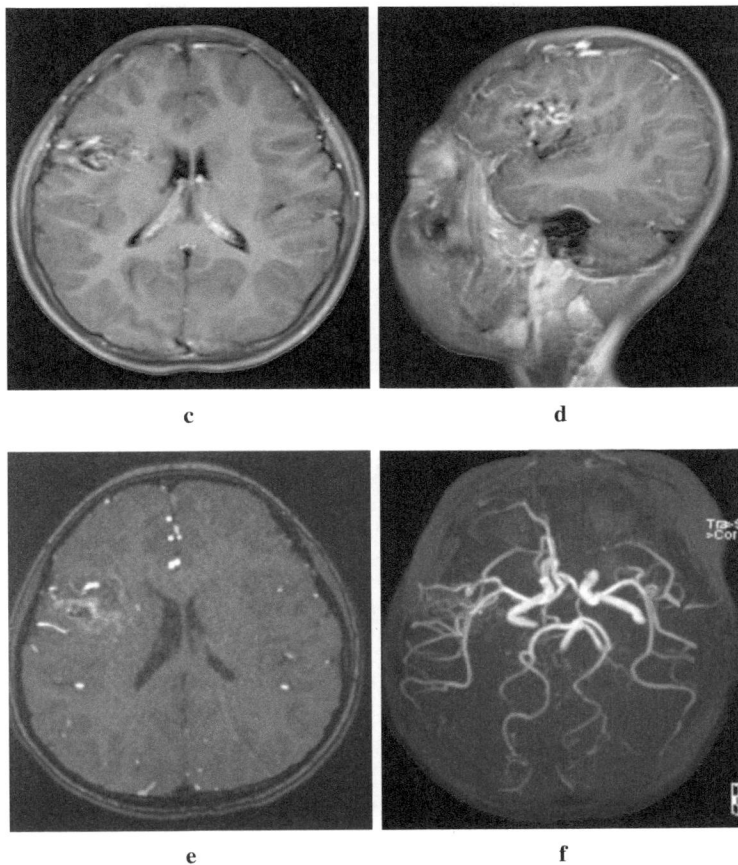

图 164　病例 164 的影像学检查图片

根据以上基本信息、临床病史和影像检查表现,请为该患者书写一份规范的影像诊断报告。

【影像诊断报告　参考答案及得分点】

一般项目 **(10分)**	核对患者的姓名、性别、年龄(5分)。 检查方法描述:图 164-a 为头部 MRI 平扫横断位 T1WI、图 164-b 为头部 MRI 平扫横断位 T2WI(2分)、图 164-c 为头部横断位 MRI 增强(1分)、图 164-d 为头部矢状位 MRI 增强(1分)、图 164-e、图 164-f 为头部 MRA(1分)。
征象描述 **(60分)**	头部 MRI 平扫+增强+MRA:右侧额叶(5分)见不规则(5分)异常信号影,T1WI、T2WI 呈混杂信号(5分),其内可见小圆形或条状流空信号影(5分),MRA 可见显示(5分),并可见右侧大脑前中动脉远端分支增多、迂曲,与病变交通(5分),增强扫描呈不均匀强化(5分)。病变边缘清晰,大小约为 XX mm×XX mm(5分),邻近脑实质及脑沟裂无明显移位征象(5分),无水肿信号(5分)。余所示大脑半球对称,脑实质内未见明显异常信号影,中线结构居中(5分)。MRA 示余双侧颈内动脉、椎-基底动脉、左侧大脑前中动脉及双侧大脑后动脉走行未见明显异常,管壁光滑,管腔无明显局限性增宽或狭窄征象(5分)。
影像诊断 **(20分)**	右侧额叶病变(5分):考虑为血管畸形(动静脉畸形可能性大)(10分),建议完善 SWI、MRV 或 DSA 等检查(5分)。

总体评价 （10分）	报告书写格式规范，无错别字(5分)。 确认签名(5分)。

【课后思考题】

1. 脑血管畸形的主要类型包括有哪些？
2. 脑动静脉畸形的影像学诊断及其鉴别诊断有哪些？
3. 脑血管畸形的影像检查方法包括哪些？

（廖海燕　蔡赛男　明倩文）

病例165　蛛网膜囊肿

患者，女，60岁，左侧肢体乏力3月余。

既往史：2型糖尿病病史1年余，余无特殊。

体格、专科检查：无特殊。

影像检查结果如图165所示。

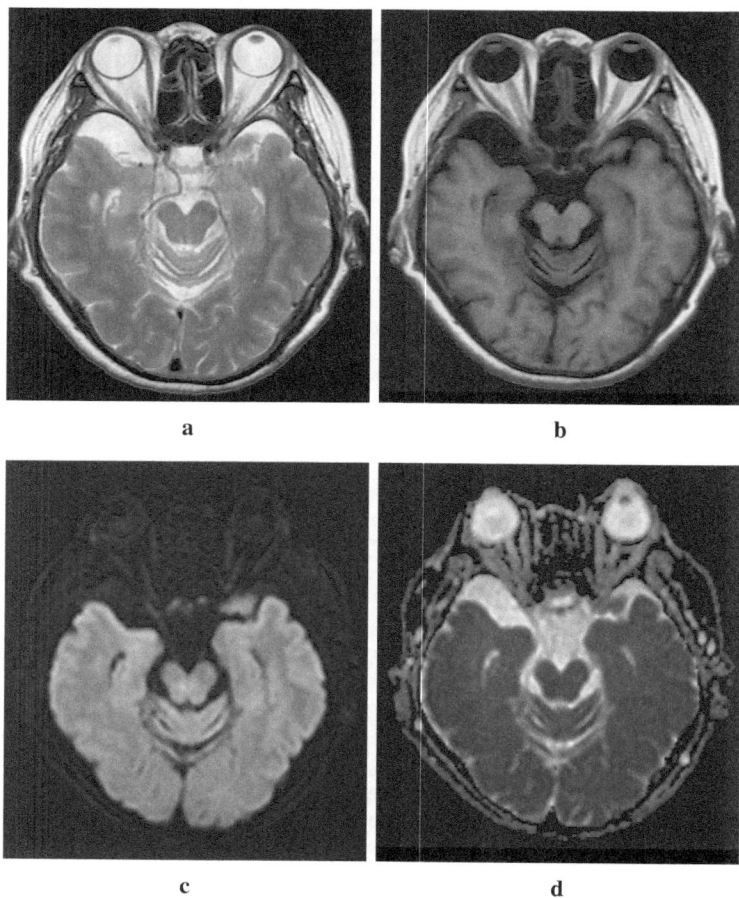

图165　病例165的影像学检查图片

根据以上基本信息、临床病史和影像检查表现，请为该患者书写一份规范的影像诊断报告。

【影像诊断报告 参考答案及得分点】

一般项目 （10分）	核对患者的姓名、性别、年龄（5分）。 检查方法描述：头部 MRI 平扫+DWI（1分），图 165-a 为横断位 T2WI（1分）、图 165-b 为横断位 T1WI（1分）、图 165-c 为横断位 DWI（1分）、图 165-d 为横断位 ADC（1分）。
征象描述 （60分）	头部 MRI 平扫+DWI：右侧颞部颅骨内板下（5分）见不规则（5分）异常信号影，T1WI 呈低信号（5分），T2WI 呈高信号（5分），DWI 呈低信号（5分），ADC 呈高信号（5分），边缘清晰，大小约为 XX mm×XX mm（5分），邻近右侧颞叶脑实质受压变形（5分），脑沟裂受压变窄（5分），无明显移位征象。无水肿信号（5分）。所示脑干形态及信号未见明显异常，（5分）余所示大脑半球对称，脑实质内未见明显异常信号影，中线结构居中（5分）。
影像诊断 （20分）	右侧颞部颅骨内板下占位病变（5分）：考虑为蛛网膜囊肿（10分），建议复查或完善增强检查（5分）。
总体评价 （10分）	报告书写格式规范，无错别字（5分）。 确认签名（5分）。

【课后思考题】

1. 蛛网膜囊肿的主要影像学检查方法有哪些？
2. 蛛网膜囊肿的影像学诊断及其鉴别诊断有哪些？
3. 蛛网膜囊肿的好发部位有哪些？

（廖海燕 蔡赛男 明倩文）

病例166 脑膜瘤

患者，女，55 岁。19 天前无明显诱因突发晕厥，持续时间数十分钟，发病时无四肢抽搐、口吐白沫、无头晕头痛、无恶心呕吐等特殊不适。

既往史：10 余年前曾有过精神病史（未见详细资料），家属代诉已治愈，未再发作过。

体格检查、实验室检查，无特殊。

影像检查结果如图 166 所示。

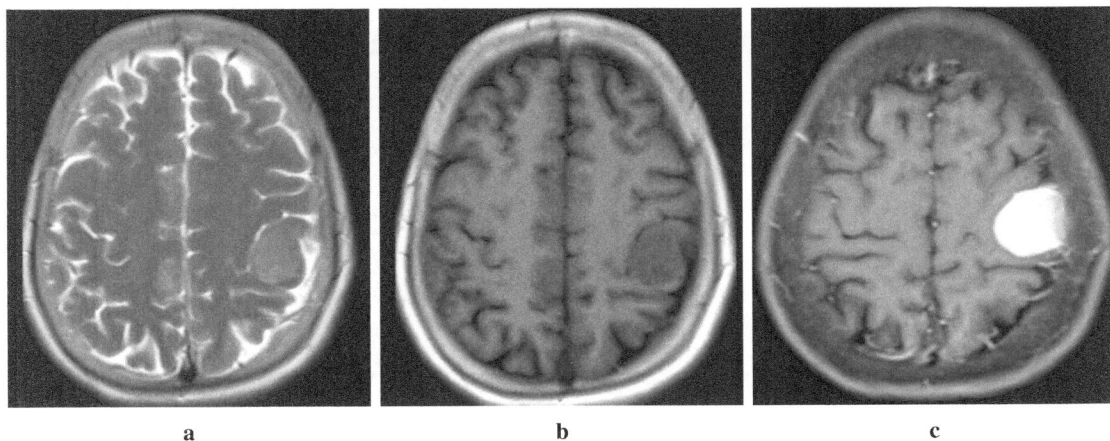

a   b   c

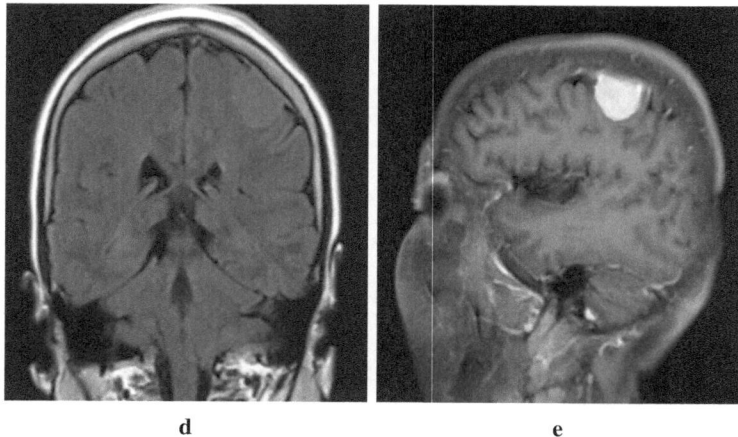

d   e

图 166　病例 166 的影像学检查图片

根据以上基本信息、临床病史和影像检查表现，请为该患者书写一份规范的影像诊断报告。

【影像诊断报告　参考答案及得分点】

一般项目 （10 分）	核对患者的姓名、性别、年龄（5 分）。 检查方法描述：头部 MRI 平扫+增强：图 166-a 为横断位 T2WI（1 分）、图 166-b 为横断位 T1WI（1 分）、图 166-c 为横断位 MRI 增强（1 分）、图 166-d 为冠状位 T2WI Flair（1 分）、图 166-e 为矢状位 MRI 增强（1 分）
征象描述 （60 分）	头部 MRI 平扫+增强示：左侧顶部颅骨内板下（5 分）可见一个大小约为 XX mm 不规则异常信号（5 分），T1WI、T2W 呈等低信号（5 分），压水呈稍高信号影，增强后明显不均匀强化（5 分），边界清晰，局部脑实质呈轻度受压改变（5 分）。邻近脑膜轻度增厚强化，可见"脑膜尾征"（5 分），病变以宽基底与硬脑膜相贴，冠矢状位呈"D"字征改变（5 分）。邻近颅骨无明显骨质异常，（5 分）周围脑实质无明显水肿（5 分）。余所示双侧大小脑半球对称，脑实质内未见异常信号及强化灶（5 分），脑室系统无扩张，双侧对称，大脑镰、小脑幕形态、位置、信号未见异常，所示脑沟裂池无异常，中线结构居中（5 分）。颅骨未见骨质异常征象（5 分）。
影像诊断 （20 分）	左顶部占位病变（5 分），考虑颅内脑外肿瘤性病变：脑膜瘤可能性大（5 分），其他脑膜间质来源或血管源性肿瘤待删（5 分），建议必要时完善 MRS、DWI（5 分）检查。
总体评价 （10 分）	报告书写格式规范，无错别字（5 分）。 确认签名（5 分）。

【课后思考题】

1. 颅内脑外与脑内肿瘤的鉴别诊断要点是什么？

2. 脑膜瘤典型的影像学表现如何？

3. 脑膜瘤的主要好发部位有哪些？

（廖海燕　蔡赛男　明倩文）

病例 167 听神经瘤

患者，男，40 岁，右耳听力障碍半年，头痛半月。

体格检查：右耳听力稍差，余未见明显异常。

实验室检查：血常规、肝肾功能、二便常规均无明显异常。

影像检查结果如图 167 所示。

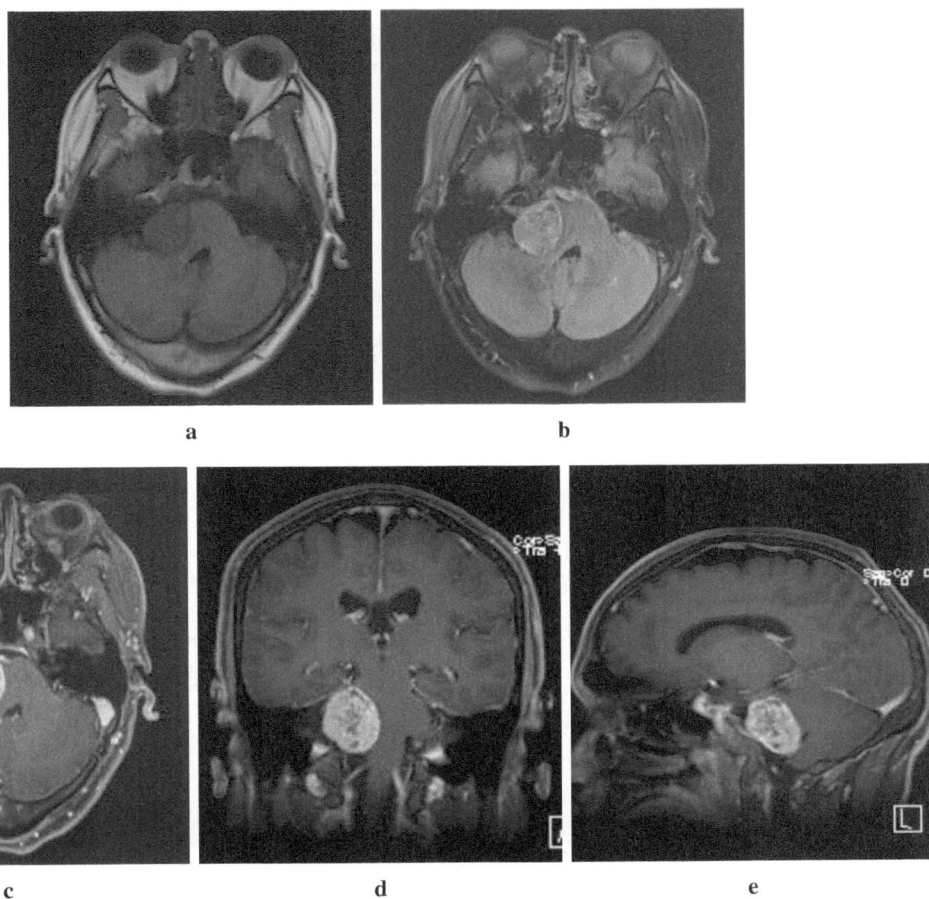

图 167 病例 167 的影像学检查图片

根据以上基本信息、临床病史和影像检查表现，请为该患者书写一份规范的影像诊断报告。

【影像诊断报告 参考答案及得分点】

一般项目 (10 分)	核对患者的姓名、性别、年龄(5 分)。 检查方法描述：头部 MRI 平扫+增强，图 167-a 为轴位 T1WI(1 分)，图 167-b 轴位 T2FLAIR(1 分)，图 167-c 为轴位 T1+C 或增强(1 分)，图 167-d 为冠状位 T1+C 或增强(1 分)，图 167-e 矢状位 T1+C 或增强(1 分)。

征象描述 （60分）	头部 MRI 平扫+增强扫描示：右侧桥小脑角区（5分）可见一类圆形肿块影（5分），边界清楚（5分），大小约为 XX mm（5分），呈等稍长 T1、等稍长 T2 信号，T2WI 示其内信号稍不均匀（5分），增强扫描病灶明显不均匀强化，部分可见无强化坏死区（5分），邻近右侧内听道稍扩大（5分），可见"冰淇淋征"（5分），邻近脑实质及脑干稍受压，无明显水肿信号（5分），邻近脑膜无明显强化，未见"脑膜尾征"（5分），双侧乳突及邻近骨质未见明显异常信号（5分）；余所示双侧脑实质内未见明显异常信号影，脑室系统及脑沟裂池无明显增宽，中线结构居中（5分）。
影像诊断 （20分）	右侧桥小脑角区占位病变（5分），考虑听神经瘤可能性大（5分），不典型脑膜瘤待删（5分），请结合临床资料综合分析（5分）。
总体评价 （10分）	报告书写格式规范，无错别字（5分）。 确认签名（5分）。

【课后思考题】

1. 听神经瘤的主要影像学检查方法有哪些？
2. 听神经瘤的主要影像学表现及其鉴别诊断有哪些？
3. 听神经瘤的主要临床表现有哪些？

（廖海燕　明倩文　蔡赛男）

病例 168　血管母细胞瘤

患者，男，24 岁，因头晕 7 日，进食后呕吐 6 日入院。

体格检查：神清语利，未见明显异常。

实验室检查：血常规示中性粒细胞计数 $9.39×10^9$/L，白细胞计数 $12.54×10^9$/L。肝肾功能示谷丙转氨酶 271.3 U/L，谷草转氨酶 141.6 U/L，总胆红素 59.0 μmol/L，直接胆红素 20.8 μmol/L，尿酸 462.8 μmol/L。

影像检查结果如图 168 所示。

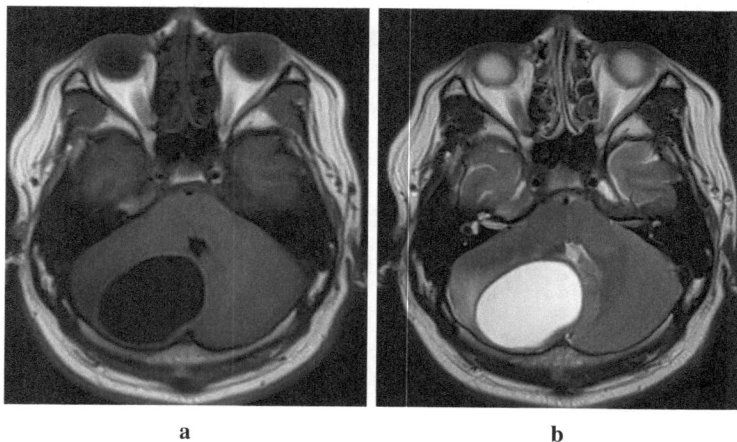

a　　　　　　　　　　　　　b

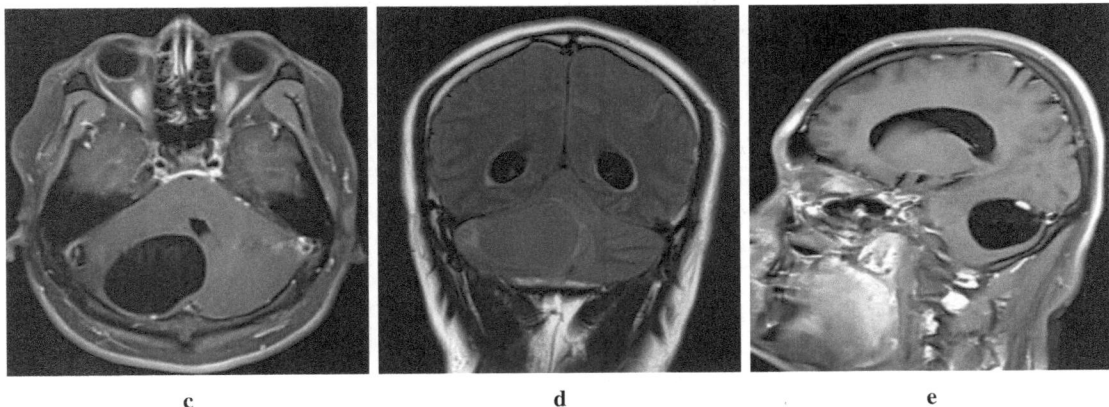

图 168　病例 168 的影像学检查图片

根据以上基本信息、临床病史和影像检查表现,请为该患者书写一份规范的影像诊断报告。

【影像诊断报告　参考答案及得分点】

一般项目 **(10分)**	核对患者的姓名、性别、年龄(5分)。 检查方法描述:头部 MRI 平扫+增强:图 168-a 为横断位 T1WI(1分),图 168-b 为横断位 T2WI(1分),图 168-c 为横断位 T1+C 或增强(1分);图 168-d 为冠状位 T2FLAIR(1分),图 168-e 矢状位 T1+C 或增强(1分)。
征象描述 **(60分)**	头部 MR 平扫+增强扫描示:右侧小脑半球(5分)见大小约为 XX mm×XX mm(5分)的囊状长 T1、长 T2 信号影(5分),边缘可见环形稍长 T1、稍长 T2 信号影(5分),增强扫描囊性灶及囊壁未见明显强化(5分),其上缘见结节状显著强化影(5分),边界清晰锐利(5分),周围见少许斑片状长 T2 水肿信号影(5分),四脑室受压变形(5分),脑干受压,小脑扁桃体下移约为 XX mm(5分);幕上脑室稍扩张(5分);脑沟裂不宽,中线结构居中(5分)。
影像诊断 **(20分)**	右侧小脑半球大囊小结节型占位病变(5分)并脑干受压、小脑扁桃体下疝,幕上梗阻性脑积水(5分):考虑血管母细胞瘤可能性大(5分),低级别星形细胞瘤或转移瘤待排,建议结合临床及完善 DWI、MRS 等检查(5分)。
总体评价 **(10分)**	报告书写格式规范,无错别字(5分)。 确认签名(5分)。

【课后思考题】

1. 颅内血管母细胞瘤的好发人群及部位如何?
2. 颅内血管母细胞瘤的典型影像学表现是什么?
3. 成人幕下常见脑肿瘤有哪些?

(廖海燕　明倩文　蔡赛男)

病例 169　室管膜瘤

患者,男,47 岁,因头晕头痛 1 月余。
体格检查:神清语利,未见明显异常。

实验室检查：血常规、凝血功能、二便常规、肝肾功能、电解质未见明显异常。

影像检查结果如图 169 所示。

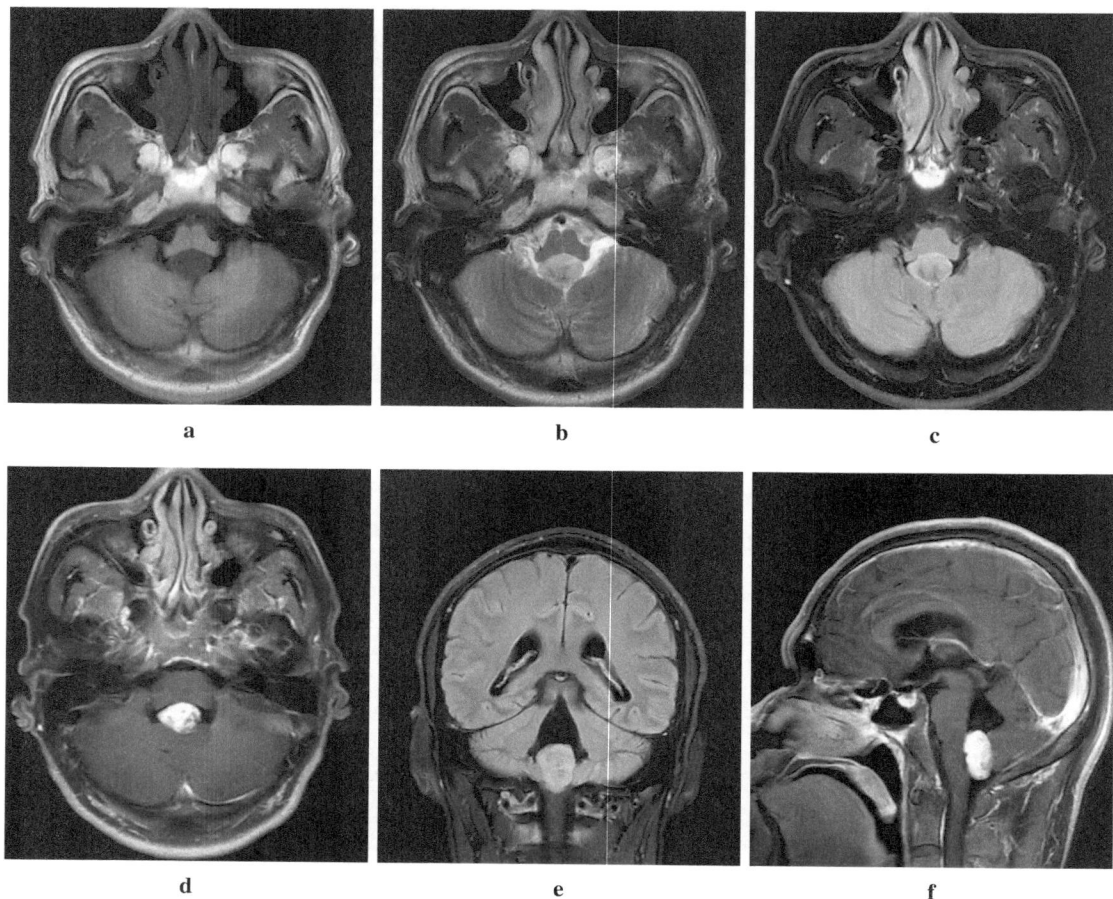

图 169　病例 169 的影像学检查图片

根据以上基本信息、临床病史和影像检查表现，请为该患者书写一份规范的影像诊断报告。

【影像诊断报告　参考答案及得分点】

一般项目 （10 分）	核对患者的姓名、性别、年龄（5 分）。 检查方法描述：头部 MRI 平扫+增强：图 169-a 为横断位 T1WI（1 分），图 169-b 为横断位 T2WI（1 分），图 169-c 为横断位 T2FLAIR（1 分），图 169-d 为横断位 T1+C 或增强，图 169-e 为冠状位 T2FLAIR（1 分），图 169-f 矢状位 T1+C 或增强（1 分）。
征象描述 （60 分）	头部 MR 平扫+增强扫描示：四脑室底部（5 分）见团块状异常信号（5 分），边缘清晰（5 分），大小约为 XX mm（5 分），其内信号欠均匀（5 分），以稍长 T1、稍长 T2 信号为主，见多发小片状稍短 T2 信号（5 分），压水像呈稍高信号（5 分），增强呈不均匀明显强化（5 分），周围见脑脊液环绕（5 分），病变自四脑室向下方脑池延伸，以上四脑室及幕上脑室扩张、积水（5 分）；病变与周围脑实质分界较清，延髓及小脑扁桃体受压，无水肿（5 分）；余脑实质内未见明确异常信号，中线结构居中；脑沟、脑裂无增宽（5 分）。

影像诊断 （20分）	四脑室底部占位性病变(5分)，并脑干及四脑室受压、幕上脑积水(5分)，考虑室管膜瘤可能性大(5分)，脉络丛乳头状瘤或不典型髓母细胞瘤等待删，请结合临床，建议完善头部 CT、DWI、MRS 等(5分)。
总体评价 （10分）	报告书写格式规范，无错别字(5分)。 确认签名(5分)。

【课后思考题】

1. 成人及儿童幕上、幕下室管膜瘤的好发部位有何异同？
2. 四脑室室管膜瘤的典型影像学表现是什么？
3. 成人和儿童四脑室占位病变的鉴别诊断有哪些？

（明倩文 蔡赛男）

病例 170 脂肪瘤

患者，女，59岁，情绪性头痛数年。

体格检查：神清语利，未见明显异常体征。

实验室检查：血常规、凝血功能、二便常规、肝肾功能、电解质未见明显异常。

影像检查结果如图 170 所示。

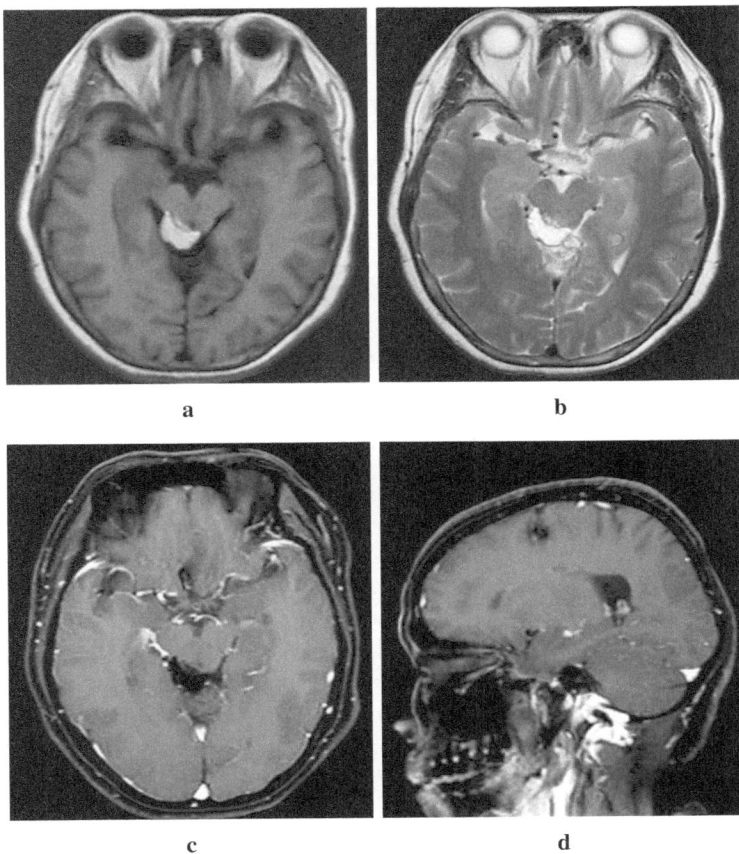

a   b

c   d

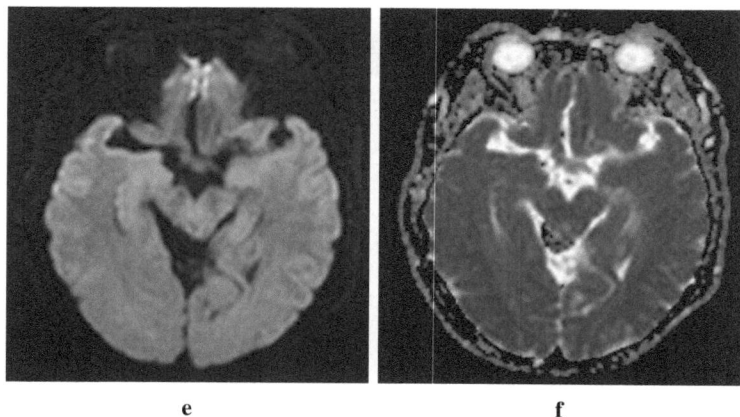

e   f

图 170   病例 170 的影像学检查图片

根据以上基本信息、临床病史和影像检查表现，请为该患者书写一份规范的影像诊断报告。

【影像诊断报告   参考答案及得分点】

一般项目 (10分)	核对患者的姓名、性别、年龄(5分)。 检查方法描述：头部 MRI 平扫+增强：图 170-a 为横断位 T1WI(1分)，图 170-b 为横断位 T2WI(1分)，图 170-c 为横断位 T1+C 或增强(1分)，图 170-d 矢状位 T1+C 或增强(1分)，图 170-e 为横断位 DWI，图 170-f 为横断位 ADC(1分)。
征象描述 (60分)	头部 MRI 平扫+增强+DWI 示：环池、四叠体池偏右侧(10分)见一团片状异常信号(5分)，T1WI 呈高信号(5分)，T2WI 呈高信号(5分)，DWI 及 ADC 均呈低信号(5分)，抑脂增强呈低信号(5分)，病变边界清晰(5分)，大小约为 XX mm(5分)，邻近中脑右后下方脑实质稍受压(5分)，环池及四叠体池无明显扩张(5分)。余所示脑实质内未见明显异常信号影，中线结构居中(5分)。
影像诊断 (20分)	环池、四叠体池偏右侧异常信号(5分)，考虑脂肪瘤(15分)。
总体评价 (10分)	报告书写格式规范，无错别字(5分)。 确认签名(5分)。

【课后思考题】

1.脂肪瘤的主要影像学检查方法有哪些?

2.脂肪瘤的影像学诊断要点有哪些?

3.中线结构常见占位性疾病及鉴别诊断的要点有哪些?

(廖海燕   明倩文   蔡赛男)

病例 171   垂体大腺瘤

患者，女，56 岁，间断性头痛 10 年余伴进行性视力下降 1 月余。

体格检查：双眼颞侧视野缺损。

实验室检查：血红蛋白 80 g/L，余血常规、肝肾功能、凝血常规、二便常规均无明显异常。

影像检查结果如图 171 所示。

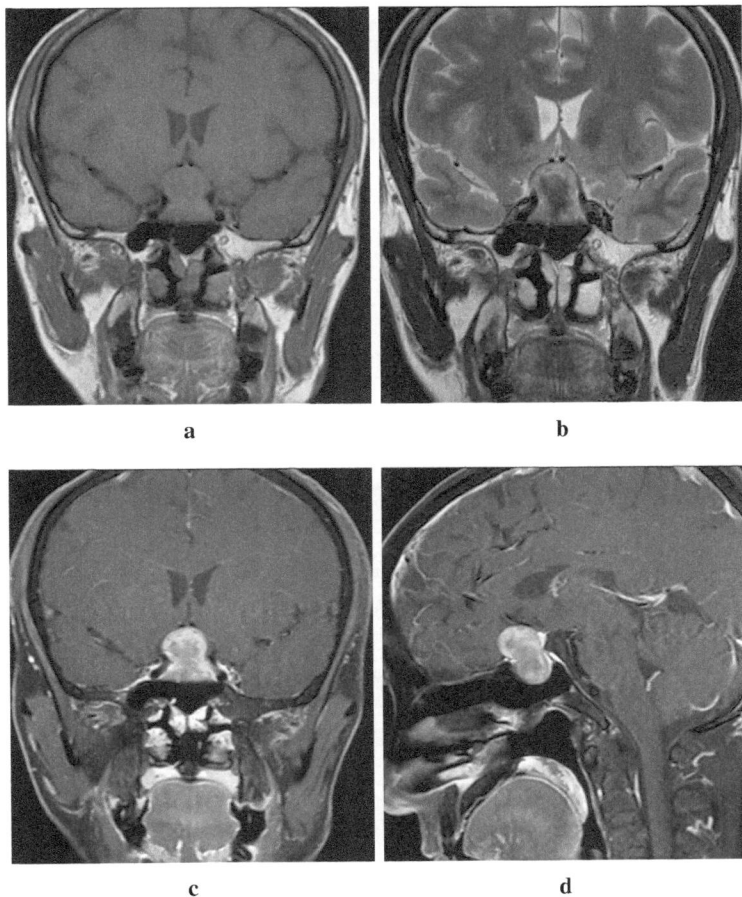

图 171　病例 171 的影像学检查图片

根据以上基本信息、临床病史和影像检查表现，请为该患者书写一份规范的影像诊断报告。

【影像诊断报告　参考答案及得分点】

一般项目 （10分）	核对患者的姓名、性别、年龄（5分）。 检查方法描述：垂体 MRI 平扫+增强（1分），图 171-a 为冠状位 T1WI（1分），图 171-b 为冠状位 T2WI（1分），图 171-c 为冠状位 T1+C 或增强（1分），图 171-d 为矢状位 T1+C 或增强（1分）。
征象描述 （60分）	垂体 MR 平扫+增强扫描示：垂体窝扩大，鞍底稍下陷（5分），鞍内及鞍上（5分）可见实性占位性病变（5分），大小约为 XX cm（5分），边界清楚（5分），信号欠均匀，T1WI 呈等信号为主，T2WI 边缘为稍高信号，中央呈稍低信号改变（5分），增强扫描后有轻中度不均匀强化（5分），病灶在鞍隔平面受阻变窄呈"雪人征"或"8 字征"（5分），垂体柄、视交叉受压显示不清（5分），部分包绕双侧海绵窦颈内动脉（小于 180 度）（5分），脑室系统未见明显扩张积水征象（5分）。平扫及增强扫描均未见正常垂体（5分）。

影像诊断 (20分)	鞍内及鞍上占位性病变(5分):考虑为垂体大腺瘤(5分),合并出血(5分),请结合临床实验室检查,完善 CT 评估鞍区骨质情况、CTA 评估病变与血管关系(5分)。
总体评价 (10分)	报告书写格式规范,无错别字(5分)。
	确认签名(5分)。

【课后思考题】

    1. 鞍区占位病变的影像诊断思路?

    2. 垂体腺瘤的主要影像学表现如何?

    3. 影像表现为垂体增大病变的鉴别诊断?

(廖海燕　明倩文　蔡赛男)

病例172　生殖细胞瘤

    患者,女,年龄13岁,多尿多饮2年,双眼视力下降1月余。

    专科检查:双眼视野初筛左、下、右方向均有缺损。双侧乳腺 Tanner Ⅱ 期,无腋毛、阴毛,外生殖器未发育。

    实验室检查:性激素检查结果示促卵泡成熟激素 0.671 u/L,雌二醇 < 0.04 nmol/L。皮质醇节律:上午 8 时 <13.80 nmol/L,皮质醇节律下午 4 时 <13.80 nmol/L,皮质醇节律晚上 12 时 22.6 nmol/L。24 小时尿电解质:24 小时尿钾 13.16 mmol/day,24 小时尿钙 0.60 mmol/day,24 小时尿氯 64.75 mmol/day。同步电解质结果:钠 142.0 mmol/L,钾 4.17 mmol/L,氯 105.7 mmol/L,钙 2.36 mmol/L,磷 1.62 mmol/L,镁 1.23 mmol/L,余实验室检查未见明显异常。

    影像检查结果如图 172 所示。

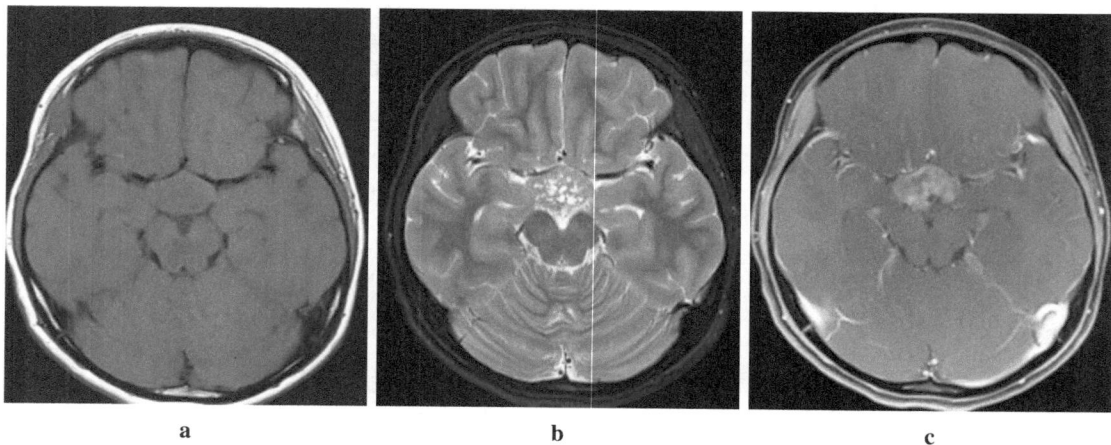

a   b   c

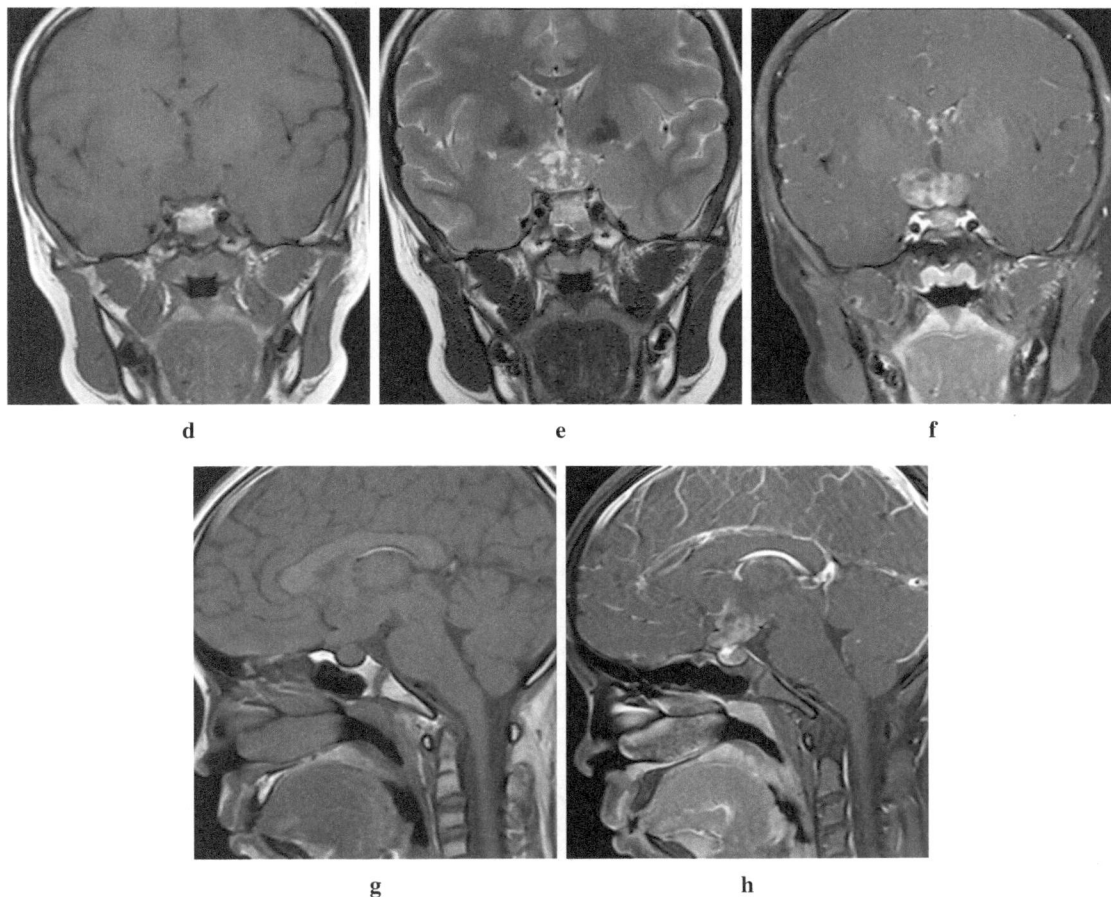

图 172　病例 172 的影像学检查图片

　　根据以上基本信息、临床病史和影像检查表现，请为该患者书写一份规范的影像诊断报告。

【影像诊断报告　参考答案及得分点】

一般项目 (10分)	核对患者的姓名、性别、年龄(5分)。 检查方法描述：垂体/头部 MRI 平扫+增强(1分)：图 172-a 为横断位 T1WI，图 172-b 为横断位 T2WI，图 172-c 为横断位 T1+C 或增强(1.5分)；图 172-d 为冠状位 T1WI，图 172-e 为冠状位 T2WI，图 172-f 为冠状位 T1+C 或增强(1.5分)，图 172-g 为矢状位平扫 T1WI，图 172-h 矢状位 T1+C 或增强(1分)。
征象描述 (60分)	垂体/头部 MR 平扫+增强扫描示：鞍内及鞍上(5分)见不规则形(5分)混杂信号影，以等 T1 等 T2 信号为主(5分)，其内可见多发长 T1、长 T2 信号囊变区(5分)，增强扫描病变呈不均匀强化(5分)，其内囊变区无强化(5分)。病变部分边界较清，病灶大小约为 XX mm(5分)，向下突入蝶鞍，与垂体分界不清，垂体柄有累及(5分)，鞍底骨质未见明显异常(5分)；向上与下丘、视交叉分界欠佳(5分)，向前与双侧大脑前动脉 A1 段紧邻，双侧海绵窦结构清晰(5分)。所示脑实质内未见明显异常信号影，脑室系统无明显积水扩张(5分)。所示松果体区未见明显肿块影。

影像诊断 （20分）	鞍内及鞍上占位，累及垂体后叶及垂体柄，可疑累及视交叉（5分），考虑肿瘤性病变，生殖细胞瘤可能性大（5分），颅咽管瘤或视神经胶质瘤等待排（5分），请结合临床生化资料等综合考虑，建议完善 CT 评估有无钙化（5分）。
总体评价 （10分）	报告书写格式规范，无错别字（5分）。
	确认签名（5分）。

【课后思考题】

    1. 鞍上区占位病变的鉴别诊断思路是什么？

    2. 颅内生殖细胞瘤的好发年龄及临床表现如何？

    3. 颅内生殖细胞瘤的好发部位及相应影像学表现如何？

（廖海燕　明倩文　蔡赛男）

病例 173　颅咽管瘤

    患者，女，51 岁，因眼部疼痛半月余。

    体格检查、专科检查：无特殊。

    实验室检查：垂体泌乳素 60.51 ng/mL，雌二醇<10 pg/mL，促黄体生成激素 0.24 MIU/mL，余无特殊。

    影像检查结果如图 173 所示。

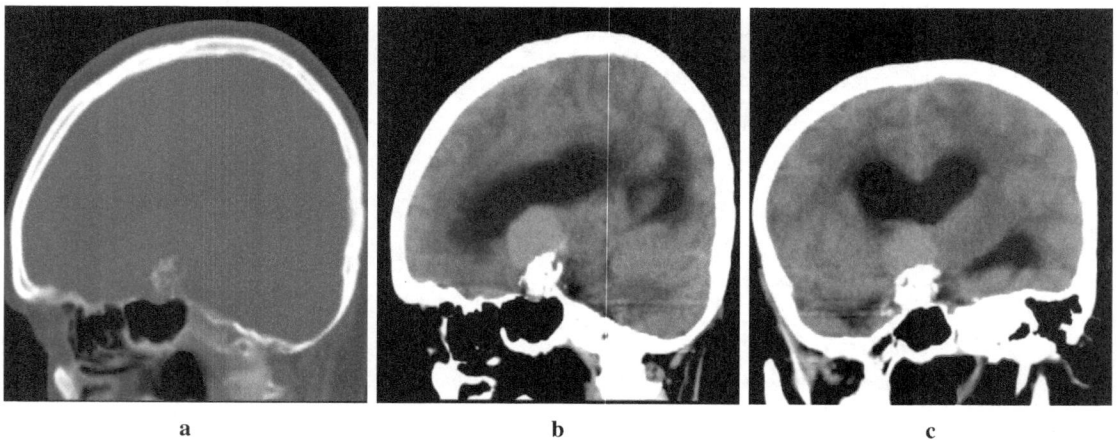

a　　　　　　　　　　b　　　　　　　　　　c

图 173　病例 173 的影像学检查图片

    根据以上基本信息、临床病史和影像检查表现，请为该患者书写一份规范的影像诊断报告。

【影像诊断报告　参考答案及得分点】

一般项目 （10分）	核对患者的姓名、性别、年龄（5分）。
	检查方法描述：头部 CT 平扫：图 173-a 为头部 CT 平扫骨窗矢状位（2分）、图 173-b、图 173-c 为头部 CT 平扫脑组织窗矢状位、冠状位（3分）。

征象描述 (60分)	头部CT平扫：蝶鞍扩大，鞍底下陷(5分)，鞍区及鞍上见团块状混杂密度影(5分)，部分可见结节状及环形致密影，CT值约为XX Hu，多为钙化(5分)，部分可见团片状稍高软组织密度影，CT值约为XX Hu(5分)，冠状位大小约为XX mm×XX mm(5分)，累及范围较广泛(5分)，鞍区正常结构(垂体、垂体柄及视交叉)形态及密度未见显示(5分)，向上累及中脑导水管水平(5分)，幕上脑室扩张、积水，中线结构居中(5分)。鞍底骨质无明显骨质破坏、吸收变薄等(5分)。所示鼻窦气化良好，未见异常(5分)。余所示脑实质内未见明显异常密度影，颅骨未见骨质异常征象(5分)。
影像诊断 (20分)	鞍内及鞍上混杂密度占位病变(5分)：考虑为颅咽管瘤(5分)，垂体瘤或星形细胞瘤等待删(5分)，建议完善垂体MRI平扫+动态增强检查(5分)。
总体评价 (10分)	报告书写格式规范，无错别字(5分)。 确认签名(5分)。

【课后思考题】

1. 颅咽管瘤的好发人群有哪些？
2. 颅咽管瘤的影像学诊断及其鉴别诊断有哪些？
3. 中线结构区域好发的肿瘤包括哪些？

(廖海燕 蔡赛男 明倩文)

病例174 松果体囊肿

患者，女，19岁，失眠查因。

既往无特殊。

影像检查结果如图174所示。

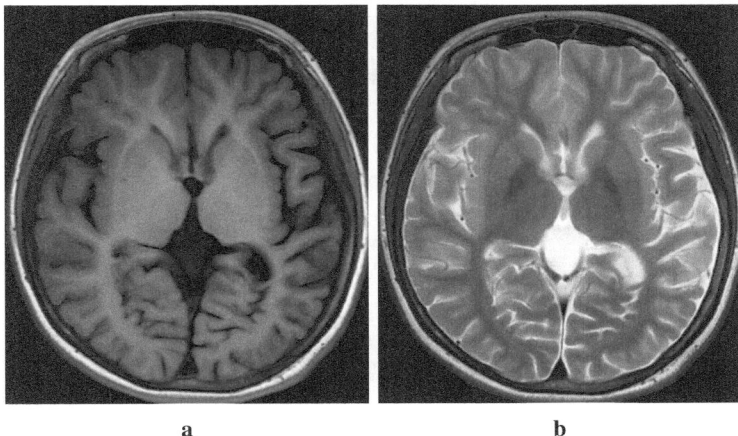

a   b

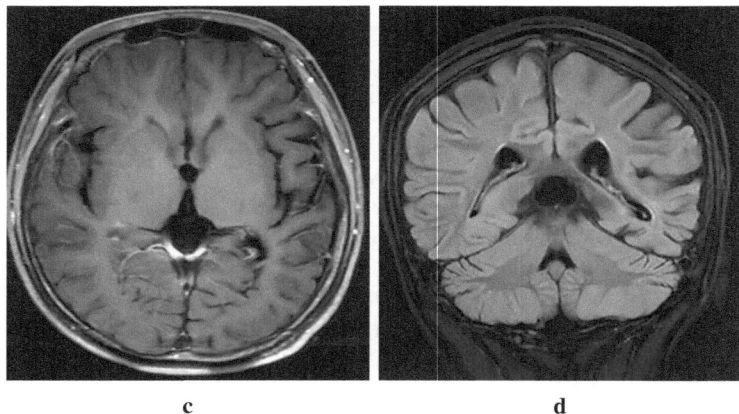

c   d

图 174　病例 174 的影像学检查图片

根据以上基本信息、临床病史和影像检查表现,请为该患者书写一份规范的影像诊断报告。

【影像诊断报告　参考答案及得分点】

一般项目 (10分)	核对患者的姓名、性别、年龄(5分)。 检查方法描述:头部 MRI 平扫+增强(1分):图 174-a 为横断位 T1WI(1分)、图 174-b 为横断位 T2WI(1分)、图 174-c 为横断位 T1+C 或增强(1分)、图 174-d 为冠状位 T2FLAIR(1分)。
征象描述 (60分)	头部 MRI 平扫+增强:松果体区(10分)见类圆形(5分)异常信号影,T1WI 呈低信号(5分),T2WI 呈高信号(5分),T2 Flair 呈低信号,增强扫描无明显强化(5分),其内信号均匀(5分),边缘清晰(5分),大小约为 XX mm×XX mm(5分),边缘组织无明显受压,脑室系统无明显扩张(5分),脑沟裂无明显受压变窄及明显移位征象,无水肿信号(5分)。余所示脑实质、脑干、小脑形态及信号未见明显异常,中线结构居中(5分)。
影像诊断 (20分)	松果体区囊性病变(5分):考虑为松果体囊肿(10分),建议复查或完善 DWI 检查(5分)。
总体评价 (10分)	报告书写格式规范,无错别字(5分)。 确认签名(5分)。

【课后思考题】

1. 松果体区常见的肿瘤有哪些?

2. 松果体生殖细胞瘤与松果体瘤主要鉴别点?

3. 颅内囊肿的类型及好发部位?

(廖海燕　蔡赛男　明倩文)

病例 175　脑转移瘤

患者,男,44 岁,声嘶 1 月余,发现上纵隔肿块 1 月,确诊肺腺癌 10 余天。

体格检查:未见明显异常。

实验室检查:纤维蛋白原浓度 5.02 g/L,D 二聚体定量 0.80 ug/mL FEU。谷草转氨酶

14.6 u/L，白蛋白 39.7 g/L，血常规、二便常规均无明显异常。

影像检查结果如图 175 所示。

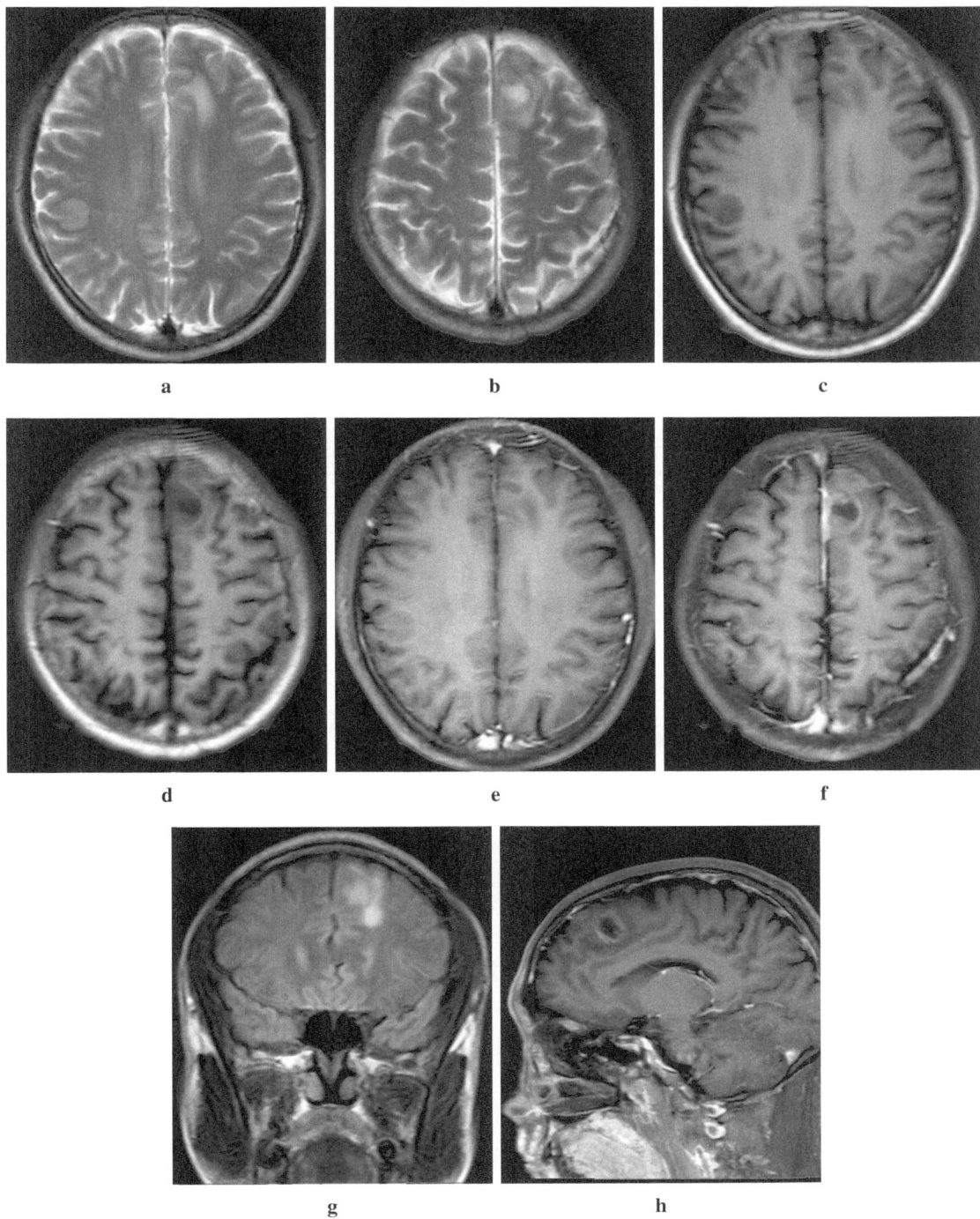

图 175 病例 175 的影像学检查图片

根据以上基本信息、临床病史和影像检查表现，请为该患者书写一份规范的影像诊断报告。

【影像诊断报告　参考答案及得分点】

一般项目 (10分)	核对患者的姓名、性别、年龄(5分)。 检查方法描述：图175-a、图175-b为轴位T2WI(1分)，图175-c、图175-d为轴位T1WI(1分)，图175-e、图175-f为轴位T1+C或增强(1分)，图175-g为冠状位T2FLAIR(1分)，图175-h矢状位T1+C或增强(1分)。
征象描述 (60分)	头部MRI平扫+增强扫描示：左侧额叶(5分)及右侧顶叶皮髓质交界区(5分)见多发圆形或椭圆形(5分)长T1、长T2信号灶(5分)，较大者位于左侧额叶，大小约为XX mm(5分)，增强呈轻度环形强化(5分)，其中左侧额叶病灶内可见小片状信号无强化坏死灶(5分)，T2FLAIR示病灶周边指状水肿灶(5分)，该病灶边缘部分与大脑镰分界不清(5分)；其余脑膜及颅骨未见明显异常强化灶(5分)，所示脑干、小脑形态如常，余所示脑实质内未见异常信号及异常强化征象。中线结构居中(5分)，脑室无扩张，脑沟、脑裂无增宽(5分)。
影像诊断 (20分)	双侧额叶及右侧顶叶皮髓质交界区多发占位性病变(5分)：结合病史考虑转移瘤可能性大(10分)，请结合临床、MRS及PET-CT检查(5分)。
总体评价 (10分)	报告书写格式规范，无错别字(5分)。
	确认签名(5分)。

【课后思考题】

1. 脑转移瘤的影像学鉴别诊断有哪些？
2. 有助于脑转移瘤鉴别诊断的主要影像学检查方法有哪些？
3. 临床上哪些恶性肿瘤容易发生脑转移？

(廖海燕　明倩文　蔡赛男)

病例176　多发性硬化

患者，女，27岁，视物模糊2周，视物成双1周。

体格检查、专科检查：左侧鼻唇沟稍变浅，余体格、专科检查未见异常。

实验室检查：三大常规、肝肾功能、电解质、血脂、HIV、TP、类风湿因子三项、ANA、ENA、ANCA、肝炎全套、抗心磷脂抗体均为阴性。脑脊液常规、生化、染色均正常，脑脊液寡克隆带结果示：阳性；血清、脑脊液脱髓鞘疾病相关抗体：阴性。

影像检查结果如图176所示。

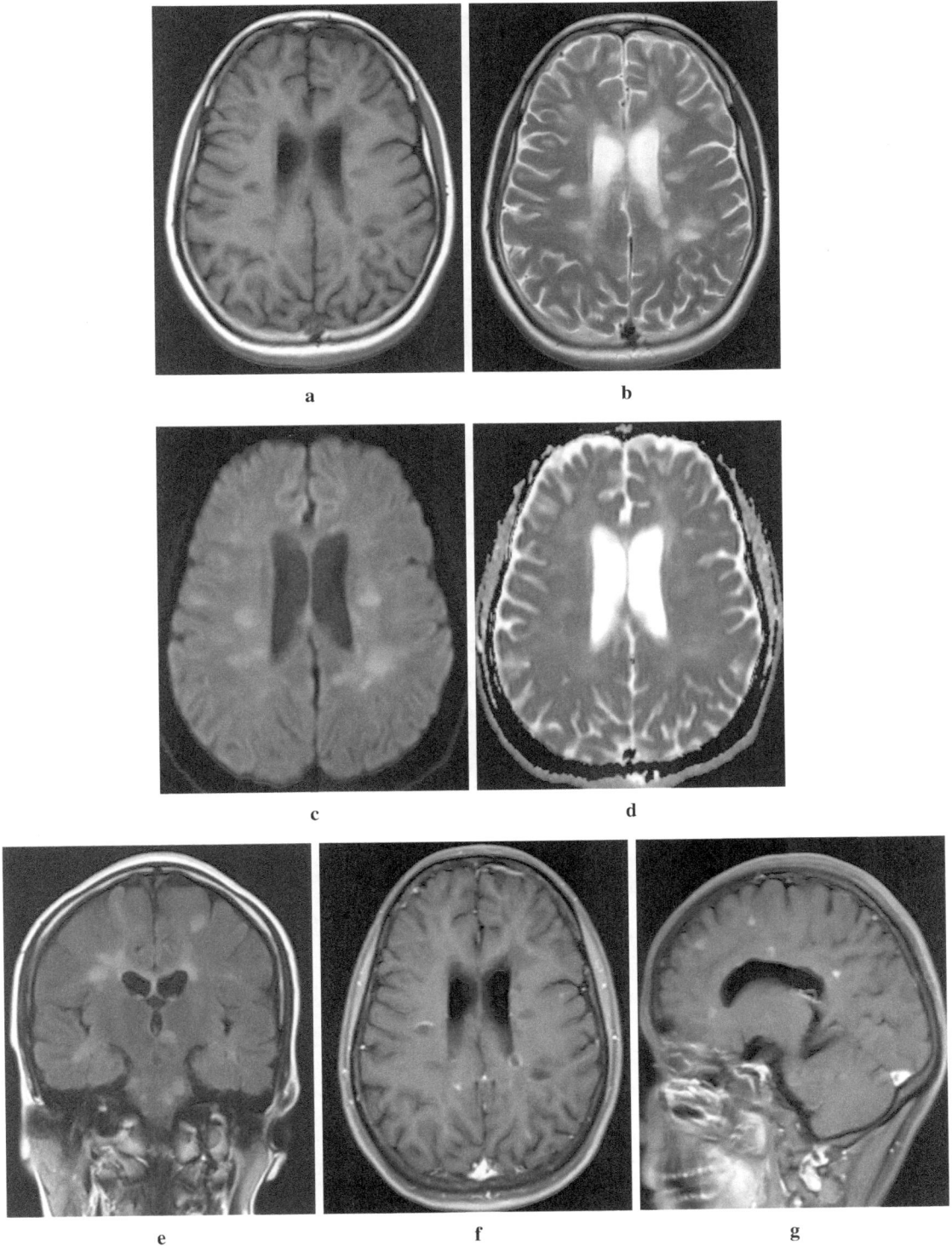

图 176 病例 176 的影像学检查图片

根据以上基本信息、临床病史和影像检查表现，请为该患者书写一份规范的影像诊断报告。

【影像诊断报告　参考答案及得分点】

一般项目 （10分）	核对患者的姓名、性别、年龄(5分)。 检查方法描述：头部 MRI 平扫+增强+DWI(1分)：图176-a、图176-b 为头部 MRI 平扫横断位 T1WI 及 T2WI(1分)，图176-c、图176-d 为 DWI、ADC(1分)，图176-e 为冠状位 T2FLAIR(1分)，图176-f、图176-g 为矢状位、横断位增强(1分)。
征象描述 （60分）	头部 MR 平扫+增强、DWI 扫描示：双侧脑室周围、脑干及小脑半球(10分)内可见多发(5分)结节状、条片状(5分)长 T1、长 T2 信号(5分)，压水像及 DWI 呈高信号，ADC 呈稍高信号(5分)，增强扫描呈环形强化(5分)，较大者约为 XX mm×XX mm，其长轴垂直于侧脑室(5分)，呈"直角征"(5分)，双侧脑室体部周围为甚(5分)，脑中线结构居中，脑膜无明显增厚及强化(5分)。脑室大小、形态正常，脑沟、裂未见增宽，加深。颅骨未见明显骨质异常及强化(5分)。
影像诊断 （20分）	双侧脑实质多发病变(5分)：考虑脱髓鞘病变：多发性硬化(部分为活动期)可能性大(5分)，其他脱髓鞘或感染性病变待删(5分)，请结合临床生化检查综合考虑(5分)。
总体评价 （10分）	报告书写格式规范，无错别字(5分)。 确认签名(5分)。

【课后思考题】

1. 多发性硬化的主要影像学、实验室检查方法有哪些？

2. 多发性硬化的典型影像学表现及诊断标准是什么？

3. 多发性硬化与视神经谱系疾病、免疫相关脱髓鞘疾病的主要鉴别点包括哪些？

（廖海燕　蔡赛男　明倩文）

病例177　结节性硬化

患者，女，6岁，反复抽搐5年余。

体格检查：右侧肋区、臀部及左前臂可见大小不一的色素脱失斑，腹部及神经系统查体不能配合。

专科检查：脑电图结果示：(1)清醒期背景活动稍慢，6~7 Hz 活动增多。(2)醒睡各期以左额区为著，尖波间断节律性发放。(3)睡眠期：①双侧前头部(右侧额极、额、前颞区为著)尖样慢波、棘/尖慢复合波间断节律性发放，可波及右侧半球；②右侧中后颞区为著，棘/尖慢复合波发放；③偶见双侧前头部为著，中-高波幅(多)棘慢复合波发放。余实验室检查未见明显异常。

影像检查结果如图177所示。

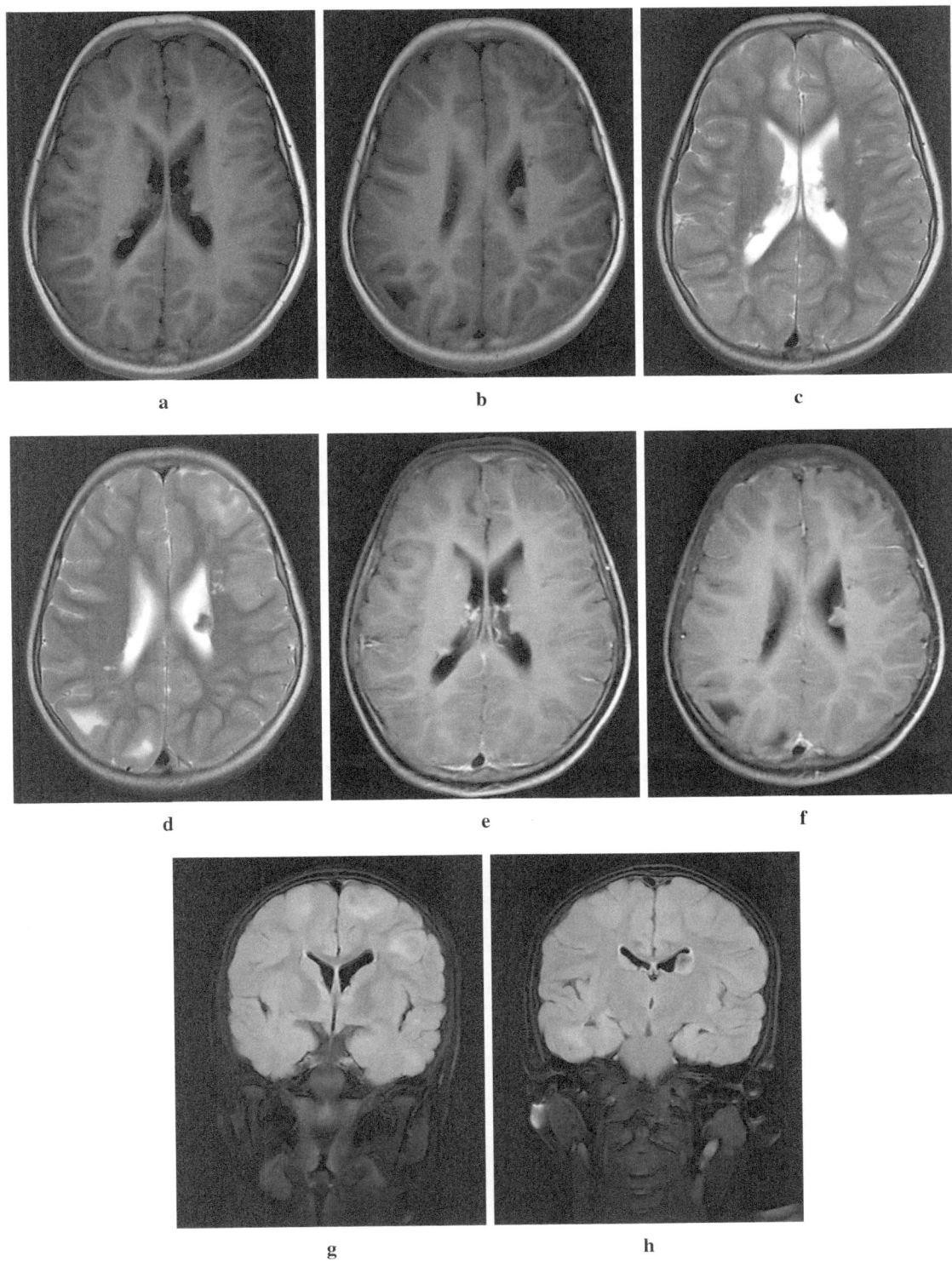

图 177 病例 177 的影像学检查图片

根据以上基本信息、临床病史和影像检查表现，请为该患者书写一份规范的影像诊断报告。

【影像诊断报告　参考答案及得分点】

一般项目 （10分）	核对患者的姓名、性别、年龄（5分）。 检查方法描述：头部 MRI 平扫+增强（1分）：图 177-a、图 177-b 为横断位 T1WI（1分），图 177-c、图 177-d 为横断位 T2WI（1分），图 177-e、图 177-f 为横断位 T1+C 或增强（1分）；图 177-g、图 177-h 为冠状位 T2FLAIR（1分）。
征象描述 （60分）	头部 MR 平扫+增强扫描示：双侧额顶枕颞叶（5分）皮层下（5分）见多发散在片状、结节状（5分）长 T1、长 T2 信号影（5分），T2FLAIR 呈高信号（5分），边缘可见长 T2 信号水肿（5分），增强扫描未见明显强化（5分）；双侧侧脑室室管膜下（5分）可见多发斑点状、结节状等稍短 T1、稍短 T2 异常信号影（5分），T2FLAIR 呈低信号（5分），增强扫描无明显强化（5分）。中线结构居中；脑室无扩张，脑沟、脑裂无增宽（5分）。
影像诊断 （20分）	双侧额顶枕颞叶皮层下及双侧侧脑室室管膜下多发异常信号灶（5分），考虑结节性硬化可能性大（10分），建议结合 CT 评估钙化（5分）。
总体评价 （10分）	报告书写格式规范，无错别字（5分）。 确认签名（5分）。

【课后思考题】

1. 结节性硬化的主要影像学检查方法有哪些？
2. 结节性硬化的影像学诊断及其鉴别诊断有哪些？
3. 结节性硬化的发病机制及病理改变有哪些？

（廖海燕　明倩文　蔡赛男）

病例 178　脑脓肿、脑膜炎

患者，女，17 岁，头痛、咳嗽 1 周余，加重伴发作性抽搐 2 天。

体格检查：意识清楚，Glasgow 评分 15 分，语言缓慢，右侧鼻唇沟变浅，口角左侧偏斜，无吞咽困难及饮水呛咳。伸舌偏右，肌张力正常。

实验室检查：血常规示白细胞 9.88×10^9/L，ESR 95 mm/h，CRP 75.60 mg/L。总蛋白 63.5 g/L，白蛋白 27.2 g/L，尿素 2.21 mmol/L，肌酐 28.71 mol/L，钠 136.4 mol/AL。

影像检查结果如图 178 所示。

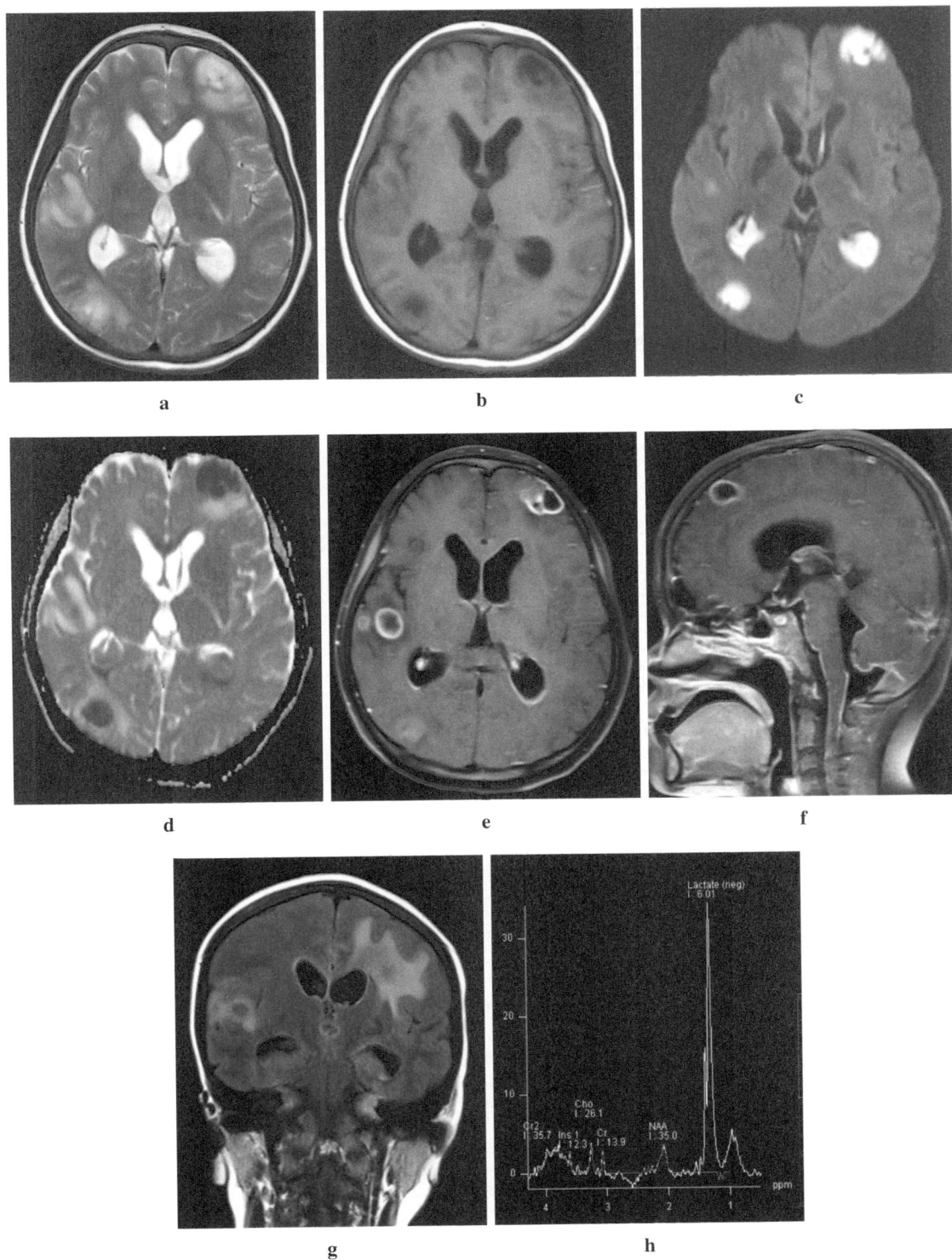

图 178 病例 178 的影像学检查图片

根据以上基本信息、临床病史和影像检查表现，请为该患者书写一份规范的影像诊断报告。

【影像诊断报告　参考答案及得分点】

一般项目 （10分）	核对患者的姓名、性别、年龄（5分）。 检查方法描述：头部 MRI 平扫+增强+DWI+MRS：图 178-a、图 178-b 为头部 MRI 平扫横断位 T2WI 及 T1WI（1分），图 178-c、图 178-d 为 DWI、ADC（1分），图 178-e、图 178-f 为矢状位、横断位增强（1分），图 178-g 为冠状位 T2FLAIR（1分），图 178-h 为 MRS（1分）。
征象描述 （60分）	头部 MR 平扫+增强、DWI 扫描示：双侧大脑半球（5分）见多发（5分）结节状长 T1、长 T2 信号，DWI 病灶内呈高信号，ADC 低信号（5分），增强扫描呈明显环形强化（5分），较大者位于左侧额叶，大小约为 XX mm×XX mm（5分）；病灶内壁光滑，周围见片状长 T1、长 T2 信号（5分），幕上脑室扩张，右侧脑室后角见长 T1、稍长 T2 信号，DWI 明显高信号（5分），增强双侧脑室、三脑室、四脑室室管膜及柔脑膜可见弥漫性强化（5分），扫及层面颈髓周围脑膜亦可见增厚强化（5分）。脑干、小脑实质形态及信号未见明显异常，脑沟、脑裂无增宽，中线结构居中（5分）。 MRS（取左侧脑室旁病灶为感兴趣区、短 TE）示（2分）：Cho、Cr、NAA 峰均明显降低（3分），可见高耸的 Lac 峰，提示无氧酵解明显增多（5分）。
影像诊断 （20分）	双侧脑实质多发结节并水肿、脑脊膜、室管膜弥漫性强化（5分）：考虑为颅内感染：多发脑脓肿形成（5分），合并脑脊膜炎、室管膜炎，侧脑室积脓（5分），请结合临床生化检查综合考虑（5分）。
总体评价 （10分）	报告书写格式规范，无错别字（5分）。 确认签名（5分）。

【课后思考题】

1. 脑脓肿的好发部位、发病机制分别是什么？
2. 脑脓肿的特征性影像表现有哪些？
3. 颅内多发占位病变的诊断与鉴别诊断有哪些？

（廖海燕　蔡赛男　明倩文）

病例 179　病毒性脑炎

患者，男，15岁，发热5天，意识障碍1天。

既往无特殊。

专科检查：意识昏睡，Glasgow 评分 E2V1MI4，无言语，被动卧位，查体不合作。颈抵抗，颏胸4横指。双侧瞳孔等大等圆，直径约为 2.0 mm，直接、间接对光反射均灵敏。躯干及四肢肌力不可查，疼痛刺激可见四肢回缩，肌张力正常；左侧巴氏征阳性，余病理征（−）。

实验室检查：血常规示白细胞计数 $4.83×10^9$/L，血红蛋白 149 g/L，红细胞计数 $5.24×10^{12}$/L，血小板计数 $140×10^9$/L，中性粒细胞比值 85.70%，淋巴细胞比值 11.40%，红细胞压积 46.60%，余正常。脑脊液革兰氏染色未见细菌；脑脊液墨汁染色阴性（−）；脑脊液常规+生化：颜色无色，透明度微浑，细胞总数 $360×10^6$/L，白细胞数 $140×10^6$/L，单个核细胞 0.90，多个核细胞 0.10，脑脊液葡萄糖 3.00 mmol/L，脑脊液氯化物

119.4 mmol/L，急诊脑脊液蛋白 1212.00 mg/L；白介素 6721.00 pg/mL；降钙素原 7.180 ng/mL；C 反应蛋白 61.20 mg/L；脑脊液抗酸染色(液基夹层杯法)未见抗酸杆菌。

影像检查结果如图 179 所示。

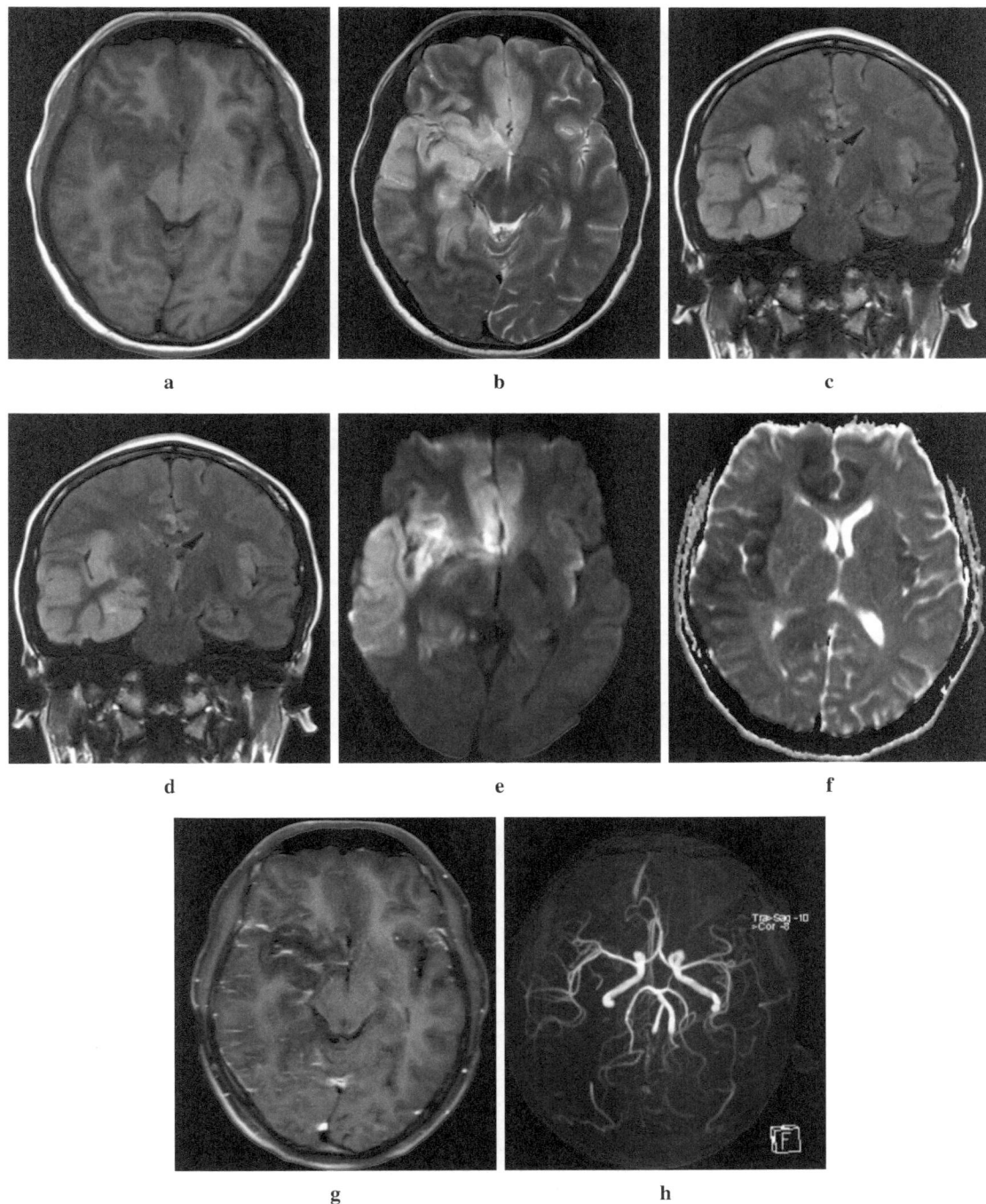

图 179 病例 179 的影像学检查图片

根据以上基本信息、临床病史和影像检查表现，请为该患者书写一份规范的影像诊断报告。

【影像诊断报告　参考答案及得分点】

一般项目 （10分）	核对患者的姓名、性别、年龄(5分)。 检查方法描述：头部 MRI 平扫+DWI：图 179-a 为横断位 T1WI、图 179-b 为横断位 T2WI(1分)、图 179-c、图 179-d 为冠状位 T2FLAIR(1分)、图 179-e 为横断位 DWI, 图 179-f 为横断位 ADC(1分)、图 179-g 为横断位 T1+C 或增强(1分)、图 179-h 为脑血管 MRA(1分)。
征象描述 （60分）	头部 MRI 平扫+增+DWI：双侧额岛颞叶(以右侧著)及右侧枕叶、海马见多发斑片状(10分)、大片状异常信号影(5分)，呈稍长 T1、稍长 T2 信号(5分)，压水像呈高信号(5分)，DWI 呈高信号，ADC 呈低信号(5分)，提示弥散受限(5分)，增强扫描病变区可见弥漫性脑膜强化(5分)，病变以皮层及皮层下分布为主(5分)，皮层肿胀，轻度占位效应(5分)，脑室系统稍受压，中线结构轻微向左侧移位(5分)。所示脑室系统无明显扩张，脑沟裂无明显增宽。头部 MRA 提示：双侧颈内动脉、椎-基底动脉及双侧大脑前中后动脉走行及大分支未见明显异常，管腔无明显局限性狭窄与增宽(5分)。
影像诊断 （20分）	双侧额岛颞叶(以右侧著)及右侧枕叶、海马多发病变(5分)，考虑为病毒性脑膜脑炎可能性大(5分)，免疫相关性脑炎或其他脱髓鞘疾病等待删(5分)，建议结合临床脑脊液生化等检查综合考虑，必要时完善 MRS 等检查(5分)。
总体评价 （10分）	报告书写格式规范，无错别字(5分)。 确认签名(5分)。

【课后思考题】

1. 脑膜的基本解剖结构及脑膜异常强化的影像学表现有哪些？
2. 病毒性脑炎的影像学诊断及其鉴别诊断有哪些？
3. 颅内病毒性、细菌性及真菌性感染影像及临床表现的主要差别是什么？

（廖海燕　蔡赛男　明倩文）

病例 180　巨脑回畸形并脑白质发育不良

患者，男，140 天，反复抽搐 7 天入院。

异常脑电图。余无特殊。

影像检查结果如图 180 所示。

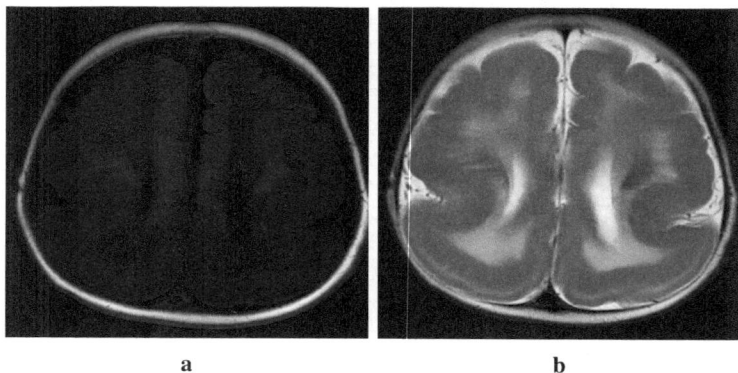

a　　　　　　　　　　b

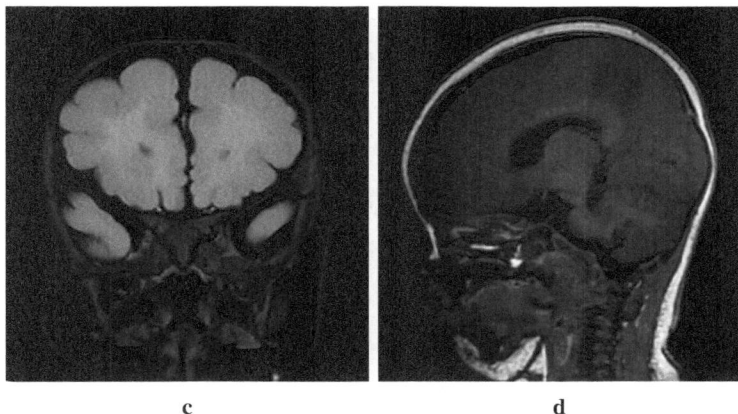

c   d

图 180 病例 180 的影像学检查图片

根据以上基本信息、临床病史和影像检查表现,请为该患者书写一份规范的影像诊断报告。

【影像诊断报告 参考答案及得分点】

一般项目 (10分)	核对患者的姓名、性别、年龄(5分)。 检查方法描述:头部 MRI 平扫(1分):图 180-a 为 T1WI 横断位(1分)、图 180-b 为 T2WI 横断位(1分)、图 180-c 为 T2FLAIR 冠状位(1分)、图 180-d 为 T1WI 矢状位(1分)。
征象描述 (60分)	头部 MRI 平扫:双侧额颞顶叶(5分)脑回增宽、增大(5分),皮质增厚(5分),脑沟稀少(5分),外侧裂增宽、变浅(5分),呈倒八字形(5分);双侧脑室旁白质(5分)见多发斑片状、条片状长 T1、长 T2 信号影(5分),Flair 呈稍高信号(5分)。所示层面胼胝体压部发育良好(5分),膝部及体部体积稍小(5分)。中线结构居中。颅骨未见明显骨质异常征象(5分)。
影像诊断 (20分)	考虑巨脑回畸形并脑白质发育不良(15分)。 胼胝体膝部及体部体积稍小,发育不良可能(5分)。
总体评价 (10分)	报告书写格式规范,无错别字(5分)。 确认签名(5分)。

【课后思考题】

1. 巨脑回畸形的发病机制是什么?
2. 巨脑回畸形的主要影像学检查方法、影像表现有哪些?
3. 巨脑回畸形容易合并哪些发育畸形?

(廖海燕 蔡赛男 明倩文)

病例 181 胼胝体发育不良

患者,女,12岁,发育落后10余年。

专科检查:发育落后,营养良好,无头痛头晕等症状,韦氏智力检测:语言分:62分,操作分:91分,全量表分:74分,操作能力较语言能力好,两者差异显著。余无特殊。

影像检查结果如图181所示。

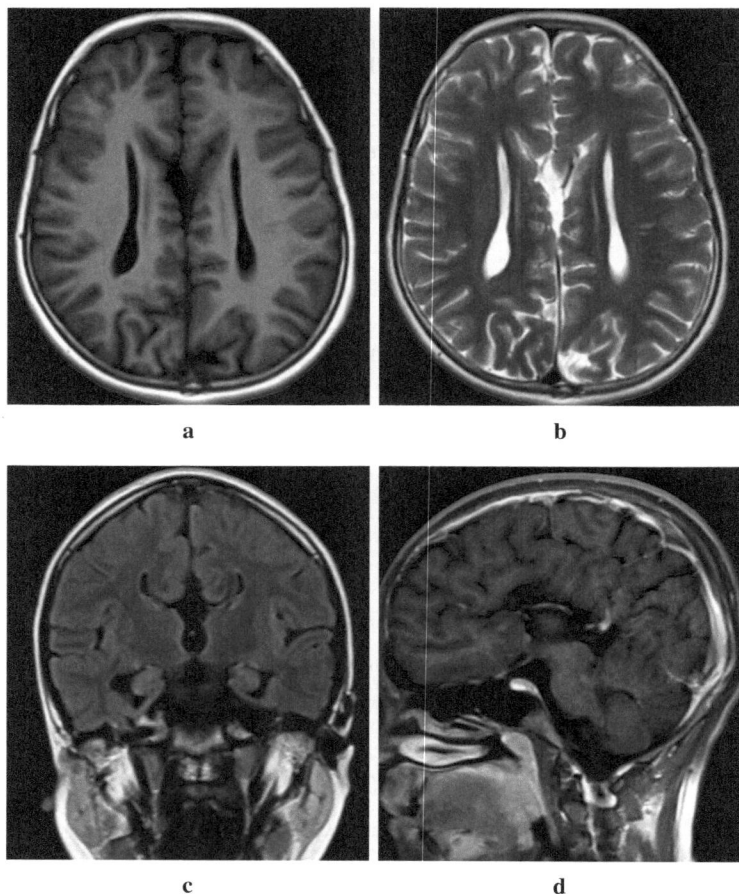

图 181 病例 181 的影像学检查图片

根据以上基本信息、临床病史和影像检查表现，请为该患者书写一份规范的影像诊断报告。

【影像诊断报告 参考答案及得分点】

一般项目 **（10分）**	核对患者的姓名、性别、年龄（5分）。 检查方法描述：头部 MRI 平扫+增强（1分）：图 181-a 为 T1WI 横断位（1分）、图 181-b 为 T2WI 横断位（1分）、图 181-c 为 T2FLAIR 冠状位（1分）、图 181-d 为 T1+C 或增强矢状位（1分）。
征象描述 **（60分）**	头部 MRI 平扫+增强：双侧脑室呈"平行"分布（10分），侧脑室三角区及枕角明显膨胀、扩张（5分），前角大致形态正常（5分），三脑室高位（5分），胼胝体正常形态未见显示（5分），矢状位可见中央脑回呈"轮辐"状改变（10分）。双侧脑室旁白质未见明显异常信号影（5分），脑沟裂无明显发育畸形征象（5分），余所示脑实质内未见明显异常信号影，中线结构居中（5分）。颅骨未见明显骨质异常征象（5分）。
影像诊断 **（20分）**	考虑胼胝体发育不良（未发育）（20分）。

总体评价（10分） 报告书写格式规范,无错别字(5分)。

确认签名(5分)。

【课后思考题】

1.胼胝体的解剖、发育及成熟顺序分别是什么?

2.胼胝体发育不良的主要影像学检查方法、影像表现有哪些?

3.胼胝体发育不良容易合并哪些发育畸形?

（廖海燕 蔡赛男 明倩文）

扫一扫
获取更多病例

第三章

临床思维与决策

第一节　呼吸、循环系统

病例182　大叶性肺炎

题干：患者，女，57岁，发热4天，气促1天。体检检查：最高体温38.4℃。听诊：右肺语颤增强，右下肺呼吸音粗，可闻及多发湿性啰音和哮鸣音。右中上肺叩诊浊音。实验室检查：血常规示白细胞计数 13.42×10^9/L，血红蛋白计数 111 g/L，中性粒细胞计数 11.75×10^9/L，中性粒细胞比值87.6%，降钙素原 20.6 ng/mL，血沉 16 mm/h。既往有慢性肾病（5期，规律血透）病史，高血压病史。影像检查结果如图182所示。

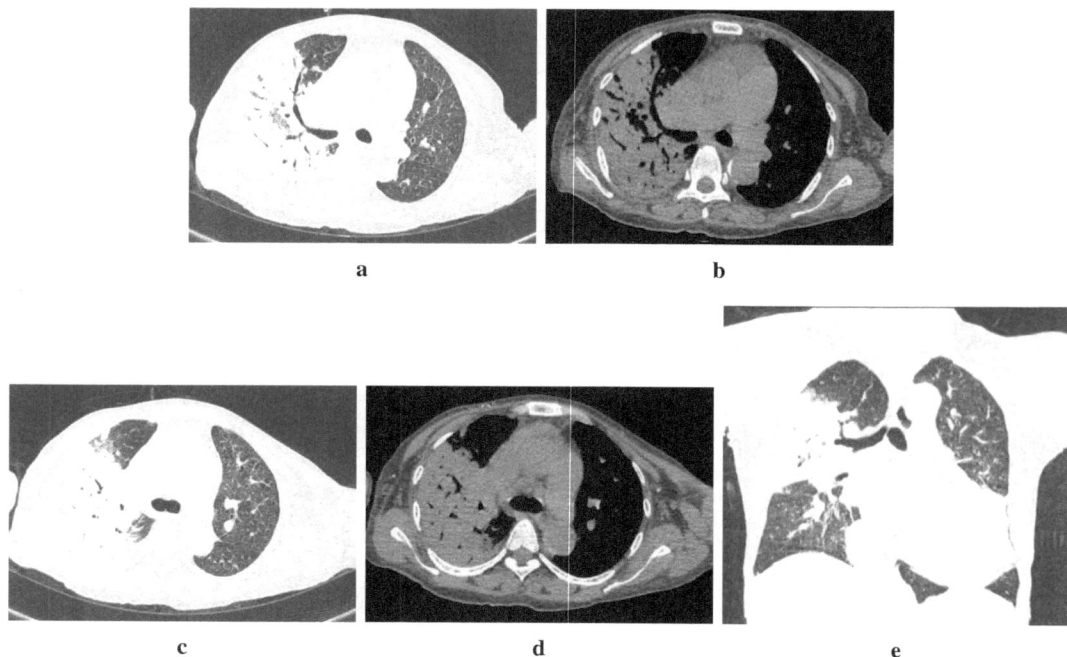

図182　病例182的影像学检查图片

根据所提供的临床和影像资料等，描述影像征象，提出影像诊断、鉴别诊断思路及下一步处理等，并回答相关专业问题。

【临床思维与决策评分表】

考生姓名		准考证号		考试日期	年 月 日	
题干						
项目/问题	项目/分		参考答案要点		分值/分	得分
请简要概括患者的临床资料，并说明图像的影像检查技术	10	**一般资料**：中老年女性(1分)；发热、气促(1分)；听诊右下肺呼吸音粗、湿性啰音及哮鸣音，叩诊右肺浊音(1分)；白细胞增高，中性粒细胞增高，降钙素原及血沉增高(1分)			4	
		影像检查技术：胸部CT平扫(2分)，横断位(2分)肺窗(1分)和纵隔窗(1分)			6	
请对所提供图像的病变影像表现进行客观描述	20	**定位**：右肺上叶(2分)			2	
		数目：单叶(2分)			2	
		形态：大片状(2分)			2	
		大小：未提供(2分)			2	
		边界：下缘边界清晰，上缘边界欠清(2分)			2	
		密度(信号)：肺窗提示右上肺见大片实变影(1分)，密度不均匀(1分)，病变内见"空气-支气管征"(1分)，病变部分边缘清晰，部分边缘模糊，呈磨玻璃影(1分)；CT平扫纵隔窗病变呈软组织密度(1分)			5	
		与邻近结构的关系：右上肺实变(3分)，右侧斜裂无移位(2分)			5	
请对病变影像征象产生的可能机制进行分析	20	病变位于右肺上叶，跨肺段呈大叶分布(5分)			5	
		右上肺大片状实变影，由水肿渗出液和炎性细胞填塞肺泡腔所致(5分)			5	
		实变影边缘部分磨玻璃影，提示肺泡腔内不完全填塞(5分)			5	
		实变内较大支气管保持通畅，从而形成"空气-支气管征"(5分)			5	
请对该病变的临床特点与影像特点进行归纳	15	**临床特点**：中老年女性(1分)，发热、气促，最高体温38.4℃(1分)，听诊右下肺湿性啰音和哮鸣音，叩诊右中上肺浊音(1分)			3	
		实验室检查：白细胞、中性粒细胞比值增高，降钙素原和血沉增高(1分)，提示急性炎性反应、细菌性感染(1分)			2	
		影像特点：病变位于右上肺(2分)，呈单叶、多段分布(3分)，右侧斜裂无移位(2分)，病变内见"空气-支气管征"(3分)			10	
请诊断，包括定位与定性诊断等	10	**定位**：右肺上叶(4分)			4	
		定性：感染性病变(3分)，大叶性肺炎(3分)			6	

项目/问题	项目/分	参考答案要点	分值/分	得分
请给出 2 个需要鉴别的疾病,并简要说明鉴别点(临床表现、实验室检查及影像表现等)	10	**弥漫性肺出血**:常见于系统性血管炎(1 分),影像可见斑片状或双侧弥漫的肺实变影或磨玻璃影(2 分),或二者皆有,以肺门旁分布为主(1 分),可伴小叶间隔增厚(1 分)	5	
		肺不张:常见于腔内或腔外病变所致支气管狭窄、闭塞(2 分),肺泡体积缩小直至气体完全吸收(1 分),从而引起肺叶塌陷,密度增高,叶间裂移位,肺门、纵隔、膈肌牵拉移位(2 分)	5	
根据现有资料,请对该患者的下一步诊疗计划做出合理决策	10	肺部感染诊断依赖临床、影像、实验室检查、病原体检查相结合的诊断原则(3 分)。影像为重要手段,确诊有赖于病原体检查(2 分)	5	
		建议进行痰培养、血培养寻找病原体(2 分),必要时进行肺泡灌洗(1 分)	3	
		抗炎治疗后复查血常规及影像学检查(2 分)	2	
沟通表达能力	5	语言流利、思路清晰、逻辑严谨、沟通顺畅(5 分)	5	
总分			100	
折算后的综合成绩(本站实际得分×10%)				
点评(未通过者需注明理由)				
		考官签名:		

【课后思考题】

　　1.大叶性肺炎主要的影像学特征有哪些?

　　2.大叶性肺炎主要的病理基础有哪些?

(李艳辉　蔡晔雨)

病例 183　支气管肺炎

题干：患儿，女，6 岁，发热伴咳嗽 6 天，最高体温 39.3℃，伴有畏寒、寒战，有喘息、气促。患儿足月顺产，无既往病史。体格检查：双肺呼吸音粗，未闻及干湿性啰音及胸膜摩擦音。实验室检查：血常规示白细胞计数 $5.58×10^9$/L，中性粒细胞计数 $3.89×10^9$/L，中性粒细胞比值 69.7%，血沉 37 mm/h，降钙素原 0.102 ng/mL。影像检查结果如图 183 所示。

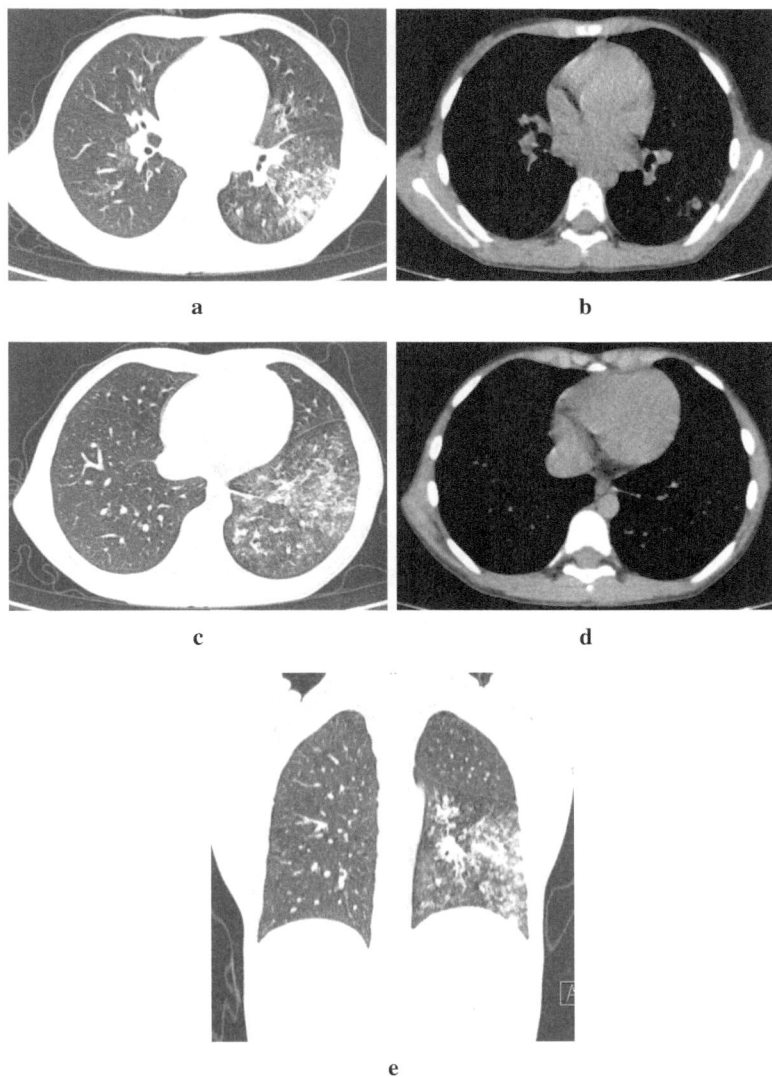

图 183　病例 183 的影像学检查图片

根据所提供的临床和影像资料等，描述影像征象，提出影像诊断、鉴别诊断思路及下一步处理等，并回答相关专业问题。

【临床思维与决策评分表】

考生姓名		准考证号		考试日期		年 月 日	
题干							
项目/问题	项目/分	参考答案要点				分值/分	得分
请简要概括患者的临床资料，并说明图像的影像检查技术	10	**一般资料**：幼年女性(1分)；发热咳嗽(1分)；听诊呼吸音粗(1分)；白细胞增高，中性粒细胞及中性粒细胞比值增高，降钙素原及血沉增高(1分)				4	
		影像检查技术：胸部CT平扫(2分)，横断位(2分)肺窗(1分)和纵隔窗(1分)				6	
请对所提供图像的病变影像表现进行客观描述	20	**定位**：左肺上叶下舌段(1分)，左下肺(1分)及右肺下叶背段(1分)				3	
		数目：多发(1分)				1	
		形态：斑片状、小片状(2分)				2	
		大小：未提供(1分)				1	
		边界：边界不清，边缘模糊(3分)				3	
		密度(信号)：CT平扫肺窗提示左上肺舌段、左下肺及右下肺背段(2分)见斑片状、小片状磨玻璃密度影，多灶性实变影(1分)，伴小叶中心型结节(1分)和线样分支结构(1分)，呈"树芽征"(1分)，病变边界不清，边缘模糊(1分)，密度不均，纵隔窗呈软组织密度(1分)				8	
		与邻近结构的关系：左侧斜裂无移位(2分)				2	
请对病变影像征象产生的可能机制进行分析	20	病变位于左上肺舌段(2分)、左下肺及右下肺背段(2分)，呈双侧、多叶分布(1分)				5	
		小叶中心型结节和线样分支结构组成"树芽征"(4分)，线样分支结构提示被渗出性液体填塞的细支气管(3分)，小叶中心型结节系远端气腔填塞所致(3分)				10	
		多灶性实变沿小叶分布，可融合，提示支气管肺炎(5分)				5	
请对该病变的临床特点与影像特点进行归纳	15	**临床特点**：幼年女性(1分)，发热伴咳嗽，最高体温39.3℃(1分)，伴有畏寒、寒战、喘息、气促(1分)，听诊双肺呼吸音粗(1分)				4	
		实验室检查：白细胞、中性粒细胞、中性粒细胞比值增高，降钙素原和血沉增高(2分)，提示急性炎性反应、细菌性感染(2分)				4	
		影像特点：病变位于左上肺舌段、左下肺及右下肺背段(2分)，呈多发、多灶性分布(1分)，病变呈斑片状、小片状磨玻璃密度影及实变影(2分)，其内可见小叶中心型结节及"树芽征"(2分)				7	

项目/问题	项目/分	参考答案要点	分值/分	得分
请诊断，包括定位与定性诊断等	10	**定位**：左上肺舌段（1分）、左下肺（1分）及右下肺背段（1分）	3	
		定性：感染性病变（3分），支气管肺炎（4分）	7	
请给出2个需要鉴别的疾病，并简要说明鉴别点（临床表现、实验室检查及影像表现等）	10	**肺水肿（2分）**：常见于肺静脉压进行性升高，影像学检查最先可见双肺上叶血管增粗，随病程进展逐渐表现为双侧肺门周围磨玻璃影及实变影（1分），呈重力性分布，常见小叶间隔增厚（1分），可伴有心脏增大和胸腔积液（1分）	5	
		机化性肺炎（2分）：由肺泡腔内肉芽组织填塞引起，大部分分布于支气管旁和胸膜下（1分），表现为斑片状、双侧实变影（1分），可见实变影环绕于磨玻璃影周围，形成"反晕征"（1分）	5	
根据现有资料，请对该患者的下一步诊疗计划作出合理决策	10	肺部感染诊断依赖临床、影像、实验室检查、病原体检查相结合的诊断原则（3分）。影像为重要手段，确诊有赖于病原体检查（2分）	5	
		建议进行痰培养（1分）、血培养（1分）寻找病原体，必要时进行肺泡灌洗（1分）	3	
		抗炎治疗后复查血常规及影像学检查（2分）	2	
沟通表达能力	5	语言流利、思路清晰、逻辑严谨、沟通顺畅（5分）	5	
总分			100	
折算后的综合成绩（本站实际得分×10%）				
点评（未通过者需注明理由）				
			考官签名：	

【课后思考题】

1. 支气管肺炎主要的影像学表现有哪些？
2. 支气管肺炎的好发人群和主要的病理基础有哪些？

（李艳辉 蔡晔雨）

病例 184 急性血行播散型肺结核

题干：患者，男，44 岁，发热 10 余天，头痛 3 天。3 个月前因多关节疼痛就诊，确诊"皮肌炎"，经治疗后好转。体格检查：体温 38.9℃，双侧呼吸动度对称，语颤无增强，双肺叩诊清音，呼吸音清晰，未闻及干湿性啰音和胸膜摩擦音。右下肢巴氏征阳性。实验室检查：血常规示白细胞计数 $6.79×10^9/L$，中性粒细胞比值稍升高，血沉、C 反应蛋白及降钙素原均升高。既往无肿瘤病史。影像检查结果如图 184 所示。

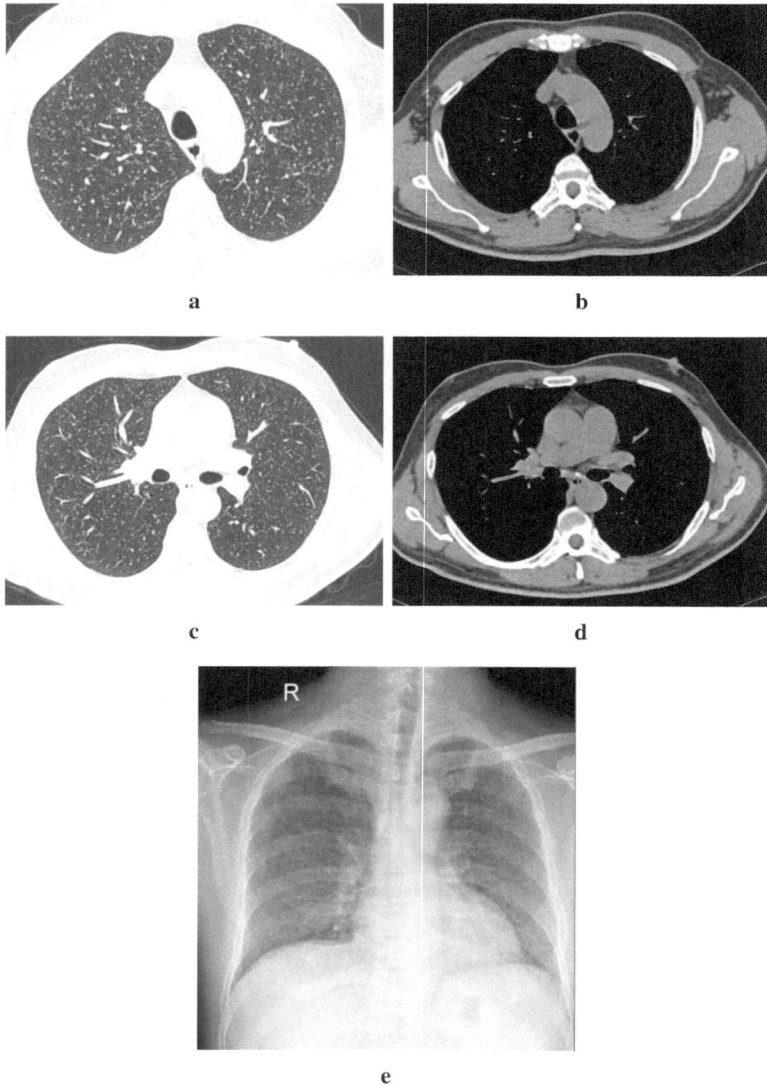

图 184 病例 184 的影像学检查图片

根据所提供的临床和影像资料等，描述影像征象，提出影像诊断、鉴别诊断思路及下一步处理等，并回答相关专业问题。

【临床思维与决策评分表】

考生姓名		准考证号		考试日期		年 月 日	
题干							
项目/问题	项目/分		参考答案要点			分值/分	得分
请简要概括患者的临床资料，并说明图像的影像检查技术	10	**一般资料**：中年男性（1分）；发热10余天，头痛3天（1分）；无肿瘤史（1分）；血沉、C反应蛋白及降钙素原均升高（1分）				4	
		影像检查技术：胸部正位X线（1分），胸部高分辨CT平扫（2分），横断位（1分）肺窗（1分）及纵隔窗（1分）				6	
请对所提供图像的病变影像表现进行客观描述	20	**定位**：双肺（2分）				2	
		数目：多发、弥漫（1分）				1	
		形态：粟粒状结节（1分）				1	
		大小：1~3mm（1分）				1	
		边界：胸X线示双肺弥漫分布粟粒状结节、边界欠清（2分）；CT较X线更清晰地显示双肺弥漫分布的粟粒状结节（2分），结节边界较清晰（2分）				6	
		密度（信号）：X线及CT显示双肺弥漫分布密度增高粟粒状结节（2分），大小、密度、分布较均匀（3分）				5	
		与邻近结构的关系：结节随机分布（1分），气管支气管无受压狭窄，纵隔、肺门淋巴结无肿大，未见胸膜受累和胸腔积液（3分）				4	
请对病变影像征象产生的可能机制进行分析	20	**定位分析**：双肺弥漫、均匀分布（2分），与肺小叶无明确对应关系（1分），胸膜下亦可见结节（1分），符合随机结节分布特征（2分），提示血行播散（2分）；患者有头痛，应考虑是否累及颅内（2分）				10	
		定性分析：患者因"皮肌炎"长期服用免疫抑制剂，免疫功能低下，病原菌感染后容易短期内大量繁殖后入血（2分）。双肺弥漫随机分布的粟粒样结节，提示病变血行播散，可以累及多系统（4分）。大小、密度、分布三均匀提示为急性，容易引起此种影像学表现最常见的病原菌为结核（4分）				10	
请对该病变的临床特点与影像特点进行归纳	15	**临床特点**：中年男性（1分），发热、头痛（1分），既往有皮肌炎，有长期服用免疫抑制剂治疗史（1分）				3	
		实验室检查：白细胞计数不高，中性粒细胞比值稍升高，炎症指标：血沉、C反应蛋白及降钙素原均升高（2分）				2	
		影像特点：双肺弥漫、随机分布的粟粒状结节（4分），分布、大小、密度较均匀，边界较清晰（4分）。纵隔、肺门淋巴结无肿大，未见胸腔积液（2分）				10	

项目/问题	项目/分	参考答案要点	分值/分	得分
请诊断，包括定位与定性诊断等	10	**定位**：双肺(4分)	4	
		定性：急性血行播散型肺结核(4分)；脑结核待排除(2分)	6	
请给出2个需要鉴别的疾病，并简要说明鉴别点(临床表现、实验室检查及影像表现等)	10	经血行发生的肺转移瘤(2分)：原发恶性肿瘤病史，常见于甲状腺癌、黑色素瘤、绒毛膜癌、肾癌、乳腺癌肺转移；转移性粟粒结节多分布在中下肺野、胸膜下区；通常大小不均一、边界较清晰；结节可在1~2月短时间内渐进性增大(3分)	5	
		经血行播散的真菌感染(2分)：本例患者免疫功能低下，存在真菌感染的危险因素，真菌入血后，经血行播散至肺可引起上述类似的影像学表现，进一步明确诊断需结合临床生化等相关检查(3分)	5	
根据现有资料，请对该患者的下一步诊疗计划做出合理决策	10	肺结核的诊断强调临床、影像与实验室检查、病原体检查相结合的诊断原则(3分)。影像、实验室检查为重要手段，临床表现+影像学表现典型者可诊断性抗结核治疗。病原体检查是确诊最可靠的依据(2分)	5	
		完善PPD皮试、痰找结核杆菌、结核斑点试验等结核相关检查；完善G试验、GM试验；完善头部MRI、腰穿、脑脊液常规、生化、细胞学等检查，了解有无颅内受累(3分)	3	
		根据实验室检查结果，行相应抗结核、抗细菌或抗真菌等治疗；如检查结果不典型，可考虑诊断性抗结核治疗。早期诊断和治疗对于预后非常重要(2分)	2	
沟通表达能力	5	语言流利、思路清晰、逻辑严谨、沟通顺畅(5分)	5	
总分			100	
折算后的综合成绩(本站实际得分×10%)				
点评(未通过者需注明理由)		考官签名：		

【课后思考题】

1.肺结核分为几型？

2.怎样鉴别随机分布的肺结节与沿淋巴道分布的肺结节？

（李艳辉）

病例185　肺曲霉菌病

题干：患者，女，86岁。体检发现右下肺空洞约2月。体格检查无异常。实验室检查：血常规示血红蛋白107 g/L，红细胞计数3.62×10^{12}/L，血沉30 mm/L。1-3-β-D葡萄糖（G试验）137.0 pg/mL，GM试验未见明显异常，非小细胞肺癌抗原1.93 ng/mL。影像检查结果如图185所示。

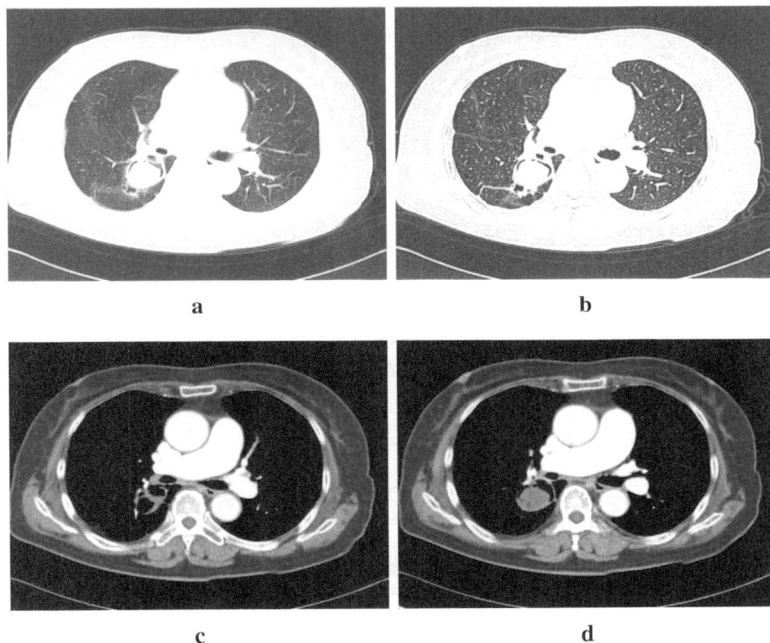

图185　病例185的影像学检查图片

根据所提供的临床和影像资料等，描述影像征象，提出影像诊断、鉴别诊断思路及下一步处理等，并回答相关专业问题。

【临床思维与决策评分表】

考生姓名		准考证号		考试日期		年　月　日	
题干							
项目/问题	项目/分		参考答案要点			分值/分	得分
请简要概括患者的临床资料，并说明图像的影像检查技术	10	**一般资料概括**：患者为老年女性（1分）。体检发现右下肺空洞。体格检查无异常（1分）。血红蛋白、红细胞计数降低，血沉增快（1分）。1-3-β-D葡萄糖升高，非小细胞肺癌相关抗原升高（1分）				4	
		影像检查技术：肺部CT平扫+增强（2分），横断位肺窗（2分）和横断位纵隔窗（2分）				6	

项目/问题	项目/分	参考答案要点	分值/分	得分
请对所提供图像的病变影像表现进行客观描述	20	**部位**：右肺下叶背段(5分)	5	
		数目：1个(2分)	2	
		形态：球形(2分)	2	
		大小：未提供(2分)	2	
		边界：较清晰(2分)	2	
		密度(信号)：CT平扫示右肺下叶背段肺门旁见一球形薄壁空洞影，密度欠均匀(1分)，其内有类圆形团块影，CT值约为XX HU，边缘可见弧形气体密度影(1分)，呈"空气半月征"(1分)，周围可见条索影(1分)及斑片状磨玻璃影，增强后强化不明显(1分)	5	
		与邻近结构的关系：邻近胸膜增厚(2分)	2	
请对病变影像征象产生的可能机制进行分析	20	病变位于右肺下叶背段，为球形高密度影，密度欠均匀，边缘光整(4分)	4	
		曲霉菌入侵肺部，在其繁殖过程中，菌丝、纤维素、细胞碎屑及黏液互相混合而形成曲菌球(4分)	4	
		在薄壁空洞内，曲菌球表现为类圆形团块影，曲霉球不侵及空洞壁，且体积小于空洞的内腔。因此在曲霉球与空洞壁之间可见新月形空隙，称为"空气半月征"(4分)	4	
		曲霉菌侵袭肺部血管，导致肺部出血，出现磨玻璃密度影(4分)	4	
		曲霉菌侵及胸膜，邻近胸膜增厚(4分)	4	
请对该病例的临床特点与影像特点进行归纳	15	**临床特点**：老年女性(2分)。体检发现右下肺空洞约2月(2分)	4	
		实验室检查：血红蛋白、红细胞计数降低，血沉增快。1-3-β-D葡萄糖升高，非小细胞肺癌相关抗原升高(3分)	3	
		影像特点：病变位于右肺下叶背段(2分)，可见球形高密度影(2分)，边缘光整，其内有类圆形团块影，并可见气影，呈"空气半月征"(3分)，周围可见条索影及斑片状磨玻璃影，邻近胸膜增厚(1分)	8	
请诊断，包括定位和定性诊断等	10	**定位**：右肺下叶背段(5分)	5	
		定性：肺部感染(3分)，肺曲霉菌病可能性大(2分)	5	

项目/问题	项目/分	参考答案要点	分值/分	得分
请给出 2 个需要鉴别的疾病，并简要说明鉴别点（临床表现、实验室检查以及影像表现等）	10	血源性肺脓肿（2 分）：寒战高热，咳嗽和咳大量浓痰（1 分）；CT 显示两肺多发性结节状或斑片状密度增高影，边缘模糊（1 分），其内坏死液化呈低密度影，坏死物排出后可形成空洞，空洞内可见液平面（1 分）	5	
		肺结核（2 分）：患者出现咳嗽、咳痰，并且持续时间超过 2 周，咯血、发热、盗汗、食欲不振是肺结核的常见症状（1 分），原发性肺结核会出现原发病灶和胸部淋巴结肿大，血行播散性肺结核可出现双肺弥漫分布的粟粒状结节，较轻的继发性肺结核可能会出现肺尖部的结核瘤，较重时则会出现大叶性浸润、空洞形成等（1 分）。痰检找到结核菌或痰培养阳性为确诊依据（1 分）	5	
根据现有资料，请对该患者的下一步诊疗计划做出合理决策	10	肺曲霉菌的诊断依赖于临床病史、实验室检查、影像学检查以及病原体检测相结合，最终诊断依赖于病原体检测结果（5 分）	5	
		为进一步明确诊断，有条件者可行支气管肺泡灌洗 GM 实验，完善病原体基因检测，真菌培养（3 分）	3	
		合理地选择抗真菌的药物进行治疗；如发生大量或反复的咯血应采取手术治疗，通常需切除病变肺叶以确保根治（2 分）	2	
沟通表达能力	5	语言流利，思路清晰，逻辑严谨，沟通顺畅（5 分）	5	
总分			100	
折算后的综合成绩（本站实际得分×10%）				
点评（未通过者需注明理由）		考官签名：		

【课后思考题】

1. 曲霉菌"空气半月征"产生的机制是什么？
2. 曲霉菌病如何确诊？

（李艳辉 赵伟）

病例 186　卡氏肺孢子菌肺炎

题干：患者，男，53 岁，气促、咳嗽 1 月余。体格检查：双肺呼吸音粗，可闻及湿性啰音。既往有慢性乙肝病史，冶游史一次。实验室检查：血常规示 WBC $1.99 \times 10^9/L$，RBC $3.85 \times 10^9/L$，中性粒细胞比值 56.2%。CRP：39.6 mg/L，ESR：54 mm/h，CD4+/CD8+：0.05，结明实验阳性(弱)。影像检查结果如图 186 所示。

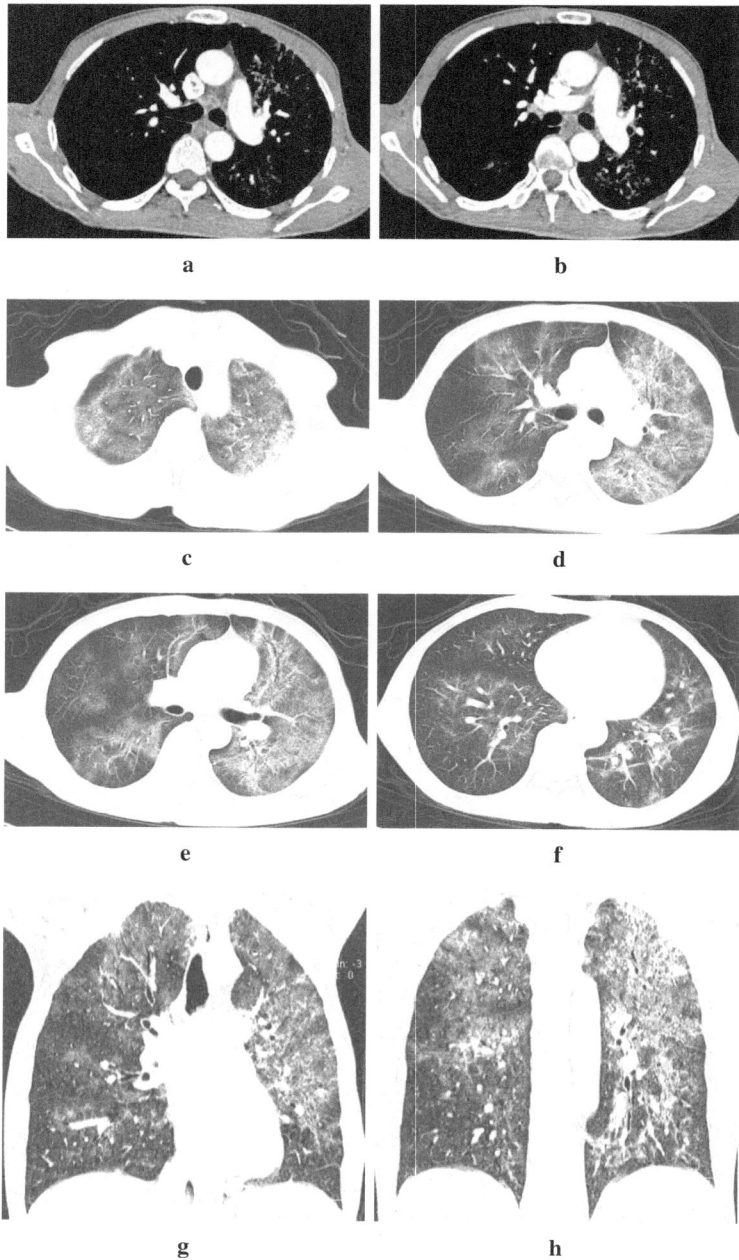

图 186　病例 186 的影像学检查图片

【临床思维与决策评分表】

考生姓名		准考证号		考试日期		年　月　日	
题干							
项目/问题	项目/分	参考答案要点				分值/分	得分
请简要概括患者的临床资料，并说明图像的影像检查技术	10	**一般资料**：中年男性（1分）；气促咳嗽（1分）；白细胞减低，CRP及血沉增高，CD4+/CD8+：0.05（1分）；既往有慢性乙肝病史、冶游史一次（1分）				4	
		影像检查技术：肺部CT轴位增强+三维重建（2分）；图186-a、b为纵隔窗横断位增强（2分）；图186-c、d、e、f为肺窗横断位，图186-g、h为肺窗冠状位重建图像（2分）				6	
请对所提供图像的病变影像表现进行客观描述	20	**定位**：双肺各叶（3分）				3	
		数目：弥漫多发（2分）				2	
		形态：斑片状、大片状（2分）				2	
		大小：未提供（2分）				2	
		边界：边界不清，边缘模糊（3分）				3	
		密度（信号）：双肺各叶见弥漫多发斑片状、大片状磨玻璃密度影（1分），密度不均，部分为实变影（1分），部分病变内见空气支气管征（1分），病变边界不清，边缘模糊（1分），以双肺上叶为著，叶间裂及胸膜下受累较轻（1分）。纵隔内见多个轻度肿大的淋巴结，大者短径约为XX mm，增强扫描不均匀强化（1分）				6	
		与邻近结构的关系：叶间裂胸膜下受累较轻（2分）				2	
请对病变影像征象产生的可能机制进行分析	20	病变位于双肺各叶（3分），弥漫性分布（2分）				5	
		磨玻璃影为主，局部实变（4分），以双肺上叶为著，叶间裂及胸膜下受累较轻（4分），部分病变内见空气支气管征，未见明显囊腔影（2分）				10	
		磨玻璃影弥漫分布，局部实变，以双肺上叶为著，叶间裂及胸膜下受累较轻，提示肺泡渗出（5分）				5	
请对该病变的临床特点与影像特点进行归纳	15	**临床特点**：中年男性（1分）；气促咳嗽1月（1分）；既往有慢性乙肝、冶游史一次（2分）				4	
		实验室检查：CRP及血沉增高（1分），提示存在炎症反应；白细胞减低，CD4+/CD8+：0.05比值降低，提示患者免疫力低下（3分）				4	
		影像特点：病变位于双肺各叶，弥漫性分布，磨玻璃影为主，局部实变（3分），以双肺上叶为著，叶间裂及胸膜下受累较轻（3分），部分病变内见空气支气管征，未见明显囊腔影（1分）				7	

项目/问题	项目/分	参考答案要点	分值/分	得分
请诊断，包括定位与定性诊断等	10	**定位**：双肺弥漫分布(3分)	3	
		定性：感染性病变(4分)，卡氏肺孢子菌肺炎可能性大(3分)	7	
请给出2个需要鉴别的疾病，并简要说明鉴别点(临床表现、实验室检查及影像表现等)	10	**肺水肿**：常见于肺静脉压进行性升高，影像学检查最先可见双肺上叶血管增粗(1分)，随病程进展逐渐表现为双侧肺门周围磨玻璃影及实变影(1分)，呈重力性分布(1分)，常见小叶间隔增厚(1分)，可伴心脏增大和胸腔积液(1分)	5	
		肺泡蛋白沉积症：病理特征为肺泡和细支气管腔内填充PAS染色阳性的蛋白质物质。好发于青中年，男性发病率高于女性(1分)。纤支镜肺泡灌洗液呈乳白色，LDH轻度增高(1分)。影像特征：双肺弥漫磨玻璃影伴小叶间隔增厚，呈"铺路石征"(2分)，病变区域与正常区域分界清楚，呈"地图征"(1分)	5	
根据现有资料，请对该患者的下一步诊疗计划做出合理决策	10	肺部感染诊断依赖临床、影像、实验室检查、病原体检查相结合的诊断原则(3分)。影像为重要手段，确诊有赖于病原体检查(2分)	5	
		行痰培养、血培养(1分)，寻找病原体；必要时进行肺泡灌洗(1分)、NGS检测(1分)	3	
		抗感染治疗后复查血常规及影像学检查(2分)	2	
沟通表达能力	5	语言流利、思路清晰、逻辑严谨、沟通顺畅(5分)	5	
总分			100	
折算后的综合成绩(本站实际得分×10%)				
点评(未通过者需注明理由)		考官签名：		

【课后思考题】

1. 卡氏肺孢子菌肺炎的CT影像特点。

2. 卡氏肺孢子菌肺炎好发于哪些人群？

3. 简述双肺弥漫磨玻璃影的鉴别诊断。

（李艳辉　陈珊珊）

病例 187　金葡菌肺炎

题干：患者，女，22 岁。间断发热 20 余天，咳嗽、咳痰，肢体乏力，右臀部、大腿根部疼痛半月。既往体健。体格检查：体温 38.9℃，双肺呼吸音粗，可闻及散在干、湿啰音。实验室检查：血常规示白细胞计数 21.61×10^9/L，中性粒细胞计数 18.16×10^9/L，中性粒细胞百分比 87.9%，降钙素原 25 ng/mL，血沉 100 mm/h，C 反应蛋白 208 mg/L。影像检查结果如图 187 所示。

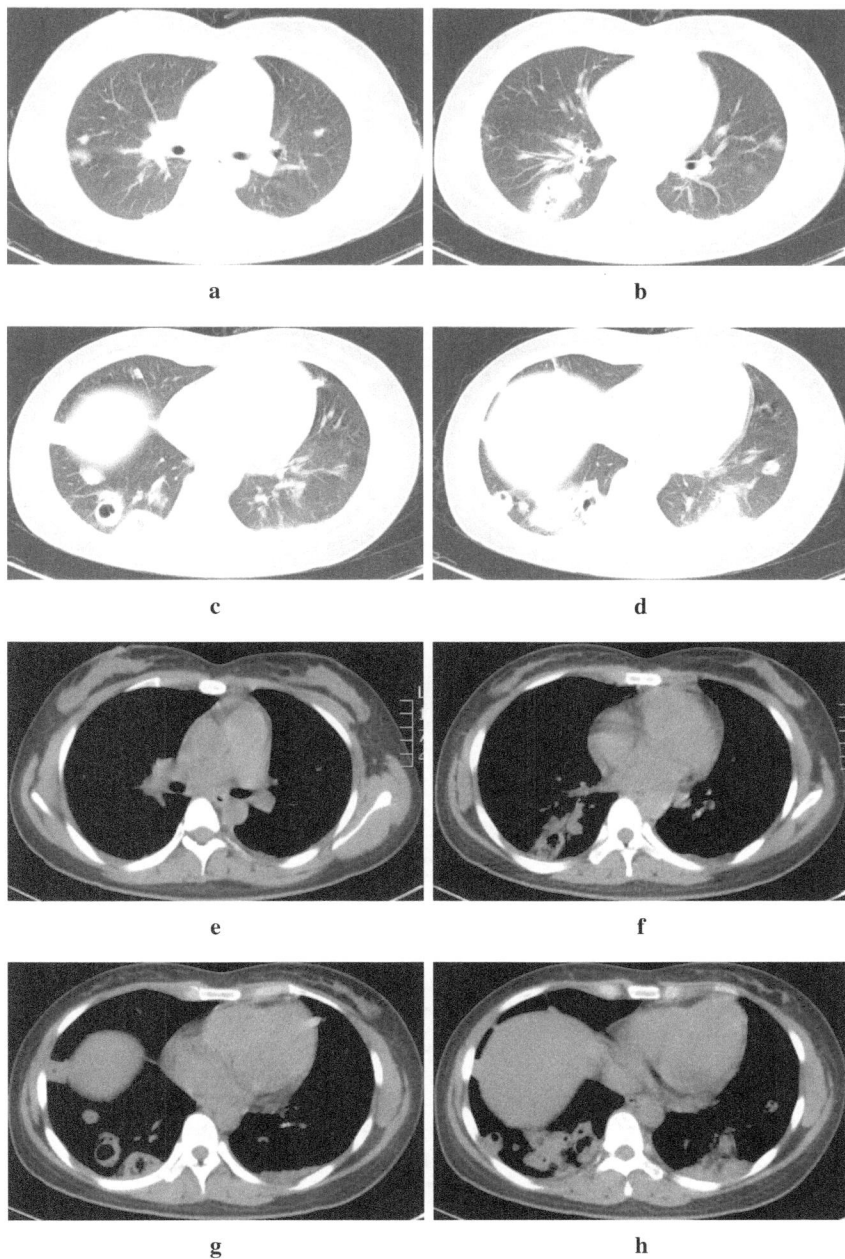

a

b

c

d

e

f

g

h

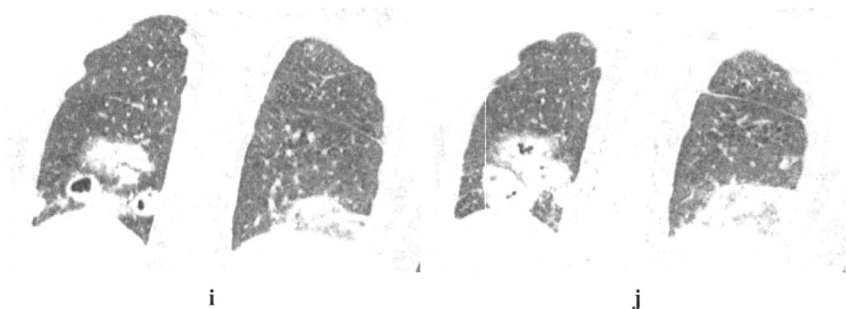

i   j

图 187　病例 187 的影像学检查图片

【临床思维与决策评分表】

考生姓名		准考证号		考试日期		年　月　日	
题干							
项目/问题	项目/分	参考答案要点				分值/分	得分
请简要概括患者的临床资料，并说明图像的影像检查技术	10	**一般资料**：年轻女性(1 分)；间断发热，最高达 40℃(1 分)；咳嗽、咳痰、肢体乏力、右臀部、大腿根部疼痛(1 分)；白细胞、中性粒细胞明显升高，降钙素原、CRP 及血沉增高(1 分)				4	
		影像检查技术：肺部 CT 轴位平扫+三维重建(2 分)；图 187-a、b、c、d 为肺窗轴位图像，图 187-i、j 为肺窗冠状位重建图像(2 分)；图 187-e、f、g、h 为纵隔窗平扫图像(2 分)				6	
请对所提供图像的病变影像表现进行客观描述	20	**定位**：双肺各叶(3 分)				3	
		数目：多发(2 分)				2	
		形态：结节、肿块、实变(2 分)				2	
		大小：未提供(2 分)				2	
		边界：边界不清，边缘模糊(3 分)				3	
		密度(信号)：CT 肺窗示双肺各叶(2 分)见多发结节状、团块状及片状密度增高影(2 分)，部分病变边界不清、边缘模糊，部分融合，部分边界尚清(2 分)，以双肺下叶为著(1 分)，部分病变内见空洞(1 分)，空洞内壁尚光滑(1 分)。CT 纵隔窗示病变呈软组织密度，纵隔内未见明显肿大淋巴结(1 分)				10	
		与邻近结构的关系：部分病变紧贴胸膜，纵隔无明显受累(2 分)				2	
请对病变影像征象产生的可能机制进行分析	20	病变位于双肺各叶(3 分)，随机分布，双肺下叶为著(2 分)				5	
		多发结节、肿块及实变影(4 分)，部分病变内见空洞影，空洞内壁光滑(4 分)，部分病变边界不清、边缘模糊(2 分)				10	
		双肺多发结节、肿块、实变，部分病变内见空洞，病变随机分布，双肺下叶为著，提示病变为血源性播散(5 分)				5	

项目/问题	项目/分	参考答案要点	分值/分	得分
请对该病变的临床特点与影像特点进行归纳	15	**临床特点**：年轻女性（1分）；间断高热，最高达40℃（2分）；咳嗽、咳痰、肢体乏力、右臀部、大腿根部疼痛（1分）	4	
		实验室检查：白细胞、中性粒细胞明显升高，降钙素原、CRP及血沉增高（2分），提示存在急性化脓性炎症（2分）	4	
		影像特点：双肺多发结节、肿块及实变影（3分），部分病变内见空洞影，空洞内壁光滑（2分），病变随机分布，双肺下叶为著（2分）	7	
请诊断，包括定位与定性诊断等	10	**定位**：双肺多发（3分）	3	
		定性：感染性病变（4分），金葡菌肺炎可能性大（3分）	7	
请给出2个需要鉴别的疾病，并简要说明鉴别点（临床表现、实验室检查及影像表现等）	10	**肉芽肿性多血管炎**（2分）：即坏死性肉芽肿性血管炎，属自身免疫性疾病。常累及肾脏、上呼吸道和肺。ANCA可阳性（1分）。肺部典型影像表现：多发、多形态、多游走性、可出现空洞。病变随机分布（2分）	5	
		转移瘤（2分）：好发于中老年患者，有恶性肿瘤病史（1分）。肺转移瘤典型影像表现：双肺多发大小不一的实性结节，随机分布，结节内可出现空洞（2分）	5	
根据现有资料，请对该患者的下一步诊疗计划做出合理决策	10	肺部感染诊断依赖临床、影像、实验室检查、病原体检查相结合的诊断原则（3分）。影像为重要手段，确诊有赖于病原体检查（2分）	5	
		行痰培养、血培养（1分），寻找病原体；必要时肺泡灌洗（1分）、NGS检测（1分）	3	
		完善增强CT或CTA检查，明确是否存在肺动脉脓毒栓子；完善骨盆CT或MRI检查了解有无骨、肌受累；抗感染治疗后复查血常规及影像学检查（2分）	2	
沟通表达能力	5	语言流利、思路清晰、逻辑严谨、沟通顺畅（5分）	5	
总分			100	
折算后的综合成绩（本站实际得分×10%）				
点评（未通过者需注明理由）		考官签名：		

【课后思考题】

1. 简述金葡菌肺炎典型的影像学表现。

2. 简述双肺多发空洞病变的鉴别诊断。

（李艳辉 陈珊珊）

病例 188　ANCA 相关性血管炎

题干：患者，女，57 岁。反复浮肿 1 年余，发现肌酐高 6 月，腹透 5 月。体格检查：双下肢轻度浮肿。实验室检查：中性粒细胞比值 85.4%，肌酐 581.0 μmol/L，血沉 34 mm/h，血管炎相关检查：P-ANCA 阳性++，C-ANCA 阴性，a-ANCA 阴性，抗髓过氧化物酶抗体（化学发光法）201.30。影像检查结果如图 188 所示。

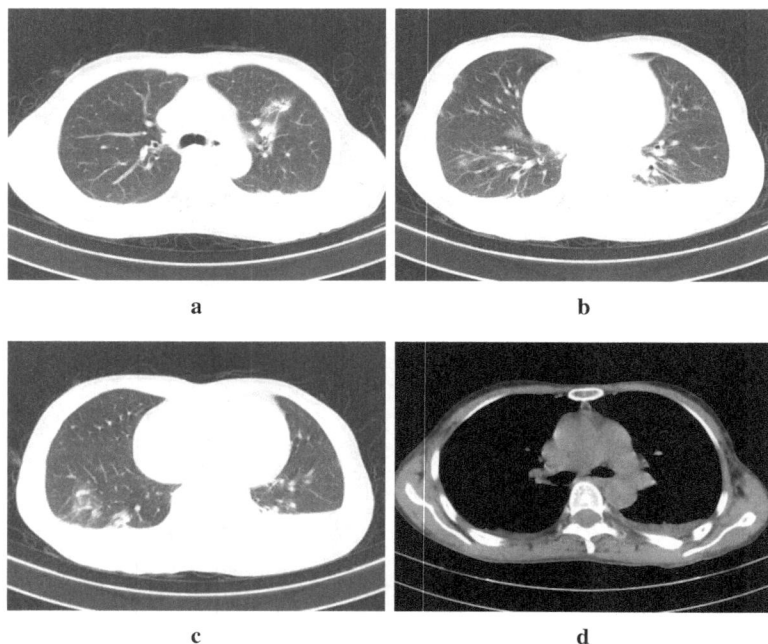

图 188　病例 188 的影像学检查图片

根据所提供的临床和影像资料等，描述影像征象，提出影像诊断、鉴别诊断思路及下一步处理等，并回答相关专业问题。

【临床思维与决策评分表】

考生姓名		准考证号		考试日期		年　月　日	
题干							
项目/问题	项目/分		参考答案要点			分值/分	得分
请简要概括患者的临床资料，并说明图像的影像检查技术	10	**一般资料**：患者为中年女性，反复浮肿 1 年余，发现肌酐高 6 个月，腹透 5 个月（2 分）。中性粒细胞比值降低，肌酐升高，血沉增快（1 分）。血管炎相关检查：P-ANCA 阳性++，C-ANCA 阴性，a-ANCA 阴性，抗髓过氧化物酶抗体升高（2 分）			5	
		影像检查技术：肺部 CT 平扫（2 分），横断位肺窗和纵隔窗（3 分）			5	

项目/问题	项目/分	参考答案要点	分值/分	得分
请对所提供图像的病变影像表现进行客观描述	20	**部位**：双肺(5分)	5	
		数目：多发(2分)	2	
		形态：结节状、斑片状(2分)	2	
		大小：未提供(2分)	2	
		边界：模糊(2分)	2	
		密度(信号)：双肺多发结节状、斑片状密度增高影，两侧胸腔见弧形低密度影(5分)	5	
		与邻近结构的关系：纵隔淋巴结肿大(2分)	2	
请对病变影像征象产生的可能机制进行分析	20	中性粒细胞破坏局部血管壁，造成肺血管壁的坏死性变化，肺内病灶为血性炎症渗出物，表现为肺内支气管血管束的增多、紊乱(10分)	10	
		肺泡呈渗出性实变，表现为结节状、斑片状密度增高影，边界模糊。胸腔内有渗出液，表现为双侧弧形水样密度影(10分)	10	
请对该病例的临床特点与影像特点进行归纳	15	**临床特点**：患者为中年女性，反复浮肿1年余，发现肌酐高6个月，腹透5个月(4分)	4	
		实验室检查：中性粒细胞比值降低，肌酐升高，血沉加快(1分)。血管炎相关检查：P-ANCA阳性++，C-ANCA阴性，a-ANCA阴性，抗髓过氧化物酶抗体升高(2分)	3	
		影像特点：双肺支气管血管束增多紊乱，见多发结节状、斑片状密度增高影，边界模糊。纵隔见多发肿大淋巴结，双侧胸腔见弧形水样密度影(8分)	8	
请诊断，包括定位和定性诊断等	10	**定位**：双肺(3分)	3	
		定性：ANCA相关性血管炎(5分)	5	
		伴随征象：纵隔淋巴结肿大(2分)	2	
请给出2个需要鉴别的疾病，并简要说明鉴别点(临床表现、实验室检查以及影像表现等)	10	系统性红斑狼疮(2分)：胸部表现为可出现胸腔积液、肺间质纤维化、肺动脉高压等相应的影像表现和临床表现(2分)。患者常会出现红细胞、白细胞或血小板的减少(1分)	5	
		大叶性肺炎(2分)：起病急骤，主要临床表现为高热、咳嗽、咳血痰或铁锈色痰、胸痛(1分)。实验室检查可出现白细胞升高、中性粒细胞升高、C反应蛋白明显升高、血沉加快以及降钙素原升高(1分)。CT表现：充血期支气管血管束增粗，可见磨玻璃影，边缘模糊不清，病变区血管隐约可见。红色和灰色肝样变期可见沿肺叶或肺段分布的致密实变影，内可见"空气支气管征"。消散期实变影密度减低，呈散在大小不等的斑片影，最后可完全吸收(1分)	5	

项目/问题	项目/分	参考答案要点	分值/分	得分
根据现有资料，请对该患者的下一步诊疗计划做出合理决策	10	病理检查是确诊血管炎的金标准，病理表现为小血管节段性纤维素样坏死、肉芽肿形成及血管炎。小动静脉壁及周围有中性粒细胞、嗜酸性粒细胞和单核细胞浸润(5分)	5	
		诱导缓解期治疗：足量糖皮质激素联合免疫抑制剂(如环磷酰胺)或利妥昔单抗治疗，预防死亡及限制永久性器官损伤(3分)	3	
		维持缓解治疗：一旦缓解，需维持治疗以防疾病复发，一般在诱导后3~6个月。小剂量糖皮质激素联合免疫抑制剂或利妥昔单抗治疗，在专科医生指导下逐渐减量甚至停药(2分)	2	
沟通表达能力	5	语言流利，思路清晰，逻辑严谨，沟通顺畅(5分)	5	
总分			100	
折算后的综合成绩(本站实际得分×10%)				
点评(未通过者需注明理由)				
			考官签名：	

【课后思考题】

ANCA 相关血管炎的分型有哪些？

(李艳辉　赵伟)

病例 189　肺泡蛋白沉积症

题干：患者，男，57 岁，咳嗽 2 年余，干咳为主，无咯血。体格检查：体温 36.4℃，呼吸 21 次/min，双肺呼吸音清晰，未闻及干、湿性啰音和胸膜摩擦音。实验室检查：PO_2 下降，血常规示白细胞计数、中性粒细胞计数、淋巴细胞计数正常，降钙素原、血沉升高、C 反应蛋白正常。既往无肿瘤病史。影像检查结果如图 189 所示。

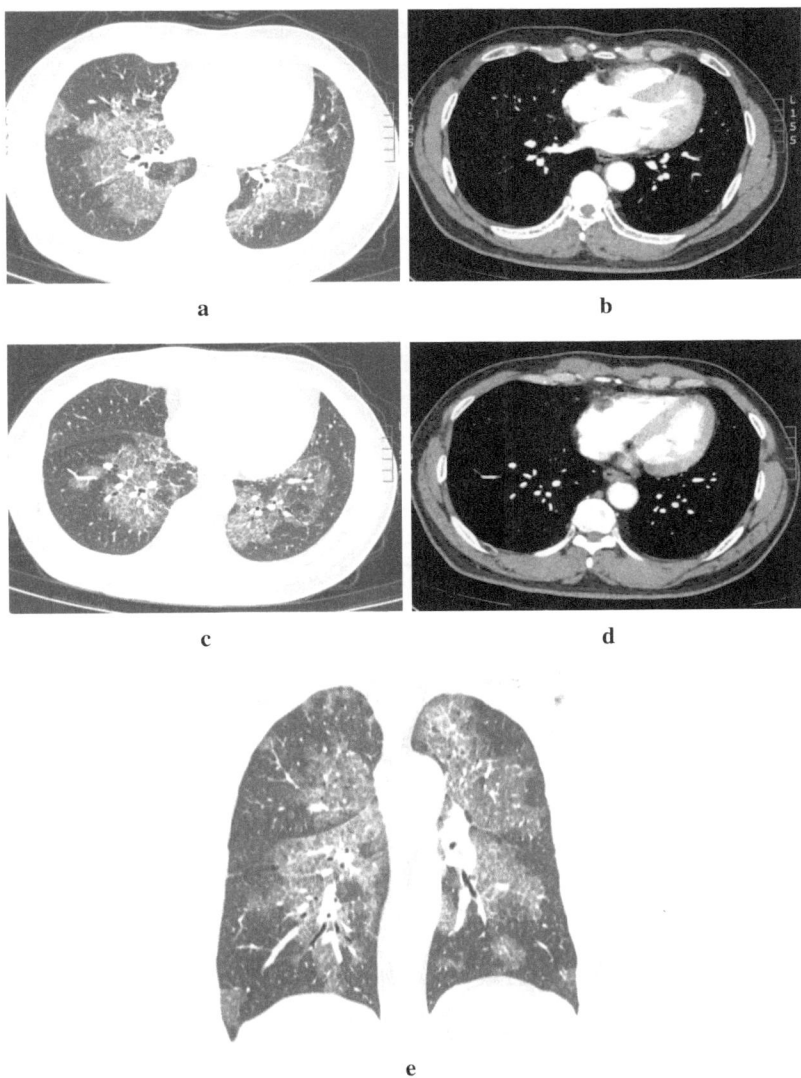

图 189　病例 189 的影像学检查图片

根据所提供的临床和影像资料等，描述影像征象，提出影像诊断、鉴别诊断思路及下一步处理等，并回答相关专业问题。

【临床思维与决策评分表】

考生姓名		准考证号		考试日期		年　月　日	
题干							

项目/问题	项目/分	参考答案要点	分值/分	得分
请简要概括患者的临床资料，并说明图像的影像检查技术	10	**一般资料包括**：中老年男性（1分）；咳嗽2年余，干咳为主，无咳血、无发热（1分）；无肿瘤史（1分）；白细胞计数、中性粒细胞计数、淋巴细胞计数正常，降钙素原、血沉升高，C反应蛋白正常（1分）	4	
		影像检查技术：胸部增强CT（2分），横断位肺窗（1分）和纵隔窗（1分），冠状位肺窗（2分）	6	
请对所提供图像的病变影像表现进行客观描述	20	**定位**：双肺（2分）	2	
		数目：弥漫、多发（1分）	1	
		形态：片状磨玻璃影，小叶间隔增厚，"铺路石"样改变，"地图"样改变（1分）	1	
		大小：未提供（1分）	1	
		边界：磨玻璃影叠加小叶间隔增厚，形成"铺路石"样改变（4分），与邻近正常肺组织分界清晰，形成"地图"样改变（2分）	6	
		密度（信号）：双肺弥漫分布密度增高的磨玻璃影和小叶间隔增厚（4分），邻近肺组织正常或透亮度增高（2分）	5	
		与邻近结构的关系：叶间胸膜稍增厚（4分）	4	
请对病变影像征象产生的可能机制进行分析	20	**定位分析**：病变为双肺弥漫分布，不对称，提示病变发生部位不局限，分布无明显规律（10分）	10	
		定性分析：片状玻璃影，提示肺泡内渗出病变（4分）；小叶间隔增厚，提示病变累及间隔或异常物质沉积（5分），病变外肺组织基本正常（1分）	10	
请对该病变的临床特点与影像特点进行归纳	15	**临床特点**：中老年男性，咳嗽2年余，干咳为主，无发热，无肿瘤史（3分）	3	
		实验室检查：白细胞计数、中性粒细胞计数、淋巴细胞计数正常，降钙素原、血沉升高，C反应蛋白正常（2分）	2	
		影像特点：双肺弥漫磨玻璃影，小叶间隔增厚，形成"铺路石"样改变（5分），与邻近肺组织分界清晰，形成"地图"样改变（4分）。纵隔、肺门淋巴结无肿大，未见胸腔积液（1分）	10	
请诊断，包括定位与定性诊断等	10	**定位**：双肺（4分）	4	
		定性：双肺弥漫分布磨玻璃影伴小叶间隔增厚，周围肺组织基本正常，形成"铺路石征"和"地图"样改变（3分），考虑肺泡蛋白沉积症可能性大（3分）	6	

项目/问题	项目/分	参考答案要点	分值/分	得分
请给出 2 个需要鉴别的疾病，并简要说明鉴别点（临床表现、实验室检查及影像表现等）	10	肺纤维化(2分)：具有典型的劳力性呼吸困难症状，常伴皮肤异常、关节肿痛、杵状指等临床体征；CT 可表现为小叶间隔增厚、网格状影和蜂窝影，以胸膜下和肺基底部分布明显；常伴有纵隔及肺门淋巴结增大(3分)	5	
		肺炎(2分)：以发热、咳嗽、咳痰为主要临床症状，起病急，短期内症状明显加重。影像学主要表现为斑片影或实变，且随症状加重影像学表现亦加重，抗感染治疗有效(3分)	5	
根据现有资料，请对该患者的下一步诊疗计划做出合理决策	10	临床、影像、实验室检查与病理相结合的诊断原则(3分)。影像为重要手段，确诊有赖于支气管肺泡灌洗液病理检查(2分)	5	
		完善风湿免疫相关检查，乳酸脱氢酶检查、肺功能检查(3分)	3	
		支气管肺泡灌洗液 PAS 染色(2分)	2	
沟通表达能力	5	语言流利、思路清晰、逻辑严谨、沟通顺畅(5分)	5	
总分			100	
折算后的综合成绩（本站实际得分×10%）				
点评（未通过者需注明理由）		考官签名：		

【课后思考题】

1. 肺泡蛋白沉积症的发病原因是什么？
2. "铺路石征"见于哪些肺部疾病？

（李艳辉）

病例190 特发性含铁血黄素沉着症

题干：患儿，女，9岁，反复乏力5年余，加重1月余。体格检查：体温38.2℃，脉搏122次/min，呼吸30次/min，血压106/70 mmHg，体重22.5 kg。发育正常，营养较差，贫血面容，眼底及甲床苍白，全身浅表淋巴结未触及肿大。唇无紫绀，口腔黏膜无出血点，关节无红肿，无杵状指（趾），双下肢无水肿。实验室检查：血常规示 WBC 7.34×10^9/L，RBC 2.70×10^{12}/L，HBG 43 g/L，PLT 530×10^9/L。既往无肿瘤病史。影像检查结果如图190所示。

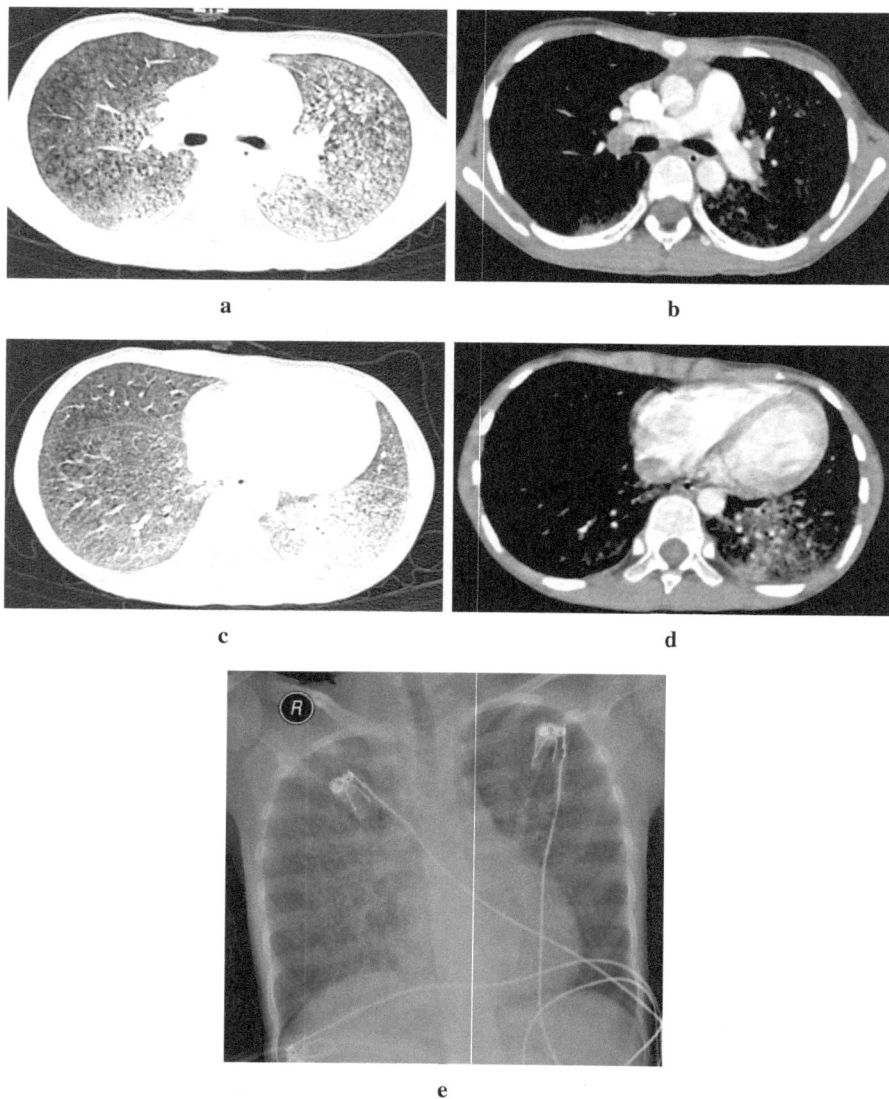

图190 病例190的影像学检查图片

根据所提供的临床和影像资料等，描述影像征象，提出影像诊断、鉴别诊断思路及下一步处理等，并回答相关专业问题。

【临床思维与决策评分表】

考生姓名		准考证号		考试日期	年　月　日	
题干						
项目/问题	项目/分	参考答案要点			分值/分	得分
请简要概括患者的临床资料，并说明图像的影像检查技术	10	**一般资料包括**：儿童（1分）；反复乏力5年余，加重1月余（1分），既往无肿瘤史（1分）；贫血面容，眼底及甲床苍白；白细胞计数、血小板计数正常，红细胞计数下降，血红蛋白明显减低（1分）			4	
		影像检查技术：胸部正位X线（2分），胸部高分辨增强CT（2分），横断位肺窗（1分）和纵隔窗（1分）			6	
请对所提供图像的病变影像表现进行客观描述	20	**定位**：双肺（2分）			2	
		数目：多发、弥漫（1分）			1	
		形态：斑片、结节（1分）			1	
		大小：未提供（1分）			1	
		边界：胸X线示双肺弥漫分布磨玻璃密度腺泡结节，边缘模糊（3分）；CT显示双肺病变进展，弥漫分布磨玻璃影、斑片影和腺泡结节，边缘模糊（3分）			6	
		密度（信号）：双肺（1分）透亮度减低，弥漫分布密度增高磨玻璃影、斑片影和结节影（4分）			5	
		与邻近结构的关系：气管支气管通畅，无狭窄征象，纵隔淋巴结稍肿大，叶间胸膜稍增厚，未见胸腔积液（4分）			4	
请对病变影像征象产生的可能机制进行分析	20	**定位分析**：双肺多发、弥漫病变（6分），左右肺或上下肺无明显分布规律（4分）			10	
		定性分析：由于肺泡内出血或炎性渗出病变或肺泡壁水肿等引起肺腺泡结节、磨玻璃影（6分）；随病变增多，出现了密度更高的斑片影和实变影（4分）			10	
请对该病变的临床特点与影像特点进行归纳	15	**临床特点**：儿童（1分）；反复乏力5年余，加重1月余（1分）；贫血面容，眼底及甲床苍白（1分）			3	
		实验室检查：白细胞计数、血小板计数正常，红细胞计数下降，血红蛋白明显减低（2分）			2	
		影像特点：双肺弥漫分布磨玻璃影、斑片影和结节影，边缘模糊（6分）。气管、支气管通畅，双侧肺门淋巴结稍肿大，未见胸腔积液（4分）			10	
请诊断，包括定位与定性诊断等	10	**定位**：双肺（4分）			4	
		定性：肺特发性含铁血黄素沉着症可能（6分）			6	

项目/问题	项目/分	参考答案要点	分值/分	得分
请给出2个需要鉴别的疾病，并简要说明鉴别点（临床表现、实验室检查及影像表现等）	10	支气管肺炎(2分)：常见于婴幼儿、老年和极度衰弱患者，临床表现以发热、咳嗽为主，可伴有咳痰、胸痛、呼吸困难等；白细胞、中性粒细胞计数常升高，C反应蛋白、降钙素原等炎性指标常升高；影像表现病变多位于双肺中下部，肺纹理增粗，散在分布斑片影，边缘模糊不清，密度不均匀，可融合成较大的片状影，小叶支气管阻塞时，可伴有小叶性肺气肿或肺不张；抗感染治疗有效。含铁血黄素沉着症急性出血期需与支气管肺炎鉴别(3分)	5	
		血行播散型肺结核(2分)：含铁血黄素沉着症慢性期有粟粒结节表现时需与血行播散型肺结核鉴别。结核临床表现以低热、盗汗、咳嗽、乏力为主，结核相关实验室检查可呈阳性；影像上其粟粒结节大小分布较均匀，含铁血黄素沉着症粟粒结节常以两肺门周围及下肺野分布较多，短期内病灶变化不大，很少融合(3分)	5	
根据现有资料，请对该患者的下一步诊疗计划做出合理决策	10	临床、影像与实验室检查、病理相结合的诊断原则；影像、实验室检查为重要诊断依据，也是病情随访的重要依据；病理诊断是金标准(5分)	5	
		完善三大常规、肝肾功能、溶血试验、血清铁、转铁蛋白饱和度、总铁结合力、血沉、C反应蛋白、降钙素原、骨穿等检查，完善胃液、痰液或支气管灌洗液含铁血黄素检查(3分)	3	
		根据实验室检查结果，判断贫血类型；如为小细胞低色素贫血，需补铁；如胃液或支气管灌洗液含铁血黄素阳性，排除了继发性肺出血性疾病如血管炎、感染、风湿性或免疫性疾病等，应考虑特发性肺含铁血黄素沉着症。糖皮质激素是一线治疗药物，免疫抑制剂是二线治疗药物(2分)	2	
沟通表达能力	5	语言流利、思路清晰、逻辑严谨、沟通顺畅(5分)	5	
总分			100	
折算后的综合成绩（本站实际得分×10%）				
点评（未通过者需注明理由）				
		考官签名：		

【课后思考题】

特发性含铁血黄素沉着症的诊断标准是什么？

（李艳辉）

病例191　周围型肺癌

题干：患者，男，74岁。右侧胸痛伴咳嗽2月余，夜间咳嗽加剧，咳少量黄痰。体格检查无异常。实验室检查：血常规示白细胞计数 $10.15×10^9/L$，中性粒细胞计数 $7.72×10^9/L$，白细胞介素 624.60 pg/mL，肿瘤标志物：鳞状细胞癌抗原SCC 2.52 ng/mL。影像检查结果如图191所示。

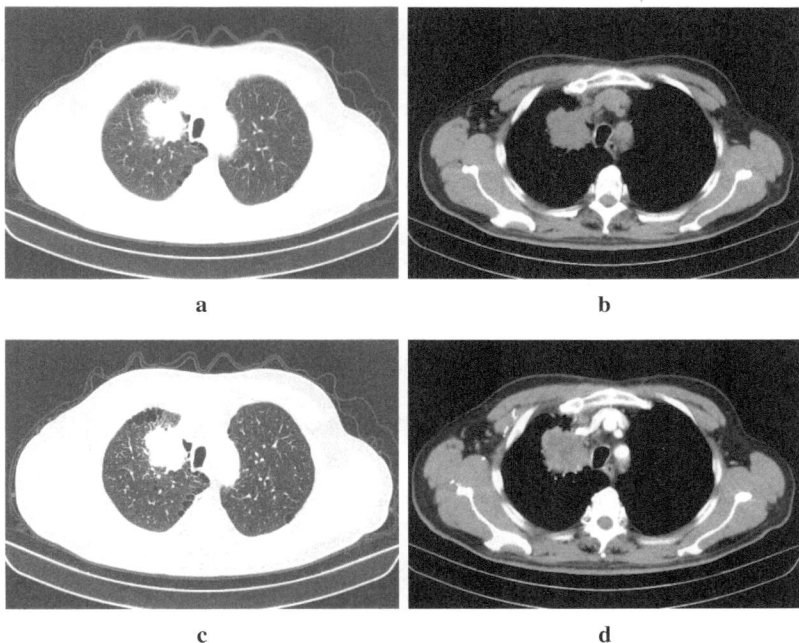

a

b

c

d

图191　病例191的影像学检查图片

根据所提供的临床和影像资料等，描述影像征象，提出影像诊断、鉴别诊断思路及下一步处理等，并回答相关专业问题。

【临床思维与决策评分表】

考生姓名		准考证号		考试日期	年　月　日
题干					
项目/问题	项目/分	参考答案要点		分值/分	得分
请简要概括患者的临床资料，并说明图像的影像检查技术	10	**一般资料概括**：老年男性，右侧胸痛伴咳嗽2月余(2分)；体格检查无异常(1分)；白细胞计数、中性粒细胞计数、白介素升高，鳞状细胞癌抗原偏高(1分)		4	
		影像检查技术：肺部CT平扫+增强(2分)，横断位平扫肺窗和纵隔窗(2分)，横断位增强肺窗和纵隔窗(2分)		6	

项目/问题	项目/分	参考答案要点	分值/分	得分
请对所提供图像的病变影像表现进行客观描述	20	**部位**：右肺上叶(5分)	5	
		数目：1个(2分)	2	
		形态：结节状(2分)	2	
		大小：未提供(2分)	2	
		边界：欠清晰(2分)	2	
		密度(信号)：CT平扫显示右肺上叶类圆形高密度影(2分)，密度欠均匀，CT值约为XX HU，周围少许斑片状密度增高影(1分)。增强扫描呈轻度不均匀强化，CT值约为XX HU，(2分)	5	
		与邻近结构的关系：胸膜牵拉(2分)	2	
请对病变影像征象产生的可能机制进行分析	20	肺癌以右肺上叶多发，单发常见(4分)	4	
		CT密度欠均匀，提示肿瘤与坏死组织共存(4分)	4	
		肿瘤边缘部位瘤细胞分化程度不一，在各个方向的生长速度不一致，或受支气管、血管等间质结构阻挡，因此病灶呈分叶状(3分)	3	
		肿瘤组织沿支气管、血管或小叶间隔浸润性生长，同时肿瘤刺激纤维结缔组织增生，表现为"毛刺征"(3分)	3	
		近胸膜处出现"胸膜凹陷征"，是由于瘤体内的瘢痕组织牵拉脏层胸膜引起的胸膜内陷皱缩(3分)	3	
		病灶内的血液供应不均匀，增强扫描呈不均匀强化(3分)	3	
请对该病例的临床特点与影像特点进行归纳	15	**临床特点**：老年男性，右侧胸痛伴咳嗽2月余，夜间咳嗽加剧，咳少量黄痰(4分)	4	
		实验室检查：白细胞计数、中性粒细胞计数、白介素升高，鳞状细胞癌抗原偏高(3分)	3	
		影像特点：病变位于右肺上叶，CT平扫示类圆形高密度影，密度欠均匀，边缘可见"分叶征"和"毛刺征"，肿瘤与胸膜之间有线形或幕状影，为"胸膜凹陷征"，周围少许片状渗出。增强扫描呈不均匀强化(8分)	8	
请诊断，包括定位和定性诊断等	10	**定位**：右肺上叶(3分)	3	
		定性：周围型肺癌(5分)	5	
		伴随征象：胸膜凹陷征(2分)	2	

项目/问题	项目/分	参考答案要点	分值/分	得分
请给出2个需要鉴别的疾病，并简要说明鉴别点（临床表现、实验室检查以及影像表现等）	10	肺结核球（2分）：好发于肺上叶尖后段或下叶背段（1分），CT显示为球形，轮廓清楚，无明显毛刺，偶尔见较浅分叶，密度不均匀，常见钙化、周围卫星灶，邻近胸膜增厚（1分），结核菌素试验大多为阳性（1分）	5	
		错构瘤（2分）：生长缓慢且多位于肺的外周，一般无症状，有症状者常表现为咳嗽、咳痰、咯血、气短、胸痛、发热等症状（1分），CT显示病灶边缘光滑，多呈圆形或类圆形，"毛刺征"极少见，可有浅"分叶征"（1分），肿块多为软组织密度，其内可见脂肪密度及爆米花样钙化为其特征性表现（1分）	5	
根据现有资料，请对该患者的下一步诊疗计划做出合理决策	10	周围型肺癌的诊断有赖于临床、影像与病理相结合（5分）	5	
		建议PET-CT和/或SPECT检查排除转移（3分）	3	
		通过手术切除的方法进行治疗，也可以结合放化疗辅助治疗（2分）	2	
沟通表达能力	5	语言流利，思路清晰，逻辑严谨，沟通顺畅（5分）	5	
总分			100	
折算后的综合成绩（本站实际得分×10%）				
点评（未通过者需注明理由）				
			考官签名：	

【课后思考题】

1. 周围型肺癌与结核瘤在CT上该如何鉴别？
2. 肺结节"分叶征""毛刺征""胸膜凹陷征"的发生机制是什么？

（李艳辉　赵伟　尚幼兰）

病例 192　中央型肺癌

题干：患者，男，56 岁，体检发现右肺门占位性病变 1 周，无明显咳嗽、胸痛。有长期吸烟史，烟龄 50 余年，每天 1 包；既往无手术史及肿瘤史。体格检查：双肺呼吸音清，未闻及干湿性啰音。实验室检查：血常规示中性粒细胞计数 $6.45 \times 10^9/L$，中性粒细胞比值 77.7%，血沉、C 反应蛋白及肿瘤标记物无明显异常。影像检查结果如图 192 所示。

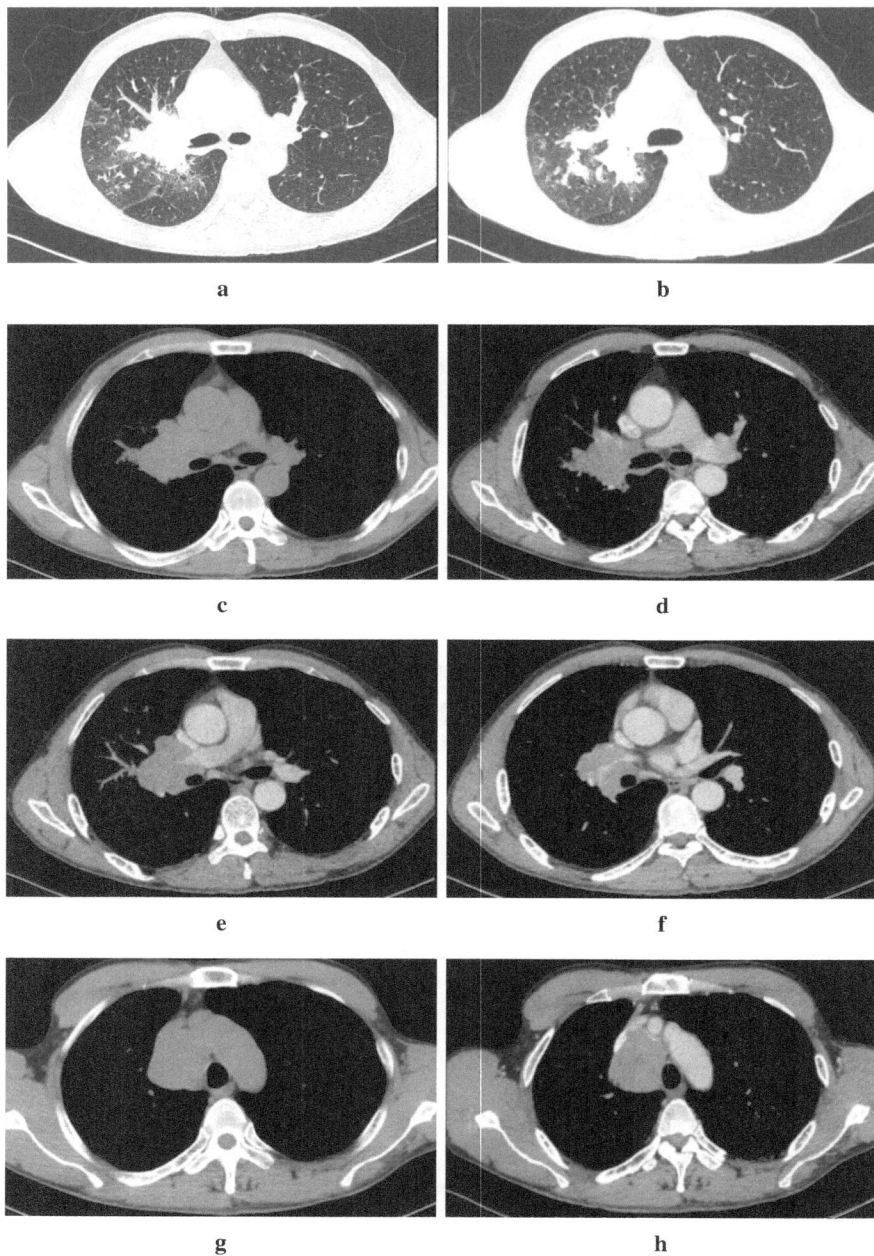

图 192　病例 192 的影像学检查图片

根据所提供的临床和影像资料等，描述影像征象，提出影像诊断、鉴别诊断思路及下一步处理等，并回答相关专业问题。

【临床思维与决策评分表】

考生姓名		准考证号		考试日期		年　月　日	
题干							
项目/问题	项目/分	参考答案要点				分值/分	得分
请简要概括患者的临床资料，并说明图像的影像检查技术	10	**一般资料包括**：中年男性(1分)；体检发现右肺门占位，无明显临床症状(1分)；中性粒细胞增高，肿瘤标记物阴性(1分)；吸烟史50余年(1分)				4	
		影像检查技术：胸部CT平扫+增强(2分)，横断位肺窗(2分)，横断位平扫纵隔窗(1分)，横断位增强纵隔窗(1分)				6	
请对所提供图像的病变影像表现进行客观描述	20	**定位**：右肺门肿块(1分)，纵隔4区肿块(1分)				2	
		数目：2个(2分)				2	
		形态：右肺门不规则肿块，边缘分叶(1分)；纵隔类圆形肿块(1分)				2	
		大小：未提供(2分)				2	
		边界：右肺门肿块边界不清晰(1分)；纵隔肿块大部分边界清晰，局部边界不清(1分)				2	
		密度(信号)：右肺门肿块呈均匀软组织密度，平扫CT值约为XX HU，增强扫描不均匀轻度强化，CT值约为XX HU(2分)，肿块周围右上肺内见斑片状密度增高影及磨玻璃影，边缘模糊(2分)；纵隔4R区见类圆形软组织密度肿块，边界清楚，平扫密度均匀，增强扫描不均匀轻度强化(1分)				5	
		与邻近结构的关系：右肺门肿块包绕右上叶支气管及右肺动脉干(1分)。右上叶支气管狭窄、闭塞(1分)，支气管管腔内见肿块浸润(1分)，远端支气管周围肺内见斑片状密度增高影及磨玻璃影；右肺动脉干狭窄，肺门肿块邻近上腔静脉受推压移位，管腔变窄(1分)；纵隔肿块邻近上腔静脉呈受压推移改变，二者分界不清(1分)				5	
请对病变影像征象产生的可能机制进行分析	20	肿块位于右肺门，侵入右上叶支气管腔内，导致气道不完全阻塞，引发阻塞性肺炎(2)；炎症细胞和载脂巨噬细胞的浸润形成右上肺渗出和实变(2分)				4	
		肺门肿块边缘形态不规则(2分)，提示肿瘤呈不均质侵袭性生长(2分)				4	
		肿块包绕右肺动脉干，右肺动脉干明显狭窄变细(2分)，管壁不光滑，提示受侵犯(2分)				4	
		增强扫描肿瘤主体呈不均匀轻度强化(2分)，系由肿瘤内不均质新生血管所致(2分)				4	
		纵隔4R区软组织肿块(2分)，提示纵隔淋巴结转移(2分)				4	

项目/问题	项目/分	参考答案要点	分值/分	得分
请对该病变的临床特点与影像特点进行归纳	15	**临床特点**：中年男性（1分），无明显临床症状（1分），体格检查无明显异常，长期吸烟史（1分）	3	
		实验室检查：中性粒细胞增高，血沉、C反应蛋白及肿瘤标志物无异常（2分）	2	
		影像特点：右肺门不规则软组织密度肿块，边界不清晰，边缘呈分叶状（4分），右上叶支气管管腔狭窄，管腔内见肿瘤侵入（1分），增强扫描肿块呈不均匀、轻度强化（1分），右肺动脉受压狭窄（1分）；右上肺可见斑片影和磨玻璃影（1分）；纵隔4R区淋巴结肿大（1分），上腔静脉受压推移、变窄（1分）	10	
请诊断，包括定位与定性诊断等	10	**定位**：右肺门及纵隔4R区（4分）	4	
		定性：右上肺中央型肺癌（2分）并阻塞性肺炎（2分）、纵隔淋巴结转移可能性大（2分）	6	
请给出2个需要鉴别的疾病，并简要说明鉴别点（临床表现、实验室检查及影像表现等）	10	**支气管内膜结核**（2分）：通常表现为支气管管壁增厚、管腔狭窄（1分），累及范围通常较长，可同时累及叶、段支气管（1分），可伴随阻塞性肺不张和肺实变，CT示病变段支气管壁可呈中心性环状增厚伴点状、条状钙化，受累支气管相应肺叶内通常可见肺结核相关病灶（斑片影，粟粒样结节影，"树芽征"等改变）（1分）；可合并纵隔及肺门淋巴结肿大（5分）	5	
		支气管良性肿瘤（2分）：临床发病率低，无明显症状且肿瘤生长缓慢，CT表现为支气管内软组织密度结节或肿块影（1分），边缘光滑，增强扫描大多强化均匀（1分），支气管壁通常无明显增厚及浸润征象（1分），无纵隔及肺门淋巴结肿大	5	
根据现有资料，请对该患者的下一步诊疗计划做出合理决策	10	肺癌的诊断强调临床、影像与病理相结合的诊断原则（3分）。影像为重要分期手段，确诊有赖病理（2分）	5	
		建议支气管镜下活检（3分）	3	
		可根据肿瘤分期、病理检查结果选择化疗、放疗、免疫治疗、靶向治疗等相关治疗方式（2分）	2	
沟通表达能力	5	语言流利、思路清晰、逻辑严谨、沟通顺畅（5分）	5	
总分			100	
折算后的综合成绩（本站实际得分×10%）				
点评（未通过者需注明理由）				
		考官签名：		

【课后思考题】

1. 中央型肺癌的病理类型和分型有哪些？

2. 中央型肺癌与支气管结核主要鉴别点有哪些？

（李艳辉　蔡晔雨）

病例 193　肺段隔离症

题干：患者，男，27 岁。体检时行胸部 CT 检查发现左侧下叶后基底段脊柱旁肿块。体格检查无异常。实验室检查无异常。影像检查结果如图 193 所示。

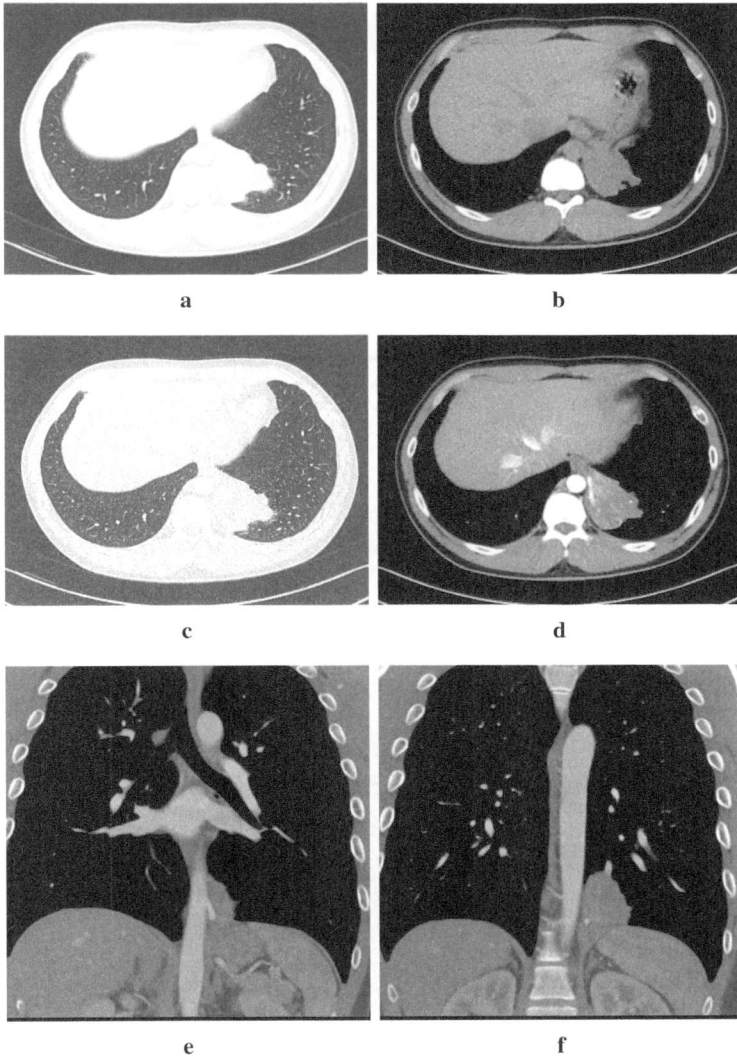

图 193　病例 193 的影像学检查图片

根据所提供的临床和影像资料等，描述影像征象，提出影像诊断、鉴别诊断思路及下一步处理等，并回答相关专业问题。

【临床思维与决策评分表】

考生姓名		准考证号			考试日期		年　月　日	
题干								
项目/问题	项目/分	参考答案要点					分值/分	得分
请简要概括患者的临床资料，并说明图像的影像检查技术	10	**一般资料概括**：青年男性。体检胸部 CT 发现左侧下叶后基底区脊柱旁肿块(1分)。体格检查基本正常(1分)。实验室检查基本正常(1分)					3	
		影像检查技术：肺部 CT 平扫+增强(2分)，横断位肺窗(1分)，横断位平扫纵隔窗(1分)，横断位增强纵隔窗(1分)，增强纵隔窗冠状位重建(2分)					7	
请对所提供图像的病变影像表现进行客观描述	20	**部位**：左肺下叶后基底段(5分)					5	
		数目：1 个(2分)					2	
		形态：不规则形(2分)					2	
		大小：未提供(2分)					2	
		边界：清晰(2分)					2	
		密度(信号)：CT 平扫示左肺下叶内基底区脊柱旁不规则软组织密度影，密度不均(1分)，平扫 CT 值约为 XX HU(2分)，增强扫描显示病变呈不规则强化(2分)					5	
		与邻近结构的关系：胸主动脉发出异常分支供血(2分)					2	
请对病变影像征象产生的可能机制进行分析	20	病变位于左肺下叶，形状无特异性(5分)					5	
		CT 密度尚均匀(5分)					5	
		在胚胎发育期间局部肺动脉发育不全，使一部分肺组织血液供应受障碍，由异常发育的体循环动脉侧支代替肺动脉供应，增强扫描显示肿块内呈不规则强化，可见自胸主动脉分支血管供血(5分)					5	
		病变肺组织由于来自体循环动脉的血液含氧量与来自肺动脉的血液完全不同，使得该区肺组织形成无呼吸功能的肺部囊性肿块，与正常肺组织分离开来，边界清晰(5分)					5	
请对该病例的临床特点与影像特点进行归纳	15	临床特点：青年男性(1分)。体检胸部 CT 发现左侧下叶后基底段脊柱旁肿块(1分)					4	
		实验室检查：无异常(3分)					3	
		影像特点：病变位于左肺下叶(1分)，后基底段脊柱旁(1分)，呈不规则软组织密度影(1分)，密度不均(1分)，边界清楚(1分)，有分叶(1分)，增强扫描显示肿块内呈不规则强化，可见自胸主动脉分支血管供血(2分)					8	
请诊断，包括定位和定性诊断等	10	**定位**：左肺下叶(5分)					5	
		定性：肺段隔离症(5分)					5	
		伴随征象：无					0	

项目/问题	项目/分	参考答案要点	分值/分	得分
请给出 2 个需要鉴别的疾病，并简要说明鉴别点（临床表现、实验室检查以及影像表现等）	10	左下叶肺不张(2 分)：主要临床表现为气促、呼吸困难(1 分)。X 线表现为不张的肺组织透亮度降低，呈均匀致密的磨玻璃影(1 分)。CT 上为片状致密影，受累肺叶的密度增加、体积变小，对应支气管狭窄或闭塞(1 分)	5	
		肺癌(2 分)：常见临床表现为咳嗽、咯血、气促、胸痛(1 分)。肿块可见分叶、毛刺，可见胸膜凹陷征，肺门、纵隔内淋巴结可见增大(1 分)	5	
根据现有资料，请对该患者的下一步诊疗计划做出合理决策	10	可进一步行 CTA 检查，显示病灶供血动脉的起源处、病灶内的血管结构和静脉引流情况(3 分)	3	
		若无明确的供血动脉，必要时增强后穿刺活检明确诊断(3 分)	3	
		治疗方法主要是手术切除病变肺组织。叶内型肺隔离症如反复继发感染应行手术治疗，多采用肺叶切除手术，手术后及时采用抗生素控制感染。叶外型隔离症患者需手术切除病变肺、安全结扎异常动静脉，矫正可能合并的畸形，但若无任何症状时，可暂不行手术(4 分)	4	
沟通表达能力	5	语言流利，思路清晰，逻辑严谨，沟通顺畅(5 分)	5	
总分			100	
折算后的综合成绩(本站实际得分×10%)				
点评(未通过者需注明理由)		考官签名：		

【课后思考题】

1. 肺段隔离症最典型的影像学表现是什么？
2. 肺段隔离症边界清晰的原因是什么？

（李艳辉　赵伟　尚幼兰）

病例194　支气管异物

题干：患儿，男，1岁，家长代述患儿误食"花生米"后出现咳嗽、喘息。体格检查：听诊左肺为过清音，余无异常。实验室检查无异常。既往无异常。影像检查结果如图194所示。

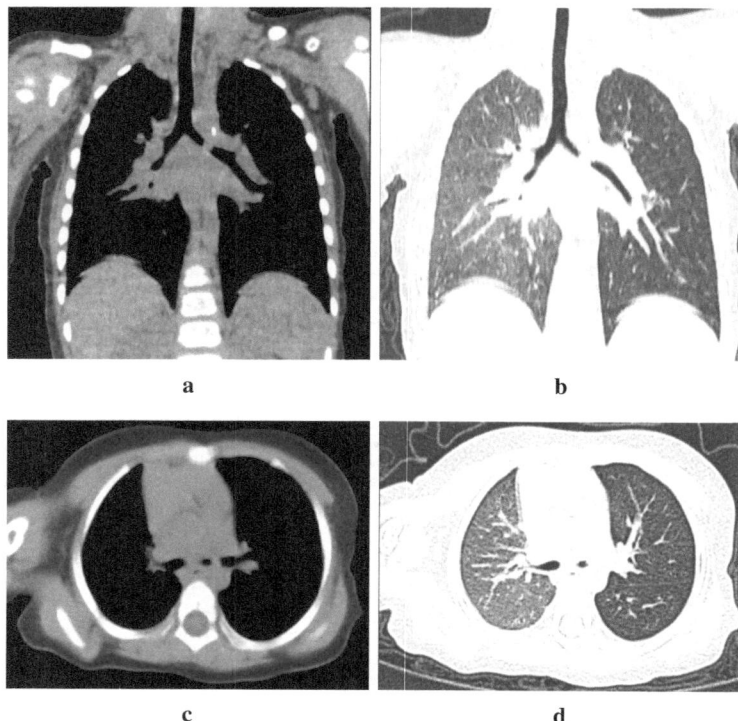

a　　　　　　　　　　　　b

c　　　　　　　　　　　　d

图194　病例194的影像学检查图片

根据所提供的临床和影像资料等，描述影像征象，提出影像诊断、鉴别诊断思路及下一步处理等，并回答相关专业问题。

【临床思维与决策评分表】

考生姓名		准考证号		考试日期		年　月　日
题干						
项目/问题	项目/分	参考答案要点			分值/分	得分
请简要概括患者的临床资料，并说明图像的影像检查技术	10	**一般资料包括：**幼年男性（1分）；误食"花生米"后出现咳嗽、喘息（1分）；听诊左肺为过清音（1分）			3	
		影像检查技术：肺部CT平扫（2分），横断位肺窗（1分）、横断位纵隔窗（1分），肺窗冠状位重建（1分）、纵隔窗冠状位重建（1分）			6	

项目/问题	项目/分	参考答案要点	分值/分	得分
请对所提供图像的病变影像表现进行客观描述	20	**定位**：左侧主支气管(2分)	2	
		数目：1个(2分)	2	
		形态：椭圆形(2分)	2	
		大小：未提供(2分)	2	
		边界：边界清晰，边缘光滑(2分)	2	
		密度(信号)：纵隔窗示左主支气管腔内见椭圆形软组织密度影(2分)，密度均匀(2分)，边界清楚，边缘光滑(2分)，肺窗示左肺体积稍增大(2分)，透亮度明显增高(2分)	10	
请对病变影像征象产生的可能机制进行分析	20	病变位于左主支气管腔内，导致左主支气管不完全阻塞(10分)	10	
		左肺体积增大，左肺透亮度明显增高，提示左主支气管梗阻所致肺气肿(10分)	10	
请对该病变的临床特点与影像特点进行归纳	15	**临床特点**：幼年男性(1分)，误食"花生米"后出现咳嗽、喘息(1分)，听诊左肺过清音(1分)	3	
		实验室检查：无异常(2分)	2	
		影像特点：病变位于左主支气管腔内(2分)，呈椭圆形软组织密度影(2分)，密度均匀(1分)，边界清楚(1分)，边缘光滑(1分)，肺窗示左肺体积增大(1分)，左肺透亮度明显增高(2分)	10	
请诊断，包括定位与定性诊断等	10	**定位**：左主支气管(4分)	4	
		定性：左主支气管内占位：支气管异物可能性大(3分)，伴左肺阻塞性肺气肿(3分)	6	
请给出2个需要鉴别的疾病，并简要说明鉴别点(临床表现、实验室检查及影像表现等)	10	**支气管内肿瘤(2分)**：可见于各级支气管内，大小不等，常呈息肉样软组织密度结节(1分)，填充支气管腔，周围可见新月形气体，增强扫描支气管腔内可见强化(1分)，部分病变可伴钙化、脂肪等其他成分(1分)，远端肺组织可见阻塞性肺不张，阻塞性肺炎，黏液栓塞，支气管扩张等并发改变	5	
		支气管痰栓(2分)：支气管痰栓可见支气管腔内不规则软组织密度影，常附于支气管壁一侧(1分)，慢性病程时远端肺组织可出现阻塞性炎症或不张改变，增强扫描病变无强化(1分)，病变可随咳嗽排出，复查CT病变可移动或消失(1分)	5	
根据现有资料，请对该患者的下一步诊疗计划做出合理决策	10	支气管异物诊断依赖于临床误吸史、影像检查相结合的诊断原则(3分)。影像为重要手段，确诊有赖于支气管镜检查(2分)	5	
		建议支气管镜下诊断及必要时治疗(3分)	3	
		经支气管镜下治疗后可复查影像学检查(2分)	2	
沟通表达能力	5	语言流利、思路清晰、逻辑严谨、沟通顺畅(5分)	5	

项目/问题	项目/分	参考答案要点	分值/分	得分
		总分	100	
		折算后的综合成绩(本站实际得分×10%)		
点评(未通过者需注明理由)		考官签名:		

【课后思考题】

1. 气道阻塞可出现哪些伴随影像学表现？
2. 气道阻塞的原因主要有哪些？

(李艳辉　蔡晔雨)

病例 195 肺动脉高压

题干：患者，女，30 岁，活动后气促 2 年余，休息时好转，伴有头晕头痛。体格检查：心界向左扩大，胸骨左缘 3~4 肋间可闻及 3/6 级收缩期吹风样杂音，P2 亢进。实验室检查：尿酸 468.2 μmol/L，血常规示血红蛋白：165 g/L，红细胞计数：5.81×10^{12}/L，红细胞压积：50.2%。动脉氧分压 49.60 mmHg，动脉血氧饱和度 84.00%。影像检查结果如图 195 所示。

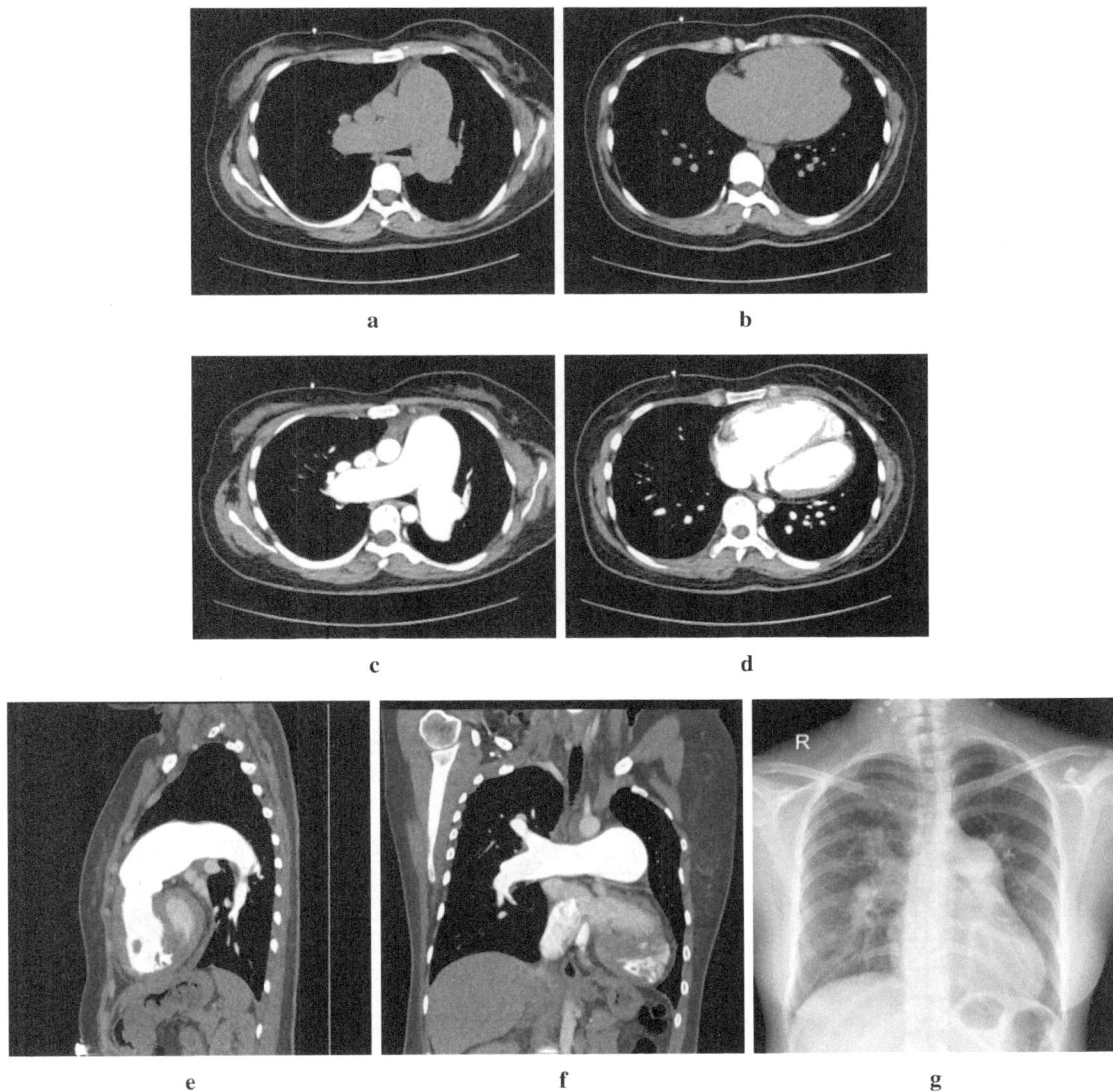

图 195 病例 195 的影像学检查图片

根据所提供的临床和影像资料等，描述影像征象，提出影像诊断、鉴别诊断思路及下一步处理等，并回答相关专业问题。

【临床思维与决策评分表】

考生姓名		准考证号		考试日期	年 月 日	
题干						
项目/问题	项目/分	参考答案要点			分值/分	得分
请简要概括患者的临床资料，并说明图像的影像检查技术	10	**一般资料概括**：患者为青壮年女性（1分），活动后气促2年余（1分），伴有头晕头痛（1分）。凝血酶原时间、尿酸、血红蛋白、红细胞计数、红细胞压积升高（1分），动脉氧分压、动脉血氧饱和度降低（1分）			5	
		影像检查技术：肺部CT平扫+增强（1分），横断位平扫纵隔窗（1分），横断位增强纵隔窗（1分），纵隔窗冠状位、矢状位重建（1分）；胸部正位X线（1分）			5	
请对所提供图像的病变影像表现进行客观描述	20	**部位**：肺动脉（5分）			5	
		数目：无			0	
		形态：梨形心（5分）			5	
		大小：增大，右心室、右心房为主（5分）			5	
		边界：无			0	
		密度（信号）：CT上显示肺动脉主干及左右肺动脉管径增粗。胸X线上显示双侧肺门影增大，肺动脉分支增粗，肺动脉段明显膨隆，呈肺充血改变（5分）			5	
		与邻近结构的关系：无			0	
请对病变影像征象产生的可能机制进行分析	20	肺动脉管径异常，X线上表现为肺纹理增多、增粗（4分）			4	
		肺动脉的压力持续升高，导致肺动脉段的膨胀，在X线片上显示为肺动脉段凸出（4分）			4	
		长期的肺动脉压力升高，导致肺动脉血管的增宽，在CT上显示为主肺动脉、左右肺动脉及肺内动脉分支管腔扩张增粗（4分）			4	
		肺动脉压力异常升高，右心负荷增大，导致右心增大（4分）			4	
		血管增粗以动脉为主，肺纹理边缘尚光滑，表现为肺充血（4分）			4	
请对该病例的临床特点与影像特点进行归纳	15	**临床特点**：青年女性，活动后气促2年余（4分）			4	
		实验室检查：凝血酶原时间、尿酸、血红蛋白、红细胞计数、红细胞压积升高（1分），动脉氧分压、动脉血氧饱和度降低（1分）			2	
		影像特点：X线片显示双肺纹理增多（1分），双侧肺门影增大（1分），肺动脉段凸出（1分），肺动脉增宽（1分），心影增大（1分）。CT显示主肺动脉、左右肺动脉及肺内分支走行正常，管腔明显扩张（2分），心脏增大，以右心房、右心室增大为主（2分）			9	

项目/问题	项目/分	参考答案要点	分值/分	得分
请诊断，包括定位和定性诊断等	10	**定位**：肺动脉(3分)	3	
		定性：肺动脉高压(5分)	5	
		伴随征象：右心增大(2分)	2	
请给出2个需要鉴别的疾病，并简要说明鉴别点(临床表现、实验室检查以及影像表现等)	10	原发性(2分)：原因不明(1分)，可能与遗传、自身免疫、肺血管收缩等相关(每答对1个给1分，共2分)	5	
		继发性(1分)：远比原发性常见(1分)，其基础疾病多为心脏疾病(1分)和呼吸系统疾病(1分)，如慢性阻塞性肺气肿等(1分)	5	
根据现有资料，请对该患者的下一步诊疗计划做出合理决策	10	超声心动图，估计肺动脉收缩压，评估右心房、右心室大小；必要时行磁共振检查评价右心大小、形态和功能(5分)	5	
		可行右心导管测量肺动脉平均压(3分)	3	
		对于病情稳定的初期患者采用议案治疗，如慢跑、康复训练；也可采用药物治疗保持病情稳定，提高患者生活质量和寿命；病情较重者采取手术治疗，以心肺移植为主(2分)	2	
沟通表达能力	5	语言流利，思路清晰，逻辑严谨，沟通顺畅(5分)	5	
总分			100	
折算后的综合成绩(本站实际得分×10%)				
点评(未通过者需注明理由)		考官签名：		

【课后思考题】

1. 肺动脉高压的血流动力学改变是什么？
2. 肺淤血和肺充血的X线表现有何区别？

(李艳辉　赵伟　尚幼兰)

病例 196　尿毒症性肺水肿

题干：患者，女，48 岁。双下肢浮肿 3 年，乏力 1 年，咯血 10 天。体格检查：双肺呼吸音粗，全肺可闻及明显湿性啰音。双下肢中重度浮肿。实验室检查：血常规示血红蛋白 64 g/L，血小板计数 73×10⁹/L；尿素氮 556.5 mmol/L，肌酐 702.6 μmol/L；尿沉渣：红细胞总数 10000 个/mL，白细胞 4+，蛋白 2+。影像检查结果如图 196 所示。

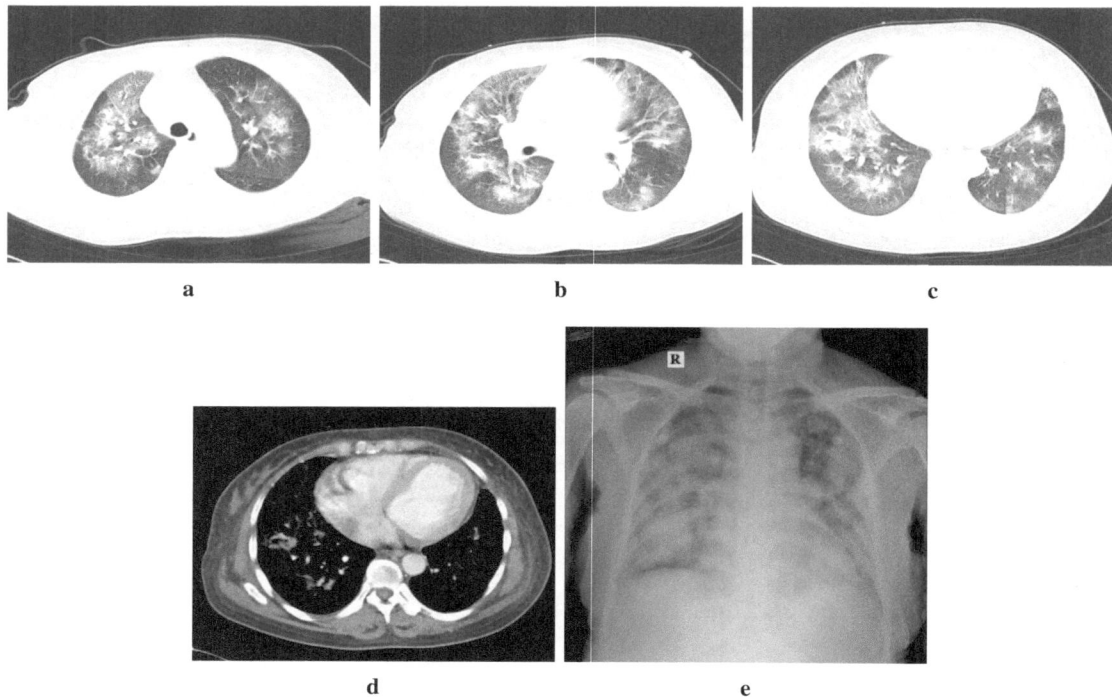

图 196　病例 196 的影像学检查图片

根据所提供的临床和影像资料等，描述影像征象，提出影像诊断、鉴别诊断思路及下一步处理等，并回答相关专业问题。

【临床思维与决策评分表】

考生姓名		准考证号		考试日期		年　月　日	
题干							
项目/问题	项目/分		参考答案要点			分值/分	得分
请简要概括患者的临床资料，并说明图像的影像检查技术	10	**一般资料概括**：患者为中年女性，双下肢浮肿 3 年，乏力 1 年，咯血 10 天（1 分）。体格检查双肺呼吸音粗，全肺可闻及明显湿性啰音。双下肢中重度浮肿（1 分）。实验室检查：血红蛋白、血小板计数降低；尿素氮、肌酐升高（1 分）；尿沉渣示红细胞总数、白细胞、蛋白升高（1 分）			4	
		影像检查技术：肺部 CT 平扫+增强（2 分），横断位肺窗（1 分），横断位增强纵隔窗（1 分）；胸部正位 X 线（2 分）			6	

项目/问题	项目/分	参考答案要点	分值/分	得分
请对所提供图像的病变影像表现进行客观描述	20	**部位**：双肺（5分）	5	
		数目：多发（2分）	2	
		形态：斑片状（2分）	2	
		大小：未提供（2分）	2	
		边界：模糊（2分）	2	
		密度（信号）：CT显示双肺弥漫分布多发斑片状、片状密度增高影，胸X线显示双肺内弥漫分布云絮状密度增高影（5分）	5	
		与邻近结构的关系：心脏扩大（2分）	2	
请对病变影像征象产生的可能机制进行分析	20	尿毒症患者肾功能不全，导致体内毒素无法通过尿液排出体外，体内的一些小分子毒素，包括尿素、胍类物质和胺类，可以弥漫性损害肺泡毛细血管膜，肺泡毛细血管的通透性增高，使富含蛋白质的液体逸至肺泡和肺间质中，形成肺水肿（5分）	5	
		由于肾功能不全，肾小球滤过率下降，肾小球滤过分数严重降低，从而会引起容量负荷增加。长期的容量负荷增重会引起肺毛细血管压增高，会出现肺淤血的情况（5分）	5	
		肺泡水肿的特点是两肺内有对称性、弥漫性斑片状密度增高影，边界不清（5分）	5	
		患者排水能力下降，导致体内水含量增多，容易出现水肿和高血压，从而加重心脏的负担。长期高血压使心脏后负荷过重，引起心室壁肥厚，心脏扩大（5分）	5	
请对该病例的临床特点与影像特点进行归纳	15	**临床特点**：中年女性，双下肢浮肿3年，乏力1年，咯血10天（4分）	4	
		实验室检查：血红蛋白、血小板计数降低；尿素氮、肌酐升高；尿沉渣示红细胞总数、白细胞、蛋白升高（3分）	3	
		影像特点：CT平扫显示双肺弥漫性多发斑片状、片状密度增高影，边界不清（2分），部分病变内见空气支气管征（2分），双肺病变分布大致对称，胸膜下病变相对较少。心脏扩大，左心扩大明显（2分）。胸X线显示双肺内可见云絮状密度增高影，边缘模糊，心影稍大，双侧肋膈角锐利（2分）	8	
请诊断，包括定位和定性诊断等	10	**定位**：双肺（3分）	3	
		定性：尿毒症性肺水肿（5分）	5	
		伴随征象：心脏扩大（2分）	2	

项目/问题	项目/分	参考答案要点	分值/分	得分
请给出 2 个需要鉴别的疾病, 并简要说明鉴别点(临床表现、实验室检查以及影像表现等)	10	心源性肺水肿(2分): 患者往往有冠心病、心肌病等病史, 典型症状为胸闷、气急、心前区疼痛、咳粉红色泡沫样痰、痰多、不能平卧, 早期有卧位时咳嗽史、端坐呼吸史。发绀明显, 双肺听诊可闻及广泛的干湿性啰音(1分)。影像学表现主要为小叶间隔对称性均匀光滑增厚, 支气管壁增厚出现支气管袖套征, 肺泡水肿出现磨玻璃影并可合并实变, 磨玻璃影常趋于肺门旁区且呈重力性分布(2分)	5	
		病毒性肺炎(2分): 患者临床表现通常较轻, 主要表现有发热、寒战、头痛、全身酸痛、疲劳倦怠等全身症状, 同时有咳嗽、咳白黏痰或略带血丝、咽痛等呼吸道流感症状(1分)。X线多表现为肺部纹理增多、磨玻璃影, 小片或广泛浸润、实变。重症患者可有双肺弥漫性浸润, 但大多没有大叶性实变和胸腔积液(1分)。CT表现较为多样, 常见沿肺小叶结构分布的磨玻璃影、小结节病灶, 或表现为网状、条索状阴影, 支气管束、血管束变粗, 肺叶、肺段实变(1分)	5	
根据现有资料, 请对该患者的下一步诊疗计划做出合理决策	10	在肺淤血和间质肺水肺期, 可用氨茶碱、硝酸甘油或酚妥拉明等扩血管药物, 以减轻心脏的前后负荷, 增加心搏量, 缓解肺水肿(5分)	5	
		对肺泡性肺水肿期患者, 应以透析疗法为主, 辅以强心利尿治疗, 以减轻水、钠潴留, 解除左心衰竭所引起的肺水肿(3分)	3	
		对症治疗, 限制水、钠摄入, 及时纠正酸碱水电紊乱, 口服高渗甘露醇或山梨醇导泻等(2分)	2	
沟通表达能力	5	语言流利, 思路清晰, 逻辑严谨, 沟通顺畅(5分)	5	
总分			100	
折算后的综合成绩(本站实际得分×10%)				
点评(未通过者需注明理由)				
			考官签名:	

【课后思考题】

简述尿毒性肺水肿与心源性肺水肿的影像和临床鉴别要点。

(李艳辉　赵伟　尚幼兰)

病例 197 风湿性心脏病

题干：患者，男，46 岁。反复活动后胸闷、气促 20 年，加重 1 年。体格检查：血压 144/99 mmHg，叩诊心界稍大。其他无特殊。实验室检查：肌酸激酶同工酶<2.00 nm/mL，肌钙蛋白<0.020 ng/mL，N 末端脑钠肽前体：1434 pg/mL。影像检查结果如图 197 所示。

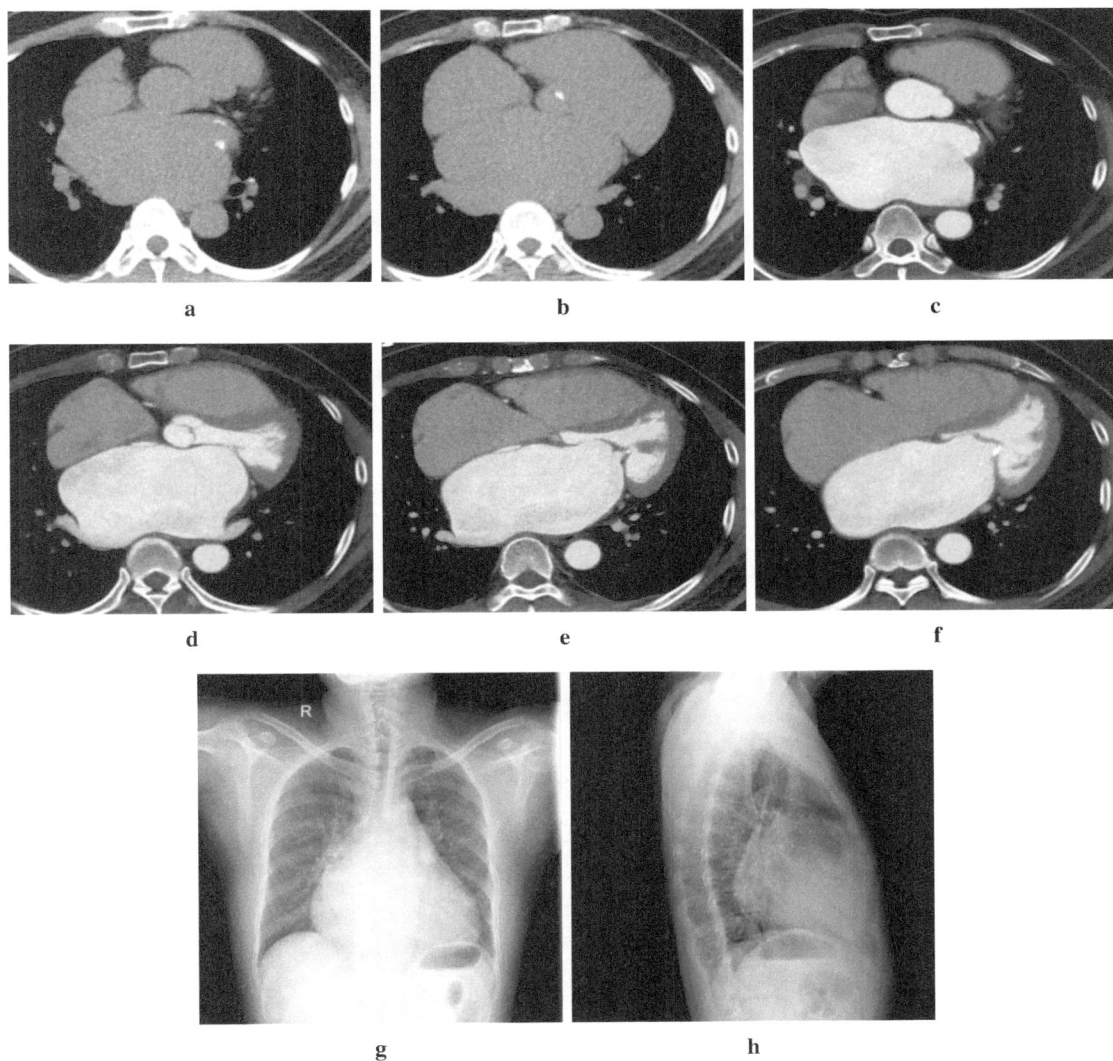

图 197 病例 197 的影像学检查图片

根据所提供的临床和影像资料等，描述影像征象，提出影像诊断、鉴别诊断思路及下一步处理等，并回答相关专业问题。

【临床思维与决策评分表】

考生姓名		准考证号		考试日期		年 月 日	
题干							

项目/问题	项目/分	参考答案要点		分值/分	得分
请简要概括患者的临床资料，并说明图像的影像检查技术	10	**一般资料概括**：患者为中年男性。反复活动后胸闷、气促20年，加重1年(1分)。叩诊心界稍大(1分)。肌酸激酶同工酶、肌钙蛋白降低(1分)，N末端脑钠肽前体升高(1分)		4	
		影像检查技术：肺部CT平扫+增强(2分)，横断位平扫纵隔窗(1分)，横断位增强纵隔窗(1分)；胸部正侧位X线(2分)		6	
请对所提供图像的病变影像表现进行客观描述	20	**部位**：心脏(5分)		5	
		数目：无		0	
		形态：梨形心(4分)		4	
		大小：心脏增大，左心房增大显著(4分)		4	
		边界：无		0	
		密度(信号)：左心房左前壁、主动脉瓣、右冠状动脉近段以及二尖瓣多发高密度钙化影(2分)		2	
		与邻近结构的关系：二尖瓣狭窄并关闭不全		5	
请对病变影像征象产生的可能机制进行分析	20	右冠状动脉近段、左心房的左前壁有钙化灶，呈高密度影(4分)		4	
		主动脉瓣、二尖瓣增厚并钙化，呈高密度影(4分)		4	
		二尖瓣狭窄和闭锁不全，导致其活动和开放受限，血液长期堆积在左心房，左心房压力负荷增大，从而左心房增大(4分)		4	
		左心房增大时超过右心房边缘，与右心缘形成双房影(4分)		4	
		心脏增大导致左主支气管受压抬高，气管隆突角度增大(4分)		4	
请对该病例的临床特点与影像特点进行归纳	15	**临床特点**：中年男性，反复活动后胸闷、气促20年，加重1年(3分)		3	
		实验室检查：肌酸激酶同工酶、肌钙蛋白降低(1分)，N末端脑钠肽前体升高(1分)		2	
		影像特点：右冠状动脉近段可见斑块及狭窄(1分)，心脏增大，以左房增大为主(2分)，其左前壁可见钙化灶(1分)，主动脉瓣、二尖瓣增厚并钙化(2分)。胸X线上显示双肺纹理增多(1分)，心影增大，呈"梨形心"(1分)，左心缘变直，右心缘双心房影(1分)，左右气管分叉角度增大(1分)		10	
请诊断，包括定位和定性诊断等	10	**定位**：心脏(3分)		3	
		定性：风湿性心脏病(二尖瓣狭窄伴闭锁不全)(5分)		5	
		伴随征象：无(2分)		2	

项目/问题	项目/分	参考答案要点	分值/分	得分
请给出 2 个需要鉴别的疾病，并简要说明鉴别点（临床表现、实验室检查以及影像表现等）	10	感染性心内膜炎(2 分)：发热、贫血、栓塞、皮肤病损、脾肿大(1 分)。血细胞培养呈阳性(1 分)。心脏超声表现：发现瓣膜存在赘生物、脓肿、假性动脉瘤、心脏内漏，瓣膜穿孔或动脉瘤，新出现的人工瓣膜开裂等(1 分)	5	
		二尖瓣脱垂综合征(2 分)：心前区胸痛，为钝痛、锐痛或刀割样疼痛，心悸，易疲乏(1 分)。心脏听诊在心尖区可听到收缩中晚期咯喇音(1 分)。超声心动图观察到二尖瓣向心房活动过度(1 分)	5	
根据现有资料，请对该患者的下一步诊疗计划做出合理决策	10	心电图检查，心脏彩超评估瓣膜情况(5 分)	5	
		必要时心脏 MRI 评估心功能和心肌情况(3 分)	3	
		药物治疗，根据病情的严重程度，必要时采取手术治疗(2 分)	2	
沟通表达能力	5	语言流利，思路清晰，逻辑严谨，沟通顺畅(5 分)	5	
总分			100	
折算后的综合成绩(本站实际得分×10%)				
点评(未通过者需注明理由)		考官签名：		

【课后思考题】

1. 风湿性心脏病最常见的联合瓣膜病是什么？
2. X 线上双房影产生的原因是什么？

（李艳辉　赵伟　尚幼兰）

病例 198　法洛四联症

　　题干：患者，女，3 岁，活动后口唇发绀、气促 2 月余，发现心脏杂音 1 月，无缺氧发作史。患儿母亲诉患儿自小喜蹲踞，活动量较同龄儿童稍差。体格检查：口唇、肢端轻度发绀，胸前区稍隆起，心浊音稍大，胸骨左缘 3~4 肋间可闻及粗糙的 3/6 级收缩期吹风样杂音。实验室检查：总蛋白 64.1 g/L，肌酐 29.6 μmol/L，血常规无明显异常。影像检查结果如图 198 所示。

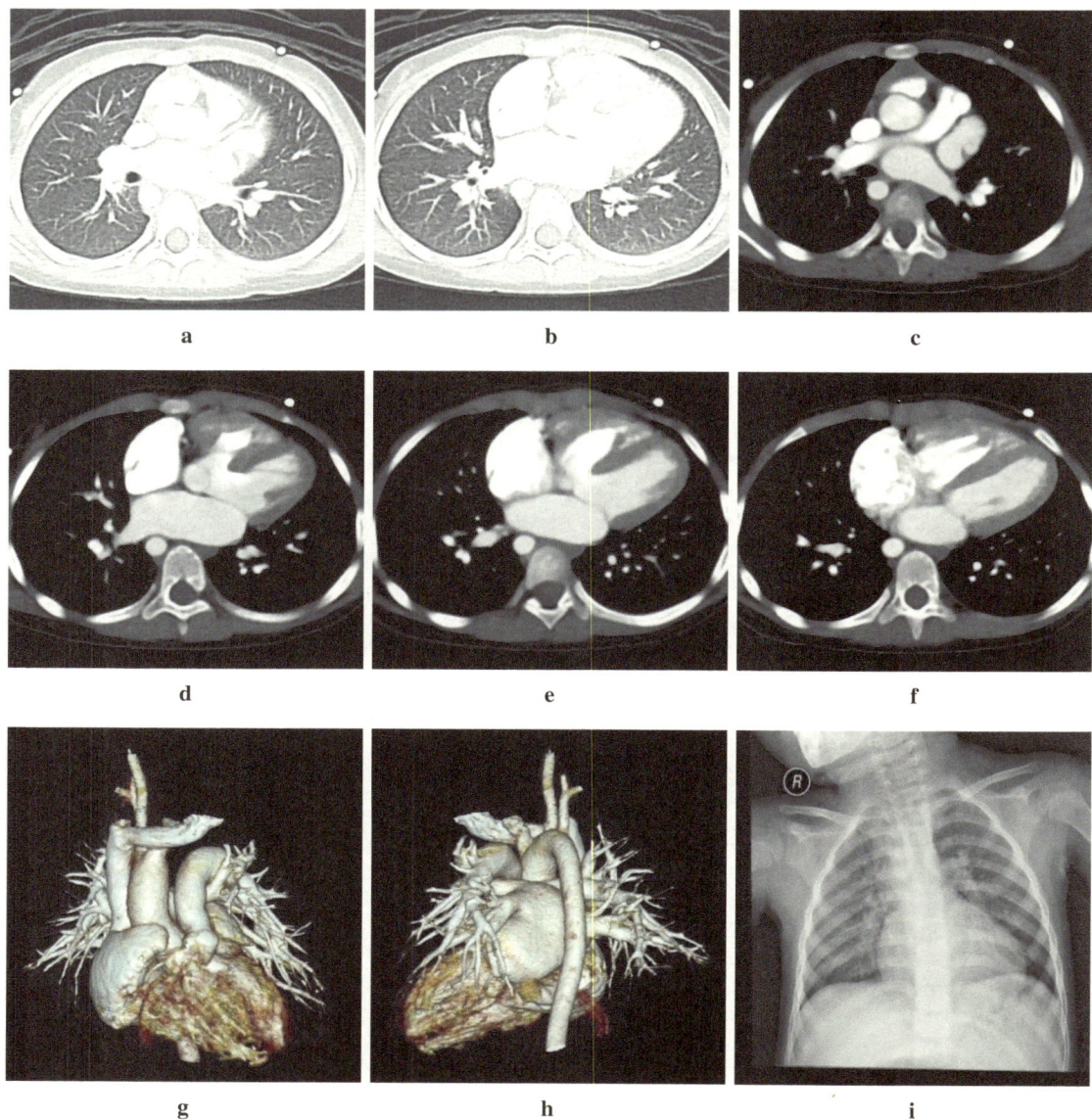

图 198　病例 198 的影像学检查图片

　　根据所提供的临床和影像资料等，描述影像征象，提出影像诊断、鉴别诊断思路及下一步处理等，并回答相关专业问题。

【临床思维与决策评分表】

考生姓名		准考证号		考试日期		年 月 日	
题干							
项目/问题	项目/分		参考答案要点			分值/分	得分
请简要概括患者的临床资料，并说明图像的影像检查技术	10	**一般资料概括**：患者为女性幼童(1分)，活动后口唇发绀、气促2月余，发现心脏杂音1月，无缺氧发作史，喜蹲踞，活动量较差(1分)。口唇、肢端轻度发绀，胸前区稍隆起，心浊音稍大，胸骨左缘3~4肋间可闻及粗糙的3/6级收缩期吹风样杂音(1分)。总蛋白、肌酐降低(1分)，血常规无明显异常(1分)			5	
		影像检查技术：胸部正位X线(1分)，肺部CT增强横断位肺窗(1分)，心脏CTA横断位(1分)，心脏VR重建(1分)			5	
请对所提供图像的病变影像表现进行客观描述	20	**部位**：心脏(3分)			3	
		数目：无法描述			0	
		形态：靴形心(2分)			2	
		大小：心脏增大，右心室增大为主(2分)			2	
		边界：无			0	
		密度(信号)：胸部正位片示双肺纹理模糊，肺血减少(1分)；心影稍大呈"靴形心"(1分)，肺动脉段凹陷，主动脉结突出(1分)，心尖圆隆上翘(1分)，CT示肺动脉瓣增厚，瓣口、瓣下狭窄(1分)，室间隔缺损(1分)，升主动脉稍增宽骑跨于室间隔缺损上(1分)，右心室壁增厚，右室流出道狭窄(1分)			8	
		与邻近结构的关系：室间隔缺损、主动脉骑跨、肺动脉狭窄、右心室肥厚(5分)			5	
请对病变影像征象产生的可能机制进行分析	20	肺动脉瓣增厚，肺动脉狭窄，导致血液进入肺循环受阻，右心室压力增高，右心室代偿性肥厚(4分)			4	
		右室漏斗部或圆锥发育不良引起，即当胚胎第4周时动脉干未反向转动，主动脉保持位于肺动脉的右侧，圆锥隔向前移位，与正常位置的窦部室间隔未能对拢，因而形成发育不全的漏斗部和嵴下型室间隔缺损，这种对拢不良室缺在左心室会导致主动脉骑跨于室间隔缺损(4分)			4	
		主动脉骑跨在室间隔缺损上方，可以同时接受左右心室的血液，导致管腔扩张，管壁增厚，主动脉结突出(4分)			4	
		由于室间隔缺损使左右两心室收缩压近似，肺动脉狭窄更使右心室压力升高并导致心内右向左分流，从而导致两肺供血减少，肺纹理模糊，肺动脉段凹陷(4分)			4	
		心尖圆隆上翘，肺动脉段凹陷，主动脉结突出，出现"靴形心"(4分)			4	

项目/问题	项目/分	参考答案要点	分值/分	得分
请对该病例的临床特点与影像特点进行归纳	15	**临床特点**：患者为幼年女童(2分)，活动后口唇发绀、气促2月余，发现心脏杂音1月，无缺氧发作史，喜蹲踞，活动量较差(2分)	4	
		实验室检查：总蛋白、肌酐降低，提示患者营养不良(1分)	3	
		影像特点：胸X线显示双肺纹理稍模糊，心影稍大呈"靴形心"(1分)，肺动脉段凹陷，主动脉结突出(1分)，心尖圆隆上翘(1分)，左侧腋窝可见多发点状高密度影(1分)。CT显示肺动脉瓣增厚，瓣口、瓣下狭窄(1分)，室间隔缺损(1分)，升主动脉稍增宽骑跨于室间隔缺损上(1分)，右心室壁增厚，右室流出道狭窄(1分)	8	
请诊断，包括定位和定性诊断等	10	**定位**：心脏(3分)	3	
		定性：先天性心脏病，法洛四联症(5分)	5	
		伴随征象：肺血减少(2分)	2	
请给出2个需要鉴别的疾病，并简要说明鉴别点(临床表现、实验室检查以及影像表现等)	10	法洛三联症(2分)：由肺动脉瓣狭窄、右心室肥大、卵圆孔未闭或者房间隔缺损三种征象构成(1分)。发绀出现较晚，杵状指(趾)较轻，蹲踞现象罕见或无(1分)。肺动脉瓣区第二音减弱或消失，胸骨左缘第二肋间听到粗糙的收缩期吹风样杂音，有收缩期震颤(1分)	5	
		肺动脉闭锁(2分)：患儿在出生后均有发绀，多在婴儿期死亡。幸存者多并发有心内畸形(1分)。发绀、气促、呼吸困难、低氧血症(1分)。心导管造影示右心室出口呈盲端与肺动脉无直接交通(1分)	5	
根据现有资料，请对该患者的下一步诊疗计划做出合理决策	10	心脏超声进一步检查(5分)	5	
		根据患者具体情况选择根治性手术治疗或姑息性手术治疗，校正畸形，延长患者寿命(3分)	3	
		术后予以预防感染，强心、利尿、补充电解质等对症支持治疗。定期门诊复查，病情有变化时及时就医(2分)	2	
沟通表达能力	5	语言流利，思路清晰，逻辑严谨，沟通顺畅(5分)	5	
总分			100	
折算后的综合成绩(本站实际得分×10%)				
点评(未通过者需注明理由)				

考官签名：

【课后思考题】

1. 法洛四联征包括哪几个征象？

2. 法洛四联征的血流动力学特征是什么？

(李艳辉　赵伟　尚幼兰)

病例199　感染性心内膜炎肺部感染

题干：患者，男，33 岁。反复发热，乏力 1 月余。体格检查：双肺呼吸音粗，二尖瓣区可闻及收缩期Ⅱ级吹风样杂音，主动脉瓣区可闻及双期杂音。实验室检查：血常规示白细胞计数 12.35×109/L，血红蛋白 129 g/L，血小板计数 3500.72×10⁹/L，中性粒细胞计数 9.78×10⁹/L；血沉 59 mm/h，C 反应蛋白 47.10 mg/L，血培养未见异常。心脏彩超：主动脉瓣及二尖瓣上赘生物形成并瓣叶破坏穿孔，主动脉瓣周脓肿形成。影像检查结果如图 199 所示。

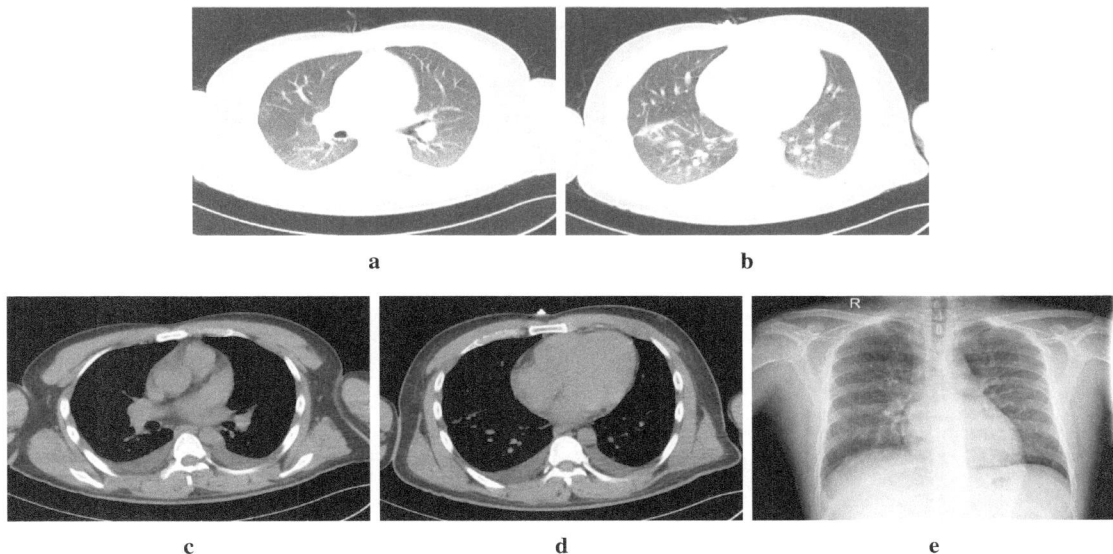

图 199　病例 199 的影像学检查图片

根据所提供的临床和影像资料等，描述影像征象，提出影像诊断、鉴别诊断思路及下一步处理等，并回答相关专业问题。

【临床思维与决策评分表】

考生姓名		准考证号		考试日期	年　月　日
题干					
项目/问题	项目/分	参考答案要点		分值/分	得分
请简要概括患者的临床资料，并说明图像的影像检查技术	10	**一般资料概括**：患者为青年男性，反复发热，乏力 1 月余（1分）。双肺呼吸音粗，二尖瓣区可闻及收缩期Ⅱ级吹风样杂音，主动脉瓣区可闻及双期杂音（1分）。白细胞计数、血小板计数、中性粒细胞计数、C 反应蛋白升高，血红蛋白降低，血沉增快，血培养无异常（1分）。心脏彩超示主动脉瓣及二尖瓣上赘生物形成并瓣叶破坏穿孔，主动脉瓣周脓肿形成（1分）		4	
		影像检查技术：胸部 CT 平扫（2分），横断位肺窗（1分），横断位纵隔窗（1分），胸部 X 线正位片（2分）		6	

项目/问题	项目/分	参考答案要点	分值/分	得分
请对所提供图像的病变影像表现进行客观描述	20	**部位**：双肺（5分）	5	
		数目：多发（2分）	2	
		形态：斑片状（2分）	2	
		大小：无（2分）	2	
		边界：模糊（2分）	2	
		密度(信号)：双下肺见斑片状密度增高影；双侧胸腔见少量水样密度影（5分）	5	
		与邻近结构的关系：心包增厚（2分）	2	
请对病变影像征象产生的可能机制进行分析	20	感染性心内膜炎是由病原微生物通过血液循环，从其他感染部位迁移至心脏引起感染所致，患者心内膜、心瓣膜发生感染（5分）	5	
		感染性心内膜炎常在心脏的瓣膜上出现赘生物，赘生物脱落后，含有病原体的栓子随血流进入肺血管系统，肺部出现多处小片状浸润阴影提示脓毒性肺栓塞所致肺炎（5分）	5	
		双侧胸腔见少量水样密度影，提示胸腔积液（5分）	5	
		细菌感染导致心包腔内液体量增多，产生心包积液，心包稍增厚（5分）	5	
请对该病例的临床特点与影像特点进行归纳	15	**临床特点**：患者为青年男性（1分），反复发热，乏力1月余（1分）。体格检查：双肺呼吸音粗，二尖瓣区可闻及收缩期Ⅱ级吹风样杂音，主动脉瓣区可闻及双期杂音（2分）	4	
		实验室检查：白细胞计数、血小板计数、中性粒细胞计数升高，血红蛋白降低，血沉增快（3分）	3	
		影像特点：CT平扫显示双肺支气管血管束清晰，双下肺见斑片状密度增高影，边缘模糊（2分）；各段支气管通畅，双侧胸腔见少量水样密度影；心包稍增厚（2分）。X线片显示双肺纹理增粗紊乱（2分），双下肺见稍高密度斑片影及条索影，边缘模糊，心影不大（2分）	8	
请诊断，包括定位和定性诊断等	10	**定位**：双肺（3分）	3	
		定性：感染性心内膜炎，肺部感染（5分）	5	
		伴随征象：心包积液（2分）	2	

项目/问题	项目/分	参考答案要点	分值/分	得分
请给出 2 个需要鉴别的疾病，并简要说明鉴别点（临床表现、实验室检查以及影像表现等）	10	肺水肿（2 分）：肺水肿间质期，患者常有咳嗽、胸闷，轻度呼吸浅速、急促。肺水肿液体渗入肺泡后，患者可表现为面色苍白，发绀，严重呼吸困难，咳大量白色或血性泡沫痰，两肺满布湿啰音（1 分）。血气分析提示低氧血症加重，甚至出现 CO_2 潴留和混合性酸中毒（1 分）。肺泡性肺水肿 X 线表现为腺泡状致密阴影，呈不规则相互融合的模糊阴影，弥漫分布或局限于一侧或一叶，或从肺门两侧向外扩展逐渐变淡成典型的蝴蝶状阴影（"蝶翼征"）（1 分）	5	
		吸入性肺炎（2 分）：主要症状为咳嗽、气促、呼吸困难、发热等（1 分）。血常规检查可出现白细胞、中性粒细胞增多，提示可能有细菌感染，但重度感染时，因患者免疫力低下，反而有可能下降（1 分）。胸部 X 线示于吸入后 1~2 小时即能见到两肺散在不规则片状边缘模糊阴影，肺内病变分布与吸收时体位有关，常见于中下肺叶，右肺为多见（1 分）	5	
根据现有资料，请对该患者的下一步诊疗计划做出合理决策	10	抗生素的应用是治疗感染性心内膜炎最重要的措施，根据致病菌培养结果或对抗生素的敏感性选择抗生素（5 分）	5	
		有严重心脏病并发症或抗生素治疗无效的病人应及时考虑外科手术治疗，根据具体情况选择手术方式，如主动脉瓣置换术，二尖瓣置换术，三尖瓣成形术（3 分）	3	
		术后继续抗感染治疗，联合应用大量有效抗生素 4~6 周，以防止复发（2 分）	2	
沟通表达能力	5	语言流利，思路清晰，逻辑严谨，沟通顺畅（5 分）	5	
总分			100	
折算后的综合成绩（本站实际得分×10%）				
点评（未通过者需注明理由）		考官签名：		

（李艳辉 赵伟 尚幼兰）

病例 200　纵隔淋巴瘤

题干：患者，女，53 岁，间断咳嗽 1 月余，干咳为主。体格检查：体温 36.5℃，脉搏 119 次/min，呼吸 20 次/min，血压 93/63 mmHg。全身浅表淋巴结未触及肿大，胸廓无畸形，双侧呼吸运动度对称，语颤无增强，双肺叩诊清音，双肺呼吸音清晰，未闻及干湿性啰音和胸膜摩擦音。实验室检查：血常规示 WBC $5.28×10^9$/L，RBC $3.41×10^{12}$/L，HGB 91 g/L，PLT $413×10^9$/L，LDH 400.5 U/L。既往无肿瘤病史。影像检查结果如图 200 所示。

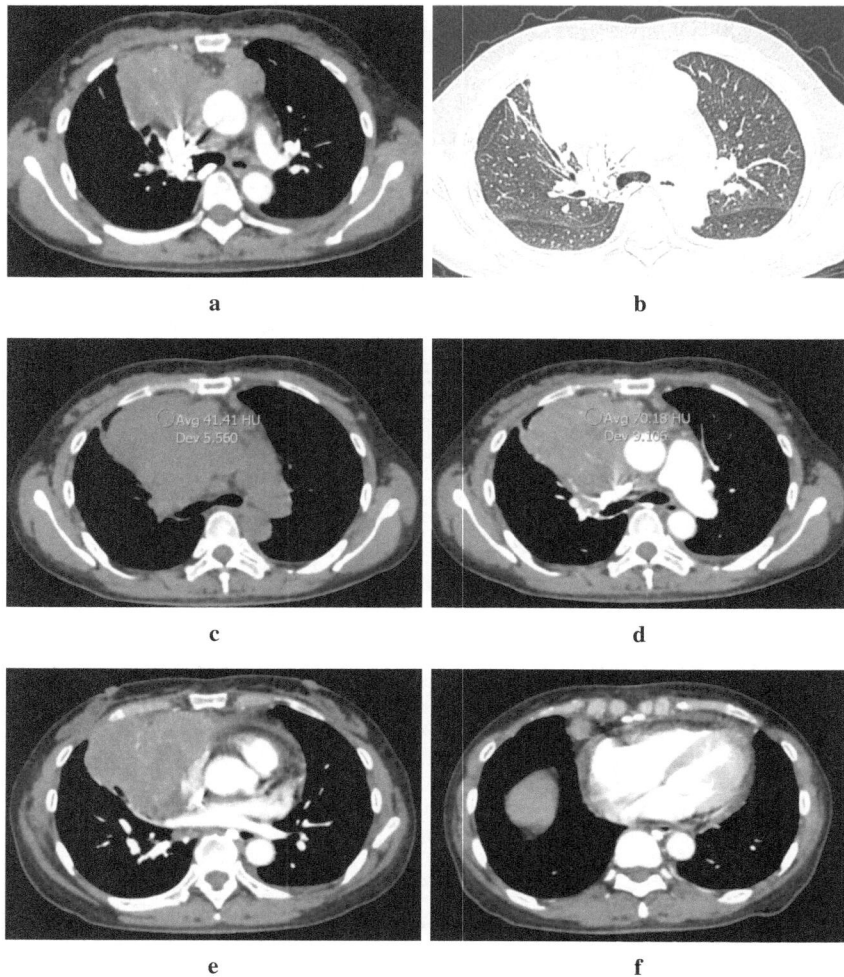

图 200　病例 200 的影像学检查图片

根据所提供的临床和影像资料等，描述影像征象，提出影像诊断、鉴别诊断思路及下一步处理等，并回答相关专业问题。

【临床思维与决策评分表】

考生姓名		准考证号		考试日期		年 月 日	
题干							
项目/问题	项目/分	参考答案要点				分值/分	得分
请简要概括患者的临床资料，并说明图像的影像检查技术	10	**一般资料包括**：中老年女性（1分）；间断咳嗽1月余（1分），既往无肿瘤史（1分）；全身浅表淋巴结未触及肿大，双肺叩诊清音，未闻及干湿性啰音；白细胞计数、血小板计数正常，红细胞计数下降，血红蛋白减低，乳酸脱氢酶升高（1分）				4	
		影像检查技术：胸部CT平扫+增强（2分），横断位肺窗（2分），横断位平扫纵隔窗（1分），横断位增强纵隔窗（1分）				6	
请对所提供图像的病变影像表现进行客观描述	20	**定位**：纵隔（右前上纵隔为主）（2分）				2	
		数目：右前纵隔肿块伴周围多个结节（1分）				1	
		形态：不规则（1分）				1	
		大小：未提供（1分）				1	
		边界：边缘分叶（2分），部分边界清晰，局部与心包、右肺，升主动脉分界不清，周围脂肪间隙模糊（4分）				6	
		密度（信号）：平扫呈较均匀软组织密度，未见钙化（2分），CT值约41HU，增强后较均匀轻中度强化，CT值约70HU（2分），其内可见排列紊乱、边缘模糊的细小血管穿行（1分）				5	
		与邻近结构的关系：累及心包，心包稍增厚，心包腔内少量积液（1分）；累及邻近右肺上叶，右上叶前段支气管受压，右肺上叶可见斑片状密度增高影（1分）；不同程度包绕上腔静脉、升主动脉，上腔静脉管腔变窄。纵隔3A、4区以及右心膈区多发软组织密度结节（2分）				4	
请对病变影像征象产生的可能机制进行分析	20	**定位分析**：主体为右前纵隔肿块（5分），周围有软组织密度结节，纵隔其他区域亦可见软组织密度结节，提示病变为多发（5分）				10	
		定性分析：病变主体为右前纵隔肿块，周围和纵隔其他区域可见多个软组织密度结节，考虑肿大淋巴结可能性大（3分）；肿块累及心包，心包稍增厚，心包腔内少量积液，同时累及邻近右肺上叶，提示病变有侵袭性（3分）；肿块不同程度包绕主动脉、上腔静脉，提示病变有向血管间隙生长的趋势（3分）。肿块轻中度强化，提示病变血供不太丰富（1分）				10	

项目/问题	项目/分	参考答案要点	分值/分	得分
请对该病变的临床特点与影像特点进行归纳	15	**临床特点**：中老年女性，间断咳嗽1月余，轻度贫血，全身浅表淋巴结未触及肿大；既往无肿瘤史（3分）	3	
		实验室检查：白细胞计数、血小板计数正常，红细胞计数下降，血红蛋白减低，乳酸脱氢酶升高（2分）	2	
		影像特点：右前纵隔（2分）不规则肿块伴纵隔内多发软组织密度结节，肿块边缘分叶，无明显钙化、坏死，轻中度强化（4分），累及心包、右肺，不同程度包绕升主动脉、上腔静脉，可见少量心包积液（4分）	10	
请诊断，包括定位与定性诊断等	10	**定位**：右前纵隔（4分）	4	
		定性：淋巴瘤可能性大（6分）	6	
请给出2个需要鉴别的疾病，并简要说明鉴别点（临床表现、实验室检查及影像表现等）	10	胸腺瘤（2分）：淋巴瘤有两个发病高峰年龄：20~30岁和50岁以上，胸腺瘤大多见于40岁以上，可出现重症肌无力；胸腺瘤常为单发，淋巴瘤常为多发结节融合成团块，或较大肿块并多组淋巴结肿大；胸腺瘤常推压周围血管，淋巴瘤常往血管间隙生长，包绕邻近大血管；淋巴瘤内出现钙化较胸腺瘤少见，增强扫描不如胸腺瘤强化明显（3分）	5	
		生殖细胞肿瘤（2分）：好发于20~40岁，典型畸胎瘤常见脂肪、钙化，除囊性畸胎瘤外大部分强化较明显。部分生殖细胞肿瘤可出现AFP升高、HCG升高（3分）	5	
根据现有资料，请对该患者的下一步诊疗计划做出合理决策	10	临床、影像与实验室检查、病理相结合的诊断原则（3分）。结合患者年龄、病变影像特点和实验室检查综合考虑，病理诊断是金标准（2分）	5	
		完善穿刺术前相关检查，穿刺活检，行病理检查（3分）	3	
		根据病理类型、分期确定治疗原则，化疗为主要治疗手段，还可酌情选择放疗、造血干细胞移植、免疫治疗、靶向治疗等联合治疗（2分）	2	
沟通表达能力	5	语言流利、思路清晰、逻辑严谨、沟通顺畅（5分）	5	
总分			100	
折算后的综合成绩（本站实际得分×10%）				
点评（未通过者需注明理由）				
			考官签名：	

【课后思考题】

1. 纵隔是怎样分区的？
2. 前纵隔好发的肿瘤有哪些？

（李艳辉　姜莹佳）

病例 201　纵隔精原细胞瘤

题干：患者，男，18 岁，体检发现前纵隔肿块 2 天。体格检查：体温 36.5℃，脉搏 69 次/min，呼吸 20 次/min，血压 132/87 mmHg。两侧胸廓对称，双侧呼吸运动对称，两侧语颤无增强，双肺呼吸音清，未闻及明显干湿啰音和胸膜摩擦音。实验室检查：血常规示 WBC 8.29×10^9/L，RBC 5.44×10^{12}/L，HGB 174 g/L，PLT 241×10^9/L，β-HCG 22.85 MIU/ML，AFP 2.05 ng/mL，CA19-9 15.75 μ/mL，CEA1.54 ng/mL。既往无肿瘤病史。影像检查结果如图 201 所示。

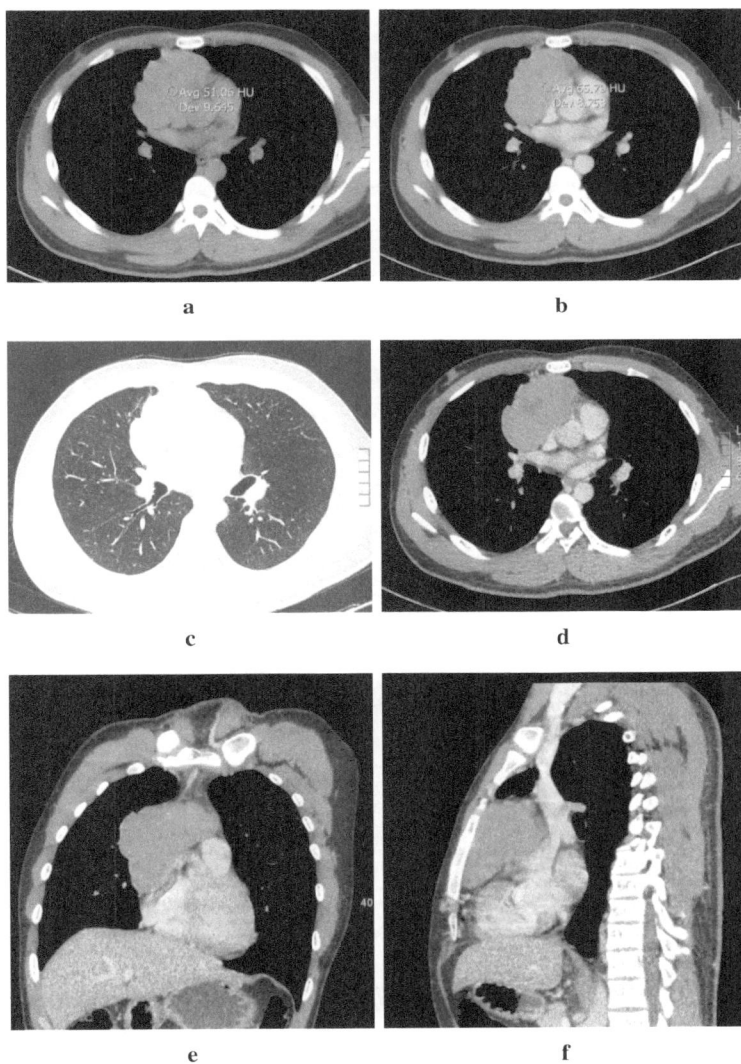

图 201　病例 201 的影像学检查图片

根据所提供的临床和影像资料等，描述影像征象，提出影像诊断、鉴别诊断思路及下一步处理等，并回答相关专业问题。

【临床思维与决策评分表】

考生姓名		准考证号		考试日期	年 月 日
题干					

项目/问题	项目/分	参考答案要点		分值/分	得分
请简要概括患者的临床资料，并说明图像的影像检查技术	10	**一般资料包括**：青少年男性(1分)，体检发现前纵隔肿块2天，全身浅表淋巴结未扪及肿大(1分)，既往无肿瘤史(1分)。白细胞、红细胞、血小板计数无异常，血红蛋白无异常，β-HCG升高(1分)		4	
		影像检查技术：胸部CT平扫+增强(1分)，横断位肺窗(1分)，横断位平扫纵隔窗(1分)、横断位增强纵隔窗(1分)；增强纵隔窗冠状位重建(1分)和矢状位重建(1分)		6	
请对所提供图像的病变影像表现进行客观描述	20	**定位**：前纵隔偏右侧(2分)		2	
		数目：单发(1分)		1	
		形态：不规则(1分)		1	
		大小：未提供(1分)		1	
		边界：边缘分叶(2分)，纵隔胸膜面可见锯齿状突起，邻近胸膜稍增厚，与心包分界不清、邻近右肺稍受压，其内可见少许斑片影(4分)		6	
		密度(信号)：平扫呈较均匀软组织密度，未见钙化，CT值约为51 HU，增强后轻度强化，CT值约为66 HU，强化不均匀，其内可见小片低密度区和细小、模糊血管影(5分)		5	
		与邻近结构的关系：侵犯心包、胸膜，可疑邻近右肺受累，周围脂肪间隙密度稍增高，纵隔淋巴结无明显肿大(4分)		4	
请对病变影像征象产生的可能机制进行分析	20	**定位分析**：肿块位于心脏、大血管前方，提示位于前纵隔(4分)；与心包分界不清，二者之间脂肪间隙消失，提示侵犯心包(2分)；邻近纵隔胸膜增厚，提示胸膜受侵(2分)；与邻近右肺分界不清，肺内有渗出病变，提示右肺受侵犯或者受压后炎性病变(2分)		10	
		定性分析：病变位于前纵隔，形态不规则，边缘分叶，侵犯心包、胸膜，可疑侵犯右肺，提示恶性可能性大(5分)；密度稍不均匀，轻度强化，提示血供不丰富(2分)；肿块为单发，纵隔其他区域未见淋巴结肿大，结合患者为青少年男性，实验室检查结果示β-HCG升高，考虑精原细胞瘤可能性大(3分)		10	

项目/问题	项目/分	参考答案要点		分值/分	得分
请对该病变的临床特点与影像特点进行归纳	15	**临床特点**：青少年男性(1分)，体检发现前纵隔肿块2天，全身浅表淋巴结未扪及肿大(1分)，既往无肿瘤史(1分)		3	
		实验室检查：白细胞、红细胞、血小板计数无异常，血红蛋白无异常，β-HCG升高(2分)		2	
		影像特点：前纵隔偏右侧(3分)不规则肿块(1分)，边缘分叶，密度稍不均匀，无明显钙化，轻度强化，累及心包、右肺(6分)		10	
请诊断，包括定位与定性诊断等	10	**定位**：前纵隔偏右侧(4分)		4	
		定性：前纵隔肿块：精原细胞瘤可能(6分)		6	
请给出2个需要鉴别的疾病，并简要说明鉴别点(临床表现、实验室检查及影像表现等)	10	胸腺瘤(2分)：胸腺瘤是前纵隔最常见的肿瘤，好发于40岁以上的人群，30%患者伴有重症肌无力；精原细胞瘤好发于青少年男性，可出现β-HCG升高。胸腺瘤肿块形态规则或不规则，容易出现钙化，强化程度通常较精原细胞瘤明显，且很少出现钻缝性生长(3分)		5	
		淋巴瘤(2分)：有两个发病高峰年龄：20~30岁和50岁以上，可出现LDH升高，精原细胞瘤好发于青少年男性，可出现β-HCG升高；淋巴瘤常表现为前纵隔或前中纵隔较大软组织肿块，向纵隔两侧生长，常为多发结节融合成团块，或较大肿块并多组淋巴结肿大。精原细胞瘤常发生在前纵隔，为单发肿块偏侧性生长(3分)		5	
根据现有资料，请对该患者的下一步诊疗计划做出合理决策	10	临床、影像与实验室检查、病理相结合的诊断原则(3分)；结合患者年龄，病变影像特点和实验室检查综合考虑，病理诊断是金标准(2分)		5	
		完善β-HCG，AFP检查；完善穿刺术前相关检查；穿刺活检，行病理检查(3分)		3	
		根据病理、免疫组化结果，可选择放疗、化疗或手术等方式综合治疗(2分)		2	
沟通表达能力	5	语言流利、思路清晰、逻辑严谨、沟通顺畅(5分)		5	
总分				100	
折算后的综合成绩(本站实际得分×10%)					
点评(未通过者需注明理由)		考官签名：			

【课后思考题】

简述纵隔生殖细胞瘤的分类。

(李艳辉)

病例202 胸腺瘤

题干：患者，男，53岁，体检发现前纵隔肿块1月余。体格检查：体温36.7℃，脉搏89次/min，呼吸20次/min，血压132/90 mmHg。无眼睑下垂，全身浅表淋巴结未扪及，两侧胸廓对称，颈静脉无怒张，未见胸壁静脉曲张。呼吸运动自如，两侧语颤对称正常，无胸膜摩擦感，双肺呼吸音清，未闻及明显干湿啰音。实验室检查：血常规示 WBC 5.07×10^9/L，RBC 5.08×10^{12}/L，HBG 158 g/L，PLT 173×10^9/L，β-HCG < 0.100 MIU/ML，AFP 2.72 ng/mL。既往无肿瘤病史。影像检查结果如图202所示。

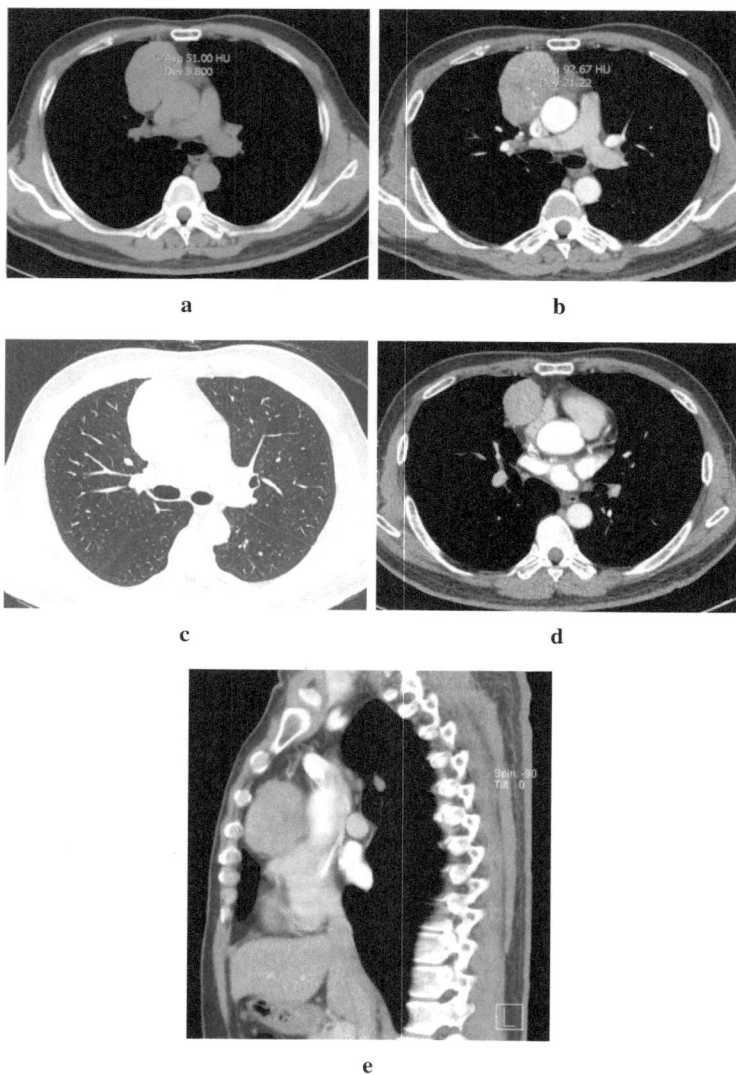

图202 病例202的影像学检查图片

根据所提供的临床和影像资料等，描述影像征象，提出影像诊断、鉴别诊断思路及下一步处理等，并回答相关专业问题。

【临床思维与决策评分表】

考生姓名		准考证号		考试日期	年 月 日	
题干						
项目/问题	项目/分	参考答案要点			分值/分	得分
请简要概括患者的临床资料，并说明图像的影像检查技术	10	**一般资料包括**：中老年男性（1分），体检发现前纵隔肿块1月余，无眼睑下垂，全身浅表淋巴结未扪及肿大（1分）；既往无肿瘤史（1分）白细胞计数、红细胞、血小板计数正常，血红蛋白正常，β-HCG、AFP正常（1分）			4	
		影像检查技术：胸部CT平扫+增强（2分），横断位肺窗（1分）、横断位平扫纵隔窗（1分）、横断位增强纵隔窗（1分）；增强纵隔窗矢状位重建（1分）			6	
请对所提供图像的病变影像表现进行客观描述	20	**定位**：右前纵隔（2分）			2	
		数目：单发（1分）			1	
		形态：卵圆形肿块（1分）			1	
		大小：未提供（1分）			1	
		边界：边缘清晰，浅分叶（2分），与邻近心脏、大血管分界清晰（2分），周围脂肪间隙清晰，与前胸壁分界清晰（2分）			6	
		密度（信号）：平扫呈较均匀软组织密度，CT值约为51 HU，增强后强化较明显，CT值约为93 HU，强化稍不均匀，其内可见小片稍低密度区和小血管穿行（5分）			5	
		与邻近结构的关系：邻近右心房、右上肺稍受压，但无明显侵犯征象（2分）；大血管无明显受压移位、侵犯征象（1分），纵隔余区域未见肿大淋巴结（1分）			4	
请对病变影像征象产生的可能机制进行分析	20	**定位分析**：肿块位于升主动脉、心脏前方，提示位于前纵隔；因占位效应，对邻近右心房、右上肺稍推压，无明显侵犯征象（10分）			10	
		定性分析：右前纵隔单发肿块，边缘清晰，与邻近结构分界清晰，提示病变包膜完整或无明显侵袭性生长（7分）；肿块强化较明显，提示血供较丰富（3分）			10	
请对该病变的临床特点与影像特点进行归纳	15	**临床特点**：中老年男性，体检发现前纵隔肿块1月余，无眼睑下垂，全身浅表淋巴结未扪及肿大；既往无肿瘤史（3分）			3	
		实验室检查：白细胞计数、红细胞、血小板计数正常，血红蛋白正常，β-HCG、AFP正常（2分）			2	
		影像特点：右前纵隔肿块（3分），边缘清晰，浅分叶，密度较均匀，强化较明显，稍不均匀强化（2分），与邻近心脏、大血管、前胸壁分界清晰，邻近右心房、右肺稍受压，周围脂肪间隙清晰，未见纵隔淋巴结肿大，未见心包积液、胸腔积液（5分）			10	

项目/问题	项目/分	参考答案要点	分值/分	得分
请诊断，包括定位与定性诊断等	10	**定位**：右前纵隔（4分）	4	
		定性：右前纵隔肿块；胸腺瘤可能（6分）	6	
请给出2个需要鉴别的疾病，并简要说明鉴别点（临床表现、实验室检查及影像表现等）	10	巨淋巴结增生症（2分）：前纵隔单发透明血管型巨淋巴结增生症需与胸腺瘤鉴别。肿瘤强化程度较胸腺瘤显著，可接近邻近血管，周围有丰富的供血动脉和淋巴结"卫星灶"，对邻近结构无明显侵犯征象；无重症肌无力表现（3分）	5	
		淋巴瘤（2分）：淋巴瘤有两个发病高峰年龄：20~30岁和50岁以上，胸腺瘤大多见于40岁以上，可出现重症肌无力；淋巴瘤常为多发结节融合成团块，或较大肿块并多组淋巴结肿大，胸腺瘤常为单发；淋巴瘤常往血管间隙生长，包绕邻近大血管，胸腺瘤常推压周围血管；淋巴瘤内出现钙化较胸腺瘤少见，增强扫描不如胸腺瘤强化明显（3分）	5	
根据现有资料，请对该患者的下一步诊疗计划做出合理决策	10	临床、影像与实验室检查、病理相结合的诊断原则（3分）；结合患者年龄，病变影像特点和实验室检查综合考虑，病理诊断是金标准（2分）	5	
		完善术前常规检查，同时对有无自身免疫性疾病进行检查评估；排除手术禁忌证，择期手术（3分）	3	
		根据病理类型和分期，决定是否需要术后放疗、化疗（2分）	2	
沟通表达能力	5	语言流利、思路清晰、逻辑严谨、沟通顺畅（5分）	5	
总分			100	
折算后的综合成绩（本站实际得分×10%）				
点评（未通过者需注明理由）				
		考官签名：		

【课后思考题】

简述胸腺瘤的 WHO 分类。

（李艳辉）

病例 203　巨淋巴结增生症

题干：患者，男，52 岁，体检发现右前纵隔肿块 9 年，近 1 年复查发现肿块有所增大。体格检查：体温 36℃，脉搏 96 次/min，呼吸 20 次/min，血压 136/93 mmHg。胸廓无畸形，双侧呼吸动度对称，语颤无增强，双肺叩诊清音，双肺呼吸音清晰，未闻及干湿性音和胸膜摩擦音。实验室检查：血常规示白细胞计数 $4.43×10^9/L$，红细胞计数 $4.66×10^{12}/L$，血红蛋白 148 g/L，β-HCG <0.100 MIU/ML，AFP 3.51 ng/mL。既往无肿瘤病史。影像检查结果如图 203 所示。

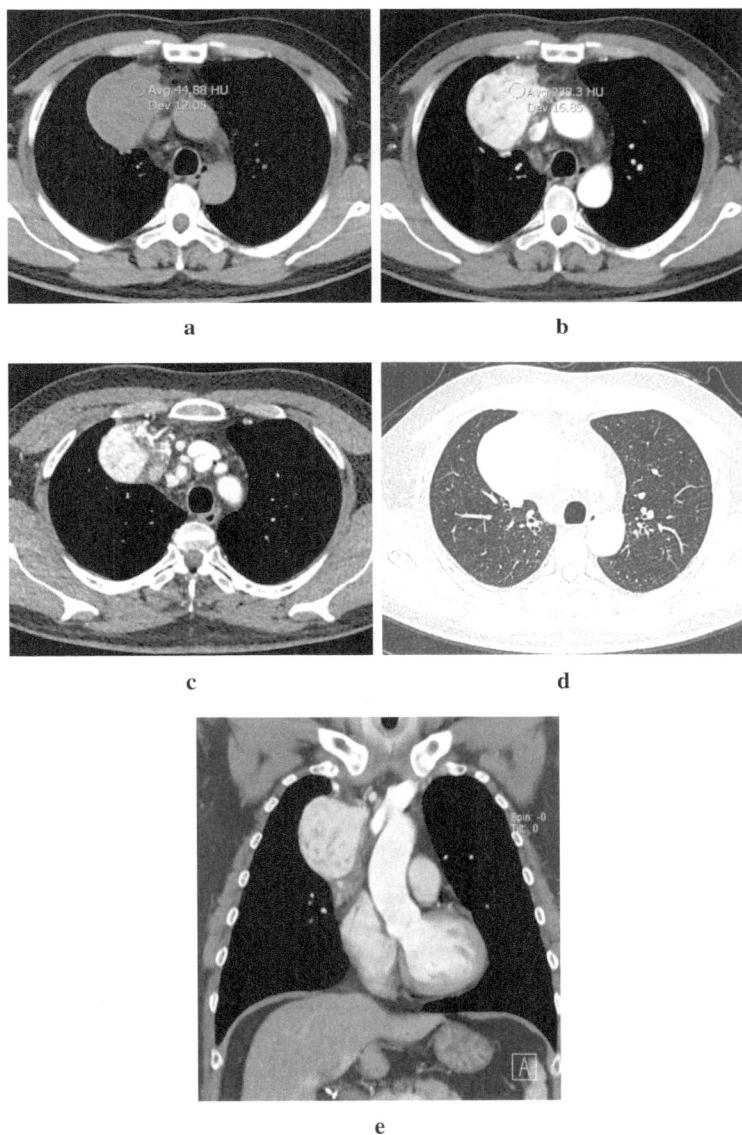

图 203　病例 203 的影像学检查图片

根据所提供的临床和影像资料等，描述影像征象，提出影像诊断、鉴别诊断思路及下一步处理等，并回答相关专业问题。

【临床思维与决策评分表】

考生姓名		准考证号		考试日期		年　月　日
题干						

项目/问题	项目/分	参考答案要点		分值/分	得分
请简要概括患者的临床资料，并说明图像的影像检查技术	10	**一般资料包括**：中年男性（1分）；体检发现右前纵隔肿块9年，增大1年（1分）；既往无肿瘤史（1分）；血常规、β-HCG、AFP均未见异常（1分）		4	
		影像检查技术：胸部CT平扫+增强（2分），横断位肺窗（1分），横断位平扫纵隔窗（1分）、横断位增强纵隔窗（1分）；增强纵隔窗冠状位重建（1分）		6	
请对所提供图像的病变影像表现进行客观描述	20	**定位**：右前上纵隔（2分）		2	
		数目：单发（1分）		1	
		形态：类圆形（1分）		1	
		大小：未提供（1分）		1	
		边界：肿块边界清晰，边缘浅分叶（3分），周围脂肪间隙稍模糊，可见多发迂曲、增粗血管影和小淋巴结（3分）		6	
		密度（信号）：CT平扫呈较均匀软组织密度（3分），CT值约为45 HU，增强扫描不均匀显著强化，CT值约为238 HU（2分）		5	
		与邻近结构的关系：周围可见多条粗大滋养动脉，邻近肺稍受压，右头臂静脉、上腔静脉、升主动脉无明显受压（4分）		4	
请对病变影像征象产生的可能机制进行分析	20	**定位分析**：右前上纵隔（5分）单发肿块，周围有粗大供血动脉和小淋巴结影，对邻近结构无明显侵犯（5分）		10	
		定性分析：肿瘤显著强化，强化程度接近邻近血管，这是由于肿瘤内部淋巴滤泡间有广泛的毛细血管网及肿瘤周围有丰富的供血动脉（3分）；肿瘤内部强化不均匀，可见低密度区，可能与肿瘤内部出血或淋巴小管扩张囊变等有关（2分）；肿瘤边界清晰，多有完整包膜，可能与其惰性生物学行为、易刺激肿瘤周围纤维组织增生有关（3分）；肿瘤周围有淋巴结"卫星灶"，可能为慢性淋巴结炎或与主病灶同一性质（2分）		10	
请对该病变的临床特点与影像特点进行归纳	15	**临床特点**：中年男性（1分），体检发现纵隔肿块多年，无明显异常临床表现（1分），既往无恶性肿瘤史（1分）		3	
		实验室检查：血常规、β-HCG、AFP均未见异常（2分）		2	
		影像特点：右前上纵隔（3分）单发肿块（1分），显著强化，强化程度接近周围邻近血管（3分），周围有丰富的供血动脉和淋巴结"卫星灶"，对邻近结构无明显侵犯征象（3分）		10	

项目/问题	项目/分	参考答案要点	分值/分	得分
请诊断，包括定位与定性诊断等	10	**定位**：右前上纵隔(4分)	4	
		定性：右前上纵隔富血供肿瘤：巨淋巴结增生症可能(6分)	6	
请给出2个需要鉴别的疾病，并简要说明鉴别点（临床表现、实验室检查及影像表现等）	10	胸内甲状腺肿(2分)：可发生于前、中或后纵隔，上缘多与颈部甲状腺相连。肿瘤多边界清楚，内部密度不均匀，可出现钙化灶或囊变区，增强扫描可呈显著不均匀强化(3分)	5	
		副神经节瘤(2分)：副神经节瘤是一种罕见的起源于肾上腺外副神经节细胞的神经内分泌肿瘤。肿瘤多位于主肺动脉体化学感受器处或后纵隔脊柱旁沟交感神经链走行区，呈圆形或类圆形软组织肿块，增强扫描呈显著强化，周围也可见粗大迂曲的供血动脉，强化方式与巨淋巴结增生类似，但易发生坏死、囊变，部分患者可出现阵发性高血压。尿香草扁桃酸、血儿茶酚胺增高，同时少数患者可能出现代谢紊乱、便秘、肠出血或穿孔等(3分)	5	
根据现有资料，请对该患者的下一步诊疗计划做出合理决策	10	临床、影像与病理相结合的诊断原则(3分)。CT和MRI为重要检查手段，对于病变的定位、定性、术前评估非常重要，病理诊断是金标准(2分)	5	
		可完善MRI检查；完善术前检查，择期手术(3分)	3	
		可先行DSA肿瘤动脉造影+必要时栓塞术防止外科手术中大出血；栓塞术后立即行肿块手术切除。如周围淋巴结病理证实与主病灶性质一致，则诊断为多发型，需综合治疗，除手术外，还可选择包括放疗、化疗、糖皮质激素、免疫抑制剂等治疗(2分)	2	
沟通表达能力	5	语言流利、思路清晰、逻辑严谨、沟通顺畅(5分)	5	
总分			100	
折算后的综合成绩(本站实际得分×10%)				
点评(未通过者需注明理由)		考官签名：		

【课后思考题】

1. 简述巨淋巴结增生症的病理类型及其相关预后。
2. 纵隔富血供病变的鉴别诊断有哪些？

（李艳辉）

病例204　乳腺癌

题干：患者，女，56岁，发现右乳肿块7天。患者无意中自己触及右乳肿块，质地硬，无触痛。体格检查：体温36.2℃，胸廓无畸形，双侧乳头基本对称，乳头无凹陷，无溢液。右乳外上象限可扪及2×1.5 cm大小肿块，质地硬，边界欠清，无压痛，活动度差，邻近皮肤稍凹陷，皮肤无红肿、发热。双侧腋窝扪及明显肿大淋巴结。实验室检查：血常规示白细胞计数6.15×10⁹/L，血红蛋白121 g/L，肝肾功能无异常。既往无手术史、无肿瘤史。影像检查结果如图204所示。

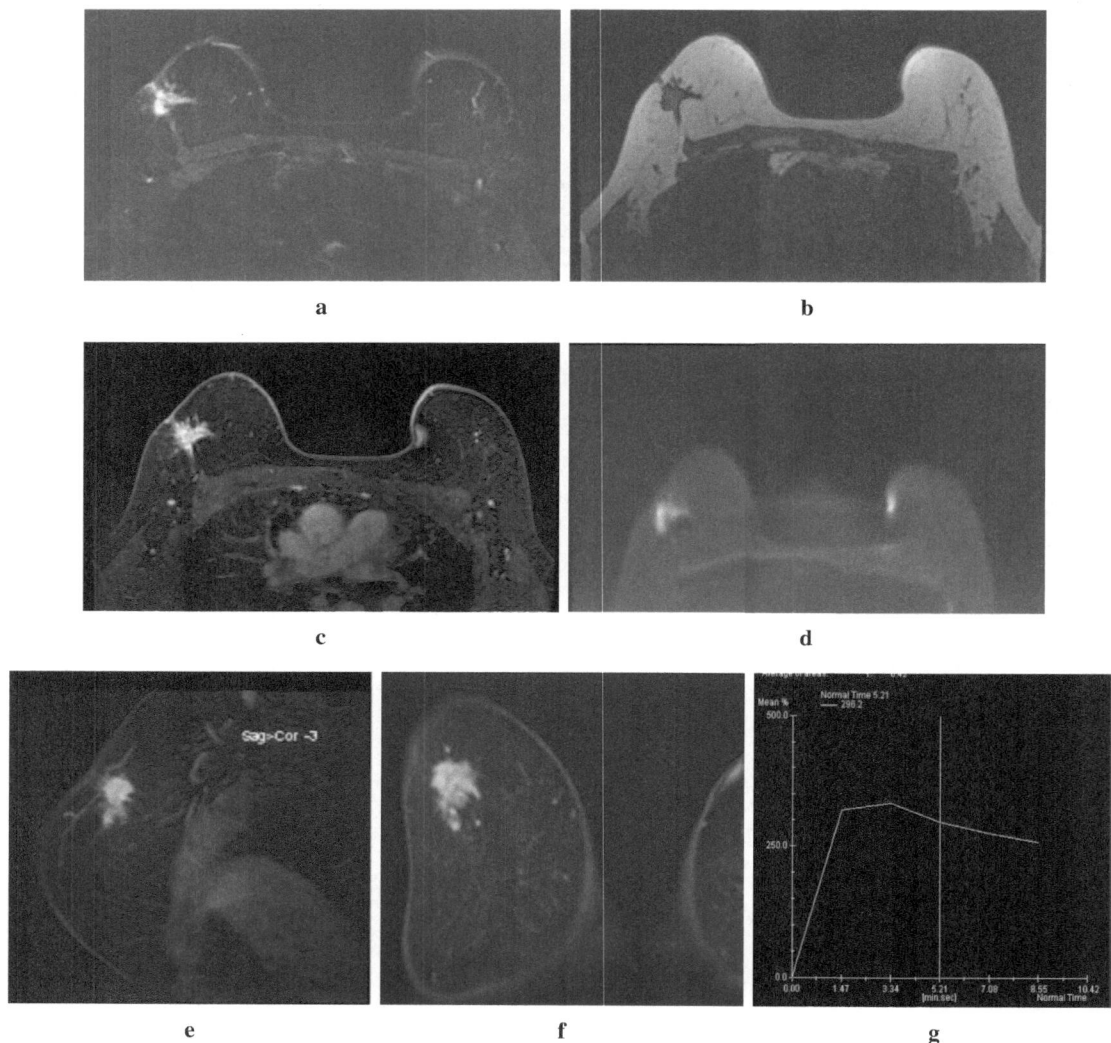

图204　病例204的影像学检查图片

根据所提供的临床和影像资料等，描述影像征象，提出影像诊断、鉴别诊断思路及下一步处理等，并回答相关专业问题。

【临床思维与决策评分表】

考生姓名		准考证号		考试日期		年　月　日	
题干							

项目/问题	项目/分	参考答案要点		分值/分	得分
请简要概括患者的临床资料，并说明图像的影像检查技术	10	**一般资料包括**：中老年女性（1分）；发现右乳肿块7天，质地硬，无触痛，肿块周围皮肤稍凹陷、无红肿、发热（2分）；白细胞计数、血红蛋白、肝肾功能无异常		4	
		影像检查技术：乳腺MRI平扫轴位T2WI（抑脂）（1分）、平扫轴位T1WI（1分），增强轴位T1WI（抑脂）（1分）及MPR冠状位、矢状位重建相（1分）、轴位DWI（1分）、动态增强时间–信号强度曲线（TIC）（1分）		6	
请对所提供图像的病变影像表现进行客观描述	20	**定位**：右乳外上象限（2分）		2	
		数目：1个（1分）		1	
		形态：不规则（1分）		1	
		大小：未给出测量值（1分）		1	
		边界：右乳外上象限肿块，边缘不光滑，可见分叶、毛刺（6分）		6	
		密度（信号）：MRI T2WI呈不均匀高信号，T1WI呈等/稍低信号（2分）；T1WI增强扫描（抑脂）不均匀显著强化，动态增强TIC呈速升下降型（Ⅲ型）（2分）；DWI呈高信号（2分）		5	
		与邻近结构的关系：病变累及邻近皮肤，邻近皮肤稍增厚内陷（4分）		4	
请对病变影像征象产生的可能机制进行分析	20	**定位分析**：病变位于右乳外上象限，为一肿块，外上象限为乳腺Ca好发部位（6分）；肿块形态不规则，边缘分叶、毛刺，累及邻近皮肤（4分）		10	
		定性分析：肿块形态不规则，边缘分叶、毛刺，邻近皮肤增厚稍凹陷，提示浸润生长，累及皮肤和皮下Cooper's韧带（4分）；肿块不均质显著强化，提示血供丰富，内部成分多样（2分）。DWI呈高信号，提示病变内水分子活动受限，常见于恶性肿瘤（2分）		10	
请对该病变的临床特点与影像特点进行归纳	15	**临床特点**：中老年女性（1分），发现右乳肿块7天（1分），质地硬，无触痛，肿块周围皮肤稍凹陷、无红肿、发热（1分）		3	
		实验室检查：白细胞计数、血红蛋白、肝肾功能等无异常（2分）		2	
		影像特点：右乳外上象限肿块，形态不规则，边缘毛刺（3分）；T2WI呈不均匀高信号，T1WI呈等/稍低信号（2分）；T1WI增强扫描（抑脂）不均匀显著强化，动态增强TIC呈速升下降型（Ⅲ型）（3分）；DWI呈高信号（1分），病变累及邻近皮肤（1分）		10	

项目/问题	项目/分	参考答案要点	分值/分	得分
请诊断，包括定位与定性诊断等	10	**定位**：右乳外上象限(4分)	4	
		定性：右乳外上象限肿块(2分)，累及邻近皮肤(1分)，BI-RADS 5类(乳腺Ca可能性大)(3分)	6	
请给出2个需要鉴别的疾病，并简要说明鉴别点(临床表现、实验室检查及影像表现等)	10	纤维腺瘤(2分)：多数肿块呈类圆形、边缘清晰、光滑、强化程度根据内部成分不同，可出现显著强化或轻中度强化，动态增强TIC以持续型(Ⅰ型)和平台型(Ⅱ型)曲线多见，大多弥散不受限；对周围结构无侵犯，以年数计动态观察变化不明显(3分)	5	
		乳腺炎症、脓肿(2分)：常以乳腺疼痛、压痛为首发临床表现，可伴或不伴有皮肤红肿、发热，乳腺肿块在短时间内出现。乳腺MRI可表现为肿块和非肿块强化，典型脓肿壁厚、较光滑，呈环形强化，内部可见无强化坏死区，弥散受限，周围水肿明显。可出现导管扩张、皮肤窦道(3分)	5	
根据现有资料，请对该患者的下一步诊疗计划做出合理决策	10	临床、影像与病理相结合的诊断原则(3分)。影像为重要手段，依据影像行肿块BI-RADS分类，确定下一步治疗方案(1分)；确诊金标准为病理检查(1分)	5	
		先行肿块活检；完善术前相关检查，择期乳腺Ca手术(3分)	3	
		根据病理结果、免疫组化、基因分型，决定术后选择化疗、放疗、内分泌治疗或靶向治疗或联合治疗(2分)	2	
沟通表达能力	5	语言流利、思路清晰、逻辑严谨、沟通顺畅(5分)	5	
总分			100	
折算后的综合成绩(本站实际得分×10%)				
点评(未通过者需注明理由)				
			考官签名：	

【课后思考题】

1. 简述乳腺病变MRI BI-RADS分类。

2. 乳腺MRI中，什么是背景实质强化？受哪些因素影响？

(李艳辉)

第二节 消化、泌尿及生殖系统

病例 205 胃间质瘤

题干：患者，男，54 岁，上腹部隐痛 4 年余。体格检查：腹平软，无明显压痛、反跳痛。实验室检查：大便隐血试验阳性，血常规示血红蛋白 115 g/L，红细胞计数 $3.9×10^{12}/L$，血沉、C 反应蛋白及肿瘤标志物未见异常。既往因胆囊结石行胆囊切除术。影像检查结果如图 205 所示。

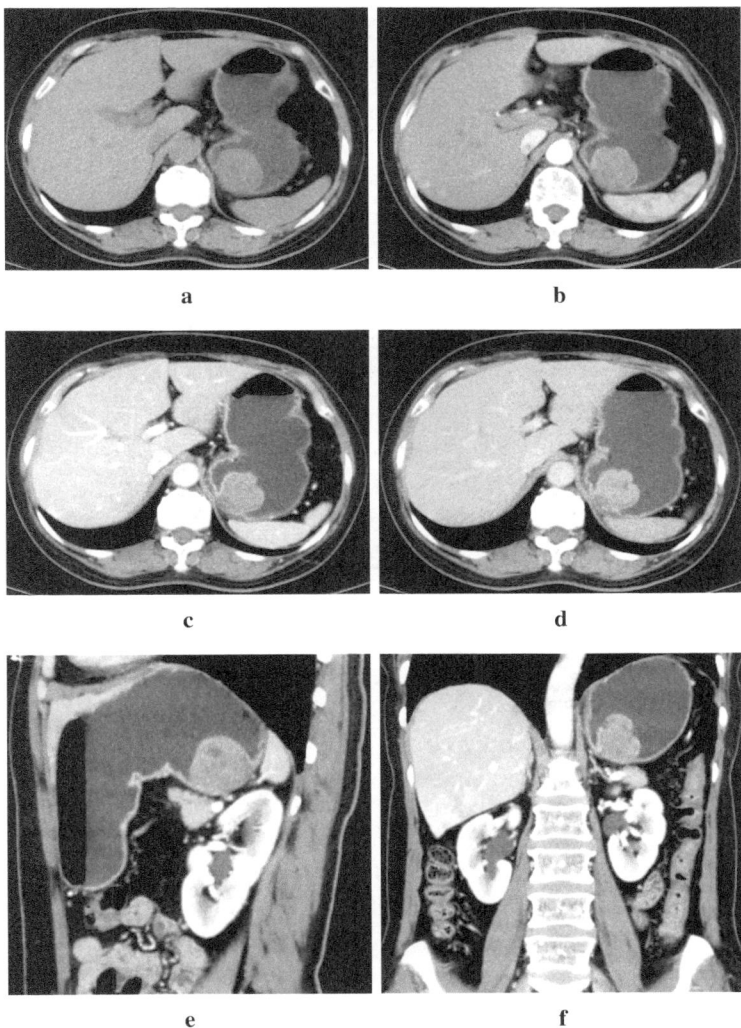

图 205 病例 205 的影像学检查图片

根据所提供的临床和影像资料等，描述影像征象，提出影像诊断、鉴别诊断思路及下一步处理等，并回答相关专业问题。

【临床思维与决策评分表】

考生姓名		准考证号		考试日期		年 月 日	
题干							
项目/问题	项目/分	参考答案要点				分值/分	得分
请简要概括患者的临床资料，并说明图像的影像检查技术	10	**一般资料**：中老年男性（1分）；上腹部隐痛4年余（1分）；血常规、血沉、C反应蛋白及肿瘤标志物阴性（2分）				4	
		影像检查技术：腹部动态增强CT扫描（1分），包括平扫（1分）、动脉期（1分）、门脉期（1分）及平衡期（1分）、门脉期MPR冠状位及矢状位重建（1分）				6	
请对所提供图像的病变影像表现进行客观描述	25	**部位**：胃体后壁（3分）				3	
		数目：1个（2分）				2	
		形态：分叶状（2分）				2	
		大小：未提供（2分）				2	
		边界：清晰锐利（2分）				2	
		密度及强化：平扫呈稍低密度（2分），动脉期轻度强化（2分），门脉期及平衡期呈渐进性强化（2分），强化不均，内见小片状无强化区（2分）				8	
		与邻近结构的关系：病变位于胃黏膜下（4分），周围脂肪间隙清晰（1分），未见肿大淋巴结（1分）				6	
请对该病变的临床特点与影像特点进行归纳	20	**临床特点**：中老年男性（1分），慢性病程，上腹部隐痛4年余（2分），轻度贫血，可疑消化道出血（2分）				5	
		影像特点：胃体后壁单发实性肿块（3分），位于胃黏膜下（3分），分叶状（2分），内见囊变坏死（1分），富血供（4分），胃周无肿大淋巴结（2分）				15	
请诊断，包括定位与定性诊断等	10	**定位**：胃体后壁黏膜下（3分）				3	
		定性：间质瘤（7分）				7	
请给出胃腔内局灶性实性肿块的5个以上需要鉴别的疾病，并简要说明鉴别点（临床表现、实验室检查及影像表现等）	20	**间质瘤**：起自黏膜下，可向腔内或腔外突出，也可局限于肌壁间，或者跨壁生长，良性密度较均匀，肿块很少坏死，恶性直径多>5 cm，坏死、囊变、出血常见，增强扫描中-明显强化，恶性者，可累及邻近组织或发生远处转移 **平滑肌瘤**：更常位于食管，影像难以鉴别，有赖于病理免疫组化检查 **神经鞘瘤**：强化均匀，少见囊变坏死 **腺癌**：多表现为黏膜皱襞明显破坏、中断，胃壁常增厚、僵硬，常见区域淋巴结转移 **类癌**：更常见于小肠，强化明显，累及系膜可呈"车辐轮样" **淋巴瘤**：胃壁增厚明显、弥漫，强化均匀，胃腔可见"动脉瘤样"扩张，可伴淋巴结增大。 （答对1个得4分，答对5个及以上得20分）				20	

项目/问题	项目/分	参考答案要点	分值/分	得分
根据现有资料，请对该患者的下一步诊疗计划做出合理决策	10	胃间质瘤为交界性肿瘤，影像检查可以帮助定位、定性及明确有无转移。为排除远处转移性病变，如有临床指征，完善胸部 CT 检查(6 分)	6	
		如明确为局灶性疾病，可行手术治疗或联合酪氨酸激酶抑制药如伊马替尼及舒尼替尼(4 分)	4	
沟通表达能力	5	语言流利、思路清晰、逻辑严谨、沟通顺畅(5 分)	5	
总分			100	
折算后的综合成绩(本站实际得分×10%)				
点评(未通过者需注明理由)		考官签名：		

【课后思考题】

1. 简述胃间质瘤的分型。

2. 简述良恶性胃间质瘤的影像鉴别要点。

(吴静 张子曙)

病例 206　回盲部肠结核

题干：患者，女，62 岁，右下腹痛 2 年，再发加重伴黑便半月余。体格检查：腹平软，无明显压痛、反跳痛。实验室检查：大便隐血试验呈阳性，血红蛋白 117 g/L，红细胞计数 3.35×10^{12}/L，血沉 75 mm/h，C 反应蛋白 77.9 mg/L。肿瘤标志物未见异常。影像检查结果如图 206 所示。

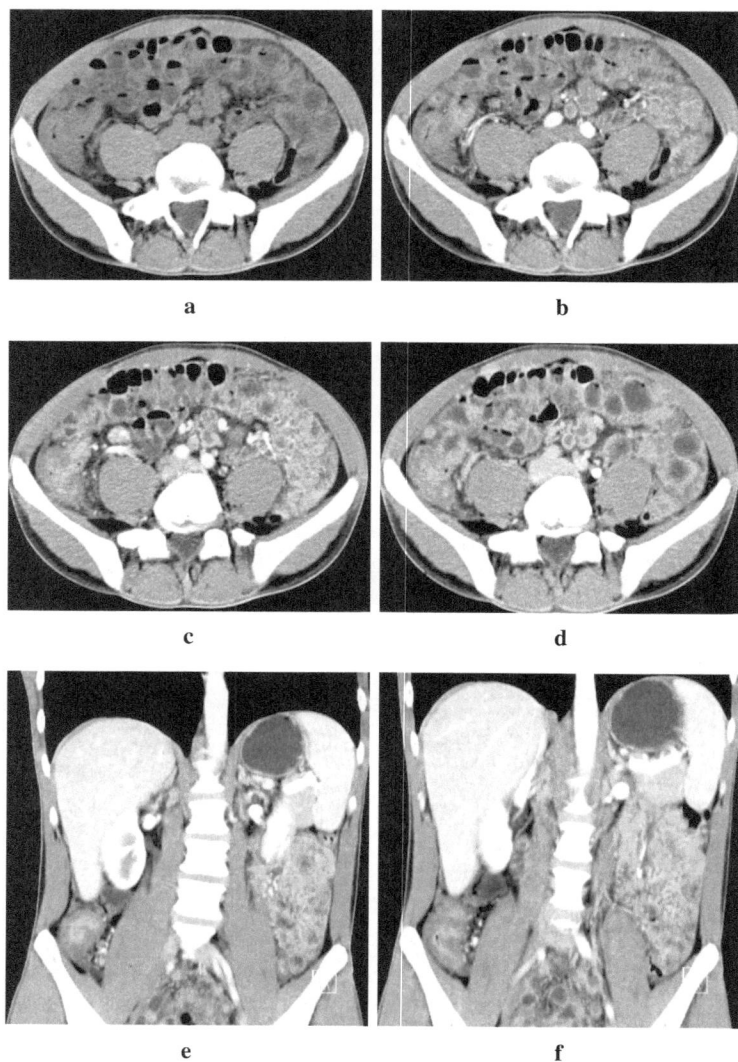

图 206　病例 206 的影像学检查图片

根据所提供的临床和影像资料等，描述影像征象，提出影像诊断、鉴别诊断思路及下一步处理等，并回答相关专业问题。

【临床思维与决策评分表】

考生姓名		准考证号		考试日期		年 月 日	
题干							
项目/问题	项目/分	参考答案要点				分值/分	得分
请简要概括患者的临床资料，并说明图像的影像检查技术	10	**一般资料**：老年女性(1分)；右下腹痛2年，再发加重伴黑便半月余(1分)；大便隐血试验呈阳性，血红蛋白、红细胞计数减少，血沉、C反应蛋白升高(2分)				4	
		影像检查技术：腹部动态增强CT扫描(1分)，包括平扫(1分)、动脉期(1分)、门脉期(1分)及平衡期(1分)、门脉期MPR冠状位重建(1分)				6	
请对所提供图像的病变影像表现进行客观描述	20	**部位**：回盲部(3分)				3	
		数目：1个(2分)				2	
		形态：环壁增厚(1分)				1	
		大小：未提供(1分)				1	
		边界：欠清晰(1分)				1	
		密度及强化：平扫密度欠均匀(2分)，平扫呈稍低密度(2分)，动脉期不均匀轻度强化(2分)，门脉期及延迟期中度、分层强化(2分)				8	
		其他特点：回盲瓣变形(1分)，肠系膜环形强化淋巴结(3分)				4	
请对该病变的临床特点与影像特点进行归纳	20	**临床特点**：老年女性(1分)，慢性病程(2分)，伴有贫血，消化道出血(2分)，血沉、C反应蛋白升高(2分)				7	
		影像特点：回盲部肠壁环形增厚(3分)，分层强化(3分)，回盲瓣变形(4分)，伴环形强化淋巴结(3分)				13	
请诊断，包括定位与定性诊断等	10	**定位**：回盲部(3分)				3	
		定性：结核(7分)				7	
请给出回盲部肠壁环形增厚的5个需要鉴别的疾病，并简要说明鉴别点(临床表现、实验室检查及影像表现等)	25	**肠结核**：分层或均匀强化，回盲瓣挛缩变形和固定开口、呈"鱼嘴样"，增大淋巴结呈环形强化或伴钙化，可伴有腹膜环形强化或钙化结节。 **克罗恩病**：常呈节段性、跳跃性分布，肠壁可均匀增厚或以系膜缘增厚为主的不对称性增厚，晚期可出现管腔狭窄，假憩室形成，系膜血管及纤维脂肪增多，常出现肠瘘、脓肿、肛瘘等并发症。 **白塞氏病**：增厚肠壁持续强化，可累及回盲瓣，常伴有口腔、生殖器溃疡及眼部炎症。 **腺癌**：局限性不规则增厚，强化不均，常伴管腔狭窄继发肠梗阻，周围脂肪浸润更常见，可出现远处转移。 **淋巴瘤**：管壁增厚明显、累及范围大，强化均匀，管腔局部扩张，梗阻少见，淋巴结增大明显。 (每答对1个得5分，答对5个得25分)				25	

项目/问题	项目/分	参考答案要点	分值/分	得分
根据现有资料，请对该患者的下一步诊疗计划做出合理决策	10	完善结核相关实验室检查及肺部 CT 检查、肠镜检查及病理活检，明确诊断后行抗结核治疗(10分)	10	
沟通表达能力	5	语言流利、思路清晰、逻辑严谨、沟通顺畅(5分)	5	
总分			100	
折算后的综合成绩(本站实际得分×10%)				
点评(未通过者需注明理由)			考官签名：	

【课后思考题】

1. 肠结核及克罗恩病的病理基础是什么，影像学如何鉴别？
2. MRI 在克罗恩病诊断中的价值是什么？

(吴静　张子曙)

病例 207 回肠淋巴瘤继发回肠-升结肠肠套叠

题干：患者，女，42岁，排便习惯及形状改变1年，肠周绞痛1周。体格检查：肠鸣音稍减弱。实验室检查：血红蛋白114 g/L，大便隐血试验(+)，癌抗原15-3 87.16 kU/L。既往史无特殊。影像检查结果如图207所示。

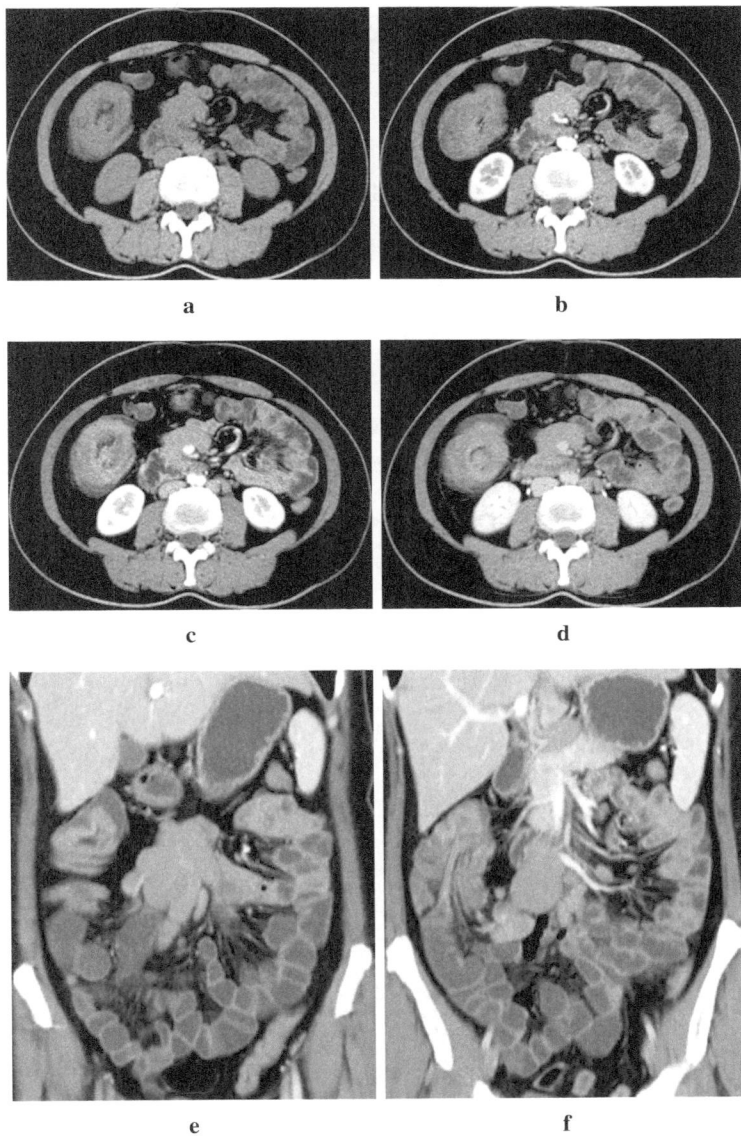

a

b

c

d

e

f

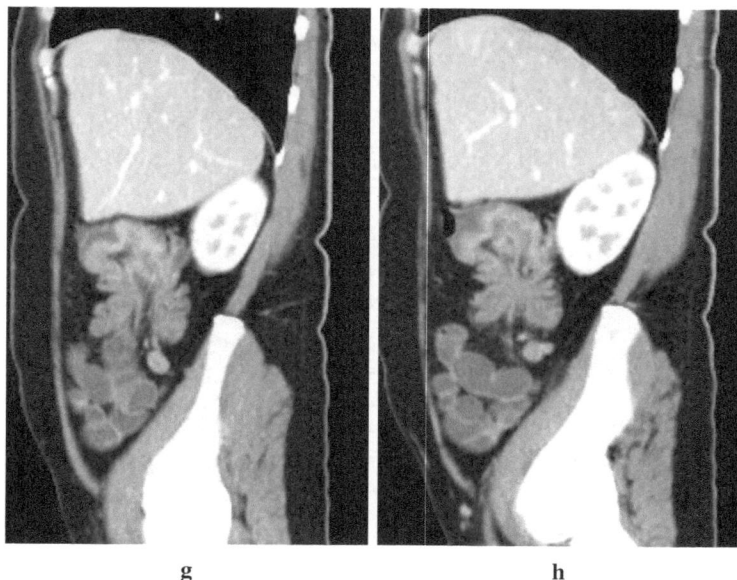

g   h

图 207 病例 207 的影像学检查图片

根据所提供的临床和影像资料等，描述影像征象，提出影像诊断、鉴别诊断思路及下一步处理等，并回答相关专业问题。

【临床思维与决策评分表】

考生姓名		准考证号		考试日期	年 月 日	
题干						
项目/问题	项目/分	参考答案要点			分值/分	得分
请简要概括患者的临床资料，并说明图像的影像检查技术	15	**一般资料**：中年女性（1分）；排便习惯及形状改变1年，肠周绞痛1周伴排便减少、血便（2分）；肠鸣音稍减弱（1分）；血红蛋白降低（1分）；大便隐血试验（+）（1分）；癌抗原15-3升高（1分）			7	
		影像检查技术：腹部CT轴位多期增强扫描（2分），包括平扫（1分）、动脉期（1分）、门脉期（1分）及平衡期（1分），冠状位门脉期（1分），矢状位门脉期（1分）			8	
请对所提供图像的病变影像表现进行客观描述	20	**CT表现**： 1. 末端回肠肠壁增厚，增强扫描明显强化，肠腔狭窄（4分）。 2. 末端回肠及其系膜套入升结肠肠腔内，呈"同心圆征"（4分）。 3. 末端回肠周围可见多发肿大淋巴结（4分）。 4. 肠系膜根部可见多发肿大淋巴结并融合成团（4分）。 5. 腹腔小肠未见明显梗阻扩张征象（4分）			20	

项目/问题	项目/分	参考答案要点	分值/分	得分
请对该病变的临床特点与影像特点进行归纳	20	**临床特点**：中年女性(2分)，排便习惯及形状改变1年，肠周绞痛1周伴排便减少、血便(2分)	4	
		影像特点：末端回肠壁增厚(4分)，末端回肠套入升结肠(4分)，末端回肠周围及肠系膜根部多发肿大淋巴结(4分)，未见明显肠梗阻征象(4分)	16	
请给出影像诊断	10	回肠淋巴瘤(5分)继发回肠-升结肠肠套叠(5分)	10	
请给出2个需要鉴别的疾病，并简要说明鉴别点(临床表现、实验室检查及影像表现等)	20	**肠扭转**：急性病程(2分)，肠系膜血管漩涡征(2分)，扭转的肠管近漩涡中心管腔变窄、呈鸟嘴样改变(2分)，继发肠管梗阻扩张(2分)，易发生肠缺血(2分)	10	
		粘连性肠梗阻：常有手术病史(2分)，临床症状表现为停止排便、排气(2分)，肠管间或肠管与腹壁粘连，粘连处肠管固定、形态异常(2分)，肠腔扩张并气液平面(2分)，无"同心圆"改变(2分)	10	
根据现有资料，请对该患者的下一步诊疗计划做出合理决策	10	中年女性，慢性病程并亚急性发作，影像检查提示回肠病变并肠套叠，成人型肠套叠通常为肠道病理性改变导致，同时淋巴结肿大明显，应首先考虑淋巴瘤(4分)	4	
		建议肠镜检查明确回肠病变性质并取活检(2分)	2	
		建议行手术治疗解除肠套叠(2分)	2	
		如确诊淋巴瘤，建议PET-CT进一步分期(2分)	2	
沟通表达能力	5	语言流利、思路清晰、逻辑严谨、沟通顺畅(5分)	5	
总分			100	
折算后的综合成绩(本站实际得分×10%)				
点评(未通过者需注明理由)				
		考官签名：		

【课后思考题】

1. 肠套叠根据病因可以分为哪两类？根据套入和被套的肠管部位可以分为哪几型？
2. 简述肠套叠的典型临床表现。

(赵一珺 张子曙)

病例 208　粘连性低位小肠梗阻

　　题干：患者，女，78 岁，腹痛、腹胀 3 天。既往有结肠癌根治术+结肠造瘘手术史。体格检查：腹部膨隆。腹部有压痛，腹肌稍紧张，未触及包块。左下腹可见结肠造瘘，瘘口红润通畅。实验室检查：三大常规（血常规、大便常规、小便常规）、肝肾功能、电解质等检查未见明显异常。影像检查结果如图 208 所示。

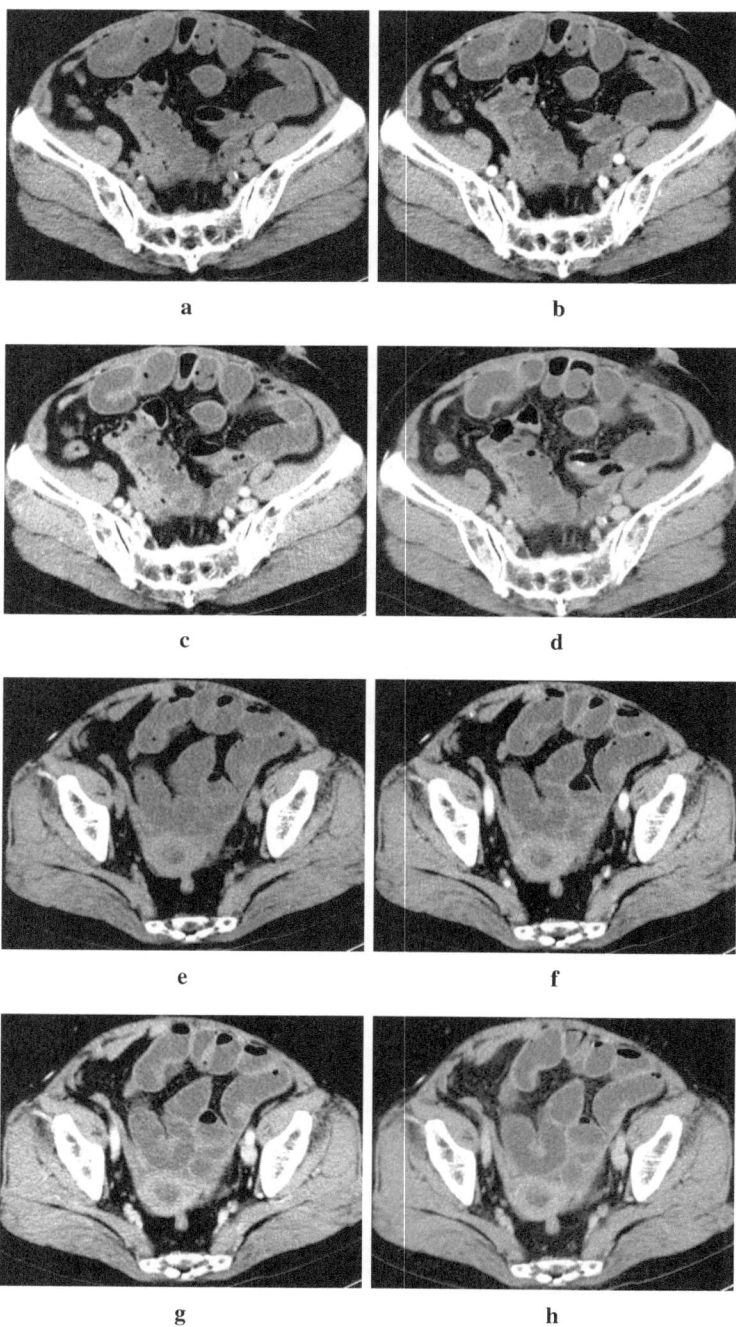

a

b

c

d

e

f

g

h

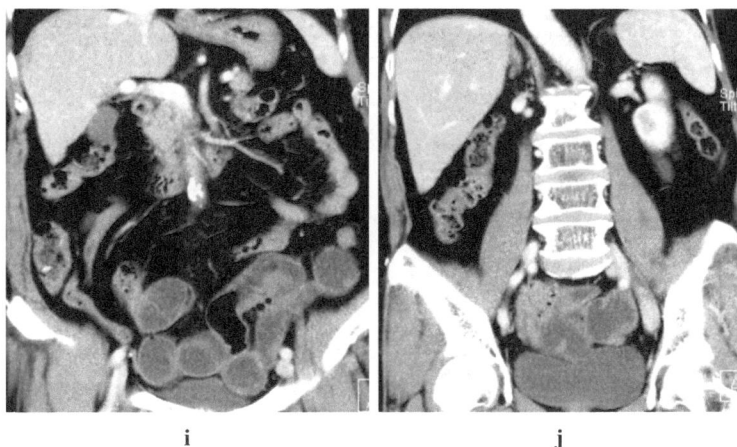

i j

图 208　病例 208 的影像学检查图片

　　根据所提供的临床和影像资料等，描述影像征象，提出影像诊断、鉴别诊断思路并回答相关专业问题。

【临床思维与决策评分表】

考生姓名		准考证号		考试日期	年　月　日
题干					

项目/问题	项目/分	参考答案要点	分值/分	得分
请简要概括患者的临床资料，并说明图像的影像检查技术	10	**一般资料**：老年女性（1分）；腹痛、腹胀3天（1分）；既往有结肠癌根治术+结肠造瘘手术史（1分）；腹部有压痛（1分），实验室检查未见异常（1分）	5	
		影像检查技术：腹部多期增强CT扫描（1分）包括横断位平扫、动脉期、静脉期及平衡期（3分），以及冠状位增强CT（1分）	5	
请对所提供图像的病变影像表现进行客观描述	20	**定位**：回肠或低位小肠（2分）	2	
		数目：无（1分）	1	
		形态：肠腔扩张（1分）	1	
		大小：无（1分）	1	
		边界：无（1分）	1	
		影像学表现：腹部小肠（回肠）肠腔积气积液并扩张（4分），回肠远端萎陷（2分），扩张肠袢与萎陷肠袢移行区位于回肠远端（3分）。肠壁未见明显增厚，肠壁及肠周未见明显肿块影及异常强化灶（3分）	12	
		其他表现：肠系膜区脂肪间隙清晰（1分），腹腔未见积液（1分）	2	

项目/问题	项目/分	参考答案要点	分值/分	得分
请对该病变的临床特点与影像特点进行归纳	20	**临床特点**：老年女性(1分)，腹痛、腹胀3天，既往有手术史(2分)，体格检查腹部有压痛(1分)	4	
		实验室检查：未见明显异常(2分)	2	
		影像特点：回肠肠腔扩张(4分)，回肠远端萎陷(2分)，扩张肠袢与萎陷肠袢移行区位于回肠远端(3分)。肠壁未见明显增厚，肠壁及肠周未见明显肿块影及异常强化灶(3分)。肠系膜结构清晰(1分)，腹腔未见积液(1分)	14	
请诊断，包括定位与定性诊断等	10	**定位**：回肠或低位小肠(4分)	4	
		定性：粘连性肠梗阻(6分)	6	
请简述肠梗阻的分类和肠梗阻的诊断的主要及次要影像学征象	20	**肠梗阻的分类**： 1. 机械性肠梗阻(单纯性肠梗阻，绞窄性肠梗阻)(4分)。 2. 动力性肠梗阻(麻痹性肠梗阻，痉挛性肠梗阻)(4分)。 3. 血运性肠梗阻(2分)	10	
		肠梗阻的诊断的主要及次要影像学征象： 主要征象： 1. 肠腔扩张(小肠直径≥3 cm，结肠≥5 cm)(5分)。 2. 明确的梗阻点，闭袢性肠梗阻除外(2分)。 次要征象： 1. 气液平面(1分)。 2. 远端肠管萎陷(1分)。 3. 小肠粪便征(1分)	10	
请简述肠管缺血的影像学征象	15	肠壁强化减弱(5分)；肠系膜水肿(3分)；肠系膜血管闭塞(尤其是肠系膜上动脉)(1分)；肠腔内出血(1分)；靶征(1分)；漩涡征(1分)；肠系膜血管扩张(1分)；肠壁气肿(1分)；肠系膜及门静脉积气(1分)	15	
沟通表达能力	5	语言流利、思路清晰、逻辑严谨、沟通顺畅(5分)	5	
总分			100	
折算后的综合成绩(本站实际得分×10%)				
点评(未通过者需注明理由)				

考官签名：

【课后思考题】

1. 简述闭袢性肠梗阻的定义。
2. 简述肠梗阻的常见病因。

(刘沁茹　廖海燕)

病例 209　绞窄性肠梗阻

　　题干：患者，女，8 岁，阑尾炎术后 3 月余，腹痛 1 天。体格检查：腹部膨隆，右侧可见长约 6 cm 的手术切口，脐周有压痛，无反跳痛。实验室检查：急性血浆凝血酶原时间 16.4 s，白细胞计数 31.68×10^9/L，中性粒细胞计数 27.98×10^9/L，谷丙转氨酶 5.7 U/L，超敏 C 反应蛋白 183.94 mg/L。影像检查结果如图 209 所示。

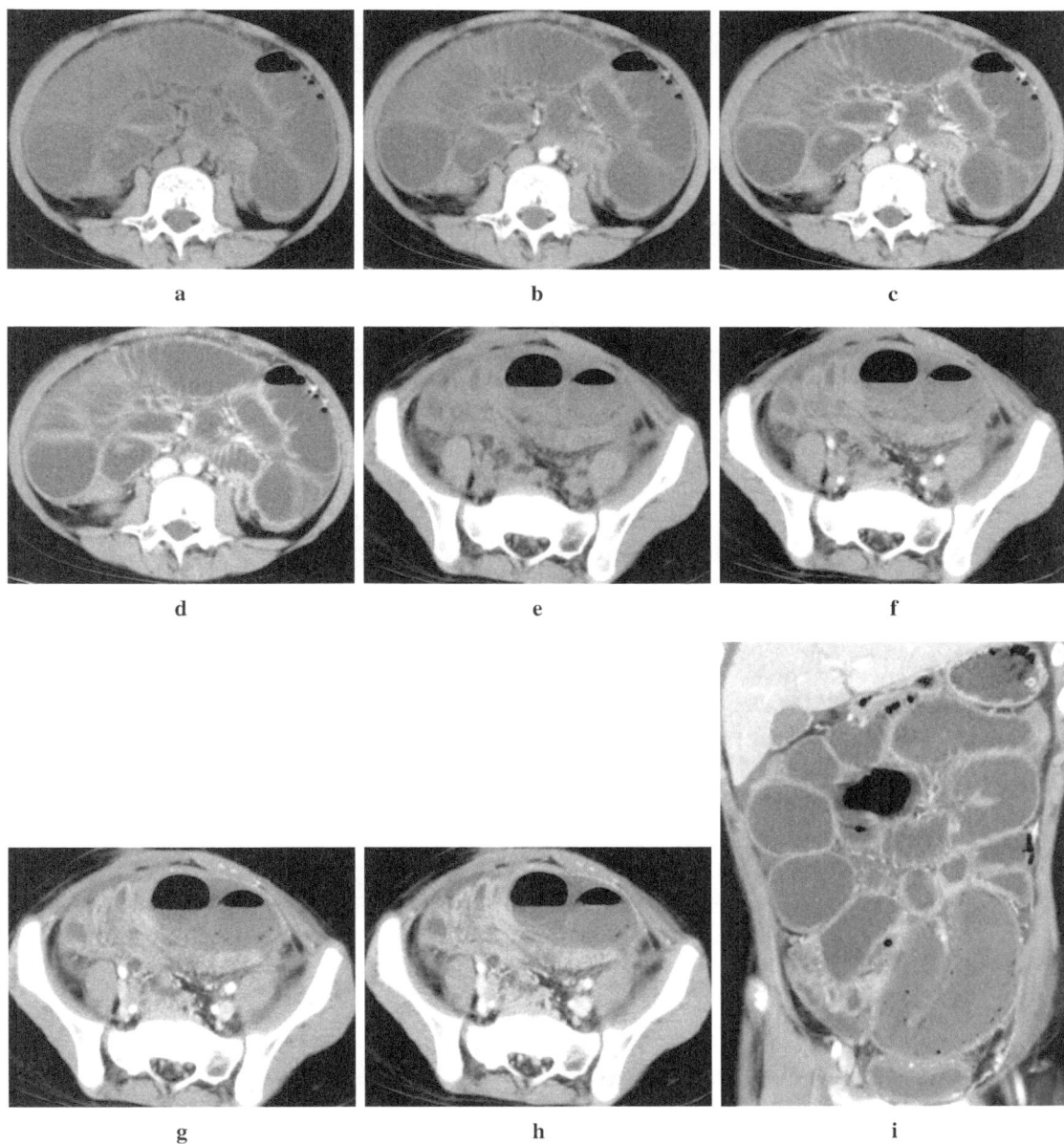

图 209　病例 209 的影像学检查图片

　　根据所提供的临床和影像资料等，描述影像征象，提出影像诊断、鉴别诊断思路及下一步处理等，并回答相关专业问题。

【临床思维与决策评分表】

考生姓名		准考证号		考试日期		年　月　日	
题干							
项目/问题	项目/分	参考答案要点				分值/分	得分
请简要概括患者的临床资料，并说明图像的影像检查技术	10	**一般资料**：女性儿童（1分）；阑尾炎术后3月余，腹痛1天（1分）；腹部右侧可见手术切口，脐周有压痛（1分）；急性血浆凝血酶原时间16.4 s，白细胞计数31.68×10⁹/L，中性粒细胞计数27.98×10⁹/L，谷丙转氨酶5.7 U/L，超敏C反应蛋白183.94 mg/L（2分）				5	
		影像检查技术：腹部多期增强CT扫描（1分）包括横断位平扫、动脉期、静脉期及平衡期（3分），以及冠状位增强CT（1分）				5	
请对所提供图像的病变影像表现进行客观描述	25	**定位**：小肠（3分）				3	
		数目：无（1分）				1	
		形态：肠腔扩张（1分）				1	
		大小：无（1分）				1	
		边界：无（1分）				1	
		影像学表现：腹部小肠（包括空肠及回肠）肠腔扩张（4分），肠管部分节段呈C型（冠状位）和U型（矢状位）改变（3分），该段肠管可见肠壁变薄（3分）、增强扫描强化减弱（5分），邻近肠系膜水肿（2分）。回肠远段肠管萎陷（1分）				18	
请对该病变的临床特点与影像特点进行归纳	25	**临床特点**：女性儿童（1分），阑尾炎术后3月余，腹痛1天（2分）；腹部右侧可见手术切口，脐周有压痛（1分）				4	
		实验室检查：急性血浆凝血酶原时间延迟，白细胞计数明显增多，中性粒细胞计数增多，谷丙转氨酶升高，超敏C反应蛋白升高（3分）				3	
		影像特点：腹部小肠（包括空肠及回肠）肠腔扩张（4分），肠管部分节段呈C型（冠状位）和U型（矢状位）改变（3分），该段肠管可见肠壁变薄（3分）、增强扫描强化减弱（5分），邻近肠系膜水肿（2分）。回肠远段肠管萎陷（1分）				18	
请诊断，包括定位与定性诊断等	10	**定位**：回肠或低位小肠（4分）				4	
		定性：绞窄性肠梗阻（6分）				6	

项目/问题	项目/分	参考答案要点	分值/分	得分
请简述绞窄性肠梗阻的 CT 影像学表现	10	1. 肠壁强化异常(减弱或强化明显)(2分)。 2. 肠系膜充血和肠系膜水肿,呈缆绳征改变(2分)。 3. 肠壁增厚伴或不伴有靶征(1分)。 4. 腹水(血性)(1分)。 5. 肠扭转(漩涡征)(1分)。 6. 肠系膜动脉或静脉血栓或栓塞(1分)。 7. 肠壁气肿(1分)。 8. 肠系膜静脉或门静脉积气(1分)	10	
简述绞窄性肠梗阻的常见 X 线表现	15	肠腔扩张(小肠直径≥3 cm,结肠直径≥5 cm)(3分);气液平面(2分);假肿瘤征(2分);咖啡豆征(2分);小跨度蜷曲肠袢(2分);小肠内长气液平面(2分);空回肠换位征(2分)	15	
沟通表达能力	5	语言流利、思路清晰、逻辑严谨、沟通顺畅(5分)	5	
总分			100	
折算后的综合成绩(本站实际得分×10%)				
点评(未通过者需注明理由)				

考官签名:

【课后思考题】

1. 简述肠梗阻的分类。
2. 肠梗阻肠管缺血的 CT 征象包括哪些?

（刘沁茹　廖海燕）

病例 210　溃疡性结肠炎

题干：患者，女，70 岁，反复便血伴腹痛 1 年余。体格检查：腹平软，下腹轻压痛，无反跳痛。实验室检查：大便隐血试验呈阳性，血红蛋白 75 g/L，红细胞计数 $2.32×10^{12}/L$，血沉 35 mm/h，C 反应蛋白 14.7 mg/L。肿瘤标志物未见异常。影像检查结果如图 210 所示。

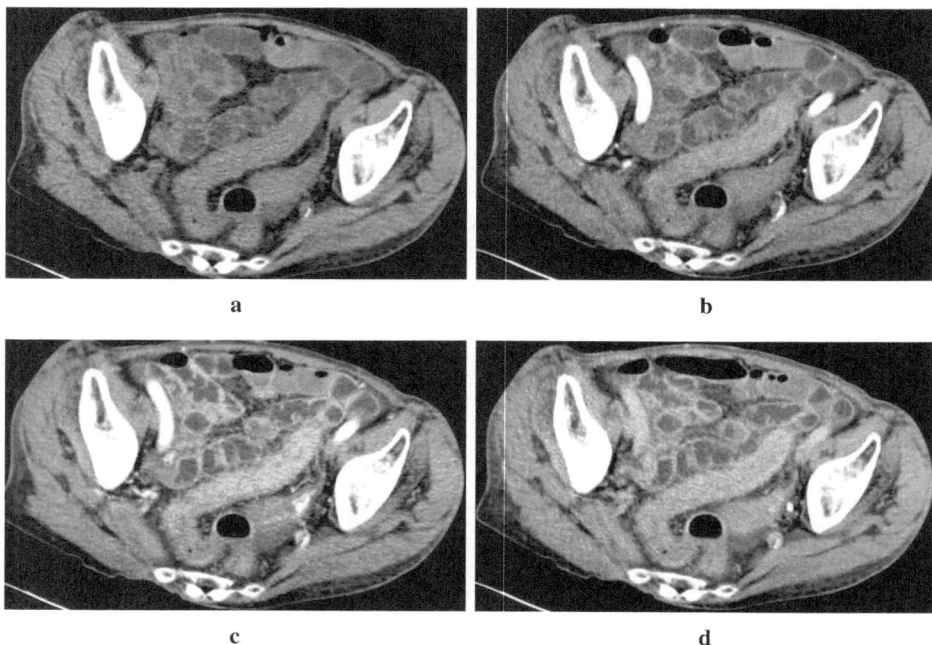

图 210　病例 210 的影像学检查图片

根据所提供的临床和影像资料等，描述影像征象，提出影像诊断、鉴别诊断思路并回答相关专业问题。

【临床思维与决策评分表】

考生姓名		准考证号		考试日期		年　月　日	
题干							
项目/问题	项目/分	参考答案要点				分值/分	得分
请简要概括患者的临床资料，并说明图像的影像检查技术	10	**一般资料**：老年女性（1 分）；反复便血伴腹痛 1 年余（1 分）；大便隐血试验呈阳性，血红蛋白、红细胞计数减少，血沉、C 反应蛋白升高（3 分）				5	
		影像检查技术：腹部动态增强 CT 扫描（1 分），包括平扫（1 分）、动脉期（1 分）、门脉期（1 分）及平衡期（1 分）				5	

项目/问题	项目/分	参考答案要点	分值/分	得分
请对所提供图像的病变影像表现进行客观描述	20	**部位**：直肠-乙状结肠(3分)	3	
		数目：1个(1分)	1	
		形态：环壁增厚(2分)	2	
		大小：未提供(1分)	1	
		边界：欠清晰(1分)	1	
		密度及强化：平扫密度欠均匀(2分)，平扫呈等密度(2分)，动脉期欠均匀轻度强化(2分)，门脉期及延迟期中重度大部分均匀、部分分层强化(4分)	10	
		其他特点：肠壁外缘毛糙(1分)，肠周脂肪间隙欠清，未见明显肿大淋巴结(1分)	2	
请对该病变的临床特点与影像特点进行归纳	20	**临床特点**：老年女性(1分)，慢性病程(2分)，伴有贫血、消化道出血(2分)，血沉、C反应蛋白升高(2分)	7	
		影像特点：直肠-乙状结肠肠壁环形增厚(5分)，大部分均匀、部分分层强化(3分)，肠壁毛糙(2分)，系膜血管增粗，肠周脂肪间隙欠清，未见明显肿大淋巴结(3分)	13	
请诊断，包括定位与定性诊断等	10	**定位**：直肠-乙状结肠(3分)	3	
		定性：溃疡性结肠炎(7分)	7	
请给出直肠-乙状结肠肠壁环形增厚的5个及以上需要鉴别的疾病，并简要说明鉴别点（临床表现、实验室检查及影像表现等）	25	**腺癌**：局限性肠壁不规则增厚，强化不均，常伴管腔狭窄梗阻，常见周围脂肪浸润及淋巴结肿大。 **溃疡性结肠炎**：连续性病变，自直肠逆行向上，左半结肠多见。 **克罗恩病**：末段回肠及右半结肠更多见，肠壁不对称增厚、管腔狭窄，系膜缘僵硬、增厚，系膜血管及纤维脂肪增多，呈多节段性、跳跃性分布，可伴有肠瘘、脓肿。 **淋巴瘤**：管壁增厚明显、累及范围大，强化均匀，管腔局部扩张，梗阻少见，淋巴结增大明显。 **静脉性缺血性肠病**：病变与责任血管分布一致，黏膜强化正常或增强，肠系膜充血，可见相应肠系膜静脉或门静脉血栓。 **放射性肠炎**：放疗史，伴有放疗野内小肠肠壁增厚、黏膜过度强化。 **憩室炎**：好发于结肠，肠壁增厚强化伴结肠多发囊袋状憩室，肠周脂肪间隙模糊，可合并脓肿及瘘形成。 (以上每答对1个得5分，答对5个及以上得25分)	25	
根据现有资料，请对该患者的下一步诊疗计划做出合理决策	10	完善肠镜检查及病理活检，明确诊断后行药物(皮质类固醇、美沙拉嗪)或手术治疗(10分)	10	
沟通表达能力	5	语言流利、思路清晰、逻辑严谨、沟通顺畅(5分)	5	

项目/问题	项目/分	参考答案要点	分值/分	得分
		总分	100	
		折算后的综合成绩(本站实际得分×10%)		
点评(未通过者需注明理由)				
		考官签名:		

【课后思考题】

　　1. 溃疡性结肠炎的常见并发症是什么?

　　2. 溃疡性结肠炎与结肠克罗恩病如何鉴别?

(吴静　张子曙)

病例 211　直肠癌

题干：患者，男，41岁，大便形状及习惯改变10月余。体格检查：腹平软，无明显压痛、反跳痛。肛门指检：距肛门4 cm直肠环周可扪及一环形肿块，质脆，活动度差，管腔狭窄，指套退出时指套上有鲜红色血迹。实验室检查：血红蛋白117 g/L，CA19-9 49.68 μ/mL，CEA 17.07 ng/mL。影像检查结果如图211所示。

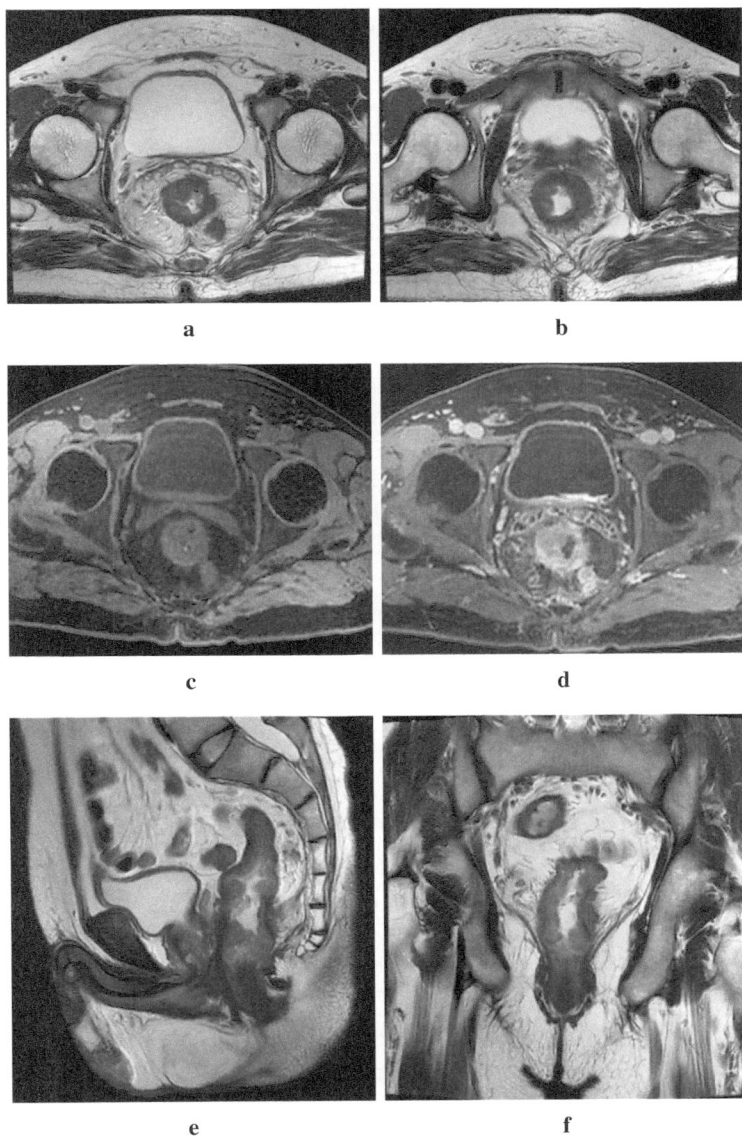

图 211　病例 211 的影像学检查图片

根据所提供的临床和影像资料等，描述影像征象，提出影像诊断、鉴别诊断思路及下一步处理等，并回答相关专业问题。

【临床思维与决策评分表】

考生姓名		准考证号		考试日期		年　月　日	
题干							
项目/问题	项目/分	参考答案要点				分值/分	得分
请简要概括患者的临床资料，并说明图像的影像检查技术	10	**一般资料**：中青年男性(1分)；排便习惯及性状改变10月余(1分)；体格检查可扪及直肠肿块(2分)；实验室检查：轻度贫血，肿瘤标记物CEA升高(1分)				5	
		影像检查技术：盆腔T2WI横断位(1分)、矢状位(1分)、冠状位(1分)，抑脂T1WI横断位(1分)，增强T1WI横断位(1分)				5	
请对所提供图像的病变影像表现进行客观描述	20	**部位**：直肠中下段(3分)				3	
		数目：1个(1分)				1	
		形态：结节状环壁增厚(2分)				2	
		大小：未提供(1分)				1	
		边界：清晰锐利(2分)				2	
		信号及强化：平扫信号均匀(2分)，平扫呈稍长T1、稍长T2信号(1分)，增强扫描不均匀强化(2分)				5	
		其他特点：肠周淋巴结增大(个数、大小)，累及直肠系膜筋膜，未累及肠周血管(6分)				6	
请对该病变的临床特点与影像特点进行归纳	15	**临床特点**：中青年男性(1分)；排便习惯及性状改变10月余(1分)；体格检查可扪及直肠肿块(2分)；实验室检查：轻度贫血，肿瘤标记物CEA升高(1分)				5	
		影像特点：直肠中下段管壁结节状环壁增厚(3分)，累及直肠系膜脂肪(2分)，增强扫描不均匀强化(2分)；肠周见数个肿大淋巴结，累及左侧MRF(3分)				10	
请诊断，包括定位与定性诊断等	10	**定位**：直肠中下段(3分)				3	
		定性：直肠癌(7分)				7	
请描述直肠癌T分期标准及直肠系膜筋膜阳性定义	30	T1期：肿瘤局限于黏膜或黏膜下。 T2期：肿瘤侵犯固有肌层。 T3期：肿瘤侵犯直肠系膜脂肪。 T3a期：超出固有肌层1 mm。 T3b期：超出固有肌层1~5 mm。 T3c期：超出固有肌层>5 mm，≤15 mm。 T3d期：超出固有肌层>15 mm。 T4a期：肿瘤侵犯壁腹膜或腹膜反折。 T4b期：肿瘤侵犯直肠系膜筋膜外的组织或器官。 直肠系膜筋膜MRF阳性：原发肿瘤、壁外血管受侵、肿大淋巴结或肿瘤结节距离MRF≤1 mm。 (每答对1个得2分，答对5个及以上得满分)				30	

项目/问题	项目/分	参考答案要点	分值/分	得分
根据现有资料，请对该患者的下一步诊疗计划做出合理决策	10	明确肿瘤分期，行手术等治疗(10分)	10	
沟通表达能力	5	语言流利、思路清晰、逻辑严谨、沟通顺畅(5分)	5	
总分			100	
折算后的综合成绩(本站实际得分×10%)				
点评(未通过者需注明理由)		考官签名：		

注：MRF，直肠系膜筋膜。

【课后思考题】

1. 简述直肠癌 T4a 期 MRF-病变位置。
2. 简述 MRF 及 EMVI(肠壁外血管浸润)阳性的临床意义。

（吴静　张子曙）

病例 212　肝脏局灶性结节样增生

题干：患者，男，17 岁，体检发现肝功能异常 2 年，无发热、恶心、呕吐、腹胀、厌油、乏力等不适。体格检查：无阳性体征。肝功能：谷丙转氨酶 110.1 U/L，谷草转氨酶 57.5 U/L，总蛋白 62.8 g/L，总胆红素 47.0 μmol/L，直接胆红素 15.4 μmol/L。肿瘤标志物无异常。既往史无特殊，否认肝炎病史。影像检查结果如图 212 所示。

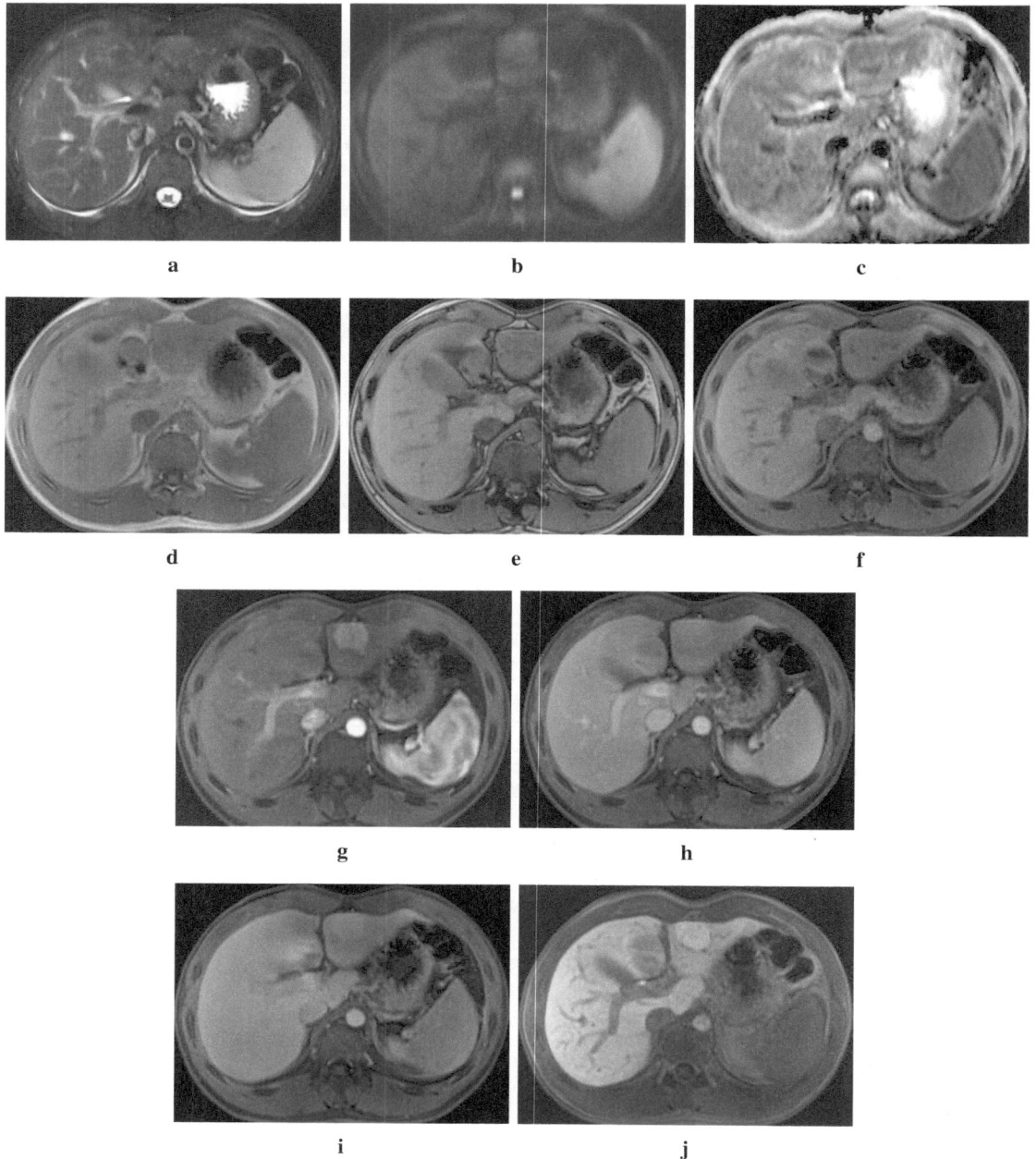

图 212　病例 212 的影像学检查图片

　　根据所提供的临床和影像资料等，描述影像征象，提出影像诊断、鉴别诊断思路并回答相关专业问题。

【临床思维与决策评分表】

考生姓名		准考证号		考试日期	年　　月　　日	
题干						
项目/问题	项目/分	参考答案要点			分值/分	得分
请简要概括患者的临床资料，并说明图像的影像检查技术	15	**一般资料**：青年男性(1分)；体检发现肝功能异常2年(2分)；肝功能指标异常，肿瘤标志物无异常(1分)；无肝炎病史(1分)			5	
		影像检查技术：腹部MRI平扫轴位(抑脂)T2WI相(2分)，轴位DWI相和ADC(2分)，平扫轴位T1WI正相位和反相位(2分)，增强轴位平扫、动脉期、门脉期、平衡期及肝胆期(4分)			10	
请对所提供图像的病变影像表现进行客观描述	20	**定位**：肝Ⅲ段(或肝S3)(2分)			2	
		数目：1个(1分)			1	
		形态：类圆形肿块(1分)			1	
		大小：未提供(1分)			1	
		边界：较清晰(1分)			1	
		信号及强化：MRI平扫T2WI呈稍高信号(2分)，T1WI正反相位呈等信号，反相位未见信号减低(2分)，DWI呈稍高信号(1分)，ADC呈等信号(1分)，增强扫描动脉期明显强化(2分)，门脉期及平衡期与周围肝实质相近、呈稍高信号(2分)，肝胆期呈高信号(2分)			12	
		其他表现：肝脏形态、大小正常(1分)，未见明显肿大淋巴结(1分)			2	
请对该病变的临床特点与影像特点进行归纳	20	**临床特点**：青年男性(1分)，体检发现肝功能异常2年(1分)，无肝炎病史(1分)			3	
		实验室检查：肝功能检查结果有异常(1分)，肿瘤标志物无异常(1分)			2	
		影像特点：肝内单发实性肿块(3分)，富动脉血供(3分)，延迟强化(3分)，弥散受限不明显(3分)，肝胆期高信号(3分)			15	
请诊断，包括定位与定性诊断等	10	**定位**：肝Ⅲ段(或肝S3)(4分)			4	
		定性：局灶性结节样增生(6分)			6	

项目/问题	项目/分	参考答案要点	分值/分	得分
请给出 5 个需要鉴别的疾病，并简述局灶性结节样增生与纤维板层样肝癌的影像鉴别诊断要点	20	**鉴别诊断**：肝腺瘤、肝血管瘤、纤维板层样肝癌、富血供转移瘤、炎性肌纤维母细胞瘤、血管平滑肌脂肪瘤、上皮样血管内皮细胞瘤。 （每答对 1 个得 2 分，答对 5 个以上得 10 分）	10	
		局灶性结节样增生与纤维板层样肝癌的鉴别要点： 1. 年龄、性别：FNH 青年女性，纤维板层样肝癌中青年男性。 2. 中央瘢痕：FNH 中央瘢痕延迟强化，纤维板层样肝癌中央瘢痕无延迟强化。 3. 信号/密度均匀度：FNH 信号/密度均匀，纤维板层样肝癌信号/密度不均匀。 4. 包膜：FNH 无包膜，纤维板层样肝癌有包膜。 5. 钙化：FNH 无钙化，纤维板层样肝癌有钙化。 6. 静脉侵犯：FNH 无静脉侵犯，纤维板层样肝癌可以有静脉侵犯。 7. 淋巴结转移：FNH 无淋巴结转移，纤维板层样肝癌可以有淋巴结转移。 （每答对 1 个得 2 分，答对 5 个以上得 10 分）	10	
请简述肝胆期成像的定义和肝胆特异对比剂（钆塞酸二钠注射液）的临床应用	10	**肝胆期成像**：静脉注入肝胆特异对比剂 10~20 min 后，肝实质达到强化高峰，同时胆管显示，称为肝胆特异期（肝胆期）。正常肝细胞摄取造影剂后信号增高，病变细胞不摄取造影剂，信号降低（4 分）	4	
		肝胆特异对比剂的临床应用： 1. 原发性肝脏肿瘤的筛查和定性诊断，如鉴别肝硬化结节与肝细胞癌、鉴别 FNH 与肝细胞癌、肝腺瘤等。 2. 肝脏转移瘤的检出。 3. 肝硬化和肝功能的评估。 4. 胆道系统术前和术后显示和评估。 5. 肝癌治疗后的评估。 （每答对 1 个得 2 分，答对 3 个及以上得 6 分）	6	
沟通表达能力	5	语言流利、思路清晰、逻辑严谨、沟通顺畅（5 分）	5	
总分			100	
折算后的综合成绩（本站实际得分×10%）				
点评（未通过者需注明理由）				
			考官签名：	

注：FNH，局灶性结节性增生。

【课后思考题】

1. 简述 FNH 中央瘢痕的病理基础。
2. 例举 5 种常见肝脏肿瘤肝胆期的信号特点。

（赵一珺　张子曙）

病例 213　肝腺瘤

　　题干：患者，女，31 岁，体检发现肝脏多发占位 4 天。体格检查：无阳性体征。实验室检查、肿瘤标志物结果正常。有避孕药服用史，否认肝炎病史。影像检查结果如图 213 所示。

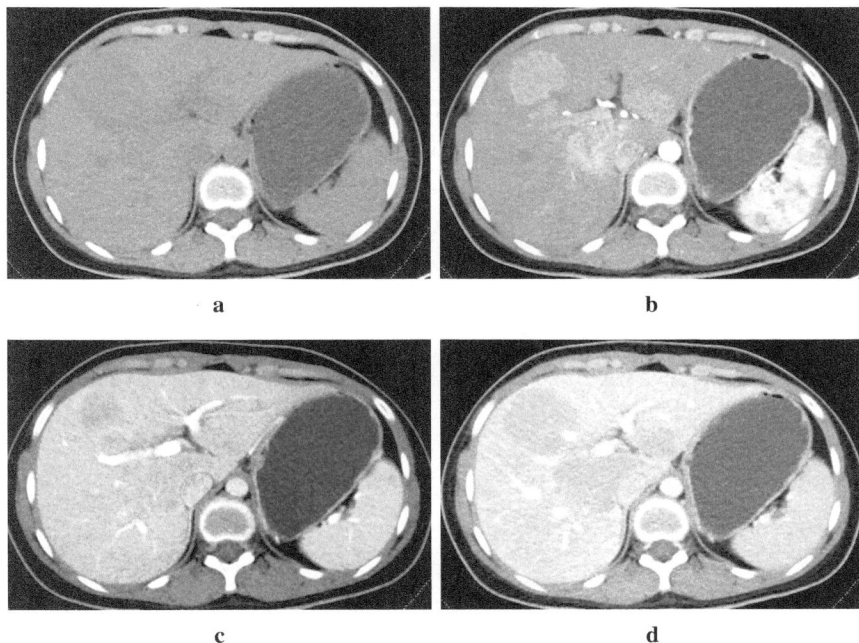

图 213　病例 213 的影像学检查图片

　　根据所提供的临床和影像资料等，描述影像征象，提出影像诊断、鉴别诊断思路及下一步处理等，并回答相关专业问题。

【临床思维与决策评分表】

考生姓名		准考证号		考试日期		年　月　日	
题干							
项目/问题	项目/分	参考答案要点				分值/分	得分
请简要概括患者的临床资料，并说明图像的影像检查技术	10	**一般资料**：青年女性（1 分）；体检发现肝脏多发占位 4 天（1 分）；避孕药服用史（2 分）				4	
		影像检查技术：腹部多期增强 CT 扫描（2 分），包括平扫（1 分）、动脉期（1 分）、门脉期（1 分）及平衡期（1 分）				6	

项目/问题	项目/分	参考答案要点	分值/分	得分
请对所提供图像的病变影像表现进行客观描述	25	**定位**：肝Ⅰ、Ⅱ、Ⅷ段(或肝S1、S2、S8)(6分)	6	
		数目：3个(3分)	3	
		形态：类圆形肿块(1分)	1	
		大小：未提供(1分)	1	
		边界：较清晰(1分)	1	
		密度及强化：平扫及强化密度均匀(2分)，平扫呈低密度(2分)，动脉期明显强化(2分)，门脉期呈低密度(2分)，平衡期呈低密度(2分)	10	
		其他表现：肝脏形态、大小正常(1分)，门静脉管腔通畅(1分)，未见明显肿大淋巴结(1分)	3	
请对该病变的临床特点与影像特点进行归纳	20	**临床特点**：青年女性(1分)，体检发现肝脏多发占位4天(1分)，有避孕药服用史(3分)	5	
		影像特点：肝内多发实性肿块(3分)，富动脉血供(3分)，门脉期及平衡期有廓清(3分)，密度均匀(3分)，边界清晰，可能有包膜(3分)	15	
请诊断，包括定位与定性诊断等	10	**定位**：肝Ⅰ、Ⅱ、Ⅷ段(或肝S1、S2、S8)(3分)	3	
		定性：肝腺瘤(7分)	7	
请给出2个需要鉴别的疾病，并简要说明鉴别点(临床表现、实验室检查及影像表现等)	20	**肝细胞癌**：多有肝炎/肝硬化背景(2分)，甲胎蛋白升高(2分)，可以有血管侵犯、癌栓形成(2分)，可以有淋巴结转移(2分)，呈"快进快出"强化，门脉期和平衡期强化减低更明显(2分)	10	
		局灶性结节样增生：无脂肪变性(2分)，囊变出血少见、呈均质性改变(2分)，强化多均匀、呈"快进慢出"(2分)，有中央瘢痕并延迟强化(2分)，摄取肝胆特异对比剂，肝胆期呈高信号(2分)	10	
根据现有资料，请对该患者的下一步诊疗计划做出合理决策	10	肝脏占位的诊断依赖于临床病史、实验室检查、影像学检查，确诊依赖于病理(2分)。该患者为青年女性，有避孕药服用史，肝脏发现多发占位，CT多期增强提示病变为富血供并有廓清，考虑患者没有肝炎病史，需重点鉴别肝腺瘤和FNH(2分)	4	
		建议进一步进行钆塞酸二钠注射液MRI增强检查观察有无脂肪变性、肝胆期信号特点(3分)	3	
		可行影像引导下穿刺或手术取病变活检病理检查(3分)	3	
沟通表达能力	5	语言流利、思路清晰、逻辑严谨、沟通顺畅(5分)	5	
总分			100	
折算后的综合成绩(本站实际得分×10%)				
点评(未通过者需注明理由)				
			考官签名：	

【课后思考题】

    1. 简述肝腺瘤的分型和临床影像特点。

    2. 例举可以出现脂肪变性的肝脏肿瘤。

（赵一珺　张子曙）

病例 214 小肝癌

题干：患者，男，69岁，体检发现肝脏占位2周。体格检查：无阳性体征。血常规：血红蛋白 101 g/L，红细胞计数 $3.78×10^{12}$/L，血小板 $120×10^9$/L，中性粒细胞计数 $1.15×10^9$/L。肝功能：谷丙转氨酶 60.9 U/L，谷草转氨酶 65.4 U/L，白蛋白 36.6 g/L，HCV-RNA 6.07E+4 IU/mL。肿瘤标志物无异常。既往史：有丙肝病史，未予以正规治疗。影像检查结果如图 214 所示。

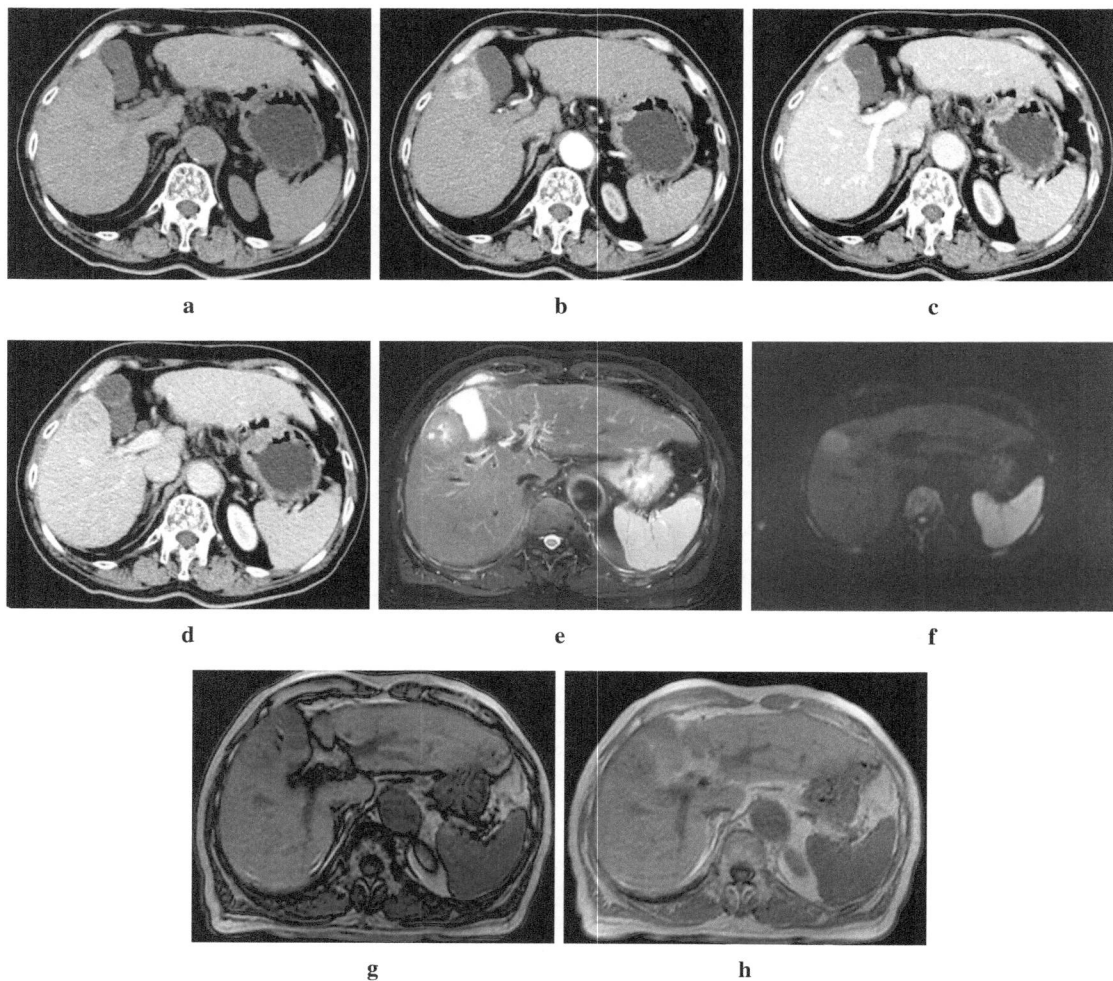

图 214 病例 214 的影像学检查图片

根据所提供的临床和影像资料等，描述影像征象，提出影像诊断、鉴别诊断思路并回答相关专业问题。

【临床思维与决策评分表】

考生姓名		准考证号		考试日期	年　月　日	
题干						
项目/问题	项目/分	参考答案要点			分值/分	得分
请简要概括患者的临床资料，并说明图像的影像检查技术	10	**一般资料**：老年男性(1分)；发现肝脏占位2周(1分)；有丙肝病史(1分)；血红蛋白、红细胞计数、血小板、中性粒细胞计数减少，谷丙转氨酶、谷草转氨酶升高，白蛋白减少，肿瘤标志物无异常(1分)			4	
		影像检查技术：腹部CT增强轴位平扫、动脉期、门脉期及平衡期(2分)，腹部MRI平扫轴位(抑脂)T2WI相(1分)，DWI(1分)，平扫轴位T1WI正相位和反相位(2分)			6	
请对所提供图像的病变影像表现进行客观描述	20	**定位**：肝V段(或S5)(2分)			2	
		数目：1个(1分)			1	
		形态：类圆形肿块(1分)			1	
		大小：未提供(1分)			1	
		边界：较清晰(1分)			1	
		密度(信号)及强化：CT平扫呈低密度(1分)，动脉期明显强化(2分)，门脉期及平衡期廓清、呈低密度(2分)，且周边有环形高强化(2分)；MRI平扫T2WI呈不均匀高信号(2分)，T1WI正反相位呈等信号、反相位未见信号减低(2分)，DWI呈高信号(1分)			12	
		其他表现：肝叶比例失调，肝裂增宽(2分)			2	
请对该病变的临床特点与影像特点进行归纳	20	**临床特点**：老年男性(1分)，体检发现肝脏单发肿块(1分)，有丙肝病史(1分)			3	
		实验室检查：血常规、肝功能有异常(1分)，肿瘤标志物无异常(1分)			2	
		影像特点：肝硬化背景(3分)，肝内单发实性肿块(3分)，快进快出强化(3分)，弥散受限(3分)，有包膜(3分)			15	
请诊断，包括定位与定性诊断等	10	**定位**：肝V段(或肝S5)(4分)			4	
		定性：小肝癌(6分)			6	

项目/问题	项目/分	参考答案要点	分值/分	得分
请给出 5 个需要鉴别的疾病，并简述肝细胞癌与血管瘤的影像鉴别诊断要点	20	**鉴别诊断**：肝血管瘤、肝腺瘤、局灶性结节样增生、胆管细胞癌、转移瘤、炎性肌纤维母细胞瘤、血管平滑肌脂肪瘤、上皮样血管内皮细胞瘤。 （每答对 1 个得 2 分，答对 5 个及以上得 10 分）	10	
		肝细胞癌与血管瘤的鉴别要点： 1. 年龄、性别：HCC 中老年男性，血管瘤青年女性。 2. 病史：HCC 有肝病病史，血管瘤无肝病病史。 3. AFP 检测：HCC 常升高，血管瘤正常。 4. T2WI：HCC 呈不均匀高信号，血管瘤呈灯泡征。 5. 增强：HCC 呈"快进快出"，血管瘤早期边缘结节状强化并逐渐向心性充填。 6. 包膜：HCC 有假包膜，血管瘤无包膜。 7. 脂肪变性：HCC 可有脂肪变性，血管瘤无脂肪变性。 8. 静脉癌栓：HCC 可有静脉癌栓，血管瘤无静脉癌栓。 （每答对 1 个得 2 分，答对 5 个及以上得 10 分）	10	
请简述肝细胞癌的主要危险因素和治疗方法	15	**主要危险因素**：肝炎病毒感染（乙型肝炎、丙型肝炎）；非酒精性脂肪肝病；黄曲霉素暴露；酗酒；原发性胆汁性肝硬化；寄生虫感染（血吸虫）；遗传性代谢性疾病（遗传性血色素沉着症）。 （每答对 1 个得 2 分，答对 5 个及以上得 10 分）	10	
		治疗方法：外科切除；肝移植；射频消融；血管介入治疗；靶向治疗；免疫治疗。 （每答对 1 个得 1 分，答对 5 个及以上得 5 分）	5	
沟通表达能力	5	语言流利、思路清晰、逻辑严谨、沟通顺畅（5 分）	5	
总分			100	
折算后的综合成绩（本站实际得分×10%）				
点评（未通过者需注明理由）				
			考官签名：	

注：HCC，肝细胞癌。

【课后思考题】

1. 简述肝细胞癌"快进快出"强化特点的病理基础。

2. 简述肝脏影像报告及数据系统（LI-RADS）中诊断 HCC 的 5 种主要征象。

（赵一珺　张子曙）

病例 215 弥漫型肝癌

题干：患者，男，28 岁，黑便呕血半月。体格检查：无阳性体征。血常规：血红蛋白 83 g/L，红细胞计数 $2.57×10^{12}$/L，淋巴细胞计数 $0.76×10^9$/L，肝功能：谷丙转氨酶 53.5 U/L，谷草转氨酶 204.3 U/L，总蛋白 61.1 g/L，白蛋白 34.2 g/L，总胆红素 22.4 μmol/L，直接胆红素 14.7 μmol/L。乙肝两对半：乙肝表面抗原(+)，乙肝表面抗体(−)，乙肝 e 抗原(−)，乙肝 e 抗体(+)，乙肝核心抗体(+)。肿瘤标志物：AFP 60500 ng/mL。既往史：慢性乙肝病史 10 余年。影像检查结果如图 215 所示。

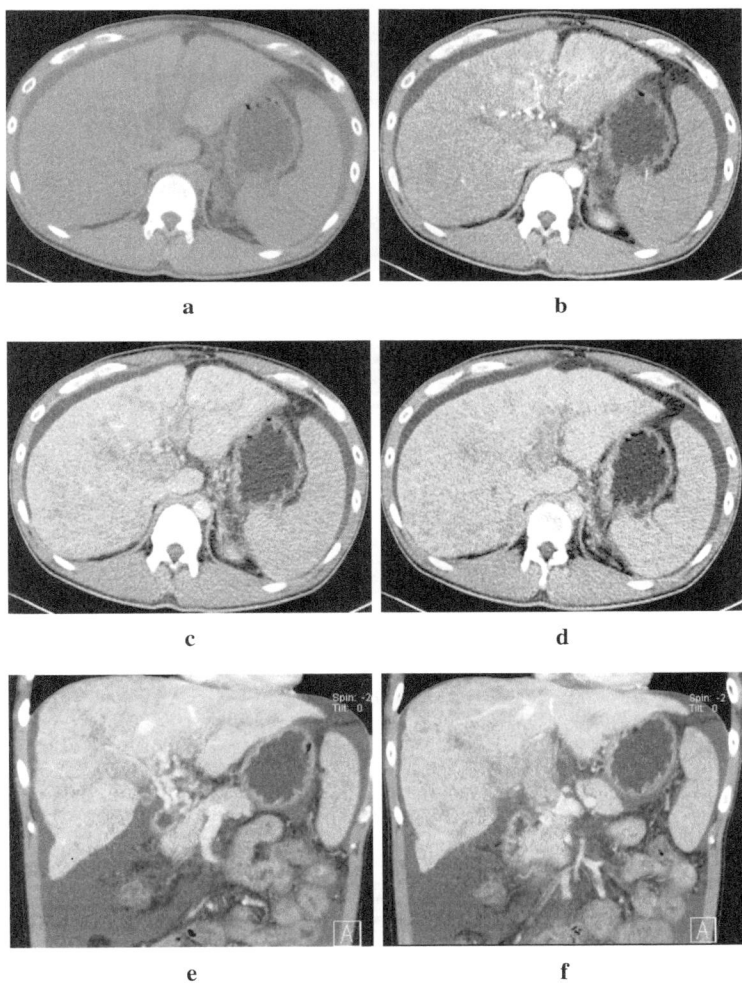

图 215 病例 215 的影像学检查图片

根据所提供的临床和影像资料等，描述影像征象，提出影像诊断、鉴别诊断思路及下一步处理等，并回答相关专业问题。

【临床思维与决策评分表】

考生姓名		准考证号			考试日期		年　月　日	
题干								

项目/问题	项目/分	参考答案要点		分值/分	得分
请简要概括患者的临床资料，并说明图像的影像检查技术	15	**一般资料**：青年男性(1分)；黑便呕血半月(1分)；血红蛋白、红细胞计数、淋巴细胞计数降低，谷丙转氨酶、谷草转氨酶、总胆红素、直接胆红素升高、总蛋白、白蛋白降低(1分)，乙肝"小三阳"(1分)，AFP升高明显(1分)		5	
		影像检查技术：腹部CT轴位多期增强扫描(4分)，包括平扫(1分)、动脉期(1分)、门脉期(1分)及平衡期(1分)，冠状位门脉期图像(2分)		10	
请对所提供图像的病变影像表现进行客观描述	20	**CT表现**： 1.肝脏各叶比例失调，肝裂增宽，边缘波浪状改变(2分)。 2.平扫肝实质密度不均匀，可见多发斑片状稍低密度区域，边界不清晰(4分)。 3.增强扫描动脉期肝实质强化不均匀，肝左叶可见斑片状异常强化，区域内可见迂曲增粗肝动脉(4分)。 4.增强扫描门脉期及平衡期肝实质内可见斑片状强化减低区，呈稍低密度，门脉左右支及主干可见低密度充盈缺损，增强扫描可见轻度不均匀强化(6分)。 5.胃底区及肝门区可见迂曲增粗血管影(2分)。 6.脾脏体积增大(1分)。 7.腹腔积液(1分)		20	
请对该病变的临床特点与影像特点进行归纳	20	**临床特点**：青年男性(1分)，黑便呕血半月(1分)		2	
		实验室检查：乙肝"小三阳"(1分)，AFP明显升高(1分)		2	
		影像特点：肝硬化背景(4分)，肝脏弥漫性病变(4分)，动脉期异常强化灶并可见增粗肝动脉(4分)，门脉主干及分支癌栓形成(4分)		16	
请给出影像诊断	10	1.弥漫性肝癌并广泛门脉癌栓形成继发门脉海绵样变(6分)。 2.肝硬化，脾大，腹水，胃底静脉曲张(4分)		10	
请给出2个需要鉴别的疾病，并简要说明鉴别点（临床表现、实验室检查及影像表现等）	20	**不均匀脂肪肝**：AFP不升高(2分)，无占位效应，肝内血管走行分布正常、管腔通畅(2分)，病变区域T1WI反相位较正相位信号明显减低(2分)，DWI无弥散受限(2分)，肝胆期呈等信号(2分)		10	
		白血病肝脏浸润：骨髓象/血象检查提示白血病(2分)，AFP不升高(2分)，肝脾体积明显肿大(2分)，病变区域乏血供、动脉期强化不明显(2分)，肝内血管可以受压变窄、但通常无静脉癌栓(2分)		10	

项目/问题	项目/分	参考答案要点	分值/分	得分
根据现有资料，请对该患者的下一步诊疗计划做出合理决策	10	肝脏肿瘤的诊断依赖于临床病史、实验室检查、影像学检查，确诊依赖于病理(3分)	3	
		建议进一步进行 MRI 增强+DWI+肝胆期成像观察病灶信号特点(3分)	3	
		可行 CT/超声引导下穿刺活检(4分)	4	
沟通表达能力	5	语言流利、思路清晰、逻辑严谨、沟通顺畅(5分)	5	
总分			100	
折算后的综合成绩(本站实际得分×10%)				
点评(未通过者需注明理由)		考官签名：		

【课后思考题】

1. 简述弥漫型肝癌的定义和影像特点。

2. 肝脏弥漫性病变根据病因可以分为哪几类。

(赵一珺　张子曙)

病例 216　胆总管结石

题干：患者，男，69 岁，腹痛 1 月余，加重半月。体格检查：皮肤巩膜无黄染，Murphy 征阴性。实验室检查：谷丙转氨酶 137.6 U/L，谷草转氨酶 74.4 U/L，总胆红素 48.0 μmol/L，直接胆红素 35.2 μmol/L，肿瘤标志物正常。影像检查结果如图 216 所示。

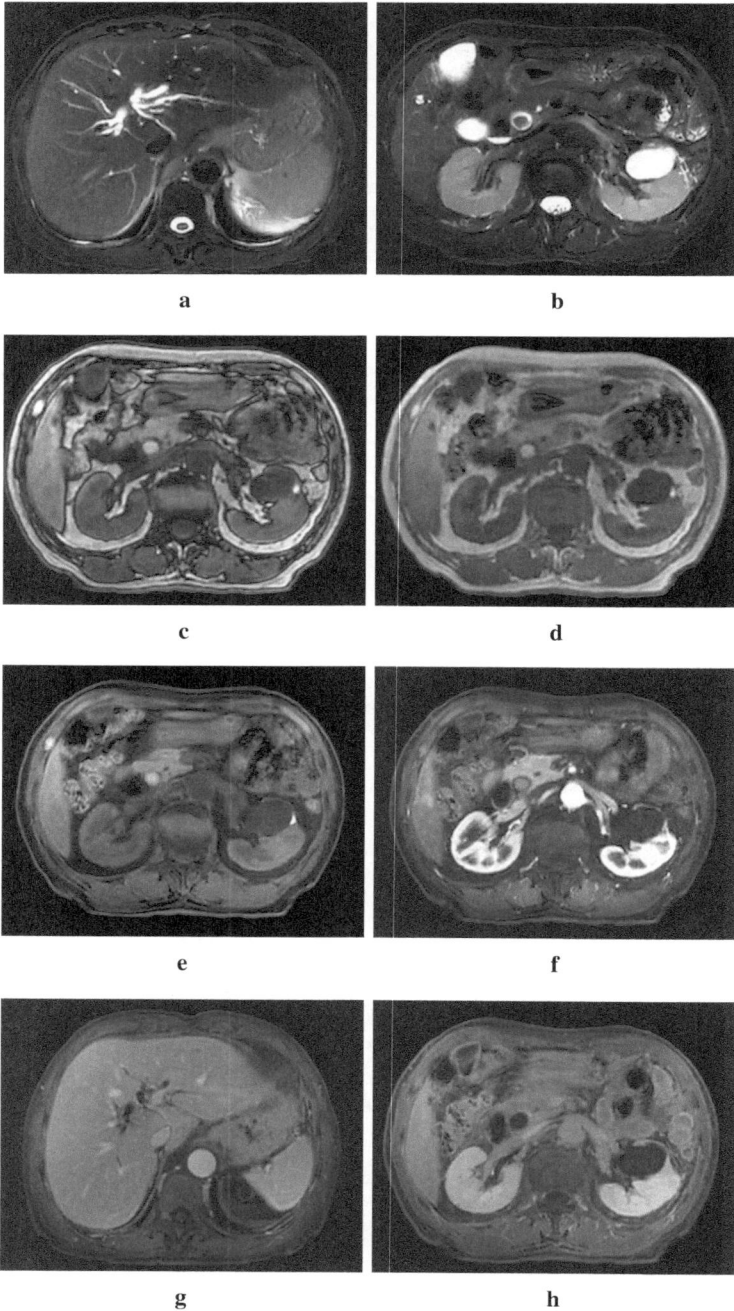

a

b

c

d

e

f

g

h

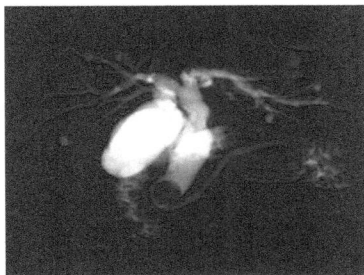

i

图 216　病例 216 的影像学检查图片

　　根据所提供的临床和影像资料等，描述影像征象，提出影像诊断、鉴别诊断思路及下一步处理等，并回答相关专业问题。

【临床思维与决策评分表】

考生姓名		准考证号		考试日期		年　月　日	
题干							
项目/问题	项目/分	参考答案要点				分值/分	得分
请简要概括患者的临床资料，并说明图像的影像检查技术	10	**一般资料**：老年男性(2分)；腹痛1月余，加重半月(1分)；转氨酶及胆红素轻度升高(以直接胆红素升高为主)(2分)				5	
		影像检查技术：影像检查技术：腹部多期增强MR扫描，包括横断位抑脂T2WI、T1WI同反相位、抑脂T1WI平扫及增强(4)，MRCP(1分)				5	
请对所提供图像的病变影像表现进行客观描述	25	**定位**：胆总管胰腺段(2分)				2	
		数目：1个(2分)				2	
		形态：类圆形(2分)				2	
		大小：未提供(2分)				2	
		边界：清楚、光滑(2分)				2	
		信号及强化：抑脂T2WI呈低信号(2分)，横断位出现"靶征"(2分)，同反相位及抑脂T1WI平扫呈高信号(2分)；增强后未见明显强化(2分)。MRCP见胆总管末端边缘光滑的杯口状充盈缺损(2分)				10	
		与邻近结构的关系：病变上游肝内外胆管扩张，胆囊增大(3分)				3	
		其他影像表现：肝小囊肿；左肾囊肿(2分)				2	
请对该病变的临床特点与影像特点进行归纳	20	**临床特点**：老年男性，慢性病程亚急性发作，直接胆红素轻度升高(5分)				5	
		影像特点：胆总管胰腺段充盈缺损(5分)，呈短T1、短T2信号(4分)，增强无血供(3分)，继发上游胆管扩张(3分)				15	

项目/问题	项目/分	参考答案要点	分值/分	得分
请诊断，包括定位与定性诊断等	10	**定位**：胆总管胰腺段（5分）	5	
		定性：结石（5分）	5	
请简述胆道解剖、低位胆道梗阻的常见疾病，并简要说明胆道梗阻的良恶性鉴别。	20	**胆道解剖**：肝内胆管逐级汇合呈左右肝管于肝门区汇合成肝总管，肝总管与胆囊管汇合成胆总管，胆总管分为4段：十二指肠上段、十二指肠后段、胰腺段、十二指肠壁内段（5分）	5	
		低位胆道梗阻的常见疾病： 良性病变：结石，炎性病变。 恶性病变：下段胆管癌，壶腹癌，胰头癌，十二指肠乳头癌，转移瘤等。 （每答对1个得1分，总分为5分）	5	
		良、恶性胆道梗阻的鉴别： 1. 梗阻部位：良性病变多为低位或中位梗阻；恶性病变多为高位和中位梗阻。 2. 梗阻程度：良性病变轻—中度扩张，多不完全；恶性病变中—重度扩张，梗阻多完全。 3. 肝内扩张胆管形态：良性病变多为残根状、枯枝状扩张；恶性病变多为软藤样扩张。 4. 梗阻端形态：良性病变多呈逐渐变细、或杯口状或靶征；恶性病变多呈不规则偏心性充盈缺损鸟嘴样狭窄，或突然截断，或双管征。 5. 肝内外扩张程度：良性病变肝外扩张比肝内明显，恶性病变肝内外一致。 （每答对1个得2分，答对5个得10分）	10	
根据现有资料，请对该患者的下一步诊疗计划做出合理决策	10	胆总管结石的诊断有赖于临床、影像检查，本例患者MR平扫+增强+MRCP，典型的影像表现基本可以明确诊断（5分）	5	
		完全确诊仍需ERCP，ERCP下切开取石可达到治疗效果（5分）	5	
沟通表达能力	5	语言流利、思路清晰、逻辑严谨、沟通顺畅（5分）	5	
总分			100	
折算后的综合成绩（本站实际得分×10%）				
点评（未通过者需注明理由）				
			考官签名：	

【课后思考题】

1. 简述高位胆道梗阻的常见疾病。

2. 简述胆道结石在MRI中的信号特点及机制。

（易丽姗）

病例 217　Caroli 病

题干：患者，男，29 岁，反复呕血、便血、发热 12 年。体格检查：腹部膨隆，脾脏Ⅲ度肿大。实验室检查：白细胞计数 1.32×10^9/L，血红蛋白 69 g/L，红细胞计数 2.91×10^{12}/L，血小板计数 34×10^9/L，中性粒细胞计数 1.01×10^9/L，淋巴细胞计数 0.24×10^9/L。既往史无特殊。影像检查结果如图 217 所示。

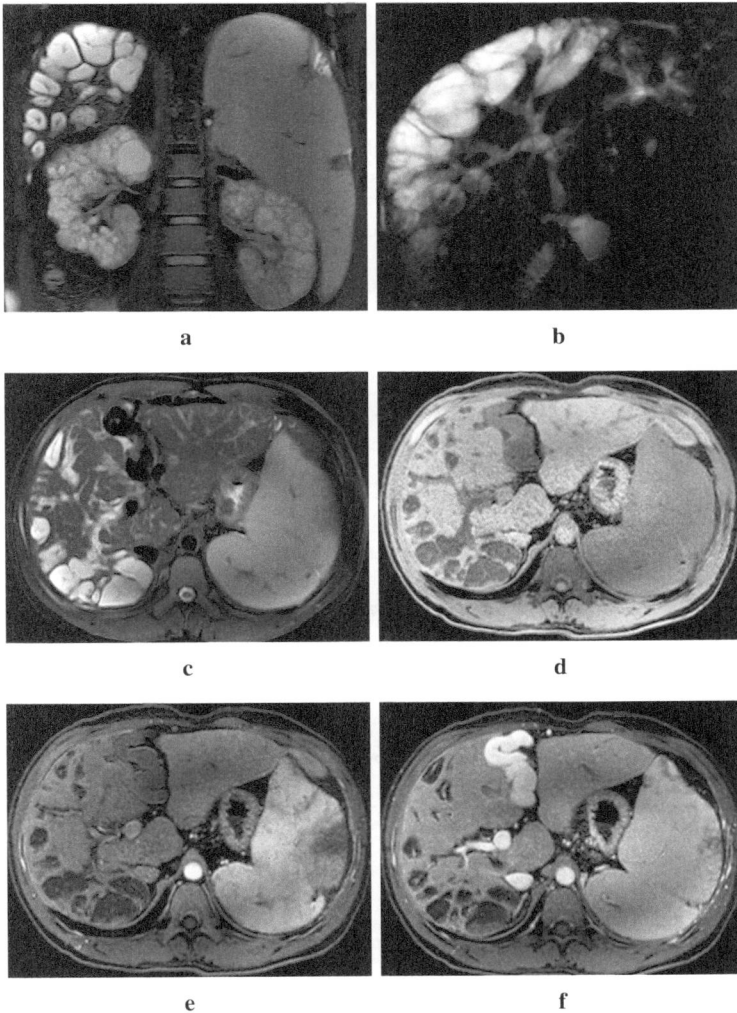

a

b

c

d

e

f

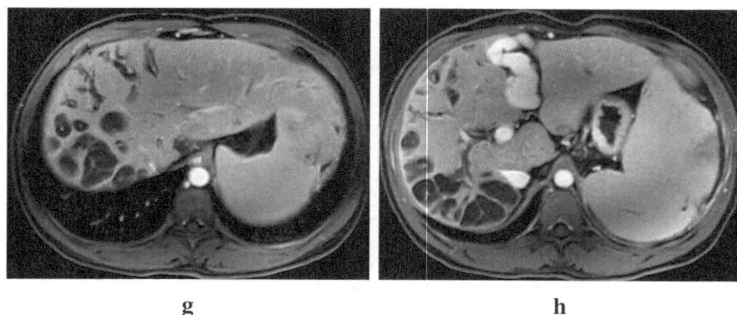

g   h

图 217　病例 217 的影像学检查图片

根据所提供的临床和影像资料等，描述影像征象，提出影像诊断、鉴别诊断思路并回答相关专业问题。

【临床思维与决策评分表】

考生姓名		准考证号		考试日期		年　月　日	
题干							
项目/问题	项目/分	参考答案要点				分值/分	得分
请简要概括患者的临床资料，并说明图像的影像检查技术	15	**一般资料**：青年男性(1分)；反复呕血、便血、发热12年(1分)；腹部膨隆，脾脏Ⅲ度肿大(1分)；白细胞计数、血红蛋白、红细胞计数、血小板计数、中性粒细胞计数及淋巴细胞计数减少(2分)				5	
		影像检查技术：腹部 MRI 平扫冠状位和轴位(抑脂)T2WI 相(2分)，冠状位 MRCP(2分)，多期增强 MRI 扫描(2分)，包括平扫(1分)、动脉期(1分)、门脉期(1分)及平衡期(1分)				10	
请对所提供图像的病变影像表现进行客观描述	20	**定位**：肝脏多发囊性病变(2分)				2	
		数目：多个(1分)				1	
		形态：不规则(1分)				1	
		大小：未提供(1分)				1	
		边界：清晰(1分)				1	
		信号及强化：T2WI 平扫呈高信号(2分)，T1WI 平扫呈低信号(2分)，病变中央可见点状/分支状 T2WI 低、T1WI 高信号(2分)，增强后病变无强化，中央点状、分支状强化(2分)，MRCP 显示病变与扩张的肝内胆管相通(2分)				10	
		其他表现：肝脏形态比例失调、肝裂增宽(1分)，脾脏体积增大(1分)，肝裂内静脉迂曲扩张(1分)，双肾体积增大、多发囊样病变(1分)				4	

项目/问题	项目/分	参考答案要点	分值/分	得分
请对该病变的临床特点与影像特点进行归纳	20	**临床特点**：青年男性(1分)，反复呕血、便血、发热12年(1分)，体格检查脾脏Ⅲ度肿大(1分)	3	
		实验室检查：三系减少提示脾功能亢进(2分)	2	
		影像特点：肝内多发囊性病变(3分)，囊性病变与扩张的肝内胆管相通(3分)；病变内中心点征(3分)；肝硬化、脾大、静脉曲张(3分)；双侧多囊肾(3分)	15	
请诊断，包括定位与定性诊断等	10	**定位**：肝脏多发囊性病变(4分)	4	
		定性：Caroli病(2分)；肝硬化、脾大、静脉曲张(2分)；多囊肾(2分)	6	
请给出2个需要鉴别的疾病，并简要说明鉴别点(临床表现、实验室检查及影像表现等)	20	**多囊肝**：肝脏体积增大(2分)，肝内弥漫分布大小不一的囊肿(>10个，通常数百个)(2分)，圆形或类圆形(2分)，不伴胆管扩张，且囊性病变不与胆道交通(2分)，胆管造影时囊性病变不显影，没有中心点征(2分)	10	
		胆管错构瘤：肝脏多发小的囊性或囊实性结节(2分)，沿胆道树分布(2分)，大小通常小于1 cm(2分)，实性成分可以强化(2分)，无胆管扩张，病变不与胆管相通(2分)	10	
请简述先天性胆管囊肿的分型	10	Ⅰ型：胆总管囊肿，最常见，表现为胆总管呈囊状或柱状扩张。 Ⅱ型：胆总管憩室，胆总管呈单发憩室样扩张。 Ⅲ型：胆总管末端囊性脱垂，表现为胆总管十二指肠壁内段的囊状膨出。 Ⅳ型：多发的肝内或肝外胆管扩张，分为两型，Ⅳa型表现为肝外胆管扩张合并肝内胆管扩张，Ⅳb型表现为肝外胆管的多发性扩张。 Ⅴ型：肝内胆管多发囊状扩张(即Caroli病)。 (每答对1个得2分，答对5个得10分)	10	
沟通表达能力	5	语言流利、思路清晰、逻辑严谨、沟通顺畅(5分)	5	
总分			100	
折算后的综合成绩(本站实际得分×10%)				
点评(未通过者需注明理由)				
			考官签名：	

【课后思考题】

1. 简述Caroli病中心点征的病理基础。

2. 简述肝脏多发囊性病变的影像鉴别诊断思路。

(赵一珺)

病例 218　胆囊癌

题干：患者，男，75 岁，右上腹痛伴肩背部放射痛 2 月。体格检查：右上腹有压痛，无反跳痛。实验室检查结果为阴性。既往史无特殊。影像检查结果如图 218 所示。

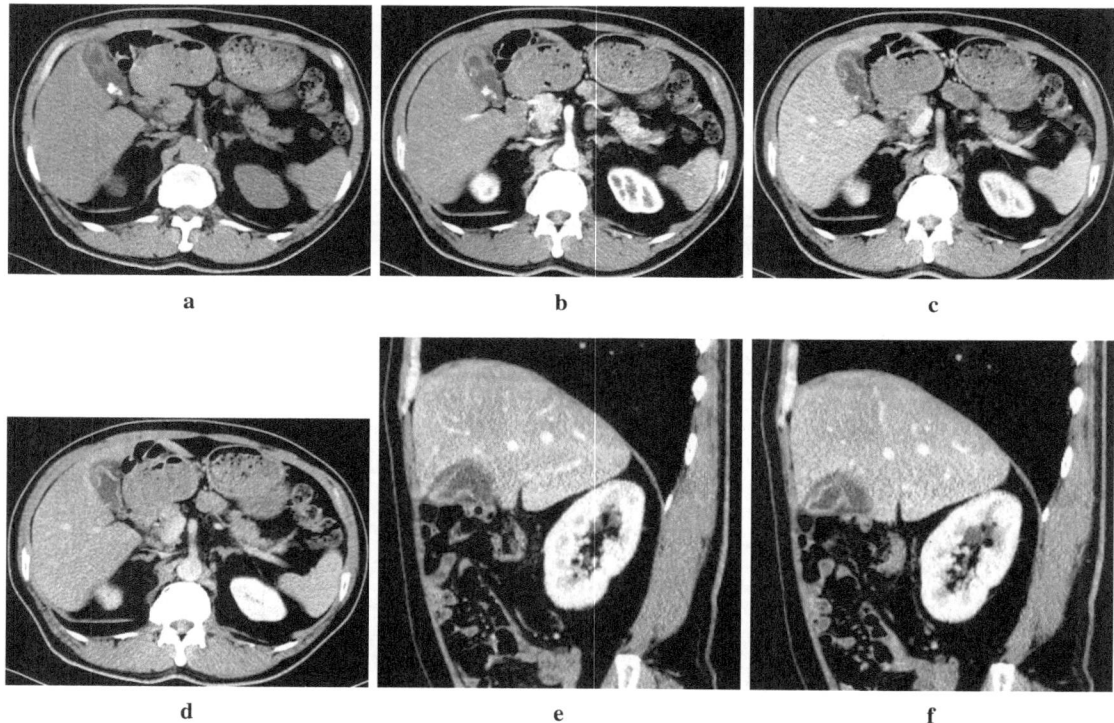

图 218　病例 218 的影像学检查图片

根据所提供的临床和影像资料等，描述影像征象，提出影像诊断、鉴别诊断思路并回答相关专业问题。

【临床思维与决策评分表】

考生姓名		准考证号		考试日期		年　月　日	
题干							
项目/问题	项目/分	参考答案要点				分值/分	得分
请简要概括患者的临床资料，并说明图像的影像检查技术	10	**一般资料**：老年男性（1 分）；右上腹痛伴肩背部放射痛 2 月（1 分）；右上腹有压痛（1 分）				3	
		影像检查技术：腹部 CT 轴位多期增强扫描（2 分），包括平扫（1 分）、动脉期（1 分）、门脉期（1 分）及平衡期（1 分），门脉期 MPR 冠状位重建（1 分）				7	

项目/问题	项目/分	参考答案要点	分值/分	得分
请对所提供图像的病变影像表现进行客观描述	20	**CT 表现**： 1. 胆囊内见多发类圆形高密度影(5 分)。 2. 胆囊壁不均匀增厚，以胆囊底明显(5 分)。 3. 增强扫描胆囊壁明显强化(5 分)。 4. 胆囊窝可见液体密度影(5 分)	20	
请对该病变的临床特点与影像特点进行归纳	20	**临床特点**：老年男性(2 分)，右上腹痛伴肩背部放射痛2 月、右上腹压痛(3 分)	5	
		影像特点：胆囊结石(5 分)，胆囊底壁不均匀增厚强化(5 分)，胆囊窝积液(5 分)	15	
请给出影像诊断	10	1. 胆囊癌(5 分) 2. 胆囊结石(5 分)	10	
请给出 2 个需要鉴别的疾病，并简要说明鉴别点(临床表现、实验室检查及影像表现等)	20	**慢性胆囊炎**：常合并胆囊结石(2 分)，胆囊萎缩(2 分)，胆囊壁规则性增厚(2 分)，增强后胆囊壁完整、内壁光滑(2 分)，可以有胆囊壁钙化(2 分)	10	
		胆囊腺肌症：女性多见(2 分)，胆囊壁增厚，为均匀性增厚、囊壁光滑连续(2 分)，典型表现为壁内憩室(即扩张的罗阿氏窦)(2 分)，表现为胆囊壁多发小囊状凸起，与胆囊腔相通(2 分)，T2WI 表现为"珍珠项链征"(2 分)	10	
请简述胆囊癌的影像分型和表现	15	**胆囊癌的影像表现**： 1. 厚壁型：胆囊壁局限性增厚或弥漫性不均匀增厚，胆囊壁黏膜中断、内壁不光整，增强扫描胆囊壁不均匀强化(5 分)。 2. 腔内结节或息肉型：胆囊壁有乳头状或菜花状肿物突向囊腔，单发或多发，增强扫描明显强化(5 分)。 3. 肿块型：胆囊腔内或胆囊窝充满实性不均匀软组织肿块影，增强扫描不均匀明显强化，MRCP 上可见肿块样充盈缺损(5 分)	15	
沟通表达能力	5	语言流利、思路清晰、逻辑严谨、沟通顺畅(5 分)	5	
总分			100	
折算后的综合成绩(本站实际得分×10%)				
点评(未通过者需注明理由)			考官签名：	

【课后思考题】

1. 简述胆囊壁增厚病变的影像鉴别诊断思路。
2. 简述胆囊窝肿块的影像鉴别诊断。

（赵一珺）

病例 219　胰腺假性囊肿

题干：患者，男，44 岁，反复上腹部腹胀、腹痛 1 年余。体格检查：腹平软，无明显压痛反跳痛。实验室检查：血红蛋白 106 g/L，红细胞计数 $3.45×10^{12}$/L，白细胞计数 $3.04×10^9$/L，中性粒细胞计数 $1.67×10^9$/L，血小板 $68×10^9$/L，血尿淀粉酶呈阴性，血沉、C 反应蛋白及肿瘤标志物未见异常。影像检查结果如图 219 所示。

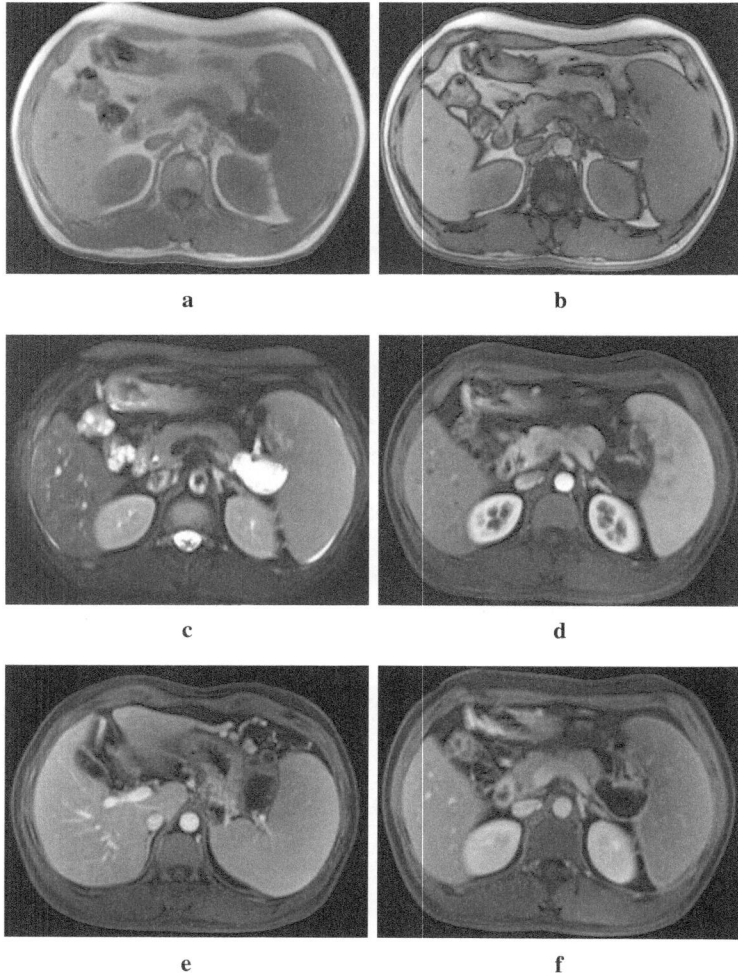

图 219　病例 219 的影像学检查图片

根据所提供的临床和影像资料等，描述影像征象，提出影像诊断、鉴别诊断思路及下一步处理等，并回答相关专业问题。

【临床思维与决策评分表】

考生姓名		准考证号		考试日期		年 月 日	
题干							
项目/问题	项目/分	参考答案要点				分值/分	得分
请简要概括患者的临床资料，并说明图像的影像检查技术	10	**一般资料**：中青年男性(1分)；反复上腹部腹胀、腹痛1年余(1分)；实验室检查示三系减少(1分)，血尿淀粉酶呈阴性(1分)				4	
		影像检查技术：上腹部动态增强MRI扫描(1分)，包括同反相位T1WI及T2WI平扫(2分)、动脉期(1分)、门脉期(1分)及平衡期(1分)				6	
请对所提供图像的病变影像表现进行客观描述	25	**部位**：胰腺尾部(3分)				3	
		数目：1个(2分)				2	
		形态：类椭圆形(2分)				2	
		大小：未提供(2分)				2	
		边界：清晰锐利(2分)				2	
		信号及强化：平扫信号均匀(1分)，呈囊性长T1、长T2信号(2分)，反相位信号未见减低(1分)，增强扫描呈环形强化(2分)				6	
		其他特点：胰腺体积缩小(2分)，脾静脉主干显影中断(2分)，脾脏增大(2分)，胃底静脉曲张(2分)				8	
请对该病变的临床特点与影像特点进行归纳	20	**临床特点**：中青年男性(1分)，慢性病程(2分)，伴有三系减少(2分)				5	
		影像特点：胰尾囊性灶，壁稍厚，边界清晰，边缘光滑，增强扫描囊壁强化(6分)，胰腺体积缩小(3分)，脾静脉主干显影中断(2分)，脾脏增大(2分)，胃底静脉曲张(2分)				15	
请诊断，包括定位与定性诊断等	15	**定位**：胰腺尾部(5分)				5	
		定性：慢性胰腺炎(3分)并假性囊肿(4分)，继发区域性门脉高压(3分)				10	

项目/问题	项目/分	参考答案要点	分值/分	得分
请给出胰腺囊性占位的4个以上需要鉴别的疾病，并简要说明鉴别点（临床表现、实验室检查及影像表现等）	20	**假性囊肿**：多为单囊，胰腺炎、外伤、手术史，多为偏心性或外生性。 **浆液性囊腺瘤**：老年女性多见，多发微囊（<2 cm），可伴有中央瘢痕或钙化。 **黏液性囊腺瘤**：老年女性，体尾部好发，囊大，个数少，可伴有厚壁或周边蛋壳样钙化。 **胰腺导管内乳头状黏液瘤**：老年男性更常见，可分为主胰管型、分支胰管型及混合型，后两者与主胰管相通，主胰管型表现为主胰管的弥漫或节段性扩张。 **实性假乳头状瘤**：年轻女性多见，可分为囊性、实性及囊实性，坏死出血常见。 **胰腺癌囊变**：可伴有典型胰腺癌征象，如远端胰管扩张、胰腺萎缩，血管受侵、淋巴结转移等。 （以上每答对1个得5分，答对4个及以上得20分）	20	
根据现有资料，请对该患者的下一步诊疗计划做出合理决策	5	如明确患者的腹痛症状由假性囊肿引起，可进一步行引流治疗（5分）	5	
沟通表达能力	5	语言流利、思路清晰、逻辑严谨、沟通顺畅（5分）	5	
总分			100	
折算后的综合成绩（本站实际得分×10%）				
点评（未通过者需注明理由）				

考官签名：

【课后思考题】

1. 简述胰腺炎的影像分型及转归。

2. 胰腺炎假性囊肿的引流指征包括哪些？

3. 黏液性囊腺瘤及胰腺导管内乳头状黏液瘤的恶性征象包括哪些？

（吴静　张子曙）

病例220 胰腺黏液性囊腺瘤

题干：患者，女，65岁，反复左上腹痛3天。体格检查：左上腹有压痛，无反跳痛。实验检查：肿瘤标志物CA19-9 80.5 μ/mL。既往史无特殊。影像检查结果如图220所示。

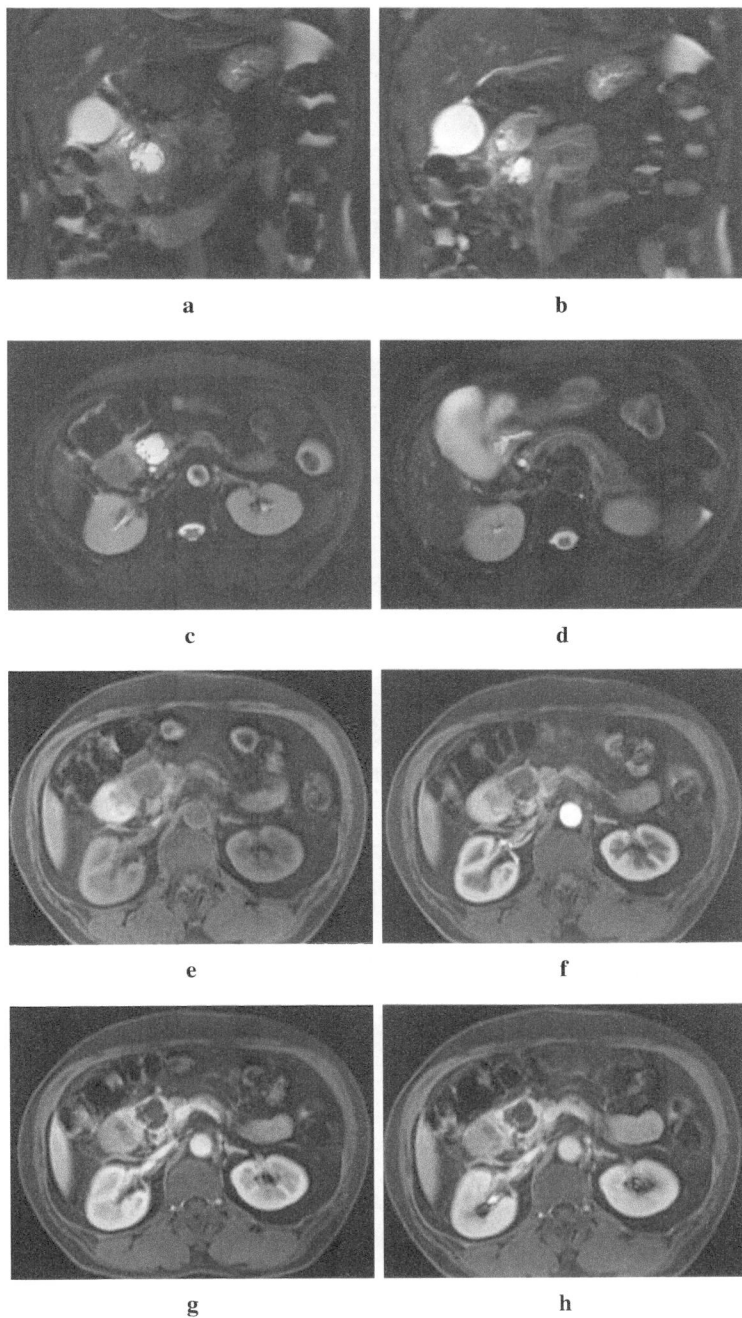

图220 病例220的影像学检查图片

　　根据所提供的临床和影像资料等，描述影像征象，提出影像诊断、鉴别诊断思路及下一步处理等，并回答相关专业问题。

【临床思维与决策评分表】

考生姓名		准考证号		考试日期		年　月　日	
题干							
项目/问题	项目/分	参考答案要点				分值/分	得分
请简要概括患者的临床资料，并说明图像的影像检查技术	10	**一般资料**：中老年女性(1分)；左上腹痛3天，有压痛(1分)；CA19-9升高(1分)				3	
		影像检查技术：腹部MRI冠状位和轴位(抑脂)T2WI相(1分)，MRI轴位多期增强扫描(2分)，包括平扫(1分)、动脉期(1分)、门脉期(1分)及平衡期(1分)				7	
请对所提供图像的病变影像表现进行客观描述	20	**定位**：胰头(3分)				3	
		数目：1个(1分)				1	
		形态：多房囊性肿块(1分)				1	
		大小：未提供(1分)				1	
		边界：清晰(1分)				1	
		信号及强化：T2WI平扫病灶呈高信号，内可见条状低信号的分隔(3分)，T1WI平扫病灶呈低信号，内可见条状等信号的分隔(3分)，增强扫描病灶内囊性成分无强化，囊壁及分隔明显强化(4分)				10	
		其他表现：主胰管未见扩张(3分)				3	
请对该病变的临床特点与影像特点进行归纳	20	**临床特点**：中老年女性(1分)，左上腹痛3天，有压痛(1分)				2	
		实验室检查：CA19-9升高(2分)				2	
		影像特点：胰头单发囊性肿块(4分)，囊内可见分隔(4分)，增强后囊壁及分隔强化(4分)，主胰管未见扩张(4分)				16	
请诊断，包括定位与定性诊断等	10	**定位**：胰头(4分)				4	
		定性：黏液性囊腺瘤(6分)				6	
请给出2个需要鉴别的疾病，并简要说明鉴别点(临床表现、实验室检查及影像表现等)	20	**浆液性囊腺瘤**：好发于老年女性，又称"奶奶瘤"(2分)，胰腺体尾部多发(2分)，囊多(>6个)且小(<2 cm)(2分)，呈蜂窝状改变(2分)，可以有中央放射状瘢痕和钙化(2分)				10	
		IPMN：好发于老年男性(2分)，多有反复发作的胰腺炎病史(2分)，囊性病变与胰管相通(2分)，可以有壁结节(2分)，主胰管或分支胰管扩张(2分)				10	

项目/问题	项目/分	参考答案要点	分值/分	得分
根据现有资料，请对该患者的下一步诊疗计划做出合理决策	15	胰腺囊性病变的诊断依赖于临床病史、实验室检查、影像学检查，确诊依赖于病理(5分)	5	
		建议进一步 MRCP 检查观察是否与胰管相通(5分)	5	
		可行超声内镜引导下穿刺活检(5分)	5	
沟通表达能力	5	语言流利、思路清晰、逻辑严谨、沟通顺畅(5分)	5	
总分			100	
折算后的综合成绩(本站实际得分×10%)				
点评(未通过者需注明理由)		考官签名：		

IPMN，胰腺导管内乳头状黏液瘤。

【课后思考题】

1. 简述胰腺常见的囊性肿瘤及鉴别诊断要点。

2. 简述 IPMN 的分型和影像表现。

(赵一珺　张子曙)

病例 221　胰腺癌

题干：患者 61 岁，男性，上腹部胀痛 1 月余。体格检查：皮肤巩膜无黄染，上腹部有轻压痛，未触及反跳痛。肝脾肋下未触及。实验室检查：CA19-9 391.08 μ/mL，CA125 81.45 U/mL。影像检查结果如图 221 所示。

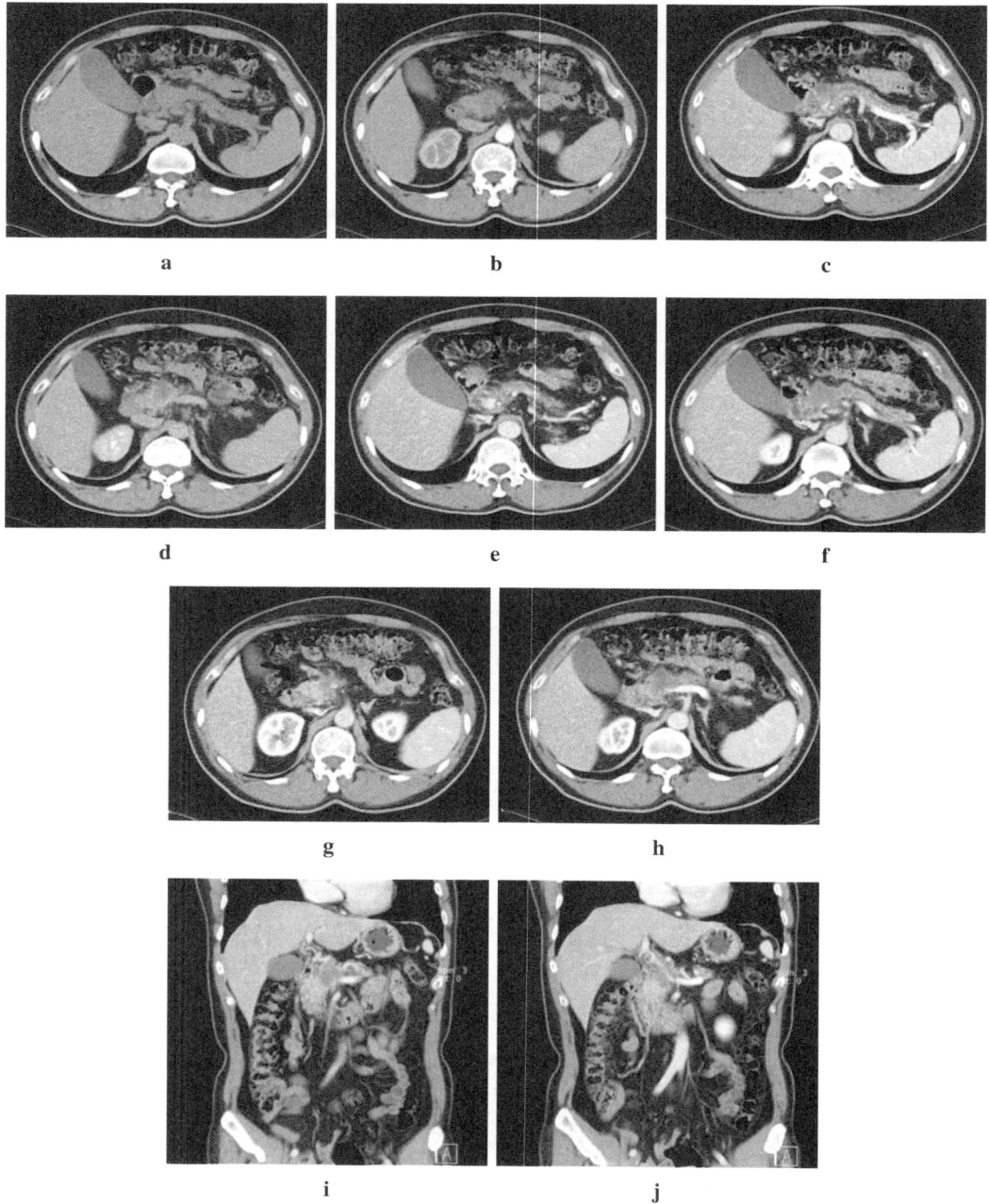

图 221　病例 221 的影像学检查图片

根据所提供的临床和影像资料等，描述影像征象，提出影像诊断、鉴别诊断思路及下一步处理等，并回答相关专业问题。

【临床思维与决策评分表】

考生姓名		准考证号		考试日期	年　月　日	
题干						
项目/问题	项目/分	参考答案要点			分值/分	得分
请简要概括患者的临床资料，并说明图像的影像检查技术	10	**一般资料**：老年男性(1分)；上腹部胀痛1月余，慢性病程(1分)；体格检查示腹部有轻压痛(1分)；实验室检查示CA19-9、CA125升高(2分)			5	
		影像检查技术：胰腺多期增强CT扫描(1分)包括横断位平扫、动脉期、静脉期及平衡期(3分)，以及冠状位增强CT(1分)			5	
请对所提供图像的病变影像表现进行客观描述	25	**定位**：胰头(3分)			3	
		数目：1个(2分)			2	
		形态：不规则肿块(2分)			2	
		大小：未提供(2分)			2	
		边界：模糊(2分)			2	
		密度及强化：CT平扫呈等密度肿块(1分)，边界欠清晰。动态增强动脉期、静脉期、平衡期三期扫描强化程度均低于周围胰腺组织(3分)，中央可见更低密度坏死区(2分)			6	
		与邻近结构的关系：病变包埋肠系膜上静脉、门静脉及脾静脉近心段，相应血管变僵细(4分)。病变与十二指肠脂肪间隙模糊(1分)			5	
		伴随征象：胰体尾部体积缩小，胰管明显扩张(3分)			3	
请对该病变的临床特点与影像特点进行归纳	20	**临床特点**：老年男性，慢性病程，以腹部症状为主，CA19-9及CA125升高(5分)			5	
		影像特点：胰头软组织肿块(2分)，乏血供(3分)，继发胰体尾部萎缩及胰管扩张(3分)。病变中央坏死(2分)，侵犯肠系膜上静脉、门静脉等血管(5分)			15	
请诊断，包括定位与定性诊断等	10	**定位**：胰头(3分)			3	
		定性：胰腺癌(7分)			7	

项目/问题	项目/分	参考答案要点	分值/分	得分
请给出5个鉴别诊断，并简要说明本病与肿块型胰腺炎的影像鉴别要点。	20	**鉴别诊断**：肿块性胰腺炎，局灶性自身免疫性胰腺炎，转移瘤，淋巴瘤，邻近器官肿瘤(如十二指肠、壶腹癌等)、腹腔淋巴结病变，不典型胰腺内分泌肿瘤，胰腺局灶性坏死等。 (每答对1个得2分，答对5个及以上得10分)	10	
		胰腺癌与肿块型胰腺炎的鉴别要点： 1.密度：胰腺癌软组织密度，多较均匀；肿块型胰腺炎病灶密度混杂，可有钙化。 2.边界：胰腺癌边界相对清晰。 3.强化方式：胰腺癌乏血供、持续弱强化；后者动脉期轻微强化，门脉期及延迟期持续强化。 4.胰管扩张：胰腺癌局部胰管截断，出现完全阻塞，远端胰管较均匀扩张；后者不规则、串珠样扩张，可出现分支胰管扩张，且可有多发钙化，胰管一般不截断，可出现胰管穿过征。 5.胆总管改变：胰头部胰腺癌可累及胆总管，出现双管征；后者胆总管呈锥形变细。 6.邻近血管：胰腺癌包埋、侵犯血管，可形成血管内瘤栓。 7.晚期胰腺癌可有远处转移征象。 (每答对1个得2分，答对5个及以上得10分)	10	
根据现有资料，请对该患者的下一步诊疗计划做出合理决策	10	CT平扫+增强可以获得初步诊断，但精确诊断及临床分期需要结合病理及胸部CT、骨扫描等(4分)	4	
		建议完善超声内镜引导下细针穿刺明确诊断(3分)	3	
		完善胸部CT及骨扫描排除转移，必要时完善PET-CT扫描(3分)	3	
沟通表达能力	5	语言流利、思路清晰、逻辑严谨、沟通顺畅(5分)	5	
总分			100	
折算后的综合成绩(本站实际得分×10%)				
点评(未通过者需注明理由)				考官签名：

【课后思考题】

1. 简述胰腺癌不可切除的标准。
2. 简述胰腺乏血供占位的常见疾病及其鉴别要点。

(易丽姗　刘军)

病例 222　胰腺神经内分泌肿瘤

题干：患者，女，57 岁，晨起乏力、嗜睡半年余，加重伴发作性意识丧失 1 月。体格检查：阴性。实验室检查：空腹血糖 2.5 mmol/L。影像检查结果如图 222 所示。

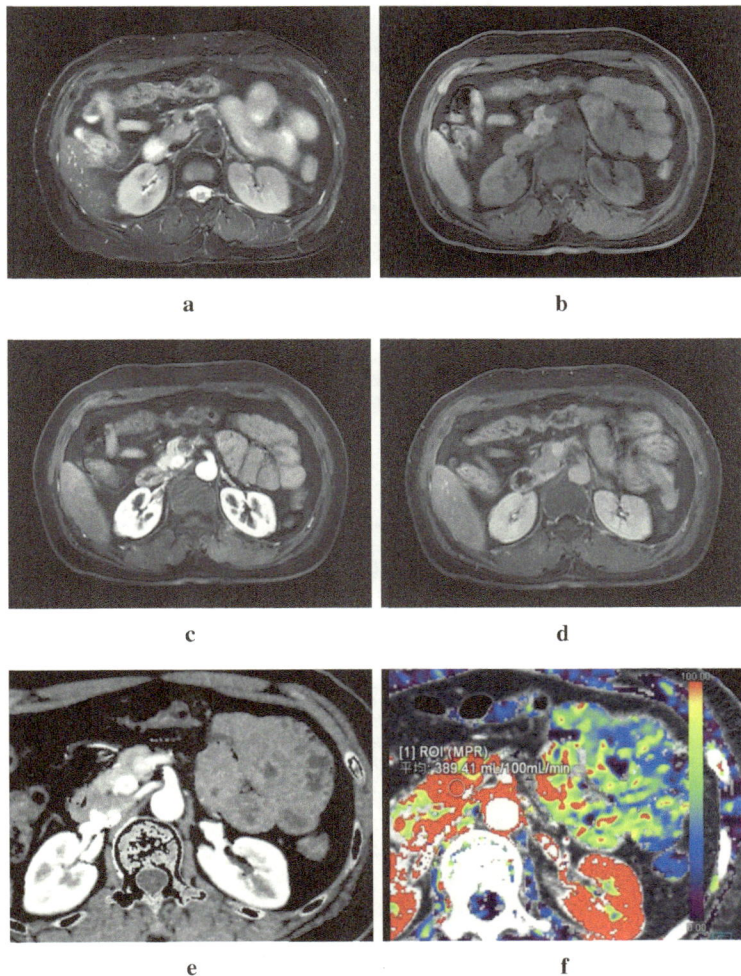

图 222　病例 222 的影像学检查图片

根据所提供的临床和影像资料等，描述影像征象，提出影像诊断、鉴别诊断思路及下一步处理等，并回答相关专业问题。

【临床思维与决策评分表】

考生姓名		准考证号		考试日期		年　月　日	
题干							
项目/问题	项目/分	参考答案要点				分值/分	得分
请简要概括患者的临床资料，并说明图像的影像检查技术	10	**一般资料**：中老年女性(1分)；慢性病程，晨起乏力、嗜睡半年余，加重伴发作性意识丧失1月(2分)；低血糖(2分)				5	
		影像检查技术：胰腺MR平扫加动态增强(1分)，包括横断位抑脂T2WI及T1WI相(1分)，横断位T1WI抑脂增强动脉期及实质期(2分)、胰腺CT灌注扫描(1分)				5	
请对所提供图像的病变影像表现进行客观描述	20	**部位**：胰头(3分)				3	
		数目：1个(2分)				2	
		形态：类圆形(2分)				2	
		大小：未提供(2分)				2	
		边界：清晰锐利(2分)				2	
		信号(密度)及强化：抑脂T1WI呈稍低信号，T2WI呈稍高信号(1分)，抑脂T1WI增强扫描动脉期明显高信号(2分)，实质期与胰腺呈等信号(2分)。胰腺CT灌注示动脉期病灶显著高密度(1分)				6	
		其他征象(包括有意义的阴性征象)：主胰管未见明显受累，远端胰管未见扩张(1分)，周围脂肪间隙清晰，未见区域性淋巴结(2分)				3	
请对该病变的临床特点与影像特点进行归纳	20	**临床特点**：中老年女性(1分)，慢性病程(2分)，反复发作低血糖症状(2分)				5	
		影像特点：胰头类圆形结节(3分)，富动脉血供(4分)，病灶体积小(2分)，呈外生性生长(2分)，胰腺灌注增强(2分)，周围脂肪间隙清晰(2分)				15	
请诊断，包括定位与定性诊断等	10	**定位**：胰头(3分)				3	
		定性：胰岛素瘤(7分，答神经内分泌肿瘤可给予5分)				7	
请给出2个需要鉴别的疾病，并简要说明鉴别点	10	**胰腺转移瘤**：合并原发肿瘤病史，如肾癌、肉瘤、黑色素瘤、类癌、甲状腺癌等；临床表现与检验异常多与原发疾病相关(5分)				5	
		胰腺内副脾：多位于胰腺尾部，强化与脾脏实质同步；多偶然发现，无特殊症状及检验异常(5分)				5	
请简述胰腺神经内分泌肿瘤的临床分类	15	1.功能性胰腺神经内分泌肿瘤：胰岛素瘤、胃泌素瘤、生长抑素瘤、胰高血糖素瘤、血管活性肠肽瘤等(10分)。 2.无功能性胰腺神经内分泌肿瘤：起病隐匿，部分肿瘤亦可有激素分泌功能，但尚未达到引起相关临床症状的水平(5分)				15	

项目/问题	项目/分	参考答案要点	分值/分	得分
根据现有资料，请对该患者的下一步诊疗计划做出合理决策	10	胰岛细胞瘤的诊断依赖于临床病史、实验室检查及影像学检查(3分)。影像检查可以帮助定位，定性诊断有赖于血清胰岛素、胰岛素原和 C 肽检测(2分)	5	
		1. 建议完善胰岛素水平、C 肽浓度检测。 2. 为排除转移性病变，如有临床指征，配合胸部 CT 检查(3分)	3	
		如明确为局灶性疾病，可行手术治疗(2分)	2	
沟通表达能力	5	语言流利、思路清晰、逻辑严谨、沟通顺畅(5分)	5	
总分			100	
折算后的综合成绩(本站实际得分×10%)				
点评(未通过者需注明理由)		考官签名：		

【课后思考题】

1. 简述胰腺神经内分泌肿瘤的 TNM 分期。
2. 简述胰腺神经内分泌肿瘤的病理学分类和分级。

(易丽姗　刘军)

病例223 脾破裂

题干：患者，男，47岁，摔伤6天，腹痛4天。体格检查：腹部微膨隆，全腹有轻压痛，无明显反跳痛。实验室检查：血红蛋白70 g/L，红细胞计数$2.24×10^{12}$/L，白细胞计数$9.92×10^9$/L，中性粒细胞计数$6.99×10^9$/L，血沉50 mm/h，C反应蛋白100 mg/L。既往体健，否认家族性遗传病史。影像检查结果如图223所示。

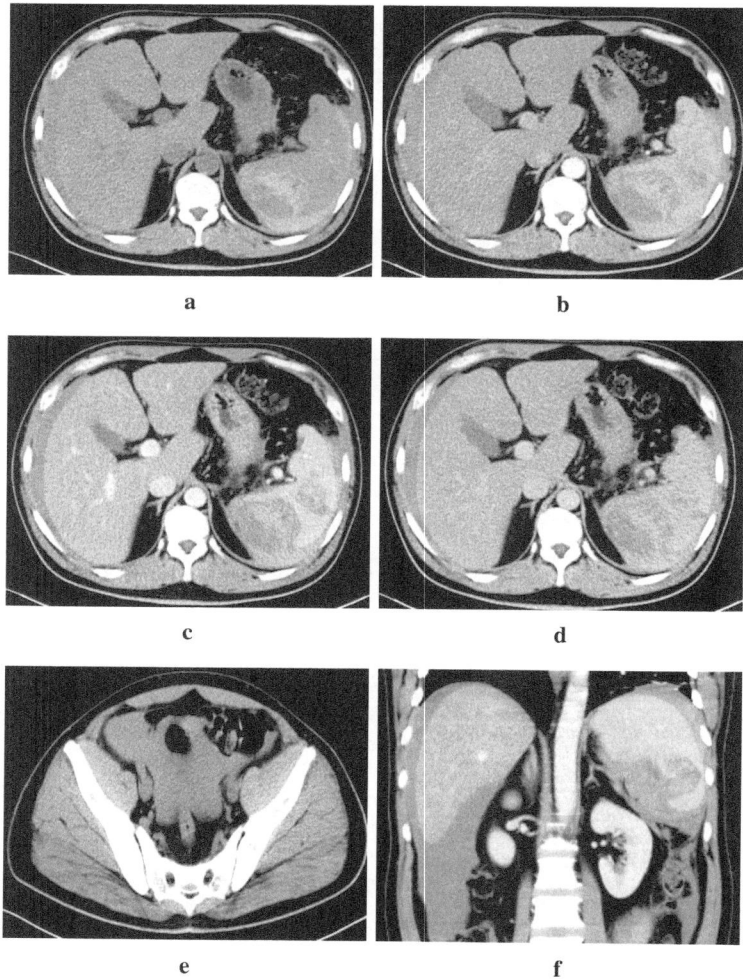

图223 病例223的影像学检查图片

根据所提供的临床和影像资料等，描述影像征象，提出影像诊断、鉴别诊断思路及下一步处理等，并回答相关专业问题。

【临床思维与决策评分表】

考生姓名		准考证号		考试日期		年 月 日	
题干							

项目/问题	项目/分	参考答案要点		分值/分	得分
请简要概括患者的临床资料，并说明图像的影像检查技术	10	**一般资料**：中年男性（1分）；摔伤6天，腹痛4天（1分）；血红蛋白、红细胞计数下降，白细胞计数、中性粒细胞计数增多，血沉、C反应蛋白升高（2分）		4	
		影像检查技术：上腹部动态增强CT扫描（1分），包括平扫（1分）、动脉期（1分）、门脉期（1分）及平衡期（1分）、门脉期MPR冠状位重建及盆腔门脉期横断位（1分）		6	
请对所提供图像的病变影像表现进行客观描述	20	**部位**：脾脏（2分）		2	
		数目：多发（2分）		2	
		形态：条片状、类圆形（2分）		2	
		大小：未提供（2分）		2	
		边界：欠清晰（2分）		2	
		密度及强化：平扫密度不均匀（2分），呈稍高或稍低密度（2分），增强扫描无明显强化（2分）		6	
		其他特点：脾脏增大、形态不规则（2分），肝脾周围、盆腔可见稍低密度及稍高密度影（2分）		4	
请对该病变的临床特点与影像特点进行归纳	25	**临床特点**：中年男性（1分），近期外伤史，腹痛4天（1分），血压偏低（1分），腹膜刺激征呈阳性（1分），伴有贫血（2分），白细胞计数、中性粒细胞计数、血沉、C反应蛋白升高（2分），左下腹抽出不凝血（2分）		10	
		影像特点：脾脏增大、形态不规则（3分），密度不均，内见片状、类圆形稍低或稍高密度，边界欠清（5分），增强扫描无明显强化（3分），肝脾周围及盆腔积液/血（4分）		15	
请诊断，包括定位与定性诊断等	10	**定位**：脾脏（3分）		3	
		定性：脾脏破裂（7分）		7	
简述脾脏破裂的CT征象	20	1.脾实质密度不均：稍高、高密度为急性期血肿；低、稍低密度可为脾脏撕裂、水肿区或血肿液化；增强扫描脾脏实质强化，病变区无强化。 2.包膜下血肿：脾周带状或新月状高、等或低密度影，增强扫描无强化。 3.腹腔积血：肝周新月形稍低、等、稍高密度影，盆腔游离稍低、等、稍高密度影。 4.活动性出血：增强扫描对比剂外溢，静脉早显，假性动脉瘤征象。 5.其他：脾脏轮廓不整，严重者脾脏可碎裂、分离，脾门血管断裂。 （每答对1个得4分，答对5个得20分）		20	

项目/问题	项目/分	参考答案要点	分值/分	得分
根据现有资料，请对该患者的下一步诊疗计划做出合理决策	10	评估脾脏外伤分级、有无活动性出血征象，结合患者生命体征是否平稳，决定下一步行保守、介入或手术治疗（10分）	10	
沟通表达能力	5	语言流利、思路清晰、逻辑严谨、沟通顺畅（5分）	5	
总分			100	
折算后的综合成绩(本站实际得分×10%)				
点评(未通过者需注明理由)				
			考官签名：	

【课后思考题】

1. 简述脾脏外伤基于 CT 的放射学分级。

2. 脾外伤行近端+远端或近端脾动脉栓塞的治疗指征分别包括哪些？

（吴静　张子曙）

病例 224 脾脏淋巴瘤

题干：患者，男，57 岁，左上腹隐痛 3 月。体格检查：脾脏肋下 5 cm 可触及，有轻压痛。双腋窝、腹股沟区可扪及肿大淋巴结。实验室检查：血红蛋白 94 g/L，红细胞计数 $3.62×10^{12}$/L，乳酸脱氢酶 55 U/L。影像检查结果如图 224 所示。

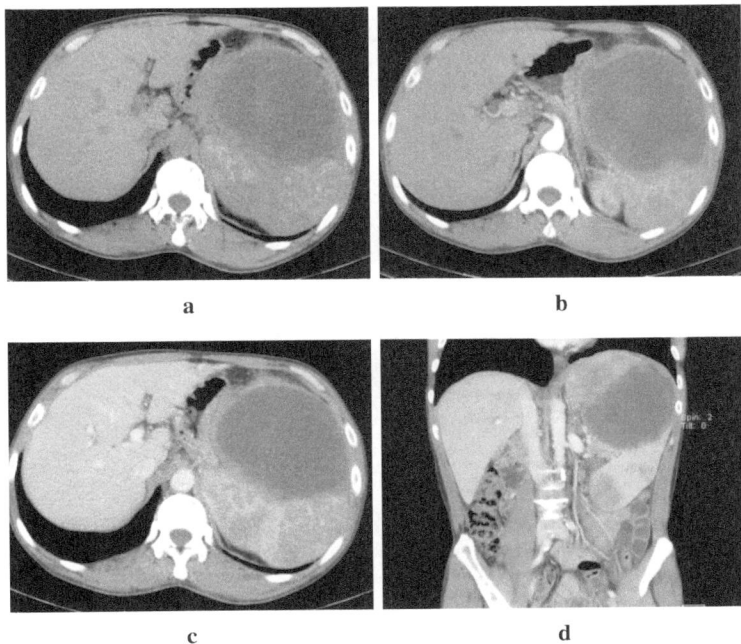

图 224　病例 224 的影像学检查图片

根据所提供的临床和影像资料等，描述影像征象，提出影像诊断、鉴别诊断思路及下一步处理等，并回答相关专业问题。

【临床思维与决策评分表】

考生姓名		准考证号		考试日期		年　月　日	
题干							
项目/问题	项目/分		参考答案要点			分值/分	得分
请简要概括患者的临床资料，并说明图像的影像检查技术	10	**一般资料**：中老年男性(1 分)；左上腹痛 3 月(2 分)；血红蛋白、红细胞计数减少，乳酸脱氢酶升高(2 分)				5	
		影像检查技术：上腹部多期增强 CT 扫描(1 分)，包括横断位平扫、动脉期、静脉期(3 分)，以及冠状位增强 CT (1 分)				5	

项目/问题	项目/分	参考答案要点	分值/分	得分
请对所提供图像的病变影像表现进行客观描述	25	**定位**：脾脏(2分)	2	
		数目：多发(2分)	2	
		形态：圆形/类圆形肿块(2分)	2	
		大小：大小不等(2分)	2	
		边界：平扫边界不清，增强后边界变清(2分)	2	
		密度及强化：平扫示脾脏一类圆形液体密度肿块，边界清晰，余脾实质密度不均。动脉期：囊性肿块边缘见不均匀强化实质成分。余脾脏实质强化不均，可见多发低密度灶。静脉期：脾脏内可多发大小不等低密度病灶，边界较平扫清晰(6分)	6	
		与邻近结构的关系：病变部分层面与胃壁、左侧膈肌分界不清(4分)，左肾及胃腔、左上腹小肠受推移(2分)	6	
		其他征象：脾脏体积不规则增大(3分)	3	
请对该病变的临床特点与影像特点进行归纳	20	**临床特点**：中老年男性(1分)，左上腹隐痛3月(1分)，触诊脾大(2分)，血红蛋白减少、乳酸脱氢酶升高(1分)	5	
		影像特点：脾脏明显不规则增大(3分)，脾内多发实性、囊实性团块影(3分)，轻度强化(3分)，增强后边界变清晰(3分)，病变与邻近胃壁、左侧膈肌分界略欠清晰(3分)	15	
请诊断，包括定位与定性诊断等	10	**定位**：脾脏(3分)	3	
		定性：淋巴瘤(7分)	7	
请给出2个需要鉴别的疾病，并简要说明鉴别点（临床表现，实验室检查及影像表现等）	10	**转移瘤**：少见，多为癌症晚期广泛转移的局灶表现。结合病史可诊断(主要原发病变是乳腺癌和肺癌)(5分)	5	
		窦岸细胞血管瘤：罕见，良性血管源性肿瘤。CT低密度，增强扫描呈渐进性强化，延迟呈等或高密度。T1WI呈等低信号，T2WI呈高低混杂信号(窦岸细胞是嗜血细胞，病灶中存在含铁血黄素)，增强扫描呈渐进性强化(5分)	5	
请简述脾脏实性病变的诊断思路	10	**脾脏实性占位的诊断思路**：单发占位：淋巴瘤、炎性假瘤、转移瘤、海绵状血管瘤、错构瘤、SANT、血管肉瘤等。多发占位：淋巴瘤、转移瘤、结节病、脾梗死、窦岸细胞血管瘤等。（每答对1个得1分，总分为10分）	10	
根据现有资料，请对该患者的下一步诊疗计划做出合理决策	10	脾淋巴瘤是最常见的脾脏恶性肿瘤，但脾淋巴瘤的最终诊断依赖于病理(5分)	5	
		为进一步明确全身情况，建议PET-CT全面评估(3分)	3	
		如全身其他部位无病变累及，可在影像引导下穿刺活检行病理学检查(2分)	2	

项目/问题	项目/分	参考答案要点	分值/分	得分
沟通表达能力	5	语言流利、思路清晰、逻辑严谨、沟通顺畅(5分)	5	
总分			100	
折算后的综合成绩(本站实际得分×10%)				
点评(未通过者需注明理由)	考官签名:			

【课后思考题】

1. 简述脾脏乏血供占位的常见疾病及其鉴别要点。
2. 简述脾脏多发占位的常见疾病及其鉴别要点。

(易丽姗　刘军)

病例 225　囊性肾癌

题干：患者，女，58 岁，体检发现左肾病变 5 天。否认尿急、尿频、血尿等症状。体格检查：阴性。实验室检查：血常规、肾功能、血沉、CRP 及肿瘤标志物未见异常。影像检查结果如图 225 所示。

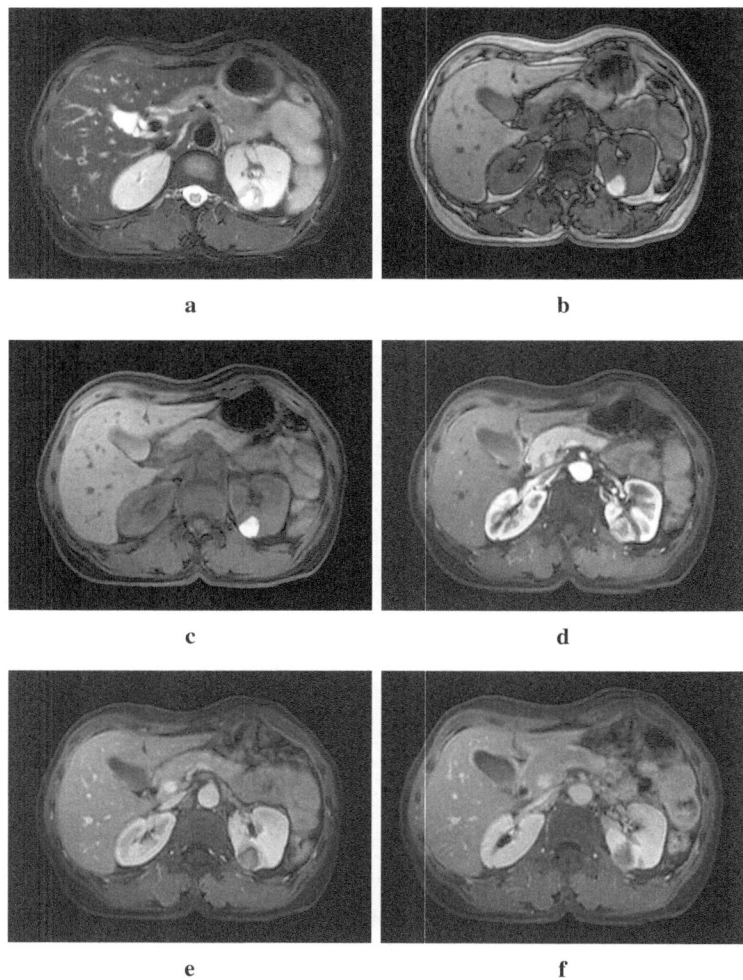

图 225　病例 225 的影像学检查图片

根据所提供的临床和影像资料等，描述影像征象，提出影像诊断、鉴别诊断思路及下一步处理等，并回答相关专业问题。

【临床思维与决策评分表】

考生姓名		准考证号		考试日期		年　月　日	
题干							
项目/问题	项目/分	参考答案要点				分值/分	得分
请简要概括患者的临床资料，并说明图像的影像检查技术	10	**一般资料**：中老年女性(1分)；无症状、偶然发现左肾病变5天(2分)；体格检查及实验室检查均为阴性(1分)				4	
		影像检查技术：肾脏/腹部MR扫描(1分)，横断位抑脂T2WI相(1分)、横断位T1WI反相位(1分)、横断位抑脂T1WI平扫及动态增强，包括皮质期、实质期和排泄期(3分)				6	
请对所提供图像的病变影像表现进行客观描述	20	**定位**：左肾(3分)				3	
		数目：1个(2分)				2	
		形态：圆形占位(2分)				2	
		大小：病变大小及囊壁厚度未提供(2分)				2	
		边界：清晰(2分)				2	
		信号及强化：MR抑脂T2WI示囊壁稍高信号(2分)，T1WI等信号(2分)。抑脂T1WI及T2WI示囊液高信号(1分)。增强皮质期可见囊壁明显强化，实质期及肾盂期强化减低(3分)。中央囊液强化不明显(1分)				9	
请对病变影像征象产生的可能机制进行分析	10	1. 肾癌中心由于供血不足，坏死和出血而形成假性囊肿，囊肿壁厚而不规则，多为单房性。 2. 肾癌起源于囊肿壁的上皮细胞。 3. 肾癌引起肾小管或小动脉阻塞形成囊肿将肿瘤包绕囊内。 4. 肿瘤呈囊性生长：肿瘤起源于近曲小管上皮细胞，部分以囊性方式生长，形成大小不等互不相通的多房囊性肿块，囊内可合并出血等表现，肿瘤常出现假包膜。 (每答对1个得2分，答对4个得满分)				10	
请对该病变的临床特点与影像特点进行归纳	20	**临床特点**：中老年女性(2分)，无症状、偶然发现左肾占位(2分)，体格检查及实验室检查阴性(1分)				5	
		影像特点：左肾肾门水平内侧囊性占位(3分)，病灶突出肾轮廓外(2分)，囊壁厚薄不均(3分)、皮质期强化明显(3分)，实质期及排泄期强化减退(3分)；中央囊液有出血或富含蛋白(1分)				15	
请诊断，包括定位与定性诊断等	10	**定位**：左肾(4分)				4	
		定性：厚壁囊性占位(3分)，Bosniak Ⅳ型/疑囊性肾癌(3分)				6	

项目/问题	项目/分	参考答案要点	分值/分	得分
请给出 2 个需要鉴别的疾病，并简要说明鉴别点（临床表现、实验室检查及影像表现等）	10	**肾脓肿**：急性感染症状，查体腰痛、叩击痛，实验室检查可有炎性指标升高。影像表现：囊壁厚薄较均匀，环形轻度强化，气液平有诊断意义，伴或不伴肾周脓肿形成，DWI 可有中央脓液扩散受限（5 分）	5	
		单纯肾囊肿合并出血：囊壁光滑，<2 mm，无分隔及壁结节，可出现囊液密度/信号分层，囊壁可有强化（5 分）	5	
请简述肾脏囊性病变的 Bosniak 分型及随访原则	15	Ⅰ型：薄壁(<2 mm)；均一液体密度；囊内无分隔或钙化；囊壁无强化（3 分）。 Ⅱ型：薄壁(<2 mm)、边界清楚，囊内有 1~3 个细小分隔，可有纤细或略厚钙化；<3 cm 的复杂囊肿（3 分）。 ⅡF 型：囊内细小分隔，有囊壁的平滑增厚，可有厚或结节状钙化；>3 cm 的复杂囊肿（3 分）。 Ⅲ型：壁和分隔较厚>4 mm，有<3 mm 壁结节，有强化（3 分）。 Ⅳ型：Ⅲ型+>3 mm 壁结节（3 分）。 其中，Ⅰ+Ⅱ型无须处理，Ⅲ+Ⅳ型建议手术切除，ⅡF 型至少随访 5 年	15	
沟通表达能力	5	语言流利、思路清晰、逻辑严谨、沟通顺畅（5 分）	5	
总分			100	
折算后的综合成绩（本站实际得分×10%）				
点评（未通过者需注明理由）			考官签名：	

【课后思考题】

1. 简述肾脏囊性占位的 Bosniak 分型及随访原则。

2. 如何鉴别肾脏占位有无强化、强化程度？

（易丽姗　刘军）

病例 226 肾盂癌

题干：患者，男性，70 岁，反复肉眼血尿 7 月，加重伴腰痛 20 天。体格检查：慢性病容，消瘦，左肾区有叩击痛。实验室检查：小便黄，尿隐血试验（++），血红蛋白 87 g/L，肾功能及肿瘤标志物（−）。影像检查结果如图 226 所示。

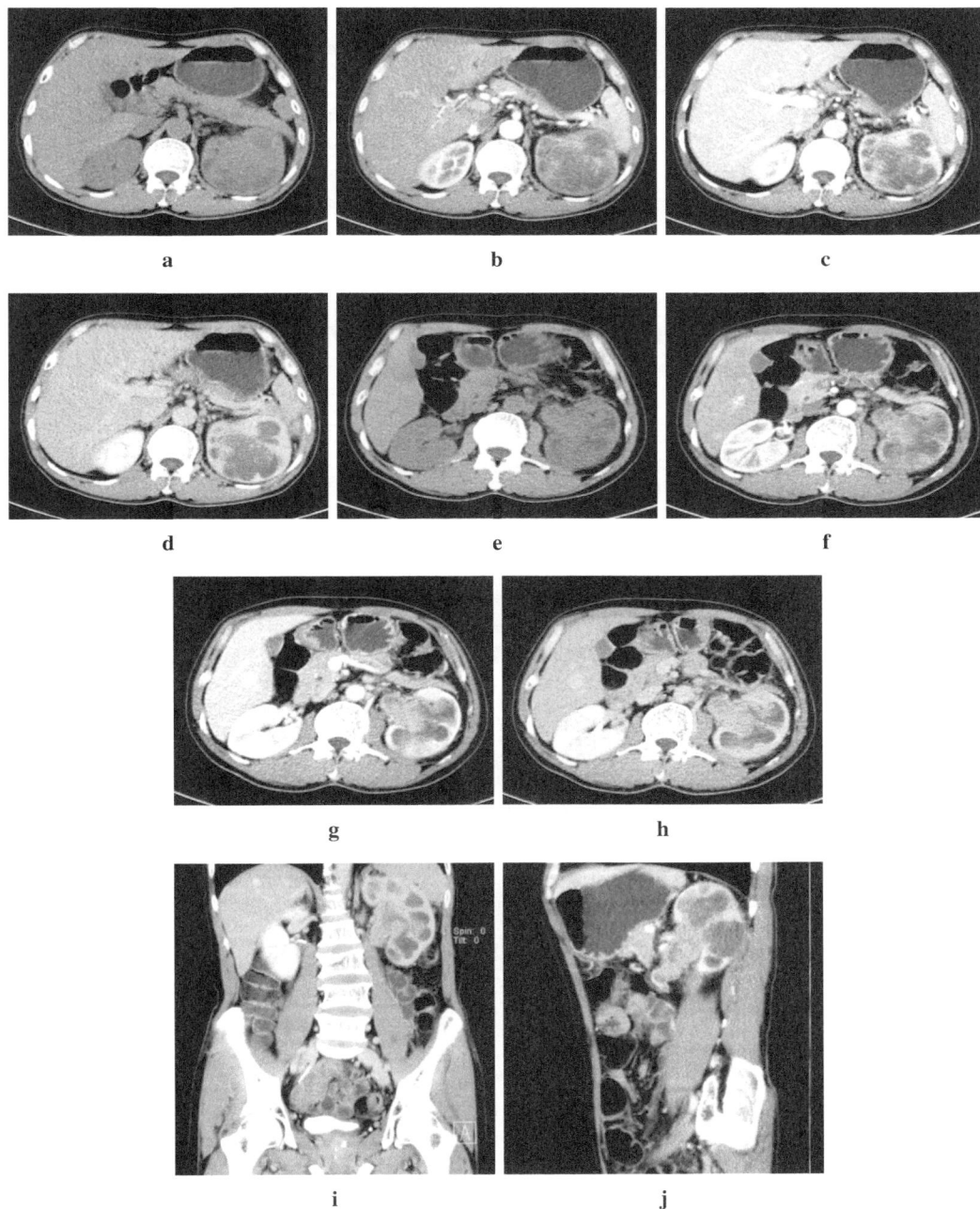

图 226 病例 226 的影像学检查图片

根据所提供的临床和影像资料等，描述影像征象，提出影像诊断、鉴别诊断思路及下一步处理等，并回答相关专业问题。

【临床思维与决策评分表】

考生姓名		准考证号		考试日期		年　月　日	
题干							
项目/问题	项目/分		参考答案要点			分值/分	得分
请简要概括患者的临床资料，并说明图像的影像检查技术	10	**一般资料**：老年男性（1分）；反复肉眼血尿7月，加重伴腰痛20天（2分）；左肾区有叩击痛，贫血、尿隐血（++）（2分）				5	
		影像检查技术：肾脏多期增强CT扫描，包括横断位平扫、皮质期、实质期及排泄期（3分），以及冠、矢状位重建图（2分）				5	
请对所提供图像的病变影像表现进行客观描述	25	**定位**：左肾盂（3分）				3	
		数目：1个（2分）				2	
		形态：不规则形、沿输尿管上段爬行（3分）				3	
		大小：未提供（2分）				2	
		边界：清晰（2分）				2	
		密度及强化：CT平扫呈软组织密度（2分），增强扫描呈轻中度持续强化（4分），强化不均匀（2分）				8	
		其他征象：左肾体积增大、皮质变薄，左肾盏扩张。病变向下沿输尿管生长，局部向肾实质浸润，边界不清晰，患肾强化减低。腹膜后可见多个稍大淋巴结（5分）				5	
请对该病变的临床特点与影像特点进行归纳	20	**临床特点**：老年男性，慢性病程，反复肉眼血尿伴腰痛（5分）				5	
		影像特点：左肾盂实性肿块（3分），局部向肾实质浸润（3分），向下累及输尿管（3分）。病灶增强呈轻中度持续强化、强化欠均匀（3分）。伴梗阻性左肾积水、左肾强化减退（3分）				15	
请诊断，包括定位与定性诊断等	10	**定位**：左肾盂（3分）				3	
		定性：肾盂癌（4分），累及左侧输尿管上段并继发左肾积水（3分）				7	

项目/问题	项目/分	参考答案要点	分值/分	得分
请给出5个鉴别诊断，并简述肾盂癌与急性肾盂肾炎的鉴别要点	20	**鉴别诊断**：急性肾盂肾炎、黄色肉芽肿性肾盂肾炎、肾盂血凝块、阴性结石、肾盂癌肿块浸润肾实质型还需与不同类型的肾癌(如肾透明细胞癌、嫌色细胞癌、乳头状肾细胞癌)相鉴别。 (每答对1个得2分，对5个及以上得10分)	10	
		肾盂癌与急性肾盂肾炎的鉴别要点： 1.症状：肾盂癌慢性病程，多间歇性无痛血尿，也可无特殊症状；急性肾盂肾炎急性病程，可有高热、腰痛、尿路感染症状等。 2.尿液检查：肾盂癌可有尿隐血阳性、尿脱落细胞学发现癌细胞；急性肾盂肾炎脓尿、白细胞增多、尿培养阳性等。 3.影像检查：肾盂癌可表现为肾盂内肿块型、肿块浸润肾实质型、肾盂壁增厚积水型；急性肾盂肾炎肾脏体积局限或弥漫性增大，肾实质密度及强化不均、强化减弱、皮髓质分界不清，严重者可出现肾脓肿、肾盂积脓、积气等。 4.肾外表现：肾盂癌可有输尿管及膀胱种植转移；急性肾盂肾炎：肾脂肪囊密度增高，肾筋膜增厚，肾周脓肿等。 5.其他：肾盂癌多为单侧，急性肾盂肾炎可累及双侧肾脏。 (每答对1个得2分，答对5个得10分)	10	
请简述可疑肾盂占位的检查及目的	10	1.尿常规、怀疑感染时尿培养、尿脱落细胞学：判断血尿、感染病原学及有无尿路上皮肿瘤细胞。 2.血常规、肝肾功能及凝血功能：了解患者一般情况，评价肾脏功能、判断能否使用增强对比剂。 3.IVP检查：确定肾盂形态、占位、肾积水情况，了解肾脏功能。 4.肾脏CT或MR平扫+增强：定位、辅助定性、帮助肿瘤分期、可切除性评价。 5.输尿管肾镜：直视下观察肿瘤、取活组织病理检查 6.PET-CT或胸部影像检查：评估远处转移。 (每答对1个得2分，答对5个及以上得10分)	10	
沟通表达能力	5	语言流利、思路清晰、逻辑严谨、沟通顺畅(5分)	5	
总分			100	
折算后的综合成绩(本站实际得分×10%)				
点评(未通过者需注明理由)		考官签名：		

【课后思考题】

1.简述肾盂占位的典型影像表现。

2.简述肾盂癌的常见转移途径。

(易丽姗 刘军)

病例 227 卵巢浆液性囊腺瘤

题干：患者，女，58 岁，下腹坠胀 2 月，发现盆腔包块 3 天。妇科检查：宫颈光滑，质中。盆腔可扪及包块，大小约 10 cm×7 cm，质软，无压痛，双侧附件扪及欠清晰。血常规、白带、肿瘤标志物、HPV 均为阴性。否认肿瘤病史。绝经 7 年。影像检查结果如图 227 所示。

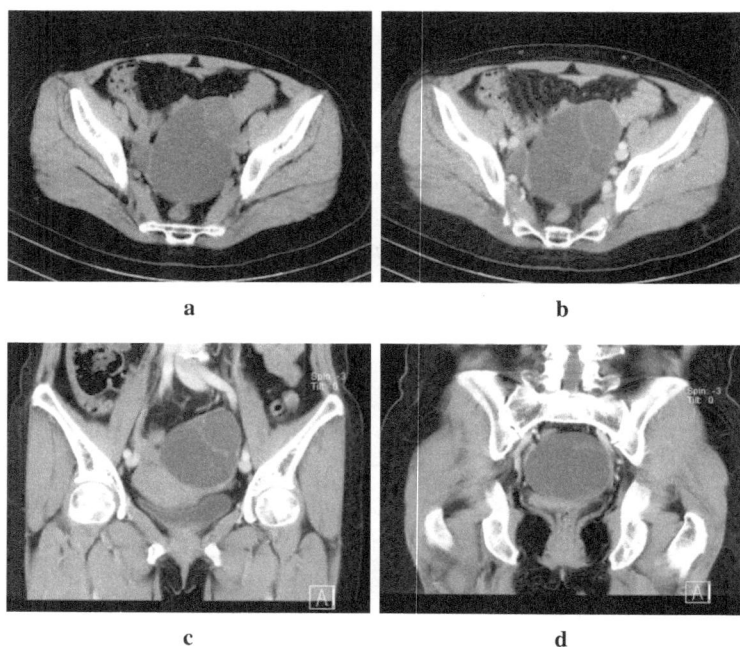

图 227　病例 227 的影像学检查图片

根据所提供的临床和影像资料等，描述影像征象，提出影像诊断、鉴别诊断思路及下一步处理等，并回答相关专业问题。

【临床思维与决策评分表】

考生姓名		准考证号		考试日期		年　月　日
题干						
项目/问题	项目/分		参考答案要点		分值/分	得分
请简要概括患者的临床资料，并说明图像的影像检查技术	10	**一般资料**：中老年绝经后女性（2 分）；下腹坠胀 2 月，发现盆腔包块 3 天（1 分）；妇科检查扪及盆腔包块（1 分）；实验室检查均为阴性（1 分）			5	
		影像检查技术：盆腔 CT 平扫横断位（1 分），横断位增强（静脉期）（2 分）、冠状位增强静脉期（2 分）			5	

项目/问题	项目/分	参考答案要点	分值/分	得分
请对所提供图像的病变影像表现进行客观描述	25	**定位**：左侧附件区(或盆腔左侧)(3分)	3	
		数目：1个(2分)	2	
		形态：卵圆形(2分)	2	
		大小：未提供(2分)	2	
		边界：清晰(2分)	2	
		密度及强化：平扫可见多房囊样肿块(3分)，分隔局部厚薄不均(2分)，囊液呈均匀液体密度，CT值无法测量(2分)。增强见囊壁及分隔有强化(2分)，囊性成分无强化(1分)	10	
		其他表现：子宫左后方受压(2分)；右侧附件区单房液体密度影，体积小、边界清(2分)	4	
请对该病变的临床特点与影像特点进行归纳	20	**临床特点**：中老年绝经后女性。下腹坠胀1月，体格检查可扪及盆腔肿块(5分)	5	
		影像特点：左侧附件区多房囊性占位(5分)，囊壁薄、囊液密度均匀(4分)，分隔局部厚薄不均匀(3分)，局部似可见乳头状突起(3分)	15	
请诊断，包括定位与定性诊断等	10	**定位**：左侧附件区(或盆腔左侧)(3分)	3	
		定性：囊腺瘤(或浆液性囊腺瘤)(7分)	7	
请给出5个鉴别诊断，并简述囊腺瘤和囊腺癌的鉴别要点	20	**鉴别诊断**：卵巢功能性囊肿(黄体囊肿或滤泡囊肿)、多囊卵巢、巧克力囊肿、囊腺癌、盆腔脓肿、输卵管积水或积脓、囊性畸胎瘤、转移瘤等。 (每答对1个得2分，答对5个及以上得10分)	10	
		囊腺瘤与囊腺癌相鉴别： 1. 形态：囊腺瘤多圆形或类圆形；后者多不规则。 2. 边界：囊腺瘤边界清晰光滑；后者模糊。 3. 密度：囊腺瘤多为囊性；后者囊实性多见，偶见单纯囊性。 4. 囊壁及分隔：囊腺瘤薄、均匀，偶有乳头状突起；后者不规则增厚，多发乳头状突起或肿块。 5. 强化：囊壁及分隔均匀轻度强化；后者明显或明显不均匀强化。 6. 种植/淋巴结/远处转移：囊腺瘤无；后者可发生，二者影像表现可重叠。 (每答对1个得2分，答对5个及以上得10分)	10	

项目/问题	项目/分	参考答案要点	分值/分	得分
卵巢囊性肿瘤的恶性征象包括哪些	10	1. 肿瘤体积很大。 2. 囊壁及分隔不规则增厚。 3. 实性成分较多，乳头状凸起及大的坏死软组织。 4. 双侧起病。 5. 盆腔脏器浸润。 6. 腹腔种植。 7. 腹水。 8. 淋巴结肿大。 （每答对 1 个得 2 分，答对 5 个及以上得 10 分）	10	
沟通表达能力	5	语言流利、思路清晰、逻辑严谨、沟通顺畅(5 分)	5	
总分			100	
折算后的综合成绩(本站实际得分×10%)				
点评(未通过者需注明理由)		考官签名：		

【课后思考题】

1. 简述附件区囊性占位的常见疾病及其鉴别要点。
2. 简述卵巢单纯囊肿的诊断、随访原则。

（易丽姗　刘军）

病例 228　结核性腹膜炎

题干：患者，男，39 岁，腹痛、腹胀 2 月余，食欲减退 20 余天。体格检查：腹部稍膨隆，触诊揉面感，移动性浊音呈阳性。实验室检查：大便隐血试验呈阴性，血红蛋白 123 g/L，红细胞计数 $3.97×10^{12}$/L，血沉 25 mm/h。肿瘤标志物未见异常。胃肠镜检查无异常。影像检查结果如图 228 所示。

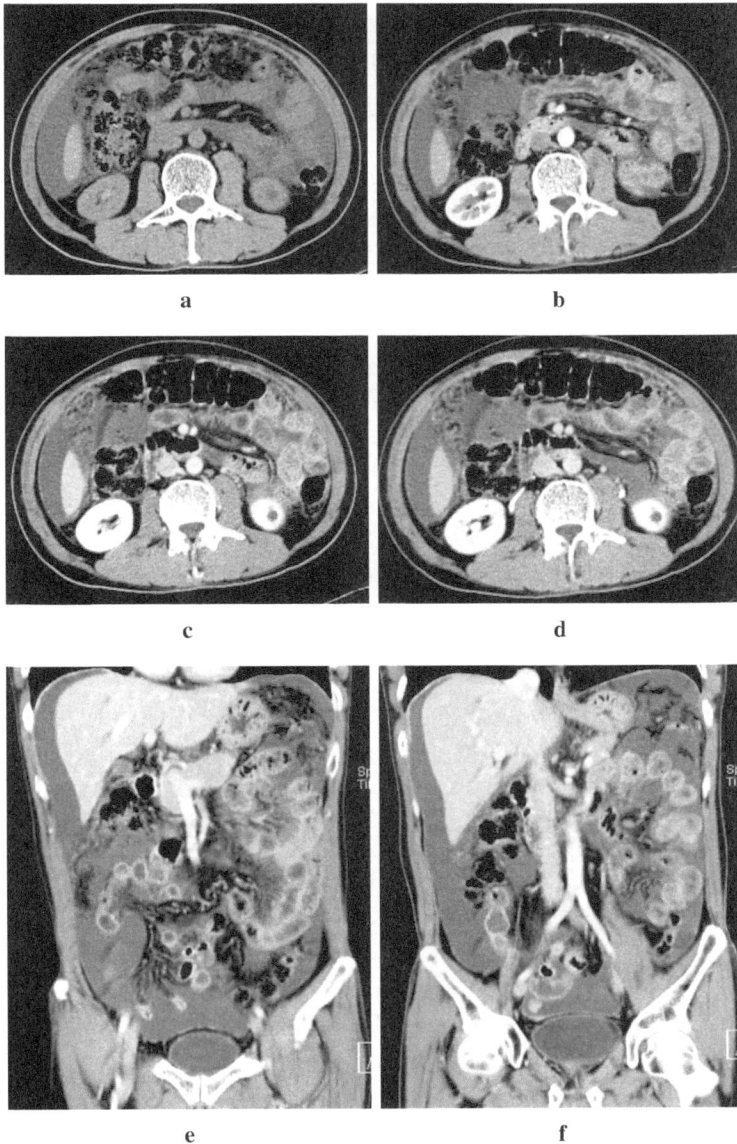

图 228　病例 228 的影像学检查图片

根据所提供的临床和影像资料等，描述影像征象，提出影像诊断、鉴别诊断思路及下一步处理等，并回答相关专业问题。

【临床思维与决策评分表】

考生姓名		准考证号		考试日期		年　月　日	
题干							
项目/问题	项目/分	参考答案要点				分值/分	得分
请简要概括患者的临床资料，并说明图像的影像检查技术	10	**一般资料**：青壮年男性(1分)；腹痛、腹胀2月余，食欲减退20余天(1分)；触诊揉面感，移动性浊音呈阳性(1分)；大便隐血试验呈阴性，血红蛋白、红细胞计数减少，血沉升高(1分)				4	
		影像检查技术：腹部动态增强CT扫描(1分)，包括平扫(1分)、动脉期(1分)、门脉期(1分)及平衡期(1分)、门脉期MPR冠状位重建(1分)				6	
请对所提供图像的病变影像表现进行客观描述	25	**部位**：腹膜(3分)				3	
		数目：多个(2分)				2	
		形态：弥漫增厚(2分)				2	
		大小：未提供(1分)				1	
		边界：欠清晰(2分)				2	
		密度及强化：大网膜(2分)增厚，可见网格结节影、污垢状，壁腹膜(2分)及肠系膜(2分)线带样增厚，系膜缩短、牵拉肠管(2分)，增强扫描渐进性强化(2分)				10	
		其他特点：中-大量腹水(2分)，胃肠壁未见明显增厚(2分)，未见明显肿大淋巴结(1分)				5	
请对该病变的临床特点与影像特点进行归纳	15	**临床特点**：青壮年男性(1分)，腹痛、腹胀2月余，食欲减退20余天(1分)，触诊揉面感，移动性浊音呈阳性(2分)，伴有轻度贫血(1分)，血沉升高(2分)				7	
		影像特点：大网膜、壁腹膜及肠系膜广泛增厚(3分)，伴中-大量腹水(3分)，胃肠壁未见明显增厚(2分)				8	
请诊断，包括定位与定性诊断等	10	**定位**：腹膜(3分)				3	
		定性：结核(7分)				7	
请给出腹膜广泛增厚的5个需要鉴别的疾病，并简要说明鉴别点(临床表现、实验室检查及影像表现等)	25	**结核性腹膜炎**：青壮年多见，腹部触诊揉面感，腹部影像具有多样性，腹膜钙化、环形强化淋巴结或其他部位结核有助于鉴别。 **肠系膜脂膜炎**：模糊条索影，实性结节不明显，可见"脂肪环征""假包膜征"。 **腹膜转移瘤**：常继发于腹盆部恶性肿瘤(胃肠及卵巢)。 **腹膜间皮瘤**：多见于40岁以上，可分为实性、囊实性及囊性，实性部分强化明显，腹腔可呈"集装箱"样改变，缺乏肿大淋巴结。 **腹膜假性黏液瘤**：多囊样肿块，囊壁薄而均匀，边缘强化，实质脏器受压呈"扇贝征"。 (每答对1个得5分，答对5个得25分)				25	

项目/问题	项目/分	参考答案要点	分值/分	得分
根据现有资料，请对该患者的下一步诊疗计划做出合理决策	10	完善结核相关实验室检查(3分)及肺部CT检查(3分)，明确诊断后行抗结核治疗(4分)	10	
沟通表达能力	5	语言流利、思路清晰、逻辑严谨、沟通顺畅(5分)	5	
总分			100	
折算后的综合成绩(本站实际得分×10%)				
点评(未通过者需注明理由)			考官签名：	

【课后思考题】

1. 结核性腹膜炎的病理分型包括哪些？

2. CA125升高见于哪些情况？

3. 结核性腹水和肿瘤性腹水如何鉴别？

（吴静　张子曙）

病例229 腹膜后淋巴瘤

题干：患者，男，52岁，反复发热3月余。体格检查：双颈部、腋窝及腹股沟区多发肿大淋巴结，质地中等，移动性差。实验室检查：血红蛋白118 g/L，中性粒细胞计数7.44×10^9/L，LDH 963 μ/L，ESR 63 mm/h。影像检查结果如图229所示。

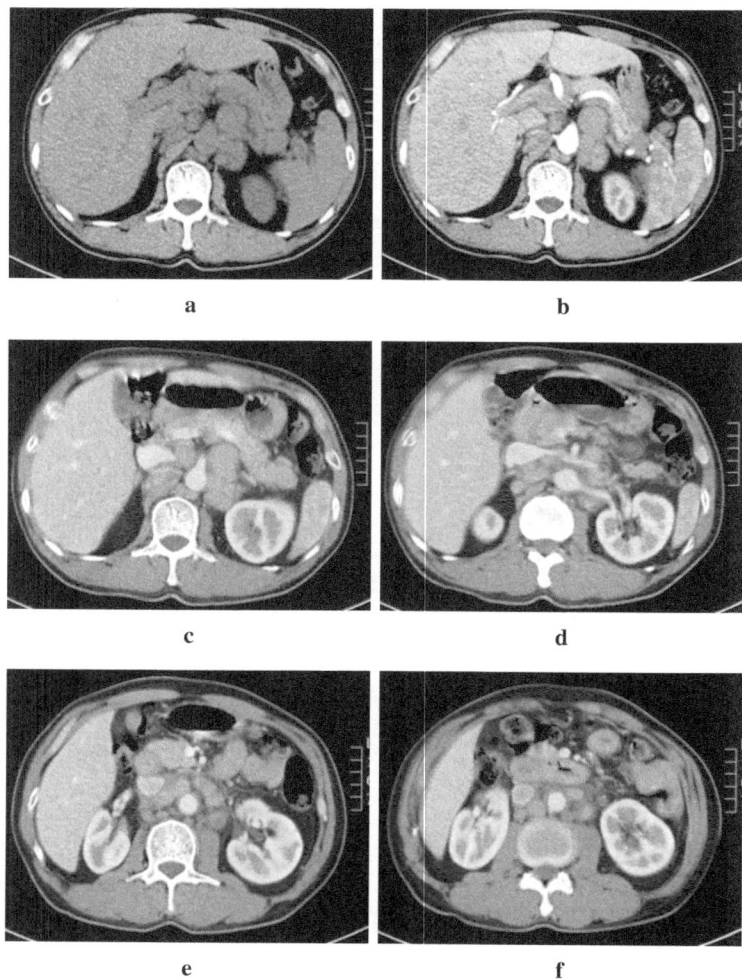

图229 病例229的影像学检查图片

根据所提供的临床和影像资料等，描述影像征象，提出影像诊断、鉴别诊断思路及下一步处理等，并回答相关专业问题。

【临床思维与决策评分表】

考生姓名		准考证号		考试日期		年　月　日	
题干							
项目/问题	项目/分	参考答案要点				分值/分	得分
请简要概括患者的临床资料，并说明图像的影像检查技术	10	**一般资料**：中年男性（1分），反复发热，慢性病程（2分）。实验室检查 LDH 及 ESR 升高，血红蛋白轻度下降（1分）。全身多处淋巴结肿大（2分）				6	
		影像检查技术：腹部多期增强 CT 扫描（1分），包括平扫（1分）、动脉期（1分）、静脉期（1分）				4	
请对所提供图像的病变影像表现进行客观描述	25	**定位**：腹膜后（3分）				3	
		数目：多发（2分）				2	
		形态：圆形、卵圆形（2分）				2	
		大小：未提供（2分）				2	
		边界：清楚（2分）				2	
		密度及强化：平扫呈软组织密度（2分），密度均匀（1分）。动脉期：强化不明显（2分）。静脉期：轻中度均匀强化（2分）				7	
		其他表现：病变沿大血管走行（2分），未见明显出血、坏死及钙化（2分），未见血管侵犯征象（1分）。肝脏略饱满，脾稍大、达6个肋间（2分）				7	
请对该病变的临床特点与影像特点进行归纳	20	**临床特点**：中年男性，慢性发热（1分），全身多发淋巴结增大（2分）。血沉及 LDH 升高，血红蛋白轻度降低（2分）				5	
		影像特点：腹膜后多发肿大淋巴结（3分），沿大血管走行/血管漂浮征（3分），密度及强化均匀（3分），轻中度延迟强化（2分），未见明显坏死及血管侵犯征象（2分），伴肝脾大（2分）				15	
请诊断，包括定位与定性诊断等	10	**定位**：腹膜后（4分）				4	
		定性：多发肿大淋巴结（3分），淋巴瘤（3分）				6	

项目/问题	项目/分	参考答案要点	分值/分	得分
请给出 5 个鉴别诊断，并简要说明本病与淋巴结结核的鉴别点（临床表现、实验室检查及影像表现等）	20	**鉴别诊断**：转移瘤，淋巴结结核，巨淋巴结增生症，腹膜后纤维化，嗜铬细胞瘤，神经纤维瘤，神经节细胞瘤，腹膜后平滑肌瘤等。 （每答对 1 个得 2 分，答对 5 个及以上得 10 分）	10	
		淋巴瘤与淋巴结结核的鉴别要点： 1. 部位：淋巴瘤多位于腹主动脉上下区、肠系膜；淋巴结结核多位于肠系膜、网膜及 L3 以上腹主动脉旁。 2. 边界：淋巴瘤初期边界清楚，进展期可增大、融合；淋巴结结核多边界模糊。 3. 大小：淋巴瘤轻、中度肿大或肿块改变；淋巴结结核直径多<4 cm，有自限性。 4. 密度：淋巴瘤密度多均匀，治疗前坏死、钙化少见；淋巴结结核多因淋巴结处于不同病理时期，密度不一，可坏死、钙化同时存在。 5. 强化：淋巴瘤多呈轻中度延迟强化；淋巴结结核多为环形、多房样强化，其中结核性肉芽肿性淋巴结也可表现为轻中度均匀强化。 6. 其他病变：淋巴瘤可累及全身淋巴结，淋巴结结核多有明确的结核病史。 7. 抗结核治疗：淋巴瘤无效；淋巴结结核有效。 （每答对 1 个得 2 分，答对 5 个及以上得 10 分）	10	
简述提示病变位于腹膜后的征象	10	1. 病变与腹膜内器官之间的脂肪间隔存在。 2. 腹膜后器官受压前移（如肾脏、胰腺、输尿管等）。 3. 病变与相邻后腹壁或盆腔肌肉之间的脂肪间隔不清、或消失（如腰大肌、髂腰肌等）。 4. 病变包埋腹膜后大血管（腹主动脉、下腔静脉），腹部大血管向前、向对侧移位。 （每答对 1 个得 2 分，答对 4 个得满分）	10	
沟通表达能力	5	语言流利、思路清晰、逻辑严谨、沟通顺畅（5 分）	5	
总分			100	
折算后的综合成绩（本站实际得分×10%）				
点评（未通过者需注明理由）				
			考官签名：	

【课后思考题】

1. 简述腹膜后淋巴结肿大的常见疾病及鉴别要点。

2. 腹膜后解剖及常见疾病有哪些？

（易丽姗　刘军）

第三节　骨骼肌肉系统、头颈五官

病例 230　骨样骨瘤

　　题干：患者，男，12 岁，无明显诱因出现右侧大腿外侧疼痛 2 月余，呈间歇性，夜间疼痛明显，自行服用布洛芬可缓解。专科检查：（－）。实验室检查：（－）。影像检查结果如图 230 所示。

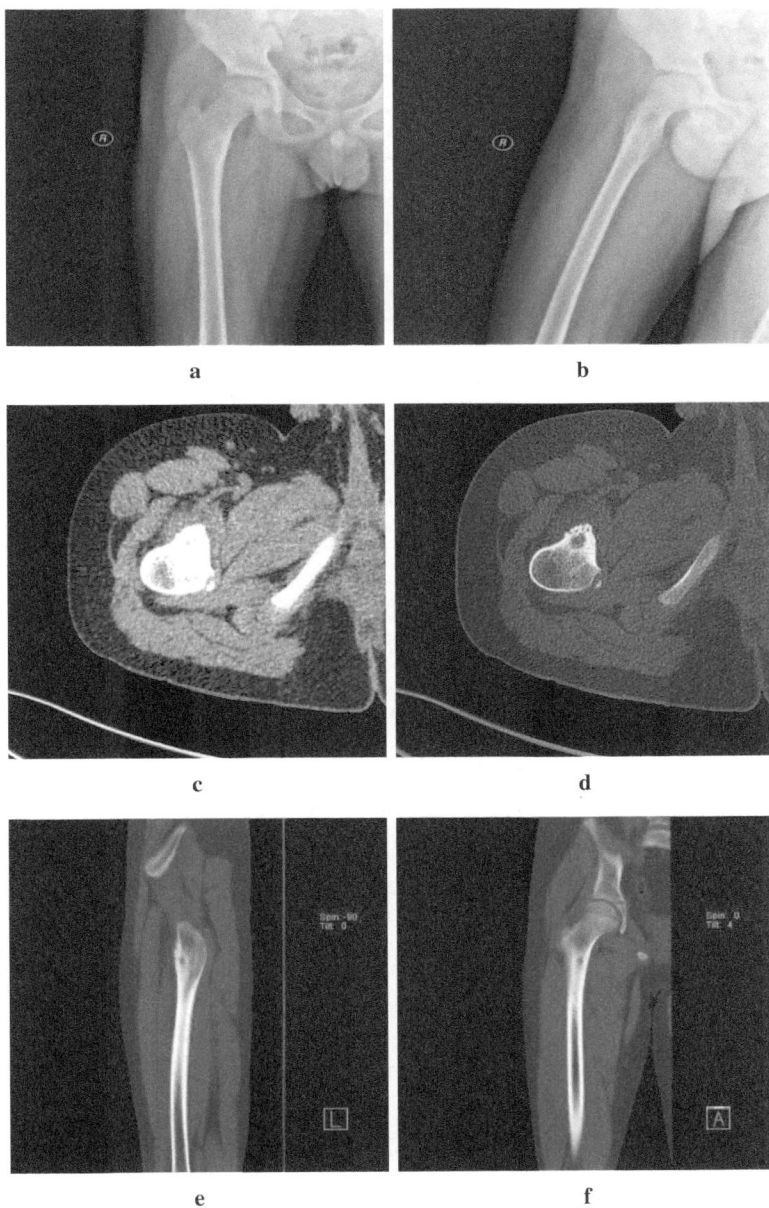

a

b

c

d

e

f

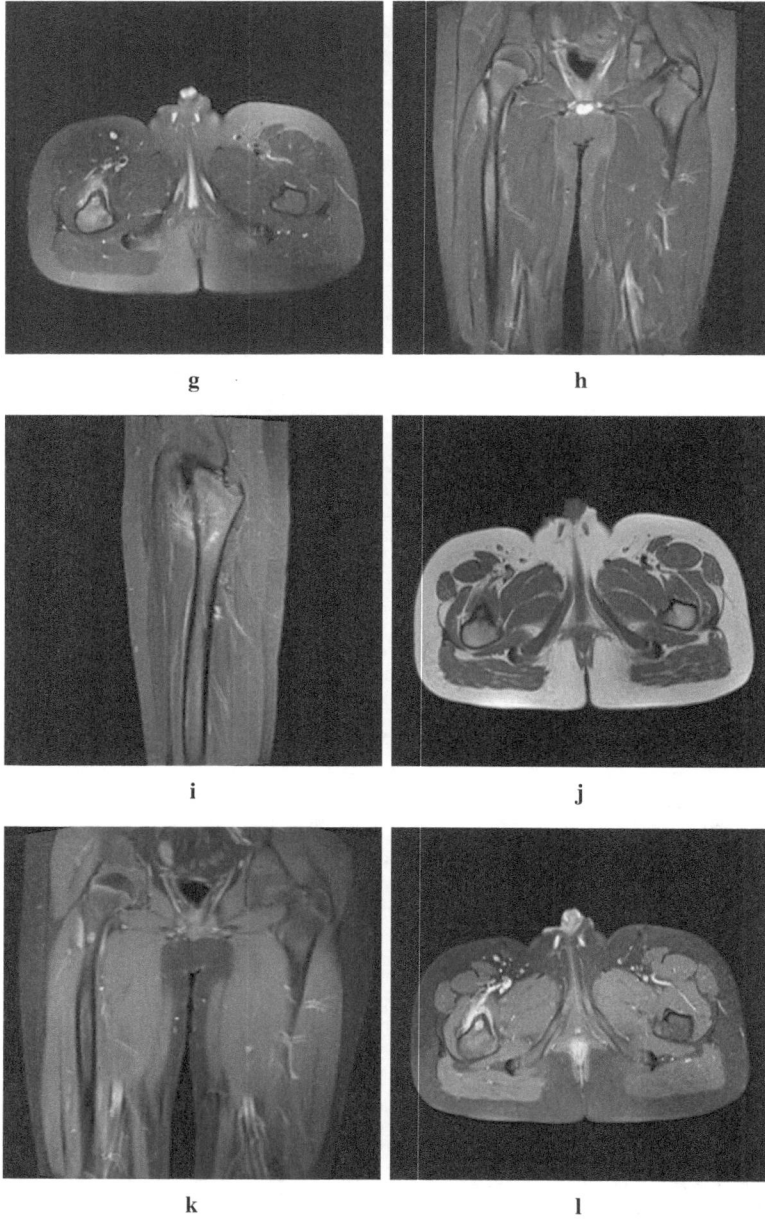

图 230　病例 230 的影像学检查图片

　　根据所提供的临床和影像资料等，描述影像征象，提出影像诊断、鉴别诊断思路及下一步处理等，并回答相关专业问题。

【临床思维与决策评分表】

考生姓名		准考证号		考试日期		年　　月　　日	
题干							
项目/问题	项目/分	参考答案要点				分值/分	得分
请简要概括患者的临床资料，并说明图像的影像检查技术	10	**一般资料**：青少年男性，右侧大腿外侧疼痛2月余（1分）；呈间歇性，夜间疼痛明显，自行服用布洛芬可缓解（2分）				3	
		影像检查技术：右侧股骨上段X线正、侧位（1分）；右侧股骨上段CT轴位（横断位）软组织窗、骨窗、（骨窗）MPR冠状位、矢状位（3分）；右侧股骨上段MRI轴位（横断位）T1WI相、（抑脂）T2WI相（轴位、冠状位、矢状位）、（抑脂）T1WI增强相（轴位、冠状位）（3分）				7	
请对所提供图像的病变影像表现进行客观描述	20	**定位**：右侧股骨上段（2分）				2	
		数目：1个（1分）				1	
		形态：圆形或卵圆形（1分）				1	
		大小：未提供（1分）				1	
		边界：X线示右侧股骨上段圆形低密度影，边界清楚；CT示右侧股骨上段圆形低密度影，周围骨质硬化、骨皮质增厚，边界清楚，周围软组织未见明确异常（3分）；MRI示右侧股骨上段异常信号影，边界清楚，周围软组织水肿（3分）				6	
		密度（信号）：X线/CT示病灶呈低密度影（低密度瘤巢，中心可硬化），周围反应性骨质硬化、骨皮质增厚（2分）；MRI上T1WI呈低信号，T2WI呈高信号，中央可见点状低信号（T2WI信号多样与其3个发展阶段有关）等，增强后明显强化，周围软组织T2WI（压脂）信号增高，增强后明显强化（水肿）（3分）				5	
		与邻近结构的关系：病变与周围组织关系清楚，未见明确侵犯征象（4分）				4	
请对病变影像征象产生的可能机制进行分析	20	**定位分析**：病灶位于右侧股骨上段（2分），边界清楚，周围骨皮质反应性增厚，骨皮质连续、完整（4分），未见骨膜增生及周围软组织肿块形成（4分）				10	
		定性分析：病灶X线/CT上表现为局部骨质破坏，边界清楚，周围骨皮质增厚，但骨皮质完整、连续（4分）；无骨膜增生反应及周围软组织肿块形成（4分）；无浸润性骨质破坏等恶性骨肿瘤的影像学征象，提示良性病变（2分）				10	

项目/问题	项目/分	参考答案要点	分值/分	得分
请对该病变的临床特点与影像特点进行归纳	15	**临床特点**：青少年男性(1分)；右侧大腿外侧疼痛，呈间歇性，夜间疼痛明显，自行服用布洛芬可缓解(2分)	3	
		实验室检查：无明显异常提示(2分)	2	
		影像特点：右侧股骨上段局部骨质破坏，中央可见低密度影(瘤巢)(6分)，周围可见反应性骨质增厚，MRI上T1WI呈低信号，T2WI呈高信号，中央可见点状低信号(T2WI信号多样与其3个发展阶段有关)等，增强后明显强化，无骨膜增生、Codman三角和周围软组织肿块等恶性骨肿瘤的影像征象(4分)	10	
请诊断，包括定位与定性诊断等	10	**定位**：右侧股骨上段(4分)	4	
		定性：病灶呈圆形或卵圆形(低密度瘤巢为特征性影像征象)，边界清楚，周围反应性骨质增生，邻近骨皮质增厚，但连续、完整，周围未见软组织肿块，考虑良性病变，骨样骨瘤可能性大(6分)	6	
请给出2个需要鉴别的疾病，并简要说明鉴别点(临床表现、实验室检查及影像表现等)	10	**慢性骨脓肿(Brodie氏脓肿)**：为一种局限性慢性化脓性骨髓炎，儿童及青少年常见，病灶大多局限于长骨干骺端；X线表现为长骨干骺端中心部位的圆形骨质破坏区(骨质破坏区可较大，而骨样骨瘤骨质破坏区一般<1.5 cm)，骨质破坏区一般无钙化或骨化影(5分)	5	
		应力性骨折(疲劳骨折)：当骨折骨质增生和骨膜反应明显时可类似骨样骨瘤，但应力性骨折多有特定的发病部位，短期内剧烈运动或长期活动病史，疼痛在运动后加重，休息后缓解。骨折线不规则，而骨样骨瘤的瘤巢多呈圆形或类圆形(5分)	5	
根据现有资料，请对该患者的下一步诊疗计划做出合理决策	10	**中央出现低密度瘤巢**为骨样骨瘤的特征性影像征象，诊断不难(5分)	5	
		建议专科治疗(3分)	3	
		影像引导下穿刺或手术取病变活检有助确诊(2分)	2	
沟通表达能力	5	语言流利、思路清晰、逻辑严谨、沟通顺畅(5分)	5	
总分			100	
折算后的综合成绩(本站实际得分×10%)				
点评(未通过者需注明理由)				
			考官签名：	

【课后思考题】

1. 骨样骨瘤的临床特点有哪些？

2. 根据发病部位，X线上可怎样进行分型？

（蔡赛男　李畅）

病例 231 骨囊肿

题干：患者，男，7 岁，体检发现右侧肱骨病变 7 月。专科检查：双上肢等长，右上肢未扪及明显肿块，局部压痛（-），肢体活动尚可。实验室检查：（-）。影像检查结果如图 231 所示。

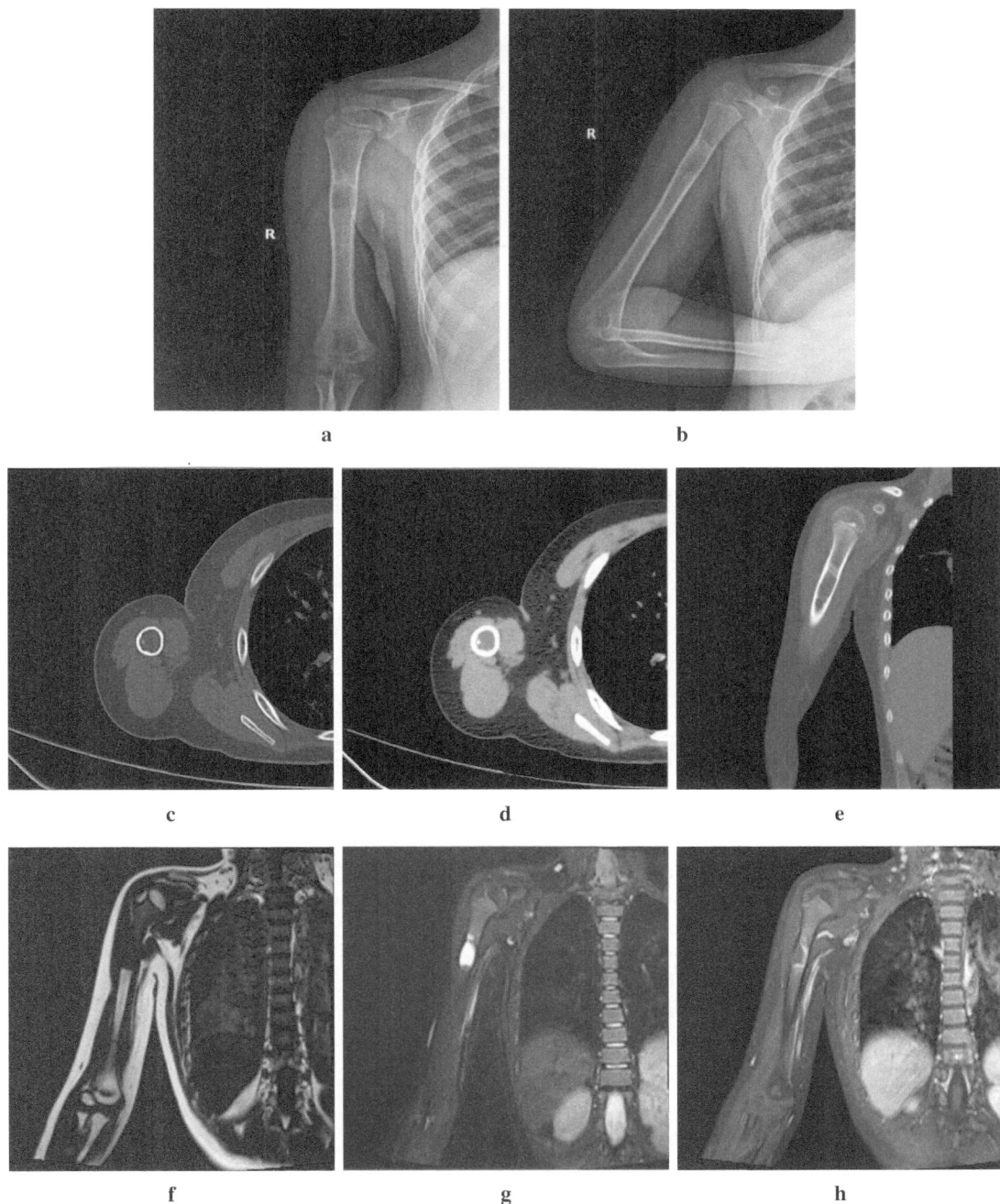

图 231 病例 231 的影像学检查图片

根据所提供的临床和影像资料等，描述影像征象，提出影像诊断、鉴别诊断思路及下一步处理等，并回答相关专业问题。

【临床思维与决策评分表】

考生姓名		准考证号		考试日期		年　月　日	
题干							
项目/问题	项目/分	参考答案要点				分值/分	得分
请简要概括患者的临床资料，并说明图像的影像检查技术	10	**一般资料**：儿童（1分）；体检发现右侧肱骨病变7月（1分）；专科检查、实验室检查未提示异常（1分）				3	
		影像检查技术：右侧肱骨正、侧位片（1分），右上肢CT轴位（横断位）软组织窗（1分）、骨窗（1分）、MPR冠状位骨窗（1分），MRI平扫冠状位T1WI相（1分）、T2WI（抑脂）相（1分），冠状位（抑脂）T1WI增强相（1分）				7	
请对所提供图像的病变影像表现进行客观描述	20	**定位**：右侧肱骨中上段（2分）				2	
		数目：1个（1分）				1	
		形态：膨胀性、单发囊性（1分）				1	
		大小：未提供（1分）				1	
		边界：X线示右侧肱骨中上段膨胀性骨质破坏、边缘清楚，可见硬化边（3分）；CT示右侧肱骨中上段膨胀性骨质破坏，周围软组织未见异常（2分）；MRI所见与CT大致相同（1分）				6	
		密度（信号）：X线及CT示病灶内呈低密度，密度均匀（2分），周围可见高密度影（硬化边）（1分）；MRI上T1WI呈低信号，T2WI呈高信号，增强扫描病灶边缘可见强化（2分）				5	
		与邻近结构的关系：病变与周围软组织关系清楚，未见明确侵犯征象（2分）；所见右侧肩关节、肘关节间隙均匀（2分）				4	
请对病变影像征象产生的可能机制进行分析	20	**定位分析**：病变主体位于右侧肱骨中上段髓腔内（未跨越骺板）（3分）；病灶呈单发、膨胀性改变，周围骨皮质压迫、吸收、变薄，骨皮质连续（5分）；周围软组织结构清晰（2分）				10	
		定性分析：病灶呈单发、膨胀性改变；周围可见硬化边（表明疾病进展相对缓慢，有新生骨形成），无骨膜增生、Codman三角、瘤骨形成及周围软组织肿块等恶性骨肿瘤影像征象，提示良性病变（7分）；病灶位于髓腔中央，未跨越骺板，呈单房改变等影像特征可用于与骨巨细胞瘤、动脉瘤样骨囊肿鉴别（3分）				10	

项目/问题	项目/分	参考答案要点	分值/分	得分
请对该病变的临床特点与影像特点进行归纳	15	**临床特点**：儿童(2分)，体检发现病灶(1分)	3	
		实验室检查：无明显异常提示(2分)	2	
		影像特点：右侧肱骨中上段髓腔内单发囊性病灶，未跨越骺板(2分)；长径与骨长轴一致，居于中心，未见偏心性生长(2分)；边缘光整、可见硬化边(2分)；未见骨膜增生、Codman三角、瘤骨等恶性骨肿瘤征象(2分)；增强扫描边缘强化(1分)；病灶与周围软组织关系清楚(1分)	10	
请诊断，包括定位与定性诊断等	10	**定位**：右侧肱骨中上段(4分)	4	
		定性：病灶呈膨胀性、囊性改变，边界清楚，可见硬化边，长径与骨长轴一致，无骨膜增生、Codman三角、瘤骨等恶性骨肿瘤征象(4分)；考虑良性病变，骨囊肿可能性大(2分)	6	
请给出2个需要鉴别的疾病，并简要说明鉴别点（临床表现、实验室检查及影像表现等）	10	**骨巨细胞瘤**：多发生于骨骺闭合后的骨端，呈偏心性生长，呈多发囊状或皂泡样改变，骨质硬化少见，常垂直骨干长轴发展。可有皮质破坏及软组织肿块形成。而骨囊肿更容易合并病理性骨折，伴病理性骨折时，囊壁骨质CT可呈"冰裂"状碎骨片，碎骨片陷入囊腔内时CT可见"骨片陷落征"。需要注意的是，多次发生病理性骨折者囊肿内可见血性液体和凝血块，T1WI信号增高，并且局部可见活跃的骨痂形成(5分)	5	
		动脉瘤样骨囊肿：多发生于干骺端，亦常有硬化边；动脉瘤样骨囊肿多呈偏心性、房性生长，膨胀更加明显，液–液平面常见，且有时囊内有钙化或骨化影。当骨囊肿合并多次病理性骨折时，信号可类似，但液–液平面、多房性生长仍是其重要的鉴别点(5分)	5	
根据现有资料，请对该患者的下一步诊疗计划做出合理决策	10	骨肿瘤的诊断强调临床、影像与病理相结合的诊断原则(3分)。影像为重要手段，确诊有赖病理(2分)	5	
		骨囊肿常合并病理性骨折，建议尽早专科治疗(3分)	3	
		如全身其他部位无病变累及，可行影像引导下穿刺活检或手术取病变行病理检查(2分)	2	
沟通表达能力	5	语言流利、思路清晰、逻辑严谨、沟通顺畅(5分)	5	
总分			100	
折算后的综合成绩(本站实际得分×10%)				
点评(未通过者需注明理由)		考官签名：		

【课后思考题】

简述骨囊肿的好发部位。

（蔡赛男　李畅）

病例 232　骨纤维异常增殖症

题干：患者，女，23 岁，左下肢刺痛 1 月余。专科检查：（-）。实验室检查：（-）。影像检查结果如图 232 所示。

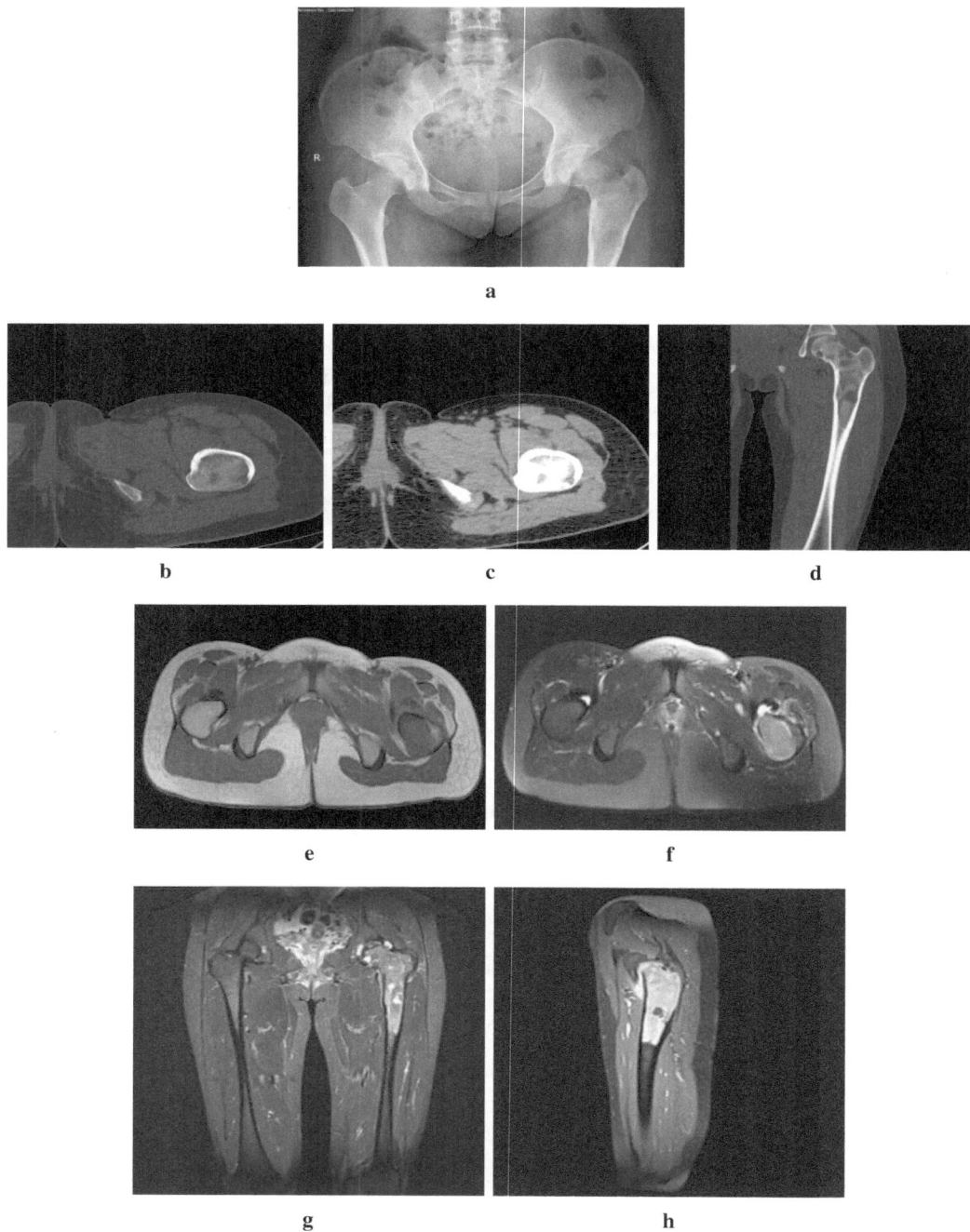

图 232　病例 232 的影像学检查图片

根据所提供的临床和影像资料等，描述影像征象，提出影像诊断、鉴别诊断思路及下一步处理等，并回答相关专业问题。

【临床思维与决策评分表】

考生姓名		准考证号		考试日期	年　月　日	
题干						
项目/问题	项目/分	参考答案要点			分值/分	得分
请简要概括患者的临床资料，并说明图像的影像检查技术	10	**一般资料**：青年女性（1分）；左下肢刺痛1月余（1分）；专科检查、实验室检查无明确异常（1分）			3	
		影像检查技术：骨盆正位片（1分），股骨CT轴位（横断位）软组织窗（1分）、骨窗（1分）、MPR冠状位骨窗（1分），MRI平扫轴位T1WI相（1分）、（抑脂）T2WI相（1分）、（抑脂）T1WI增强相（冠状位+矢状位）（1分）			7	
请对所提供图像的病变影像表现进行客观描述	20	**定位**：左侧股骨近端（2分）			2	
		数目：1个（1分）			1	
		形态：片状（1分）			1	
		大小：未提供（1分）			1	
		边界：X线示左侧股骨近端骨小梁结构不清，呈磨玻璃样改变，边界不清楚，呈轻度膨胀性改变（3分）；CT示病灶范围与X线大致相仿，周围软组织结构清晰（2分）；MRI所见与CT大致相仿（1分）			6	
		密度（信号）：X线及CT病灶内正常骨小梁结构消失，呈磨玻璃样改变，病灶轻度膨胀，周围骨皮质稍变薄（3分）；MRI上T1WI呈低信号，T2WI呈稍高/高信号，增强扫描明显强化（2分）			5	
		与邻近结构的关系：病变与周围软组织关系清楚，骨皮质连续（2分）；所见左侧髋关节间隙均匀（2分）			4	
请对病变影像征象产生的可能机制进行分析	20	**定位分析**：病变主体位于左侧股骨近端，周围部分骨皮质受压、吸收、变薄，但骨皮质连续性存在，周围软组织结构清晰，提示病灶局限于骨内，未突破皮层骨向外浸润（10分）			10	
		定性分析：病灶X线及CT上表现为正常骨小梁结构消失，出现磨玻璃样改变（2分）；病灶呈轻度膨胀性改变，局部骨皮质吸收、变薄，但骨皮质尚连续，提示病变进展相对缓慢（2分）；病灶边界不清楚，无明显硬化边及骨膜增生反应（2分）；病灶与周围软组织结构关系清晰（2分）；无恶性骨肿瘤的影像学征象，提示偏良性病变（2分）			10	

项目/问题	项目/分	参考答案要点	分值/分	得分
请对该病变的临床特点与影像特点进行归纳	15	**临床特点**：青年女性（2分），有左下肢刺痛的临床症状（1分）	3	
		实验室检查：无明显异常提示（2分）	2	
		影像特点：左侧股骨近端（2分）正常骨小梁结构消失，呈磨玻璃样改变（2分），病灶呈轻度膨胀性改变，局部骨皮质吸收、变薄，但骨皮质尚连续（2分），病灶边界不清楚，无明显硬化边及骨膜增生反应（2分），病灶与周围软组织结构关系清晰（2分）	10	
请诊断，包括定位与定性诊断等	10	**定位**：左侧股骨近端（4分）	4	
		定性：病灶无浸润性骨质破坏、周围软组织肿块等恶性肿瘤的影像征象（2分），且有磨玻璃样特征性改变，考虑良性病变（2分），骨纤维异常增殖症（2分）	6	
请给出2个需要鉴别的疾病，并简要说明鉴别点（临床表现、实验室检查及影像表现等）	10	**骨化性纤维瘤**：单骨骨纤维异常增殖症须与骨化性纤维瘤鉴别，骨化性纤维瘤好发于颌骨，一般为边界清晰的膨胀性病变，病灶边缘为较厚的骨性包壳，中心呈低密度区，并可见骨性间隔（5分）	5	
		Paget病（畸形性骨炎）：本病以中老年男性多见，根据病程分期不同，影像表现不同。CT表现：Ⅰ期溶骨；Ⅱ期溶骨与成骨并存；Ⅲ期成骨，非常致密，不能区分内板、板障、外板，局部状如棉团，显示"棉絮"样外观，多累及颞骨和颅盖骨。骨纤维异常增殖症主要须与第Ⅲ期鉴别。Paget病临床疼痛及骨骼畸形均更明显（5分）	5	
根据现有资料，请对该患者的下一步诊疗计划做出合理决策	10	骨肿瘤的诊断强调临床、影像与病理相结合的诊断原则（3分）。影像为重要手段，确诊有赖病理（2分）	5	
		建议专科治疗（3分）	3	
		影像引导下穿刺或手术取病变活检有助确诊（2分）	2	
沟通表达能力	5	语言流利、思路清晰、逻辑严谨、沟通顺畅（5分）	5	
总分			100	
折算后的综合成绩（本站实际得分×10%）				
点评（未通过者需注明理由）				
			考官签名：	

【课后思考题】

骨纤维异常增殖症在X线上可有哪几种表现？

（蔡赛男　李畅）

病例 233　骨巨细胞瘤

　　题干：患者，男，34 岁，左膝疼痛 1 月余，加重伴活动受限 15 天。专科检查：左膝关节屈曲畸形，局部软组织肿胀。实验室检查：（-）。影像检查结果如图 233 所示。

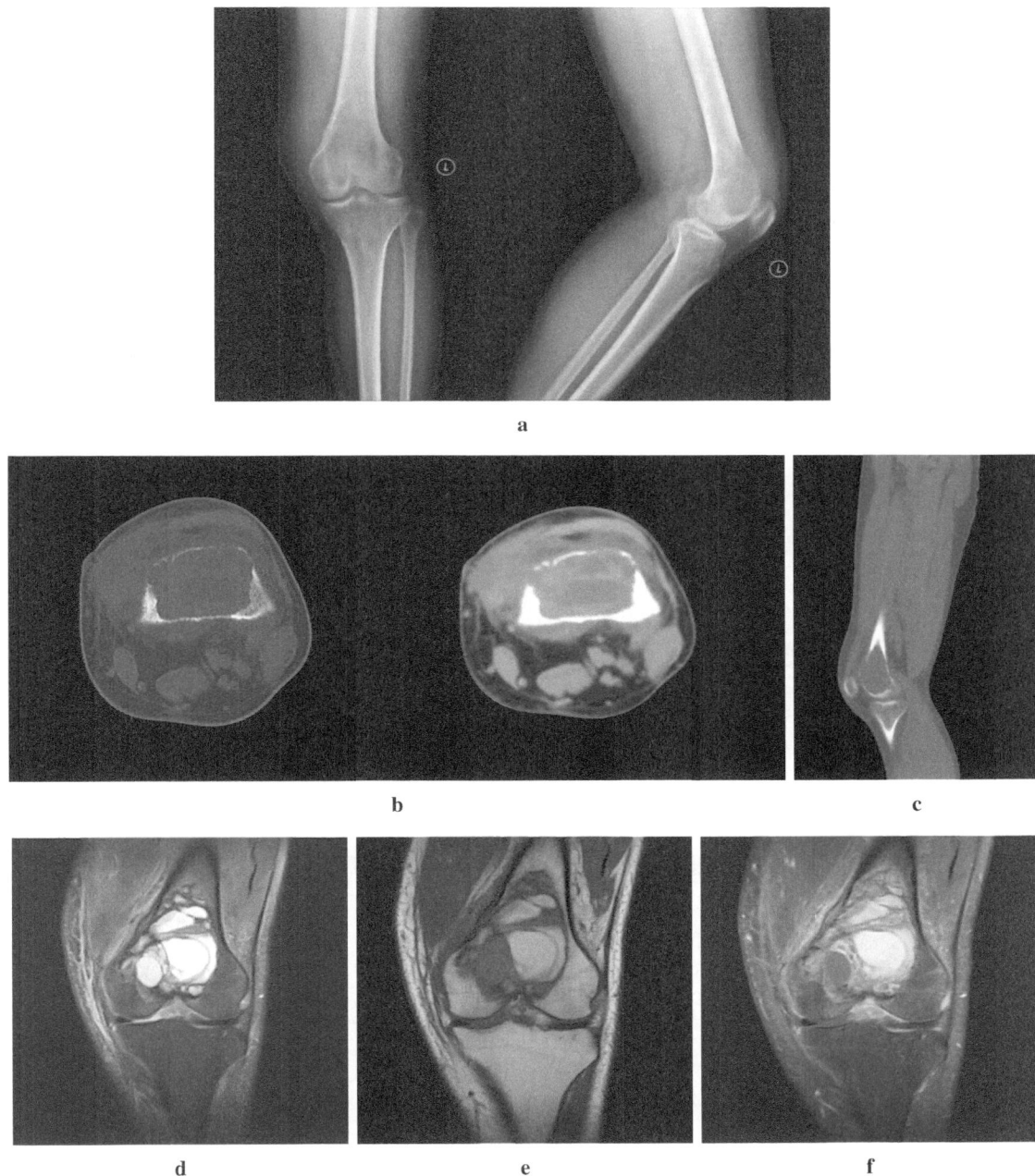

a

b　　　　　　　　　　　　　　　　　　　　c

d　　　　　　　　　　　　e　　　　　　　　　　　　f

图 233　病例 233 的影像学检查图片

　　根据所提供的临床和影像资料等，描述影像征象，提出影像诊断、鉴别诊断思路及下一步处理等，并回答相关专业问题。

【临床思维与决策评分表】

考生姓名		准考证号		考试日期	年 月 日	
题干						
项目/问题	项目/分	参考答案要点			分值/分	得分
请简要概括患者的临床资料，并说明图像的影像检查技术	10	**一般资料**：青年男性（1分），左膝疼痛1月余，加重伴活动受限15天（1分），专科检查示左膝关节屈曲畸形，局部软组织肿胀（1分）			3	
		影像检查技术：左侧膝关节正、侧位片（1分），股骨CT轴位（横断位）软组织窗（1分）、骨窗（1分）、MPR矢状位骨窗（1分），MRI平扫冠状位（抑脂）T2WI相（1分）、冠状位T1WI相（1分），冠状位（抑脂）T1WI增强相（1分）			7	
请对所提供图像的病变影像表现进行客观描述	20	**定位**：左侧股骨远端（2分）			2	
		数目：1个（1分）			1	
		形态：膨胀性、多房性肿块（1分）			1	
		大小：未提供（1分）			1	
		边界：X线示左侧股骨下段膨胀性骨质破坏，与正常骨质边界清楚但不锐利（2分）；CT示左侧股骨下段膨胀性骨质破坏、边界清楚，无硬化边，周围软组织结构不清晰（2分）；MRI所示病变范围与CT所示病变范围相仿，病灶达骨性关节面下，周围软组织肿胀，T2信号增高，增强后可见强化（2分）			6	
		密度（信号）：X线及CT主体呈等/低密度，密度不均匀（2分）；MRI上T2WI、T1WI呈不均匀、混杂信号，部分可见液-液平面（2分）；T1WI增强扫描（抑脂）呈不均匀强化，边缘强化明显，内部可见不强化区（1分）			5	
		与邻近结构的关系：病变与周围软组织关系尚清楚，未见明确侵犯征象（2分），所见左侧膝关节间隙均匀（2分）			4	
请对病变影像征象产生的可能机制进行分析	20	**定位分析**：病灶主体位于左侧股骨远端（骨端）（3分）；病灶呈膨胀性、多房性改变，呈偏心性生长（5分）；MRI上可见病灶达关节面下，但未突破骨性关节面（2分），周围软组织结构清晰			10	
		定性分析：病灶呈膨胀性、偏心性生长，边界清楚无硬化边，未见骨膜增生及Codman三角，病灶与周围软组织结构分界清晰，无明确恶性骨肿瘤影像征象，提示偏良性病变（6分）；病灶内未见骨化影，可暂不考虑软骨源性肿瘤（1分），病灶长径与骨干垂直（呈膨胀性生长），须与骨囊肿鉴别（1分）；MRI上病灶T2WI、T1WI呈信号混杂，可见液-液平面，须与动脉瘤样骨囊肿鉴别（2分）			10	

项目/问题	项目/分	参考答案要点	分值/分	得分
请对该病变的临床特点与影像特点进行归纳	15	**临床特点**：男性，年龄大于20岁（2分）；临床症状有左膝疼痛伴活动受限（1分）	3	
		实验室检查：无明显异常提示（2分）	2	
		影像特点：左侧股骨下段骨质呈膨胀性、多房性破坏，病灶长径与骨干垂体，呈偏心性生长，病灶内未见钙化影（4分），未见骨膜增生及Codman三角（2分），增强扫描边缘及分隔呈明显、不均匀强化（2分），病灶与周围软组织关系尚清楚（2分）	10	
请诊断，包括定位与定性诊断等	10	**定位**：左侧股骨下段（4分）	4	
		定性：病灶呈膨胀性、皂泡样改变（2分），紧靠关节面下（1分），无骨膜增生、Codman三角及周围软组织肿块等恶性影像征象（1分），考虑良性骨肿瘤或肿瘤样病变（1分），骨巨细胞瘤可能性大（1分）	6	
请给出2个需要鉴别的疾病，并简要说明鉴别点（临床表现、实验室检查及影像表现等）	10	**骨囊肿**：多在骨骺愈合前发生，多表现为干骺端或骨干内中心单囊或多囊状透亮区，膨胀不如骨巨细胞瘤，病灶沿骨长轴发展，一般不跨越骺板，其内密度一般较均匀，边缘轻度骨质硬化，合并病理性骨折时，可见"骨片陷落征"（5分）	5	
		动脉瘤样骨囊肿：多发生在10~20岁，好发于干骺端，常有硬化边，动脉瘤样骨囊肿液-液平面更为常见，且CT可显示囊壁有钙化或骨化影。本例可见液-液平面，也应作为重点诊断之一（5分）	5	
根据现有资料，请对该患者的下一步诊疗计划做出合理决策	10	骨肿瘤的诊断强调临床、影像与病理相结合的诊断原则（3分）。影像为重要手段，确诊有赖病理（2分）	5	
		骨巨细胞瘤可分为良性、过渡类型和恶性3种，建议专科治疗（3分）	3	
		如全身其他部位无病变累及，可行影像引导下穿刺活检或手术取病变行病理检查（2分）	2	
沟通表达能力	5	语言流利、思路清晰、逻辑严谨、沟通顺畅（5分）	5	
总分			100	
折算后的综合成绩（本站实际得分×10%）				
点评（未通过者需注明理由）				
		考官签名：		

【课后思考题】

1. 简述骨巨细胞瘤的好发年龄及部位。

2. 骨巨细胞瘤的分级？出现哪些影像征象时，须注意恶性骨巨细胞瘤的可能？

3. 简述骨巨细胞瘤与骨囊肿、动脉瘤样骨囊肿的影像鉴别要点。

（蔡赛男 李畅）

病例234 骨母细胞瘤

题干：患者，女，11岁，右上肢疼痛4年，加重3天余。体格检查：右侧肱骨近端压痛，右上肢活动无明显受限，右上肢肌力稍弱。实验室检查：血红蛋白 134 g/L，红细胞计数 4.8×10^{12}/L，白细胞计数 7.9×10^9/L；血沉 15 mm/h；CRP 1.3 mg/L。无手术史，无肿瘤病史。影像检查结果如图234所示。

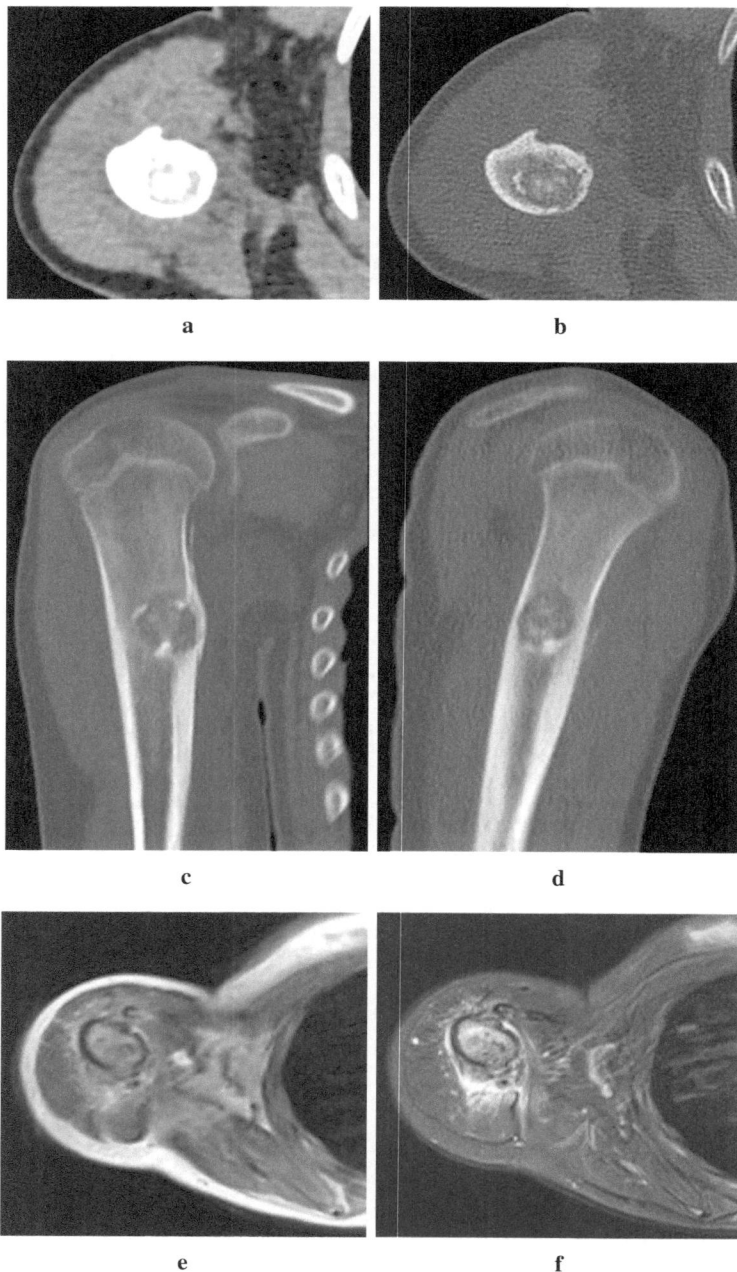

a   b

c   d

e   f

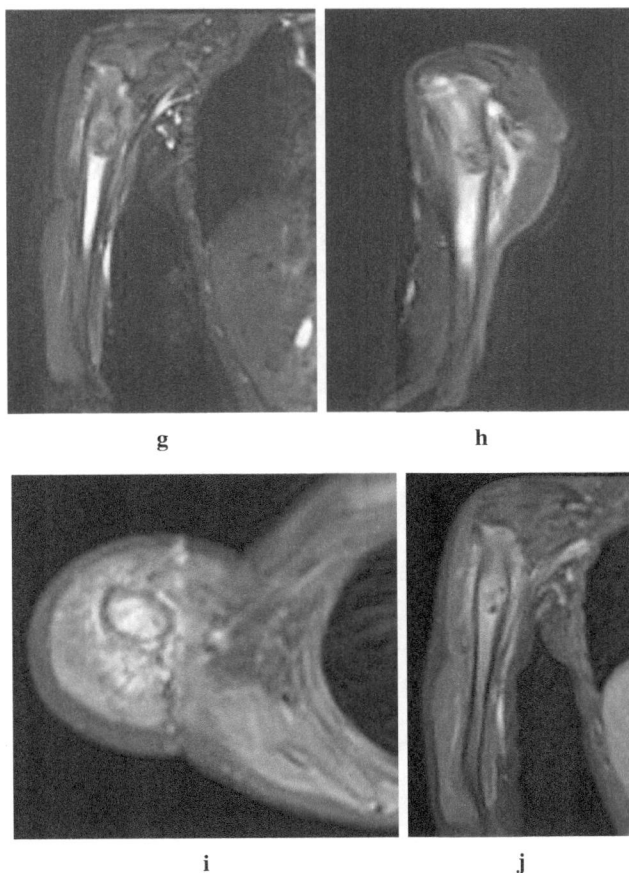

图 234　病例 234 的影像学检查图片

根据所提供的临床和影像资料等，描述影像征象，提出影像诊断、鉴别诊断思路及下一步处理等，并回答相关专业问题。

【临床思维与决策评分表】

考生姓名		准考证号		考试日期		年　月　日	
题干							
项目/问题	项目/分		参考答案要点			分值/分	得分
请简要概括患者的临床资料，并说明图像的影像检查技术	10	**一般资料**：儿童（1分）；右上肢疼痛 4 年，加重 3 天余（1分）；无手术史及肿瘤病史（1分）；血红蛋白、红细胞计数、白细胞计数未见异常；CRP、血沉均未见异常（1分）				4	
		影像检查技术：右侧肱骨 CT 平扫软组织窗及骨窗横断位，MPR 冠状位及矢状位重建（2分）；MRI T1WI 横断位及 T2WI（抑脂）横断位，T2WI（抑脂）冠状位及矢状位重建（2分）；横断位、冠状位 T1WI（抑脂）增强（2分）				6	

项目/问题	项目/分	参考答案要点	分值/分	得分
请对所提供图像的病变影像表现进行客观描述	20	**定位**：右侧肱骨近端(2分)	2	
		数目：1个(1分)	1	
		形态：不规则或类圆形(1分)	1	
		大小：未提供(1分)	1	
		边界：CT示右股骨远端地图样骨质破坏，边界尚清晰，未见明显硬化边(2分)；病变稍呈膨胀性生长(1分)；邻近骨皮质稍变薄，可见少许骨膜新生骨(2分)；MRI所示骨髓腔内异常信号范围大于CT所示病变范围(1分)	6	
		密度(信号)：病变呈低密度(1分)；边缘可见小斑片状高密度影(1分)；病变内可见小团片状混杂密度影(1分)；T1WI呈等密度，T2WI呈高信号，增强扫描可见明显强化(1分)；邻近骨髓腔内可见条片状T2WI高信号(1分)	5	
		与邻近结构的关系：未见软组织肿块形成(2分)；邻近软组织可见条片状长T2信号，增强扫描可见明显强化(2分)	4	
请对病变影像征象产生的可能机制进行分析	20	**定位分析**：病变主体位于右侧肱骨近端(2分)；病变呈溶骨性、地图样骨质破坏区，过渡带清晰，无明显硬化边(2分)；稍呈膨胀性生长(1分)；伴少许层状骨膜反应(1分)；局部骨皮质不连续(1分)；邻近肱骨骨髓腔内可见片状异常信号(1分)；邻近肌肉、软组织可见条片状异常信号(2分)	10	
		定性分析：右肱骨近端溶骨性、地图样骨质破坏区，无明显硬化边，过渡带清晰，提示病变侵袭性较弱(2分)；病变内小团片状混杂密度影及斑片状高密度影，提示病变存在成骨或反应性骨质硬化(2分)；病变邻近见层状骨膜反应，提示病变生长刺激骨膜(2分)；病变呈T2WI高信号，增强扫描呈明显强化，提示病变血管丰富(2分)；病变周围骨髓腔和软组织反应性充血水肿，表现为片状、条片状长T1、长T2信号(2分)	10	
请对该病变的临床特点与影像特点进行归纳	15	**临床特点**：儿童(1分)；右上肢疼痛4年，加重3天余(1分)；无手术史及肿瘤史(1分)	3	
		实验室检查：血红蛋白、红细胞计数、白细胞计数、血沉、CRP未见异常(2分)	2	
		影像特点：右侧肱骨近端地图样骨质破坏(4分)；呈低度侵袭性、膨胀性生长(2分)；增强扫描呈明显、不均匀强化(2分)；病变累及邻近骨髓腔及肌肉软组织(2分)	10	
请诊断，包括定位与定性诊断等	10	**定位**：右侧肱骨近端(4分)	4	
		定性：地图样、膨胀性骨质破坏并少许钙化/骨化(2分)，骨肿瘤可能性大(2分)，疑骨母细胞瘤(2分)	6	

项目/问题	项目/分	参考答案要点	分值/分	得分
请给出 2 个需要鉴别的疾病，并简要说明鉴别点（临床表现、实验室检查及影像表现等）	10	**骨样骨瘤**：夜间痛明显，水杨酸类药物可缓解；骨破坏区（瘤巢）常小于 1.5 cm，膨胀不明显但周围骨质增生硬化明显。且当骨皮质发生破坏并出现骨外肿块时，不管病灶大小均应考虑骨母细胞瘤（5 分）	5	
		慢性骨髓炎：患处可有红肿热痛，炎性指标常升高；骨质增生硬化明显，骨皮质常增厚、形态不规则，骨髓腔常变窄；骨髓腔内可见死骨和死腔；有时可见包壳及瘘管形成（5 分）	5	
根据现有资料，请对该患者的下一步诊疗计划做出合理决策	10	建议病理检查明确病变性质（5 分）	5	
		若确诊为骨母细胞瘤，首选外科手术切除（5 分）	5	
沟通表达能力	5	语言流利、思路清晰、逻辑严谨、沟通顺畅（5 分）	5	
总分			100	
折算后的综合成绩（本站实际得分×10%）				
点评（未通过者需注明理由）		考官签名：		

【课后思考题】

1. 常见的良性成骨性骨肿瘤有哪些？
2. 侵袭性骨母细胞瘤有哪些影像学表现？

（蔡赛男　刘垚）

病例 235 动脉瘤样骨囊肿

题干：患者，男，17 岁，外伤致右腕关节疼痛、活动受限 1 月余。专科检查：右侧腕关节活动轻度受限，轻压痛，皮肤未见明显红肿，皮温未触及升高，未触及肿块。实验室检查：（-）。影像检查结果如图 235 所示。

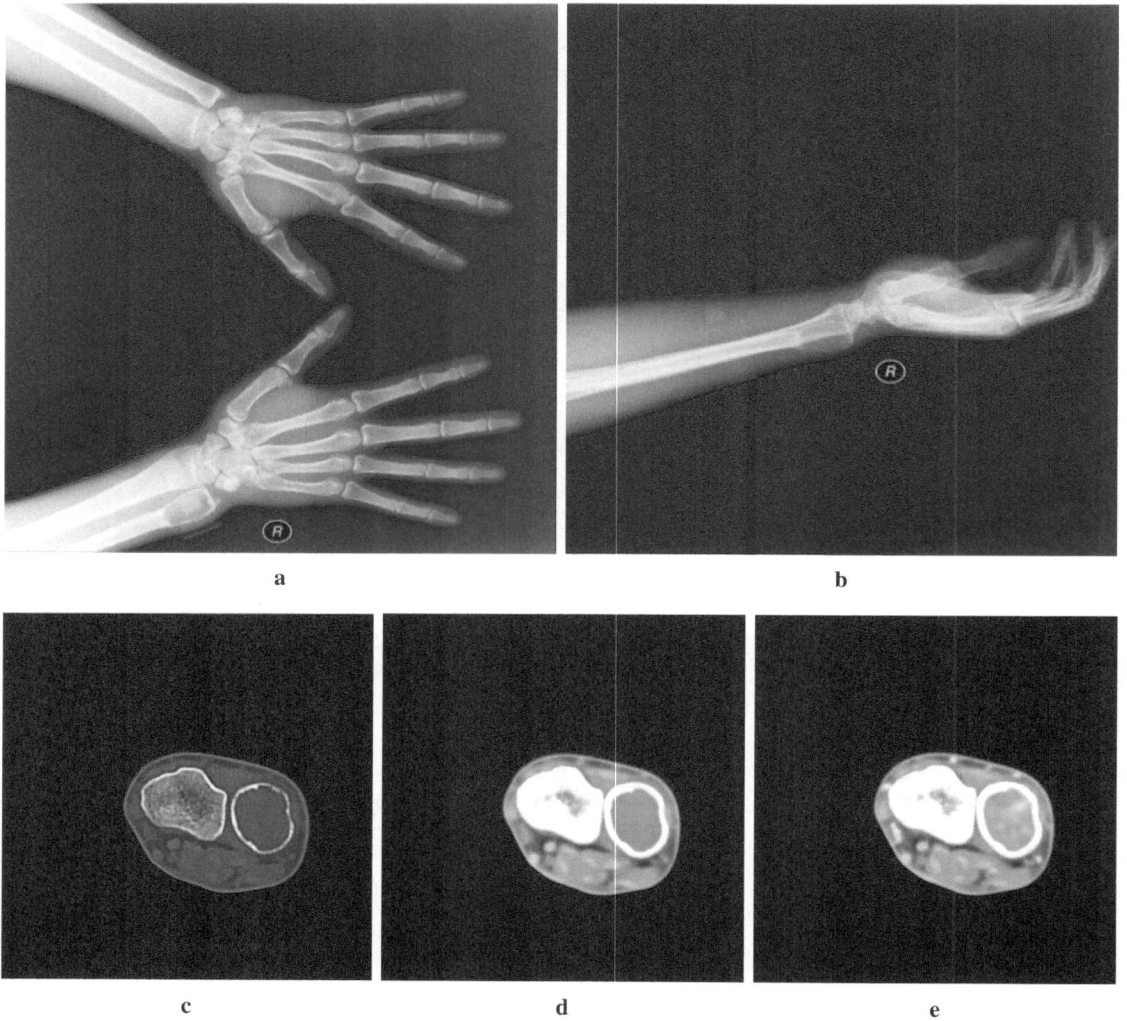

a

b

c

d

e

图 235 病例 235 的影像学检查图片

根据所提供的临床和影像资料等，描述影像征象，提出影像诊断、鉴别诊断思路及下一步处理等，并回答相关专业问题。

【临床思维与决策评分表】

考生姓名		准考证号		考试日期		年　　月　　日	
题干							

项目/问题	项目/分	参考答案要点		分值/分	得分
请简要概括患者的临床资料，并说明图像的影像检查技术	10	**一般资料**：青年男性(1分)，外伤致右腕关节疼痛、活动受限1月余(1分)，专科检查示右侧腕关节活动轻度受限，轻压痛，皮肤未见明显红肿，皮温未触及升高，实验室检查无异常提示(1分)		3	
		影像检查技术：双手正位片、右手侧位片(1分)，上肢CT轴位(横断位)软组织窗平扫(2分)、骨窗平扫(2分)、软组织窗强化像(2分)		7	
请对所提供图像的病变影像表现进行客观描述	20	**定位**：右侧尺骨远端(2分)		2	
		数目：1个(1分)		1	
		形态：膨胀性、囊性(1分)		1	
		大小：未提供(1分)		1	
		边界：X线示右侧尺骨远端膨胀性、囊性骨质破坏、与正常骨质分界清楚(2分)；CT示右侧尺骨下段膨胀性、囊性骨质破坏，局部骨皮质吸收、变薄，连续性尚存在，周围软组织未见异常(4分)		6	
		密度(信号)：X线及CT示病灶呈低密度(水样密度)，密度均匀(2分)，骨质破坏区内无钙化及骨化影(1分)；增强扫描肿瘤内部可见片状强化区(2分)		5	
		与邻近结构的关系：病变与周围软组织关系清楚，未见明确软组织侵犯征象(3分)，所见右侧腕关节间隙均匀(1分)		4	
请对病变影像征象产生的可能机制进行分析	20	**定位分析**：病变位于右侧尺骨远端(4分)，主体位于髓腔内，局部骨皮质吸收、变薄，但连续性存在，病灶尚无突破骨皮质的征象(3分)；周围软组织结构清晰，无软组织侵犯征象(3分)		10	
		定性分析：病灶呈膨胀性、囊性改变，边界清楚，周围未见硬化边，未见骨膜增生、Codman三角、瘤骨形成等恶性骨肿瘤征象，提示偏良性病变(5分)，病变内未见骨化影，暂不考虑软骨源性肿瘤(2分)，病变长径与骨干平行(沿长轴生长)，可作为骨巨细胞瘤的鉴别要点(3分)		10	

项目/问题	项目/分	参考答案要点	分值/分	得分
请对该病变的临床特点与影像特点进行归纳	15	**临床特点**：患者，男，17岁（小于20岁）（2分），有明确外伤史（1分）	3	
		实验室检查：无明显异常提示（2分）	2	
		影像特点：右侧尺骨远端骨质呈膨胀性破坏，病灶长径与骨干垂直，病灶内未见钙化影（4分），未见骨膜增生（2分），增强扫描病灶边缘及分隔呈明显、不均匀强化（2分），病变与周围软组织关系清楚（2分）	10	
请诊断，包括定位与定性诊断等	10	**定位**：右侧尺骨远端（4分）	4	
		定性：患者有外伤史（2分），骨质呈膨胀性、囊性破坏，骨皮质连续，无骨膜增生、Codman三角及周围软组织肿块等恶性骨肿瘤征象（2分），考虑动脉瘤样骨囊肿可能性大（2分）	6	
请给出2个需要鉴别的疾病，并简要说明鉴别点（临床表现、实验室检查及影像表现等）	10	**骨囊肿**：多在骨骺愈合前发生，多位于干骺端（不跨越骺板），骨囊肿长径与骨长轴一致，均居于中心，很少偏心生长，常合并病理性骨折，可见"骨片陷落征"（5分）	5	
		骨巨细胞瘤：骨巨细胞瘤好发于20～40岁，多好发于骨端，多呈囊状或皂泡状结构，多无硬化边；病灶内无钙化或骨化影（5分）	5	
根据现有资料，请对该患者的下一步诊疗计划做出合理决策	10	骨肿瘤的诊断强调临床、影像与病理相结合的诊断原则（3分）。影像为重要手段，确诊有赖病理（2分）	5	
		如全身其他部位无病变累及，可行影像引导下穿刺活检或手术取病变行病理检查（5分）	5	
沟通表达能力	5	语言流利、思路清晰、逻辑严谨、沟通顺畅（5分）	5	
总分			100	
折算后的综合成绩（本站实际得分×10%）				
点评（未通过者需注明理由）				
			考官签名：	

【课后思考题】

1. 简述动脉瘤样骨囊肿的好发年龄、部位。
2. 动脉瘤样骨囊肿按发病原因怎样分型？

（蔡赛男　李畅）

病例 236　骨肉瘤

　　题干：患者，女，9 岁，外伤致左大腿中段疼痛 40 余天入院。专科检查：左大腿外侧压痛明显。实验室检查：（-）。影像检查结果如图 236 所示。

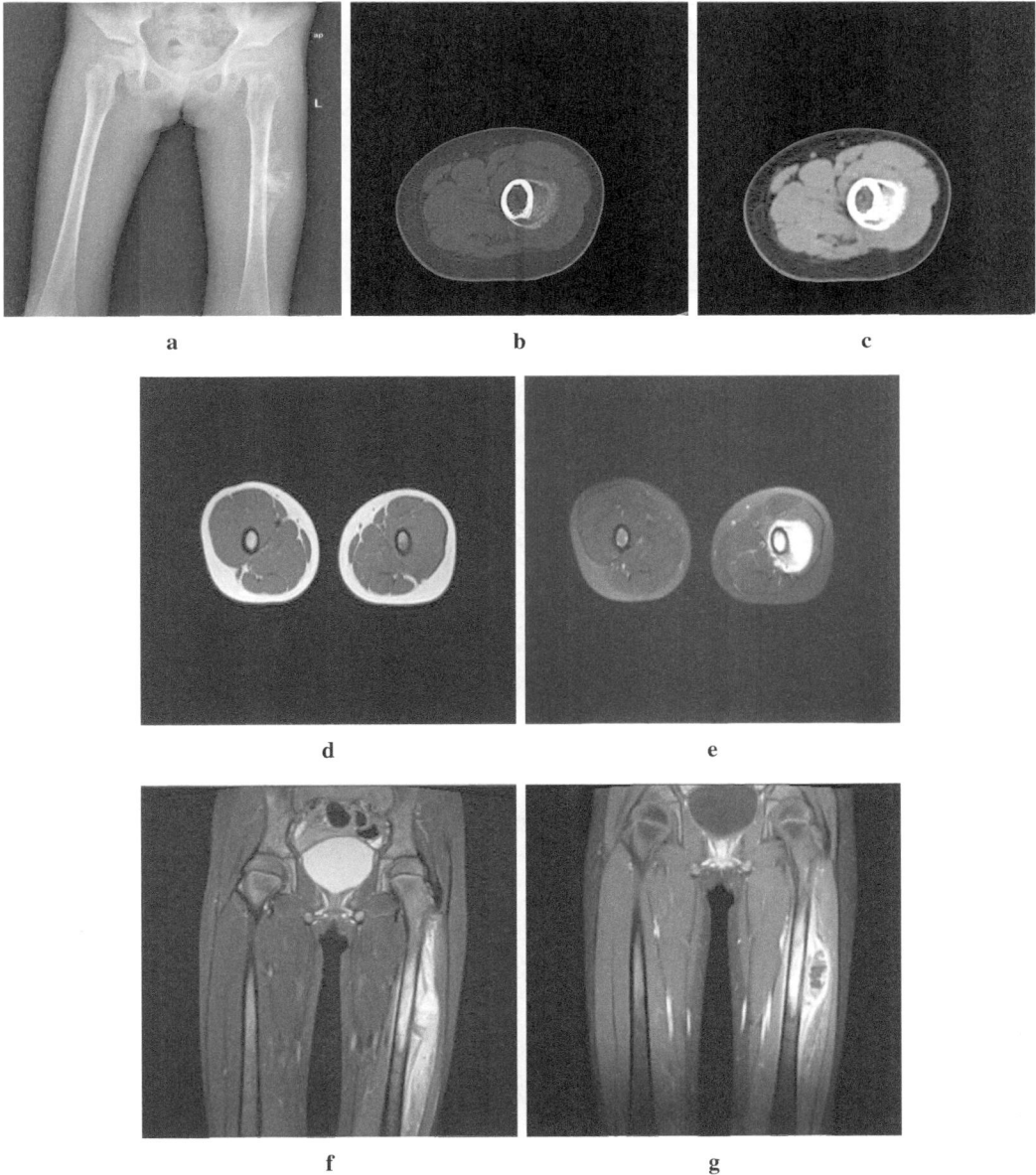

图 236　病例 236 的影像学检查图片

　　根据所提供的临床和影像资料等，描述影像征象，提出影像诊断、鉴别诊断思路及下一步处理等，并回答相关专业问题。

【临床思维与决策评分表】

考生姓名		准考证号		考试日期		年　月　日	
题干							

项目/问题	项目/分	参考答案要点		分值/分	得分
请简要概括患者的临床资料，并说明图像的影像检查技术	10	**一般资料**：儿童（1分）；外伤致左大腿中段疼痛40余天（1分）；专科检查示左大腿外侧压痛明显，实验室检查碱性磷酸酶升高（1分）		3	
		影像检查技术：双侧股骨中段正位片（1分）、左侧股骨CT轴位（横断位）软组织窗（1分）、骨窗（1分）、MRI平扫轴位T1WI相（1分）、（抑脂）T2WI相（轴位＋冠状位）（2分），（抑脂）T1WI增强相（1分）		7	
请对所提供图像的病变影像表现进行客观描述	20	**定位**：左侧股骨（2分）		2	
		数目：1个（1分）		1	
		形态：不规则片状（1分）		1	
		大小：未提供（1分）		1	
		边界：X线示左侧股骨中段骨质破坏、骨膜增生，可见Codman三角，病灶边界不清楚（2分）；CT示左侧股骨中段骨质破坏、骨膜增生，边界不清楚，周围软组织肿块形成（2分）；MRI示病灶与周围软组织分界不清楚，提示周围软组织受侵犯（2分）		6	
		密度（信号）：X线及CT示病灶呈不均匀高密度，边界不清楚（1分）；软组织肿块内可见斑片状高密度影（2分）；MRI示病灶T1WI呈等信号、T2WI呈高信号（成骨样组织T1WI、T2WI均呈低信号），增强扫描肿瘤内部实性成分（非骨化部分）明显强化（2分）		5	
		与邻近结构的关系：病灶与周围软组织间隙模糊（2分）；左侧股中间肌受累（2分）		4	
请对病变影像征象产生的可能机制进行分析	20	**定位分析**：病变位于左侧股骨中段（2分）；病灶与周围软组织分界不清并可见软组织肿块形成（3分）；左侧股中间肌受累（3分）；增强扫描实性部分明显强化（2分）		10	
		定性分析：病灶呈混合型骨质破坏，可见斑片状、云絮状高密度影，边界不清楚（3分）；周围软组织肿块形成，骨质破坏区和软组织肿块内可见高密度瘤骨影（3分）；可见骨膜反应和Codman三角（3分）；MRI可见病灶与左侧股中间肌分界不清楚，增强后明显强化（1分）		10	
请对该病变的临床特点与影像特点进行归纳	15	**临床特点**：儿童（1分），左大腿中段疼痛、肿胀（2分）		3	
		实验室检查：碱性磷酸酶升高（2分）		2	
		影像特点：左侧股骨中段混合型骨质破坏，见斑片状、云絮状高密度影，边界不清楚（2分）；周围软组织肿块形成，骨质破坏区和软组织肿块内可见高密度瘤骨影（3分）；可见骨膜反应和Codman三角（3分）；MRI示病灶与左侧股中间肌分界不清楚，左侧股中间肌受累（2分）		10	

项目/问题	项目/分	参考答案要点	分值/分	得分
请诊断,包括定位与定性诊断等	10	**定位**:左侧股骨中段(4分)	4	
		定性:病灶呈侵袭性生长,可见肿瘤骨,可见骨膜反应和Codman三角,周围软组织受侵犯(4分),考虑恶性骨肿瘤,骨肉瘤可能性大(2分)	6	
请给出2个需要鉴别的疾病,并简要说明鉴别点(临床表现、实验室检查及影像表现等)	10	**化脓性骨髓炎(与成骨性鉴别)**:两者均可表现为弥漫性骨质破坏,可出现较明显的新生骨和骨膜反应;但骨髓炎早期骨质破坏模糊,新生骨密度低,骨膜反应轻微,到晚期骨质破坏清楚,新生骨密度高,骨膜反应完整,而骨肉瘤相反,新生骨和骨膜反应持续破坏;骨髓炎的骨破坏周围有骨增生,骨增生中有骨破坏,而骨肉瘤的骨增生和骨破坏关系不一;骨髓炎早期出现较广泛的软组织肿胀,骨破坏后肿胀反而消退,骨肉瘤穿破骨皮质后可形成明显肿块;骨肉瘤持续进展,骨髓炎急性期迅速进展,慢性期缓慢发展(5分)	5	
		其他骨源性恶性肿瘤:包括尤文肉瘤、转移瘤、淋巴瘤等,需要根据发病年龄(骨肉瘤的两大好发年龄为11~20岁、60岁以上)、临床特点(骨肉瘤的典型临床特点:疼痛、局部肿胀、运动障碍)、特征性影像表现等综合鉴别(5分)	5	
根据现有资料,请对该患者的下一步诊疗计划做出合理决策	10	骨肿瘤的诊断强调临床、影像与病理相结合的诊断原则(3分)。影像为重要手段,确诊有赖病理(2分)	5	
		建议PET-CT和/或SPECT检查排除转移(3分)	3	
		如全身其他部位无病变累及,可行影像引导下穿刺活检或手术取病变行病理检查(2分)	2	
沟通表达能力	5	语言流利、思路清晰、逻辑严谨、沟通顺畅(5分)	5	
总分			100	
折算后的综合成绩(本站实际得分×10%)				
点评(未通过者需注明理由)		考官签名:		

【课后思考题】

1. 根据骨质破坏和肿瘤骨的多寡,骨肉瘤可分为哪几种类型? 它们分别要与哪些疾病鉴别?

2. 简述良、恶性骨肿瘤的鉴别诊断要点。

(蔡赛男 李畅)

病例237 尤文肉瘤

题干：患者，男，8岁，右腿疼痛2月余。体格检查：跛行步态；右大腿下段可触及肿物，伴压痛，局部皮温增高。实验室检查：血红蛋白117 g/L，红细胞计数 $4.2×10^{12}/L$，白细胞计数 $6.2×10^9/L$；CRP 19 mg/L；血沉 50 mm/h。无手术史，无肿瘤病史。影像检查结果如图237所示。

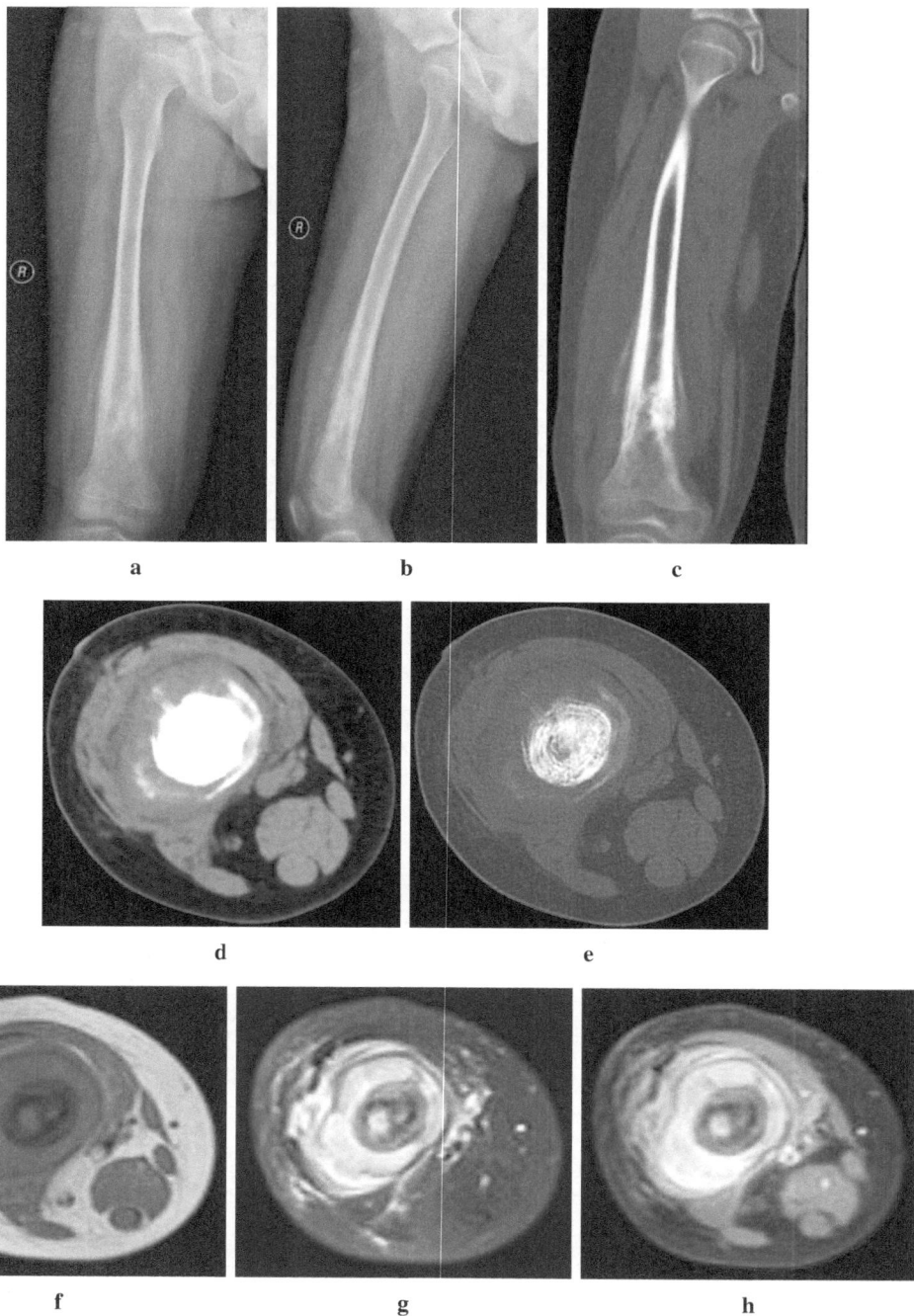

a   b   c

d   e

f   g   h

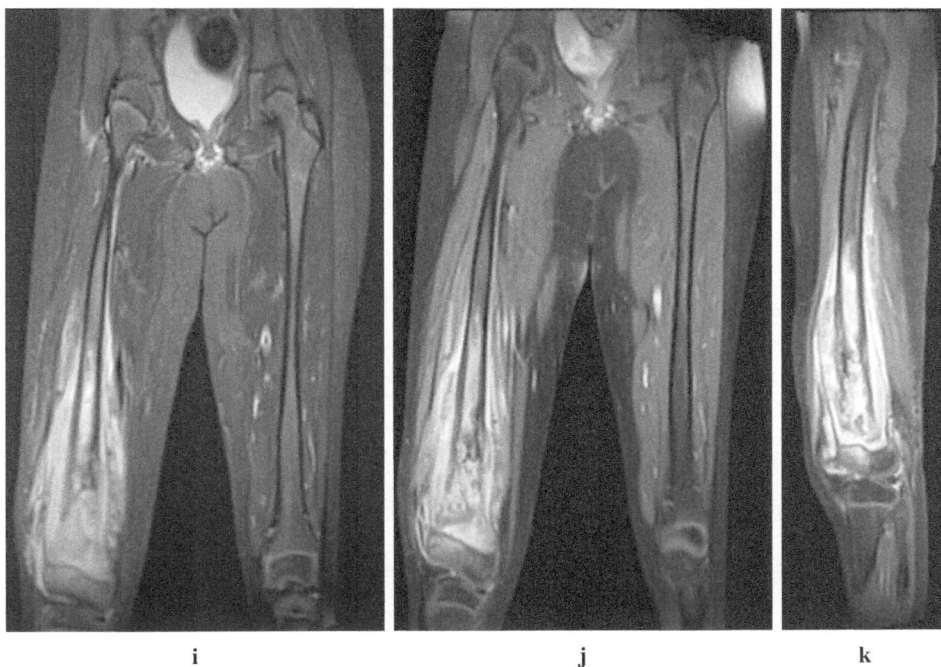

i   j   k

图 237 病例 237 的影像学检查图片

根据所提供的临床和影像资料等，描述影像征象，提出影像诊断、鉴别诊断思路及下一步处理等，并回答相关专业问题。

【临床思维与决策评分表】

考生姓名		准考证号		考试日期		年 月 日	
题干							
项目/问题	项目/分		参考答案要点			分值/分	得分
请简要概括患者的临床资料，并说明图像的影像检查技术	10	**一般资料**：儿童（1分）；右腿疼痛2月余（1分）；无手术史及肿瘤史（1分）；血红蛋白、红细胞计数、白细胞计数未见异常；CRP、血沉升高（1分）				4	
		影像检查技术：右侧股骨正、侧位片（1分）；右侧股骨CT平扫软组织窗及骨窗横断位，MPR冠状位重建（2分）；MRI T1WI横断位及T2WI（抑脂）横断位、冠状位（2分）；横断位、冠状位及矢状位T1WI（抑脂）增强（1分）				6	

项目/问题	项目/分	参考答案要点	分值/分	得分
请对所提供图像的病变影像表现进行客观描述	20	**定位**：右侧股骨远端(2分)	2	
		数目：1个(1分)	1	
		形态：不规则(1分)	1	
		大小：未提供(1分)	1	
		边界：X线及CT示右股骨远端浸润性骨质破坏，边界不清楚(2分)；周围可见明显但不连续的骨膜新生骨形成(1分)；骨皮质不规则增厚(1分)；病变周围可见软组织肿块影(1分)；MRI示骨髓腔内及周围软组织病变范围较X线及CT更广泛，未明显突破骺线(1分)	6	
		密度(信号)：右股骨远端骨髓腔内密度不均，可见不均匀高密度影(2分)；髓腔内病变区呈等、低T1WI信号及混杂T2WI高信号(1分)；软组织肿块呈等T1、长T2信号，增强扫描病变可见明显强化(1分)；软组织肿块内未见明显肿瘤骨形成(1分)	5	
		与邻近结构的关系：病变累及邻近肌肉、肌筋膜(2分)；增强扫描呈不均匀、明显强化(2分)	4	
请对病变影像征象产生的可能机制进行分析	20	**定位分析**：病变主体位于右侧股骨远端(2分)；病变区域髓腔内骨质密度不均匀增高，骨皮质不规则增厚(2分)；周围可见明显骨膜新生骨(2分)；病变呈等、低T1WI混杂T2WI高信号，增强扫描呈明显强化(2分)；可见软组织肿块形成(1分)；周围软组织广泛受累(1分)	10	
		定性分析：右股骨远端骨质破坏，边界不清楚，伴不连续骨膜新生骨及软组织肿块形成，提示肿瘤新生物形成并呈侵袭性生长(5分)；骨髓腔内骨质密度不均匀增高，提示反应性骨质硬化(2分)；肿块形态不规则、呈明显强化并累及邻近骨髓腔及软组织，提示病变呈侵袭性生长且血供丰富(3分)	10	
请对该病变的临床特点与影像特点进行归纳	15	**临床特点**：儿童(1分)；右腿疼痛2月余(1分)；无手术史及肿瘤史(1分)	3	
		实验室检查：血红蛋白、红细胞计数、白细胞计数未见异常(1分)；CRP、血沉升高(1分)	2	
		影像特点：右侧股骨远端骨质破坏、葱皮样骨膜增生并软组织肿块(4分)；呈侵袭性生长(2分)；增强扫描呈明显、不均匀强化(2分)；病变累及邻近肌肉软组织(2分)	10	
请诊断，包括定位与定性诊断等	10	**定位**：右侧股骨远端(4分)	4	
		定性：骨质破坏并软组织肿块形成(2分)，恶性肿瘤可能性大(2分)，疑尤文肉瘤(2分)	6	

项目/问题	项目/分	参考答案要点	分值/分	得分
请给出 2 个需要鉴别的疾病，并简要说明鉴别点（临床表现、实验室检查及影像表现等）	10	**骨肉瘤**：两者均好发儿童及青年多见，但本病发病平均年龄较尤文肉瘤稍大；发病部位较尤文肉瘤更靠近骨干；骨肉瘤可有肿瘤骨［象牙质样（斑块状）、棉絮状（云絮状）、针状］形成，软组织肿块，骨膜反应和 Codman 三角形成，而尤文肉瘤更常见葱皮样骨膜增生及巨大软组织肿块（5 分）	5	
		骨髓炎：呈急性病程，可有发热、白细胞计数增多；溶骨性骨质破坏，有时与尤文肉瘤类似；骨膜反应多呈线性，多较尤文肉瘤骨膜反应更厚；可见突破骨皮质的窦道或脓腔形成，而尤文肉瘤病程呈进行性疼痛、生长迅速（5 分）	5	
根据现有资料，请对该患者的下一步诊疗计划做出合理决策	10	建议病理检查明确病变性质（5 分）	5	
		建议 PET-CT 和/或 SPECT 检查排除转移（3 分）	3	
		完善肿瘤分期，制定合理的手术方案和/或放、化疗方案（2 分）	2	
沟通表达能力	5	语言流利、思路清晰、逻辑严谨、沟通顺畅（5 分）	5	
总分			100	
折算后的综合成绩（本站实际得分×10%）				
点评（未通过者需注明理由）		考官签名：		

【课后思考题】

1. 简述尤文肉瘤的好发年龄及好发部位。
2. 骨膜反应的类型有哪些？

（刘垚）

病例 238　软骨肉瘤

题干：患者，男，59 岁，发现左臀部肿块，伴有疼痛感 20 余天。体格检查：左侧髋关节活动受限，"4"字征阳性，左侧腹股沟压痛。实验室检查：血红蛋白 119 g/L，红细胞计数 3.9×10^{12}/L，白细胞计数 5.2×10^9/L。血沉、C 反应蛋白及肿瘤标志物未见异常。无手术史，无肿瘤病史。影像检查结果如图 238 所示。

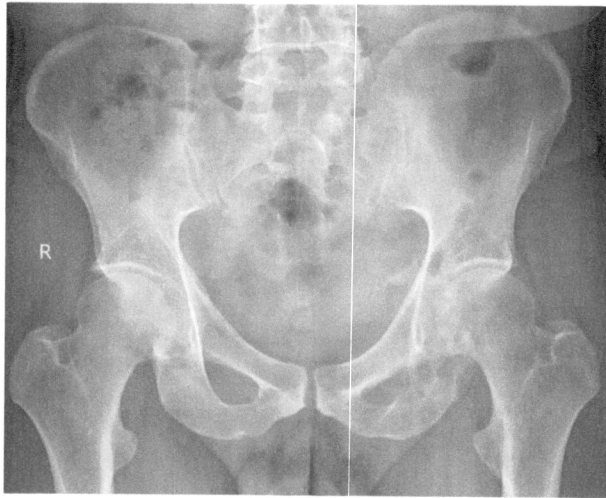

a

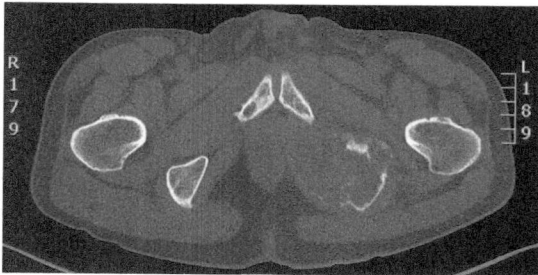

b

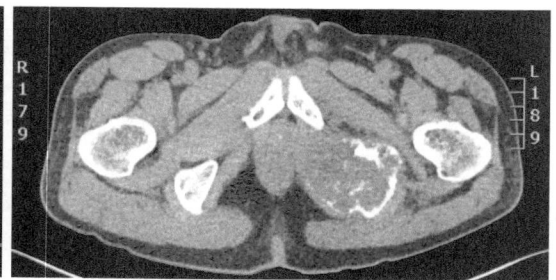

c

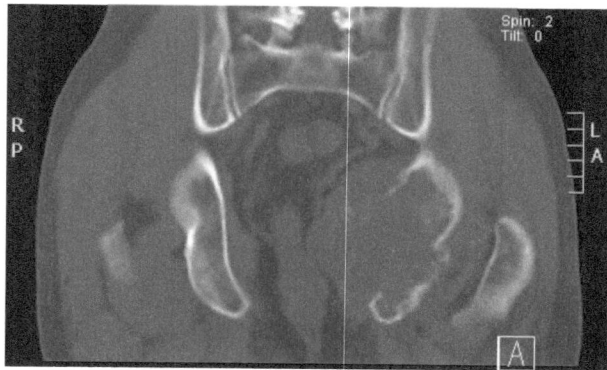

d

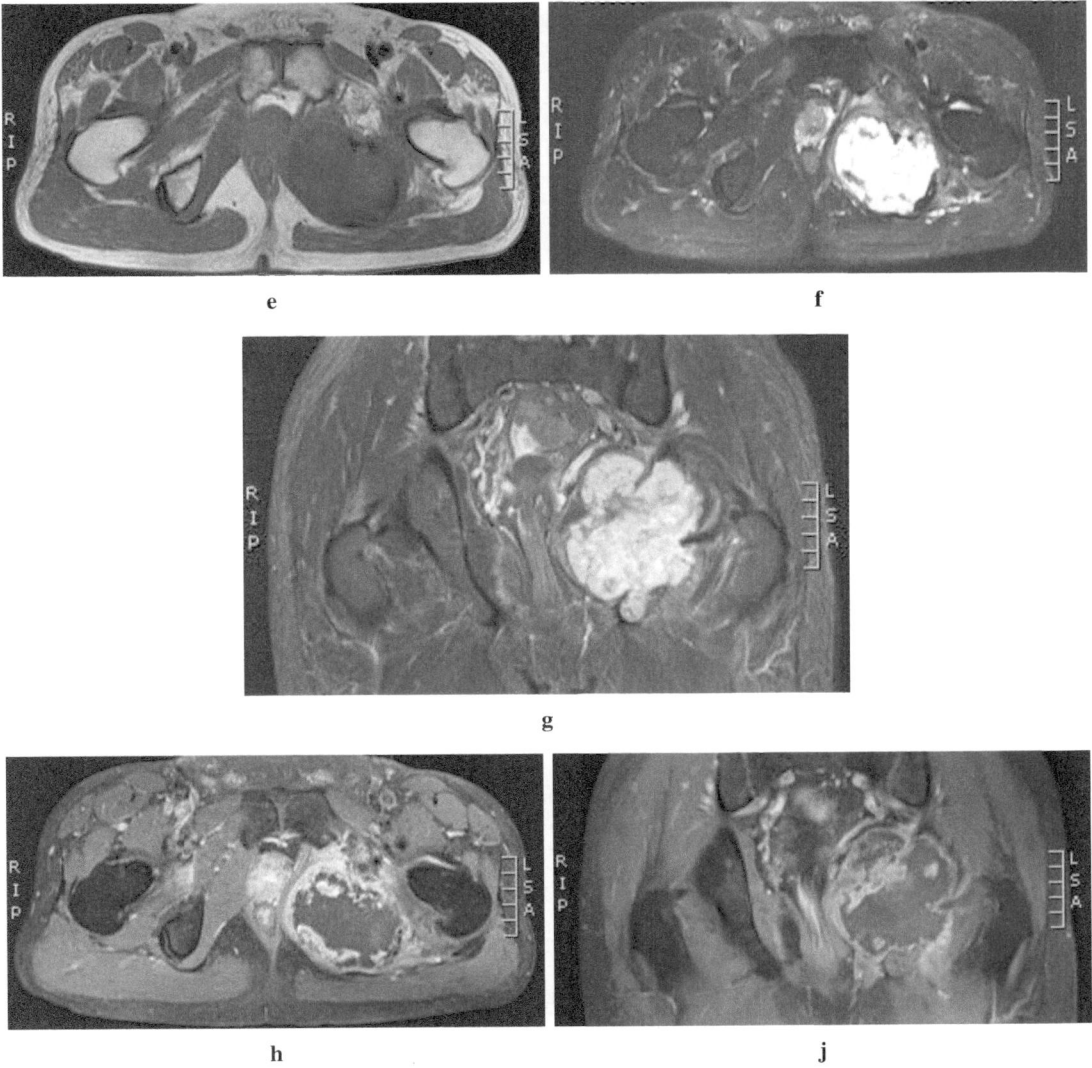

图 238 病例 238 的影像学检查图片

根据所提供的临床和影像资料等，描述影像征象，提出影像诊断、鉴别诊断思路及下一步处理等，并回答相关专业问题。

【临床思维与决策评分表】

考生姓名		准考证号		考试日期		年　月　日	
题干							
项目/问题	项目/分	参考答案要点				分值/分	得分
请简要概括患者的临床资料，并说明图像的影像检查技术	10	**一般资料**：中老年男性（1分）；发现左臀部肿块，伴有疼痛感20余天（1分）；无手术史及肿瘤病史（1分）；血红蛋白、红细胞计数减低，白细胞计数、血沉、C反应蛋白及肿瘤标志物无异常（1分）				4	
		影像检查技术：骨盆X线（1分），双髋关节CT轴位（横断位）软组织窗及骨窗、MPR冠状位骨窗（1分），MRI平扫冠状位及轴位T2WI（抑脂）相、轴位T1WI相（2分），轴位及冠状位增强T1WI（抑脂）相（2分）				6	
请对所提供图像的病变影像表现进行客观描述	20	**定位**：左侧坐骨（2分）				2	
		数目：1个（1分）				1	
		形态：不规则、分叶状肿块（1分）				1	
		大小：未提供（1分）				1	
		边界：X线示左侧坐骨穿凿样骨质破坏、边缘轻度膨胀（1分）；CT示左侧坐骨骨质破坏并软组织肿块形成（2分），边界不清楚、未见明显硬化边，可见不连续的骨皮质及新生骨性包壳（1分）；MRI所示病变范围与CT所示病变范围相仿（2分）				6	
		密度（信号）：X线及CT示主体呈低密度（软组织密度）（1分），内见小斑片状、小条片样高密度影（1分）；MRI T2WI呈不均匀高信号，T1WI呈等/稍低信号（1分）；T1WI（抑脂）增强扫描不均匀强化，边缘强化明显，肿瘤内部有不强化区，内见星落状、不规则片状强化（1分）；病变累及邻近肌肉软组织（1分）				5	
		与邻近结构的关系：病变累及邻近闭孔内、外肌（2分），推移周边软组织（2分）				4	
请对病变影像征象产生的可能机制进行分析	20	**定位分析**：病变主体位于左侧坐骨，病变内部骨小梁缺失，被病理组织替代，并可见肿块形成（2分）；病变呈分叶状、未见明显硬化边（2分）；病变内部见小条片状高密度影（2分）；肿块呈T2WI高信号（2分）；T1WI（抑脂）增强扫描肿块边缘强化明显，肿瘤内部见星落状、不规则片状强化（2分）				10	
		定性分析：病理组织代替了骨组织，提示有骨质破坏（2分）；病变呈分叶状、无明显硬化边，提示病变呈侵袭性生长（2分）；病变内见小条片状高密度影，提示肿瘤软骨成骨（2分）；病变呈T2WI高信号，提示肿瘤软骨基质存在（2分）；病变呈不均匀强化，不强化区对应软骨小叶、纤维间隔及坏死区等（2分）				10	

项目/问题	项目/分	参考答案要点	分值/分	得分
请对该病变的临床特点与影像特点进行归纳	15	**临床特点**：中老年男性(1分)；左臀部肿块，伴有疼痛感(1分)；无手术史及肿瘤病史(1分)	3	
		实验室检查：血红蛋白、红细胞计数减少，白细胞计数、血沉、C反应蛋白及肿瘤标志物无异常(2分)	2	
		影像特点：左侧坐骨骨质破坏并软组织肿块、其内可见软骨基质钙化(4分)；呈侵袭性生长(2分)；增强扫描呈明显、不均匀强化(2分)；病变累及邻近肌肉软组织(2分)	10	
请诊断，包括定位与定性诊断等	10	**定位**：左侧坐骨(4分)	4	
		定性：骨质破坏伴软组织肿块(2分)，恶性骨肿瘤可能性大(2分)，疑软骨肉瘤(2分)	6	
请给出2个需要鉴别的疾病，并简要说明鉴别点(临床表现、实验室检查及影像表现等)	10	**骨肉瘤**：以儿童及青少年多见；多发生于长骨干骺端；肿块形态不规则，内常见斑片状或大块状肿瘤骨；骨膜反应常明显(层状、放射状、骨膜三角)；增强扫描肿块呈不均匀强化，瘤骨在所有序列上呈低信号；血清碱性磷酸酶可有增高(5分)	5	
		侵袭性骨巨细胞瘤：侵袭性骨巨细胞瘤可见一定恶性征象，如突破骨皮质、形成软组织肿块等，但其发病年龄以青中年多见；好发于长骨骨端，紧邻关节面生长，易向骨突部位发展；过渡带常较清晰、狭窄，边缘硬化不明显；呈膨胀性生长；液-液平面多见；内无钙化或骨化(5分)	5	
根据现有资料，请对该患者的下一步诊疗计划做出合理决策	10	骨肿瘤的诊断强调临床、影像与病理相结合的诊断原则(3分)。影像为重要手段，确诊有赖病理(2分)	5	
		建议PET-CT和/或SPECT检查排除转移(3分)	3	
		如全身其他部位无病变累及，可行影像引导下穿刺活检或手术取病变行病理检查(2分)	2	
沟通表达能力	5	语言流利、思路清晰、逻辑严谨、沟通顺畅(5分)	5	
总分			100	
折算后的综合成绩(本站实际得分×10%)				
点评(未通过者需注明理由)		考官签名：		

【课后思考题】

1. 简述软骨肉瘤的好发年龄及部位。

2. 简述良、恶性骨肿瘤的影像鉴别要点。

（蔡赛男　刘垚）

病例239 脊索瘤

题干：患者，女，71岁，腰骶部麻木、疼痛10月。体格检查：骶尾部轻压痛，叩击痛。实验室检查：血红蛋白117 g/L，红细胞计数 3.8×10^{12}/L，白细胞计数 6.7×10^{9}/L，CRP 25.7 mg/L，血沉5 mm/h。无手术史及肿瘤病史。影像检查结果如图239所示。

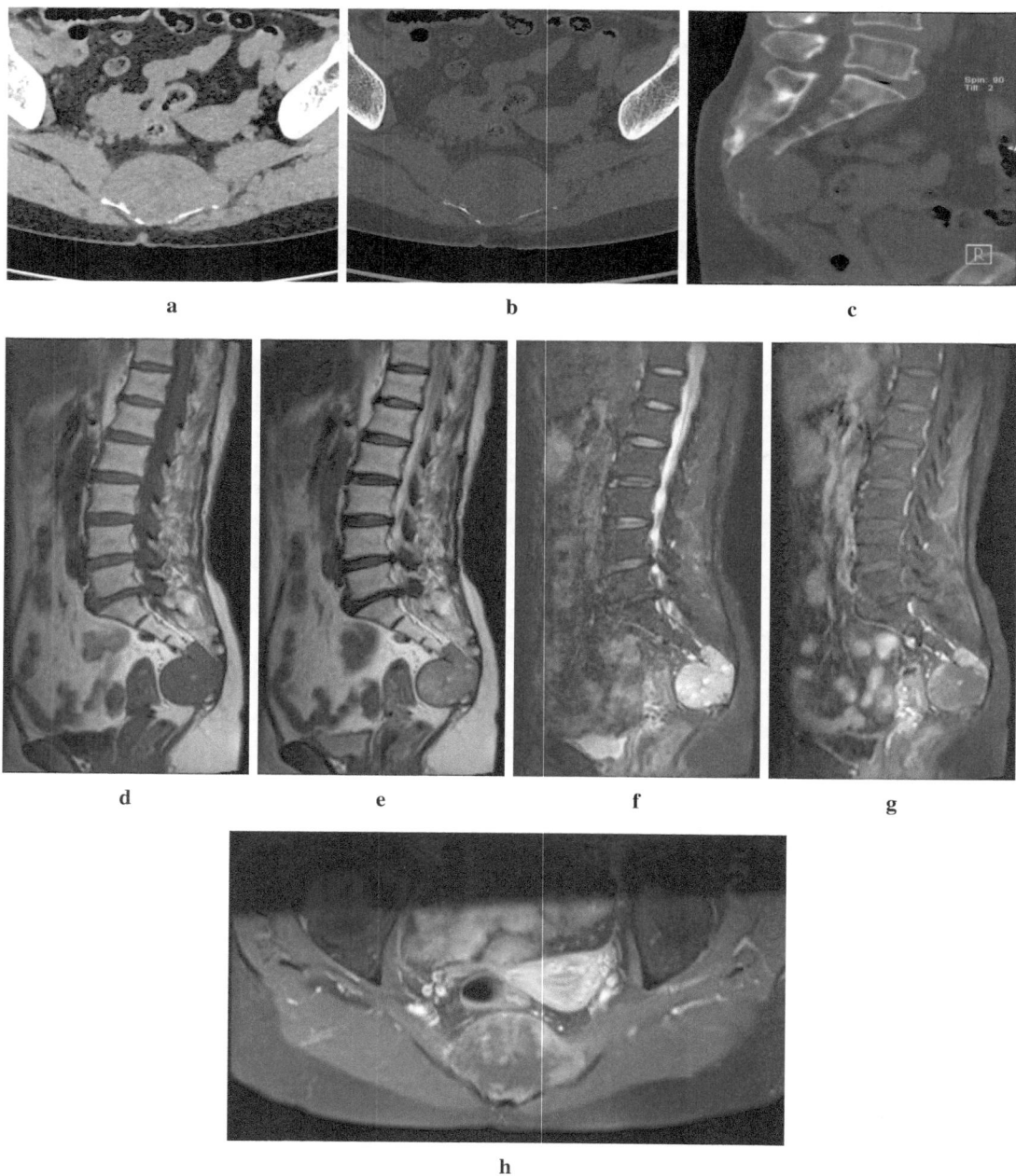

图239 病例239的影像学检查图片

根据所提供的临床和影像资料等，描述影像征象，提出影像诊断、鉴别诊断思路及下一步处理等，并回答相关专业问题。

【临床思维与决策评分表】

考生姓名		准考证号		考试日期		年　月　日	
题干							
项目/问题	项目/分		参考答案要点			分值/分	得分
请简要概括患者的临床资料，并说明图像的影像检查技术	10	**一般资料**：老年女性(1分)；腰骶部麻木、疼痛10月(1分)；无手术史及肿瘤病史(1分)；血红蛋白、红细胞计数、白细胞计数、血沉无异常，C反应蛋白升高(1分)				4	
		影像检查技术：CT轴位平扫软组织窗及骨窗(1分)；CT MPR矢状位骨窗(1分)；MRI平扫矢状位T1WI相及T2WI(非抑脂)、T2WI(抑脂)相(2分)；轴位及矢状位增强T1WI(抑脂)相(2分)				6	
请对所提供图像的病变影像表现进行客观描述	20	**定位**：骶尾部(2分)				2	
		数目：1个(1分)				1	
		形态：不规则(1分)				1	
		大小：未提供(1分)				1	
		边界：CT示骶尾椎可见溶骨性骨质破坏，骨质破坏边界欠清晰，未见硬化边形成(2分)；病变区域可见不规则软组织肿块形成，较大软组织肿块与骨质破坏不成比例，肿块边界尚清晰，相应椎管内结构受压(2分)；MRI所示病变范围与CT基本相同(2分)				6	
		密度(信号)：肿块呈等密度(2分)；肿块以等/稍长T1、等/长T2信号为主，其内见小片状短T1、长T2信号影及多发小斑片状长T1、长T2信号影(2分)；增强后肿块呈不均匀强化，边缘强化较明显(1分)				5	
		与邻近结构的关系：肿块与直肠及肿块周围肌肉软组织界限尚清晰(4分)				4	
请对病变影像征象产生的可能机制进行分析	20	**定位分析**：病变主要位于骶尾部(2分)；骶尾椎骨质破坏并软组织肿块形成，肿块主要位于椎前(2分)；肿块内信号不均，可见小片状短T1、长T2信号影及多发小斑片状长T1、长T2信号影(2分)；增强扫描肿块呈不均匀强化，边缘强化较明显(2分)；肿块与直肠及肿块周围肌肉软组织界限尚清晰(2分)				10	
		定性分析：病理组织代替了骨组织，提示有骨质破坏(2分)；骨质破坏边界欠清晰，未见硬化边形成且存在软组织肿块，提示病变具有一定侵袭性(2分)；肿块内小片状短T1、长T2信号影，提示出血(2分)；肿块内多发小斑片状长T1、长T2信号影，提示囊变区或坏死区(2分)；增强扫描肿块呈不均匀强化，不强化区对应囊变坏死区、出血区及纤维组织(2分)				10	

项目/问题	项目/分	参考答案要点	分值/分	得分
请对该病变的临床特点与影像特点进行归纳	15	**临床特点**：老年女性(1分)；腰骶部麻木、疼痛10月(1分)；无手术史及肿瘤病史(1分)	3	
		实验室检查：血红蛋白、红细胞计数、白细胞计数、血沉无异常(1分)；C反应蛋白升高(1分)	2	
		影像特点：骶尾部骨质破坏并较大软组织肿块形成(4分)；肿块内见少许出血及囊变坏死(4分)；肿块与周围软组织界限尚清晰(2分)	10	
请诊断，包括定位与定性诊断等	10	**定位**：骶尾部(4分)	4	
		定性：骶尾椎骨质破坏并软组织肿块(2分)，考虑肿瘤性病变可能(2分)，疑脊索瘤(2分)	6	
请给出2个需要鉴别的疾病，并简要说明鉴别点(临床表现、实验室检查及影像表现等)	10	**骨巨细胞瘤**：好发于20~40岁；多位于骶髂关节面下方，多呈偏心性、膨胀性；其内多无钙化或骨化成分；可见液-液平面，血供较丰富，软组织肿块一般小于骨质破坏范围(5分)	5	
		骶骨神经源性肿瘤：主要发生于椎管内外神经根；包括神经鞘瘤、神经纤维瘤、神经节细胞瘤、神经母细胞瘤、原始神经外胚层瘤等，以前两者最为常见。病灶多通过骶孔与骶管相通，骶孔可见扩张，多为偏心性轻度膨胀的囊状透亮区，典型者呈哑铃征，偏心性囊状透亮影及骶孔扩大为其特征性表现。可见硬化边形成，囊变坏死亦可见(5分)	5	
根据现有资料，请对该患者的下一步诊疗计划做出合理决策	10	骨肿瘤的诊断强调临床、影像与病理相结合的诊断原则(3分)。影像为重要手段，确诊有赖病理(2分)	5	
		建议PET-CT和/或SPECT检查排除转移(3分)	3	
		如全身其他部位无病变累及，可行影像引导下穿刺活检或手术取病变行病理检查(2分)	2	
沟通表达能力	5	语言流利、思路清晰、逻辑严谨、沟通顺畅(5分)	5	
总分			100	
折算后的综合成绩(本站实际得分×10%)				
点评(未通过者需注明理由)				
			考官签名：	

【课后思考题】

1. 简述脊索瘤的好发年龄和好发部位。
2. 简述斜坡脊索瘤的鉴别诊断。

(蔡赛男　刘垚)

病例 240　多发骨髓瘤

题干：患者，女，71岁，发现贫血3月，胸背部疼痛2月。体格检查：急性面容，被动体位；肋骨有轻压痛。实验室检查：血红蛋白75 g/L，红细胞计数 $2.3×10^{12}/L$，白细胞计数 $3.0×10^9/L$，CRP 24 mg/L，ESR 123 mm/h。无手术史，无肿瘤病史。影像检查结果如图240所示。

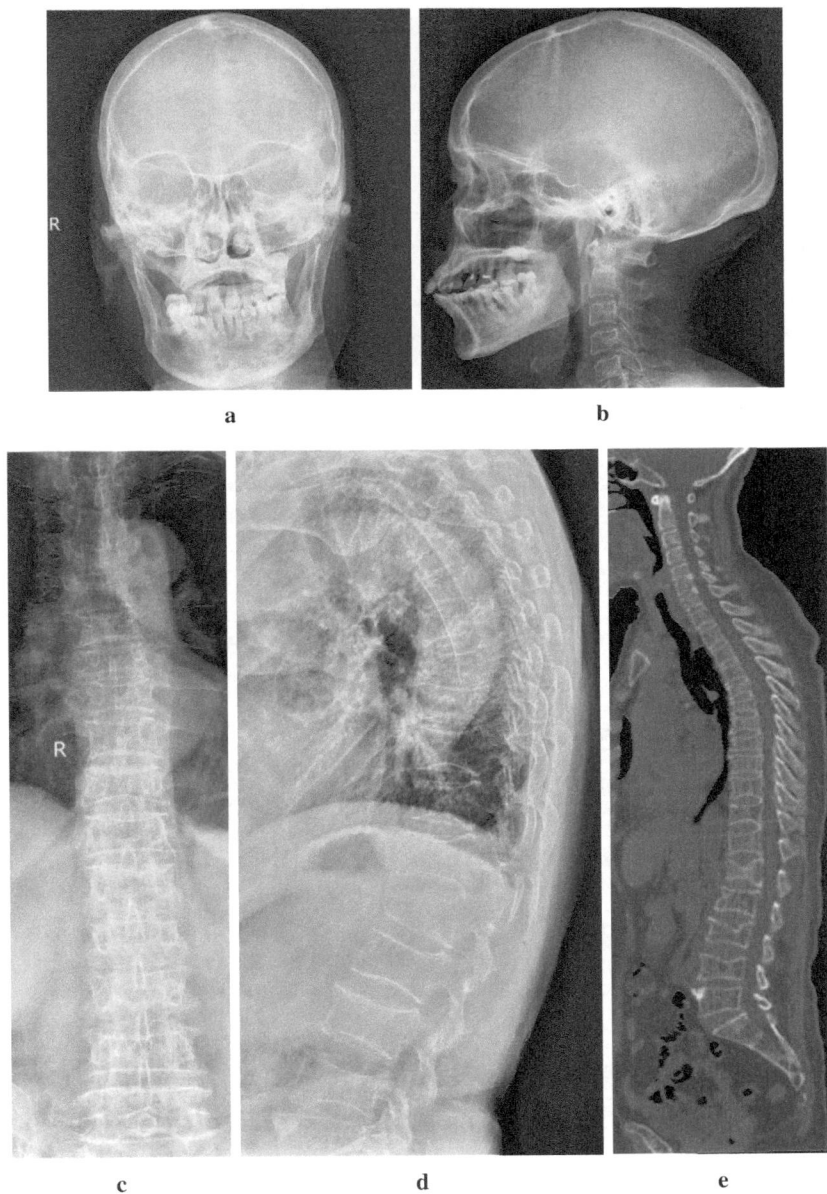

a

b

c　　　　d　　　　e

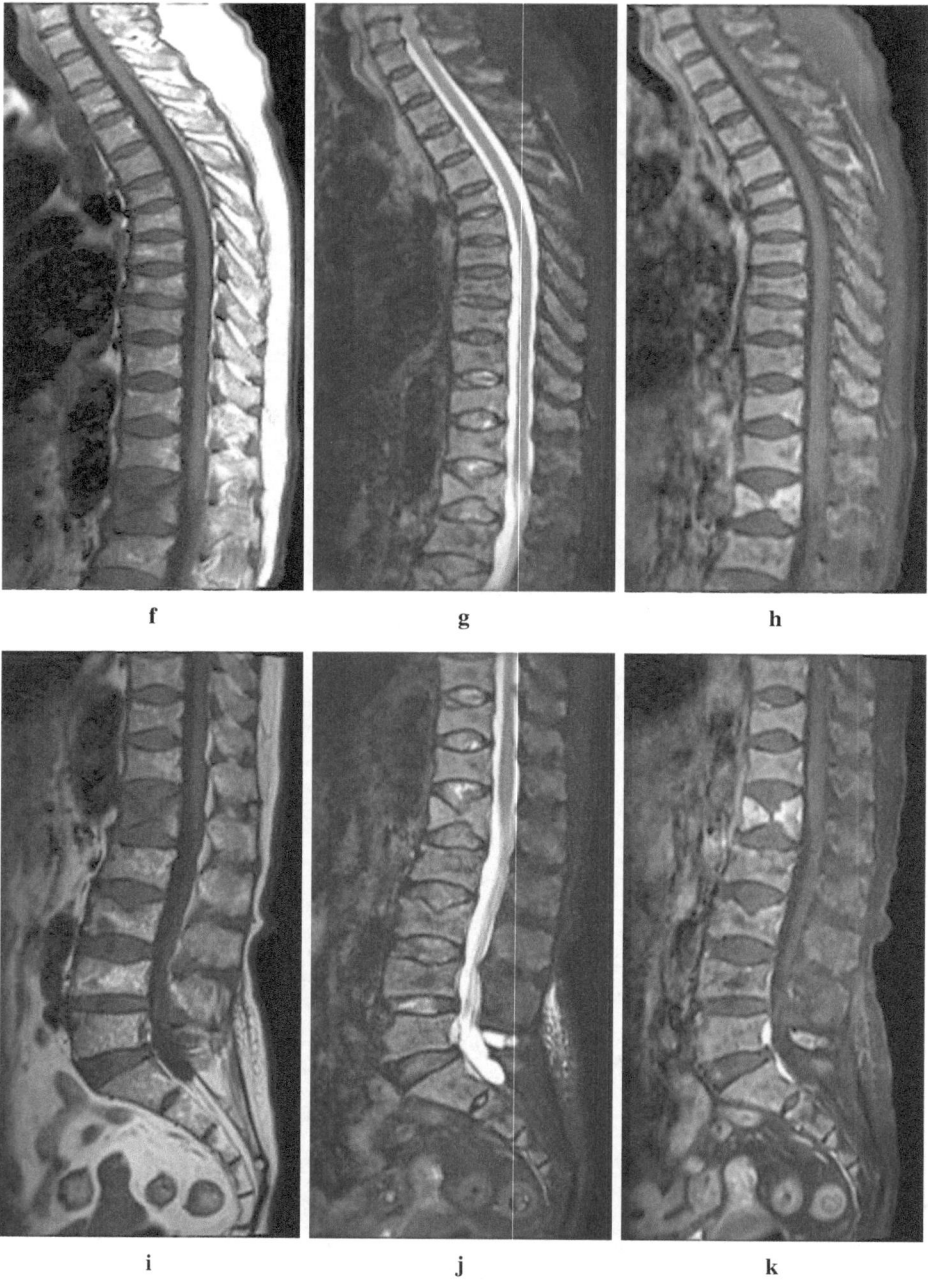

图 240　病例 240 的影像学检查图片

　　根据所提供的临床和影像资料等，描述影像征象，提出影像诊断、鉴别诊断思路及下一步处理等，并回答相关专业问题。

【临床思维与决策评分表】

考生姓名		准考证号		考试日期	年　月　日	
题干						
项目/问题	项目/分	参考答案要点			分值/分	得分
请简要概括患者的临床资料，并说明图像的影像检查技术	10	**一般资料**：老年女性(1分)；发现贫血3月，胸背部疼痛2月(1分)；无手术史及肿瘤病史(1分)；血红蛋白、红细胞计数、白细胞计数减少，血沉、C反应蛋白升高(1分)			4	
		影像检查技术：头颅X线正、侧位(1分)；胸腰椎X线正、侧位(1分)；全脊柱CT MPR矢状位骨窗(1分)；胸腰椎MRI平扫矢状位T1WI相及T2WI(抑脂)相(2分)；胸腰椎MRI矢状位增强T1WI(抑脂)相(1分)			6	
请对所提供图像的病变影像表现进行客观描述	20	**定位**：头颅、脊柱(2分)			2	
		数目：多发(1分)			1	
		形态：未测量(1分)			1	
		大小：未提供(1分)			1	
		边界：头颅X线示颅骨可见多发穿凿样骨质破坏区，形态不规则，边界尚清晰(1分)；胸腰椎X线及CT可见多发穿凿样或斑片样骨质破坏区，边界欠清晰(1分)；多个胸腰椎椎体高度减低、形态失常(1分)；胸腰椎椎体及部分附件可见弥漫性异常信号，边界不清晰(2分)；增强扫描椎体可见不均匀强化(1分)			6	
		密度(信号)：颅骨可见多发穿凿样低密度骨质破坏区(1分)；脊柱椎体密度弥漫减低，骨小梁稀疏(1分)；部分脊柱椎体可见多发斑片样、穿凿样低密度骨质破坏区(1分)；胸腰椎椎体及部分附件弥漫性信号异常，呈混杂T1WI混杂T2WI信号，部分椎体可见"椒盐征"(1分)；增强扫描椎体可见不均匀高信号(1分)			5	
		与邻近结构的关系：椎管内结构未见明确受累征象(2分)；脊柱周围肌肉、软组织未见明确受累征象(2分)			4	
请对病变影像征象产生的可能机制进行分析	20	**定位分析**：颅骨、脊柱椎体弥漫多发穿凿样溶骨性骨质破坏区(3分)；胸腰椎椎体密度减低，多处病理性骨折(2分)；胸腰椎可见弥漫异常信号，增强扫描呈明显但不均匀强化(3分)；椎管内结构及椎体周围软组织未见明显受累(2分)			10	
		定性分析：颅骨、椎体广泛骨质破坏，骨质疏松，信号异常，提示骨髓瘤细胞广泛浸润；骨髓内弥漫浸润病灶在MRI上表现为高信号的骨髓组织中多发的低信号病灶，呈现出"椒盐征"征象；椎体骨质疏松、骨质破坏，承重能力减低，导致患者易发生病理性骨折(10分)			10	

项目/问题	项目/分	参考答案要点	分值/分	得分
请对该病变的临床特点与影像特点进行归纳	15	**临床特点**：老年女性（1分）；发现贫血3月，胸背部疼痛2月（1分）；无手术史及肿瘤病史（1分）	3	
		实验室检查：血红蛋白、红细胞计数、白细胞计数减少（1分）；血沉、C反应蛋白升高（1分）	2	
		影像特点：颅骨、脊柱多发穿凿样骨质破坏（4分）；椎体弥漫信号异常（2分）；椎体弥漫性骨质疏松（2分）；多个椎体病理性骨折（2分）	10	
请诊断，包括定位与定性诊断等	10	**定位**：颅骨、脊柱（4分）	4	
		定性：颅骨、脊柱多发骨质破坏并病理性骨折（2分），考虑肿瘤性病变可能（2分），疑多发性骨髓瘤（2分）	6	
请给出2个需要鉴别的疾病，并简要说明鉴别点（临床表现、实验室检查及影像表现等）	10	**转移瘤**：有原发肿瘤病史，以乳腺癌、前列腺癌、肺癌最常见；也可发现不同的肿瘤标志物，包括CEA、PSA、CA19-9等。骨转移病灶大小不一，常累及椎弓根；常不伴明显的骨质疏松；周围软组织肿胀常见（5分）	5	
		骨淋巴瘤：是一种少见的结外非霍奇金淋巴瘤，主要是弥漫性B细胞淋巴瘤，主要发生在50~70岁年龄段，男性为主，脊柱侵犯可表现为椎旁、椎体和硬膜的侵犯，呈单发或多发病变。X线或CT多表现为溶骨性低密度病变，典型表现为筛孔状、虫蛀状多灶性骨质破坏。CT和MR一般无特异性，当出现软组织肿块时，肿块常超越病骨范围，包绕病骨周围（5分）	5	
根据现有资料，请对该患者的下一步诊疗计划做出合理决策	10	建议骨髓组织活检明确诊断及分型（5分）	5	
		建议PET-CT或全身MR确定髓内、髓外病变的范围和程度（3分）	3	
		完善相关血清学、尿检等实验室检查（2分）	2	
沟通表达能力	5	语言流利、思路清晰、逻辑严谨、沟通顺畅（5分）	5	
总分			100	
折算后的综合成绩（本站实际得分×10%）				
点评（未通过者需注明理由）				
			考官签名：	

【课后思考题】

1.简述多发性骨髓瘤的分型。

2.POEMS综合征指的是什么？

（蔡赛男　刘垚）

病例 241　转移瘤

　　题干：患者，男，87 岁，右股骨疼痛 10 月余，加重 4 天。体格检查：右下肢活动明显受限，右大腿中段可见明显压痛。未触及明显肿块，皮温正常。实验室检查：血红蛋白 79 g/L，红细胞计数 $2.7×10^{12}$/L，白细胞计数 $7.2×10^9$/L，CRP 74.8 mg/L，ESR 96 mm/h，PSA 159.75 ng/mL。2 年前曾行肠梗阻粘连松解手术。影像检查结果如图 241 所示。

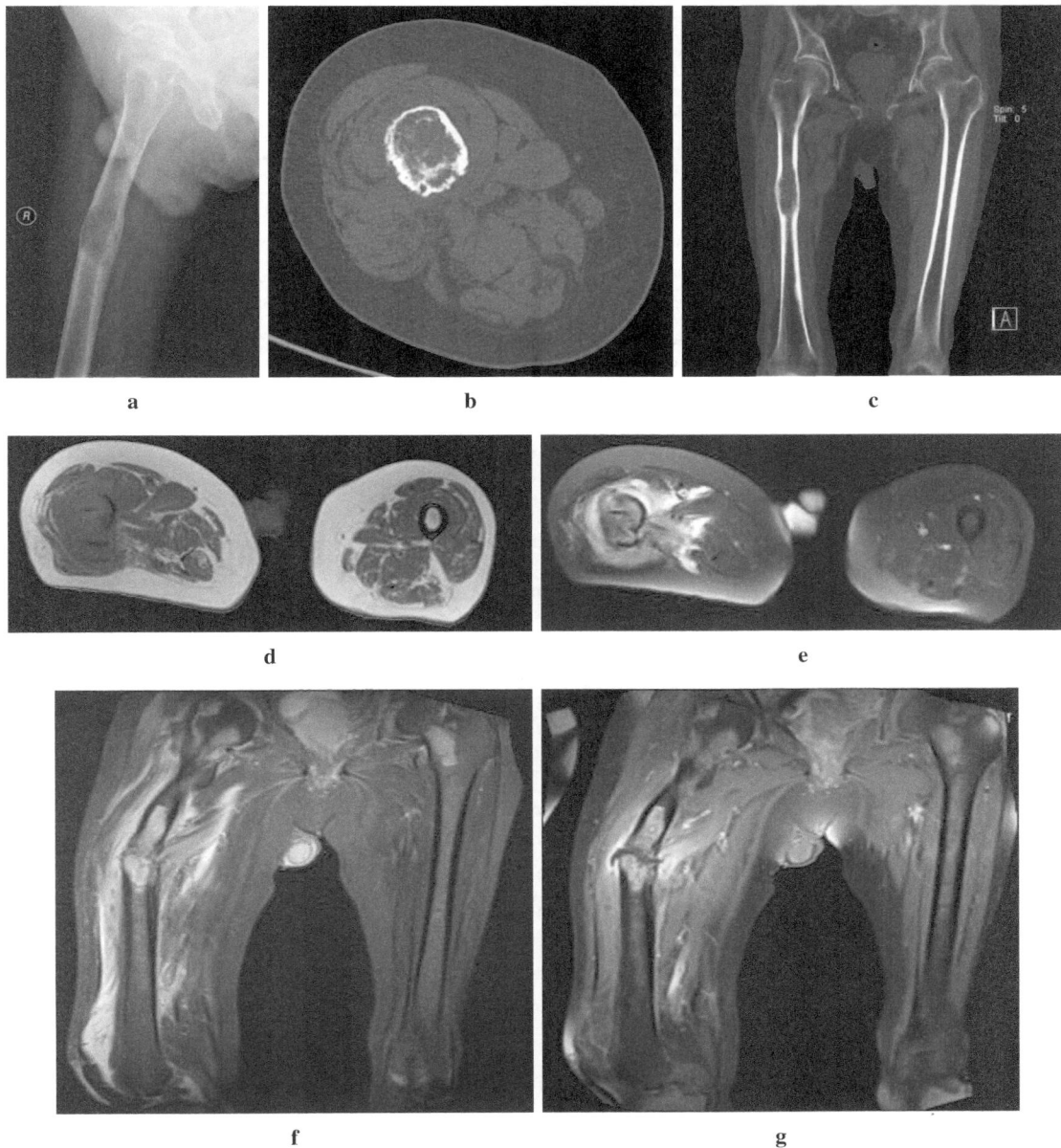

a

b

c

d

e

f

g

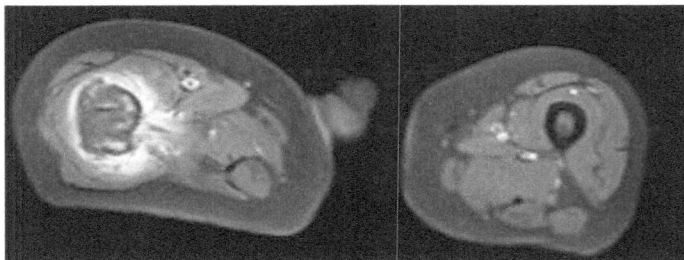

h

图 241　病例 241 的影像学检查图片

　　根据所提供的临床和影像资料等，描述影像征象，提出影像诊断、鉴别诊断思路及下一步处理等，并回答相关专业问题。

【临床思维与决策评分表】

考生姓名		准考证号		考试日期		年　月　日	
题干							
项目/问题	项目/分	参考答案要点				分值/分	得分
请简要概括患者的临床资料，并说明图像的影像检查技术	10	**一般资料**：老年男性(1分)；右股骨疼痛 10 月余，加重 4 天(1分)；曾有肠梗阻手术史(1分)；血红蛋白、红细胞计数、白细胞计数减少，血沉、C 反应蛋白增高，PSA 明显增高(1分)				4	
		影像检查技术：股骨 X 线(1分)，股骨 CT 轴位(横断位)骨窗、MPR 冠状位骨窗(1分)，MRI 平扫冠状位及轴位 T2WI(抑脂)相、轴位 T1WI 相(2分)，轴位及冠状位增强 T1WI(抑脂)相(2分)				6	
请对所提供图像的病变影像表现进行客观描述	20	**定位**：双侧股骨(2分)				2	
		数目：多发(1分)				1	
		形态：条片状、团片或不规则状(1分)				1	
		大小：未提供(1分)				1	
		边界：X 线及 CT 示右侧股骨中段溶骨性骨质破坏(1分)；无硬化边形成，骨质破坏边界欠清晰(1分)，伴病理性骨折(1分)；病变区域骨皮质不规则、毛糙(1分)；MRI 所示病变范围较 CT 所示病变范围更大、数量更多，双侧股骨骨髓腔内可见多处异常信号灶(2分)				6	
		密度(信号)：X 线及 CT 示病变主体呈低密度(软组织密度)(1分)，内见小斑片状高密度影(1分)；MRI T2WI 病变呈不均匀稍高信号(1分)，T1WI 呈等/稍低信号(1分)；T1WI(抑脂)增强扫描病灶呈明显强化(1分)				5	
		与邻近结构的关系：右股骨周围肌肉软组织受累，可见广泛长 T2 信号并可见明显强化(4分)				4	

项目/问题	项目/分	参考答案要点	分值/分	得分
请对病变影像征象产生的可能机制进行分析	20	**定位分析**：双侧股骨多发病变(2分)；较大一处病灶位于右侧股骨中段，伴病理性骨折(2分)；病变内部骨小梁缺失，被病理组织替代，内部见小斑片状高密度影(1分)；病变未见明显硬化边，骨质破坏边界欠清晰(1分)；病变呈T1WI稍低信号、T2WI(抑脂)高信号(2分)；T1WI(抑脂)增强扫描病变强化明显(2分)	10	
		定性分析：病变区域见软组织密度、稍长T1WI信号稍长T2WI(抑脂)信号影，提示病变区域正常黄骨髓被病变组织所取代(1分)；病理组织代替了骨组织，提示有骨质破坏(2分)；骨质破坏导致骨骼承重能力减低、易发生病理性骨折(2分)；病变无明显硬化边、骨质破坏边界欠清晰，提示病变呈侵袭性生长(2分)；病变内见小斑片状高密度影，提示反应性成骨(1分)；病变强化明显，提示病变血供丰富(2分)	10	
请对该病变的临床特点与影像特点进行归纳	15	**临床特点**：老年男性(1分)；右股骨疼痛10月余，加重4天(1分)；2年前行肠梗阻粘连松解手术(1分)	3	
		实验室检查：血红蛋白、红细胞计数减低，CRP、ESR升高，白细胞计数正常(1分)；PSA明显升高(1分)	2	
		影像特点：双侧股骨多发病变(2分)；右侧股骨溶骨性骨质破坏伴病理性骨折(2分)；病变呈侵袭性生长(2分)；增强扫描病变呈明显强化(2分)；右股骨周围肌肉软组织广泛长T2信号并可见明显强化(2分)	10	
请诊断，包括定位与定性诊断等	10	**定位**：双侧股骨多发病变(4分)	4	
		定性：双侧股骨骨质破坏，伴右股骨病理性骨折及邻近软组织广泛异常信号(2分)，恶性骨肿瘤可能性大(2分)，结合临床PSA明显升高，疑转移瘤(2分)	6	
请给出2个需要鉴别的疾病，并简要说明鉴别点(临床表现、实验室检查及影像表现等)	10	**多发性骨髓瘤**：多发生于扁骨，无造血功能的长骨较少受侵犯；以溶骨性骨质破坏为主，边缘清楚，硬化边少见；可见广泛骨质疏松；常伴有轻、中度贫血；可见髓外浸润征象(肝、脾、淋巴结及肾脏等器官肿大，神经系统损害等)及单克隆M蛋白异常(5分)	5	
		淋巴瘤：多为虫噬状或浸润性骨质破坏；病变可能极隐匿，此时骨皮质破坏及骨膜反应不明显，但MRI可清楚显示骨髓内的病变；当出现软组织肿块时，肿块常超越病骨范围，包绕病骨周围；T1WI呈低信号，T2WI呈稍高信号或混杂信号，DWI呈高信号，增强扫描明显强化(5分)	5	
根据现有资料，请对该患者的下一步诊疗计划做出合理决策	10	患者PSA明显升高，高度提示前列腺癌(2分)；建议进一步前列腺MR平扫+DWI+动态增强检查，并建议前列腺活检(3分)	5	
		建议PET-CT检查明确转移范围(3分)	3	
		对于股骨病变，必要时可行影像引导下穿刺活检(2分)	2	

项目/问题	项目/分	参考答案要点	分值/分	得分
沟通表达能力	5	语言流利、思路清晰、逻辑严谨、沟通顺畅(5分)	5	
总分			100	
折算后的综合成绩(本站实际得分×10%)				
点评(未通过者需注明理由)		考官签名：		

【课后思考题】

1. 骨转移瘤的常见原发肿瘤有哪些？
2. 常见的成骨型转移瘤及溶骨型转移瘤有哪些？

(蔡赛男　刘垚)

病例 242　化脓性关节炎

题干：患者，女，51 岁，左髋疼痛 1 月余，伴发热（最高 38.5℃）。体格检查：左侧腹股沟中点有压痛，左髋有叩击痛，左髋"4"字征阳性，左髋 Thomas 征阳性。实验室检查：血红蛋白 88 g/L，红细胞计数 $3.1×10^{12}$/L，白细胞计数 $7.8×10^9$/L。4 年前左髋外伤史，15 年前宫颈癌手术史。影像检查结果如图 242 所示。

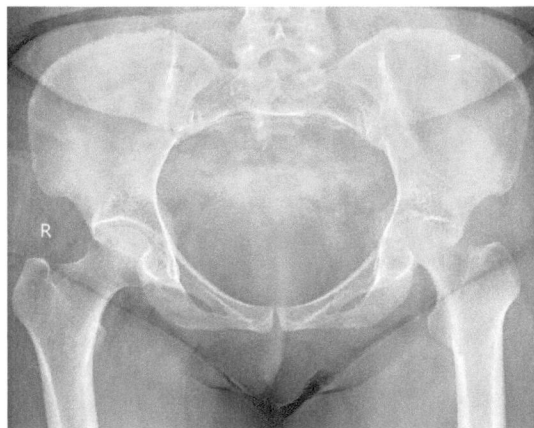

a

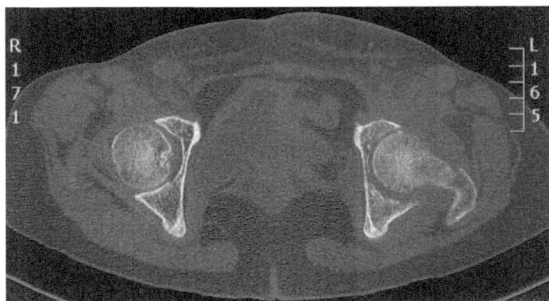

b

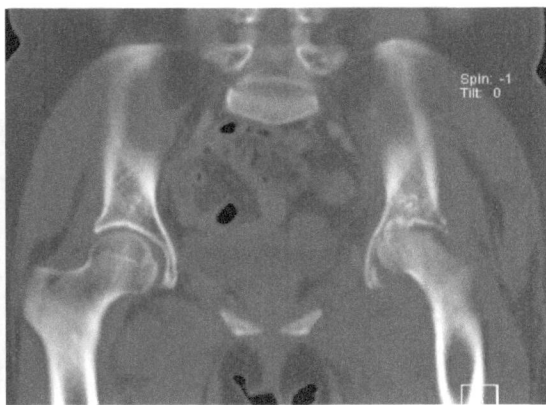

c

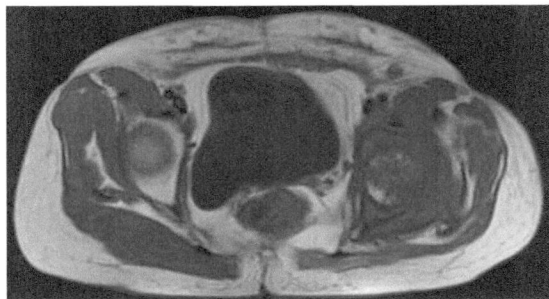

d

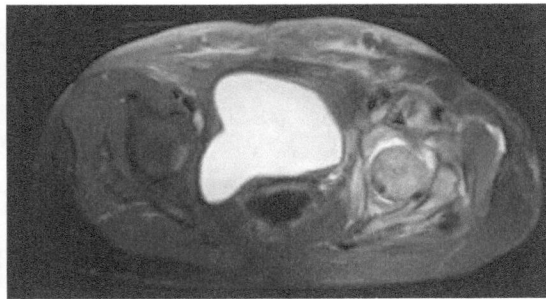

e

f

g

h

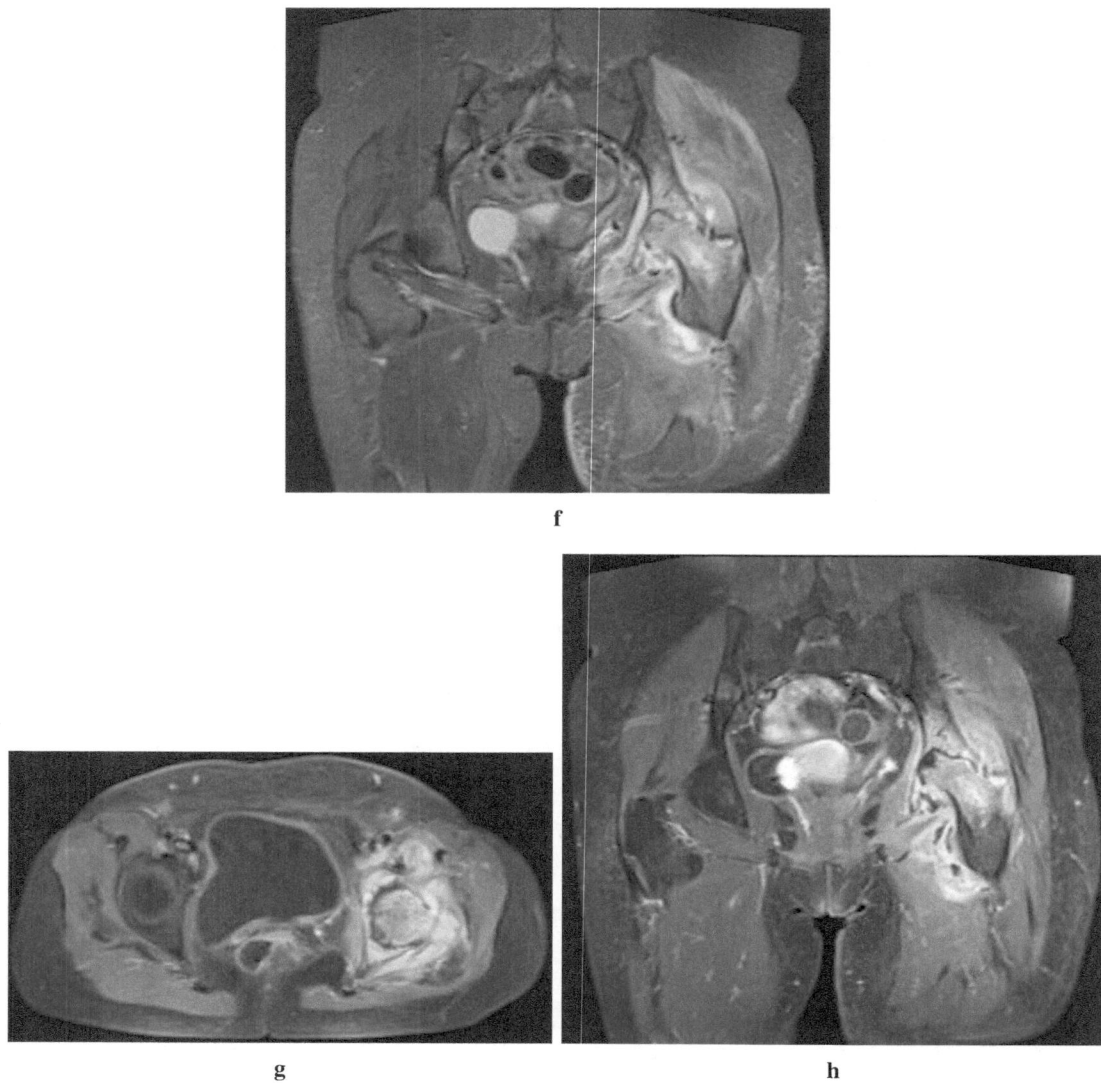

图 242　病例 242 的影像学检查图片

　　根据所提供的临床和影像资料等，描述影像征象，提出影像诊断、鉴别诊断思路及下一步处理等，并回答相关专业问题。

【临床思维与决策评分表】

考生姓名		准考证号		考试日期		年　　月　　日	
题干							
项目/问题	项目/分	参考答案要点				分值/分	得分
请简要概括患者的临床资料，并说明图像的影像检查技术	10	**一般资料**：中年女性（1分）；左髋疼痛1月余，伴发热（1分）；曾有左髋外伤史及宫颈癌手术史（1分）；血红蛋白、红细胞计数减少，白细胞计数正常（1分）				4	
		影像检查技术：髋关节X线（1分），髋关节CT轴位（横断位）骨窗、MPR冠状位骨窗（1分），MRI平扫冠状位及轴位T2WI（抑脂）相、轴位T1WI相（2分），轴位及冠状位增强T1WI（抑脂）相（2分）				6	
请对所提供图像的病变影像表现进行客观描述	20	**定位**：左髋关节（2分）				2	
		数目：1个（1分）				1	
		形态：未评估（1分）				1	
		大小：未提供（1分）				1	
		边界：X线及CT示左侧髋关节间隙变窄，骨性关节面毛糙（2分）；左侧股骨头形态失常（1分）；周围肌肉软组织肿胀，脂肪间隙模糊（1分）；MRI示左侧股骨头、股骨颈、髋臼及邻近软组织广泛异常信号，边界不清（2分）				6	
		密度（信号）：X线及CT示左侧股骨头、股骨颈、髋臼骨质密度欠均匀（1分）；左侧股骨头、股骨颈、髋臼骨髓腔内及周围软组织可见片状长T1、长T2信号影，T1WI（抑脂）增强扫描可见明显强化（2分）；病变区域软组织内可见多个小斑片样不规则无强化区（2分）				5	
		与邻近结构的关系：左髋关节周围、前下腹壁肌肉软组织受累（2分），可见广泛长T2信号并可见明显强化（2分）				4	
请对病变影像征象产生的可能机制进行分析	20	**定位分析**：病变以左髋关节为中心（2分）；左髋关节间隙、关节囊明显受累（2分）；左侧股骨头形态失常（1分）；左侧股骨头、股骨颈、髋臼骨髓腔及左髋关节周围、前下腹壁肌肉软组织广泛受累（3分）；病变区域软组织内可见多个小斑片样不规则无强化区（2分）				10	
		定性分析：病变以左髋关节为中心、髋关节间隙明显狭窄，提示关节病变（2分）；左侧髋关节骨性关节面毛糙、股骨头形态失常，提示病变侵蚀骨质且不除外微小骨折或股骨头缺血坏死可能（2分）；病变累及左侧股骨头、股骨颈、髋臼骨髓腔且边界不清，左髋关节周围、前下腹壁软组织亦广泛受累且局部明显肿胀，提示炎性病变尤其是感染性病变可能性大（4分）；病变区域软组织内可见多个小斑片样不规则无强化区，高度提示存在脓腔（2分）				10	

项目/问题	项目/分	参考答案要点	分值/分	得分
请对该病变的临床特点与影像特点进行归纳	15	**临床特点**：中年女性（1分）；左髋疼痛1月余，伴发热（1分）；4年前左髋外伤史，15年前宫颈癌手术史（1分）	3	
		实验室检查：血红蛋白、红细胞计数减少（1分），白细胞计数正常（1分）	2	
		影像特点：左髋关节及周围软组织病变（2分）；左髋关节骨性关节面骨质侵蚀、关节间隙变窄（2分）；左侧股骨头形态失常（2分）；病变广泛累及骨髓腔及周围软组织且无明显边界（2分）；增强扫描病变区域软组织内可见多个无强化坏死区（2分）	10	
请诊断，包括定位与定性诊断等	10	**定位**：左髋关节（4分）	4	
		定性：左髋关节及周围软组织病变（2分），感染性病变可能性大（2分），疑化脓性关节炎，不除外合并股骨头缺血坏死（2分）	6	
请给出2个需要鉴别的疾病，并简要说明鉴别点（临床表现、实验室检查及影像表现等）	10	**非感染性炎性关节病（以类风湿关节炎为例）**：手及腕关节相对常见；多为对称性发病；类风湿因子（RF）常为阳性；明显增生的滑膜血管翳为其特征性的病理改变；无脓腔形成（5分）	5	
		关节结核：起病隐匿，病程较长；邻近骨疏松而较少骨质硬化；如为滑膜型关节结核，其骨破坏多始于非承重面；结核相关实验室检查可有阳性发现（5分）	5	
根据现有资料，请对该患者的下一步诊疗计划做出合理决策	10	超声引导下穿刺并进行病原菌培养（5分）	5	
		完善左侧大腿MRI评估软组织受累范围（3分）	3	
		完善结核相关实验室检查，排除关节结核可能（2分）	2	
沟通表达能力	5	语言流利、思路清晰、逻辑严谨、沟通顺畅（5分）	5	
总分			100	
折算后的综合成绩（本站实际得分×10%）				
点评（未通过者需注明理由）				
			考官签名：	

【课后思考题】

1. 化脓性关节炎的常见病原菌有哪些，分别有哪些影像学特点？

2. 简述各种影像学技术对化脓性关节炎的诊断和评估的价值和限度。

（蔡赛男　刘垚）

病例 243 慢性骨髓炎

题干：患者，男，38 岁，右侧大腿疼痛 20 年，加重伴活动受限 2 月。体格检查：右大腿皮温稍升高，肌力、肌张力未见异常。实验室检查：血红蛋白 119 g/L，红细胞计数 $4.3×10^{12}/L$，白细胞计数 $11.6×10^9/L$，CRP 57.9 mg/L，血沉 74 mm/h。无手术史及肿瘤病史。影像检查结果如图 243 所示。

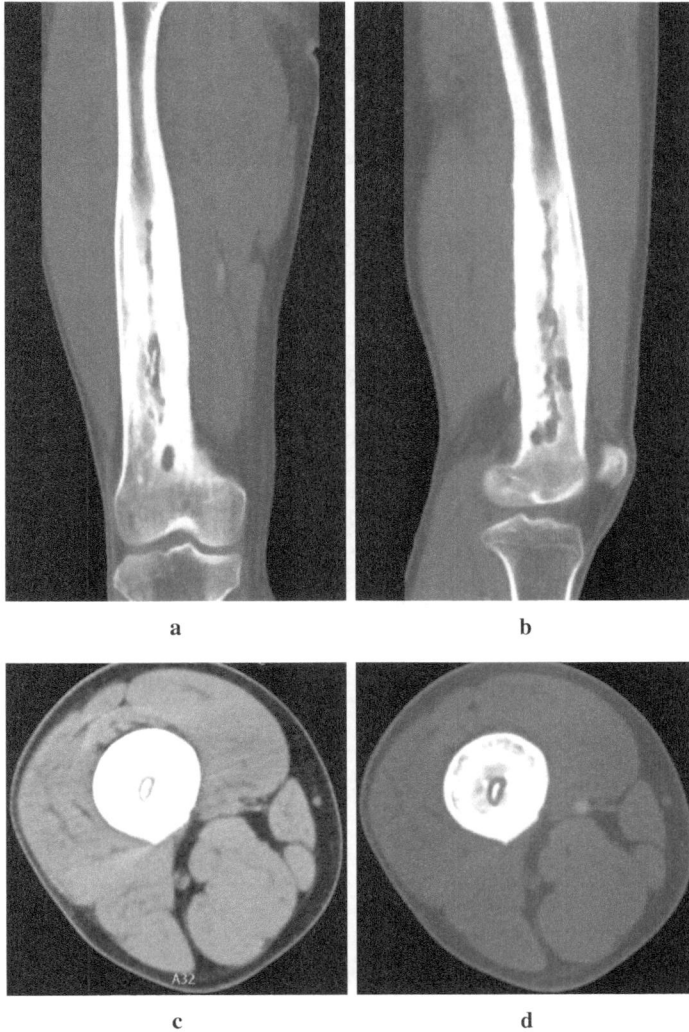

a   b

c   d

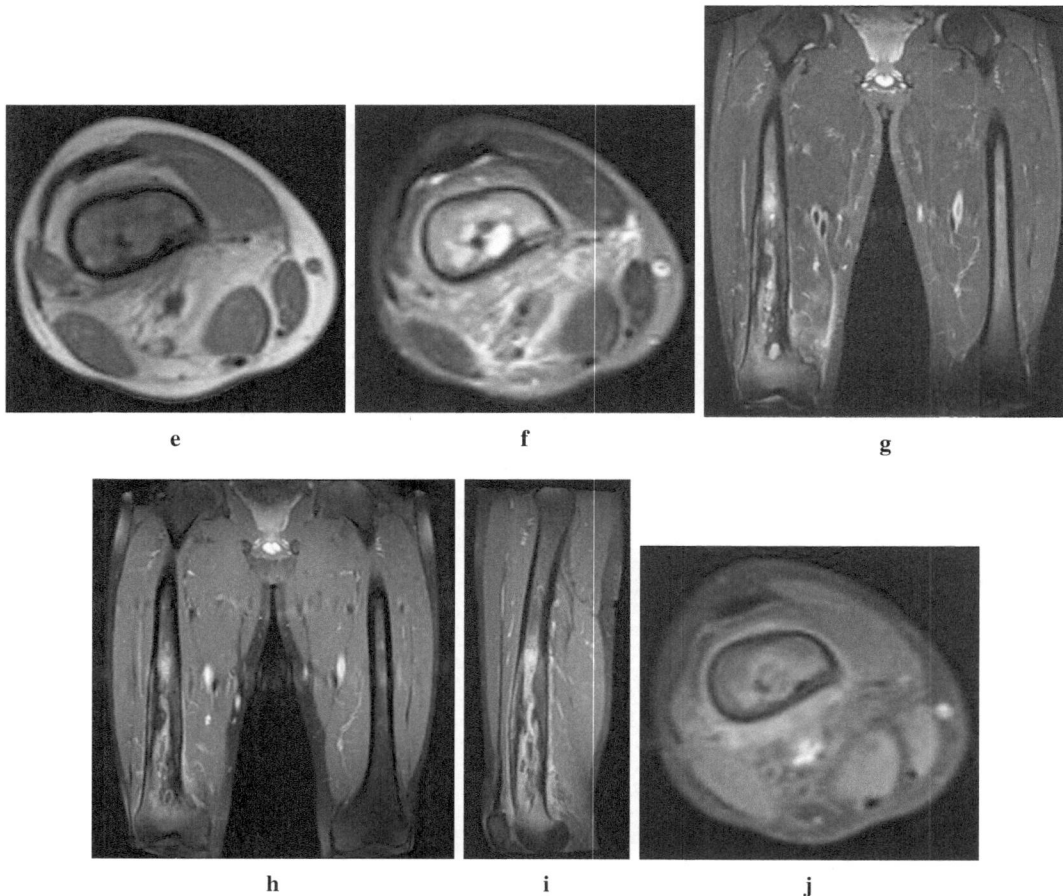

图 243　病例 243 的影像学检查图片

根据所提供的临床和影像资料等, 描述影像征象, 提出影像诊断、鉴别诊断思路及下一步处理等, 并回答相关专业问题。

【临床思维与决策评分表】

考生姓名		准考证号		考试日期		年　月　日	
题干							
项目/问题	项目/分		参考答案要点			分值/分	得分
请简要概括患者的临床资料, 并说明图像的影像检查技术	10	**一般资料**: 中年男性(1分); 右侧大腿疼痛20年, 加重伴活动受限2月(1分); 无手术史及肿瘤病史(1分); 血红蛋白、红细胞计数无异常, 白细胞计数增多, 血沉、C反应蛋白升高(1分)				4	
		影像检查技术: CT轴位平扫软组织窗及骨窗(1分); CT MPR冠状位及矢状位骨窗像(1分); MRI平扫轴位T1WI相及T2WI(抑脂)相、冠位T2WI(抑脂)相(2分); 轴位、冠状及矢状位增强T1WI(抑脂)相(2分)				6	

项目/问题	项目/分	参考答案要点	分值/分	得分
请对所提供图像的病变影像表现进行客观描述	20	**定位**：右侧股骨(2分)	2	
		数目：1个(1分)	1	
		形态：不规则(1分)	1	
		大小：未提供(1分)	1	
		边界：CT示右侧股骨中下段骨皮质不规则增厚(2分)；髓腔内密度不均，可见不规则条片、斑片状高密度影(2分)；MRI示右股骨骨髓腔内条片状异常信号影，边界不清(1分)；右股骨周围肌肉、软组织亦可见片状异常信号，界限不清晰(1分)	6	
		密度(信号)：右侧股骨中下段骨皮质增厚、密度不均，骨髓腔狭窄，其内正常骨小梁消失，可见条片状、斑片状高密度影(2分)；MRI右股骨中下段骨髓腔内信号混杂，呈等、低T1WI信号混杂T2WI信号(2分)；增强扫描可见明显、不均匀强化，内见多发不规则无强化灶(1分)	5	
		与邻近结构的关系：右股骨周围肌肉、软组织受累(后部为著)(2分)；受累肌肉、软组织可见片状稍长T1、稍长T2信号，增强扫描可见不均匀强化(2分)	4	
请对病变影像征象产生的可能机制进行分析	20	**定位分析**：病变主要位于右股骨中下段，骨皮质不规则增厚(2分)；髓腔内密度不均，可见不规则条片、斑片状高密度影(2分)；骨髓腔内信号混杂，边界不清(2分)；增强扫描病变区域骨髓腔内可见不均匀强化并可见不规则无强化区(2分)；右股骨中下段周围肌肉、软组织见片状稍长T2信号并可见强化(2分)	10	
		定性分析：病理组织代替了骨组织，提示有骨质破坏(2分)；病变区域骨皮质不规则增厚，对应长期的骨质硬化及骨膜新生骨过程，提示慢性病程(2分)；骨髓腔内多发高密度影，提示死骨形成(2分)；增强扫描骨髓腔内不强化区域对应死骨及其他坏死组织(2分)；周围软组织强化，提示炎症浸润(2分)	10	
请对该病变的临床特点与影像特点进行归纳	15	**临床特点**：中年男性(1分)；右侧大腿疼痛20年，加重伴活动受限2月(1分)；无手术史及肿瘤病史(1分)	3	
		实验室检查：血红蛋白、红细胞计数无异常，白细胞计数增多，血沉、C反应蛋白升高(2分)	2	
		影像特点：右股骨中下段骨皮质不规则增厚、骨髓腔狭窄(4分)；骨髓腔内死骨形成(4分)；周围软组织片状T2WI稍高信号并强化(2分)	10	
请诊断，包括定位与定性诊断等	10	**定位**：右股骨(4分)	4	
		定性：右股骨中下段骨皮质不规则增厚、死骨形成(2分)，感染性病变可能性大(2分)，考虑慢性骨髓炎(2分)	6	

项目/问题	项目/分	参考答案要点	分值/分	得分
请给出 2 个需要鉴别的疾病,并简要说明鉴别点(临床表现、实验室检查及影像表现等)	10	**硬化性骨肉瘤**:病变进展快,病变区域局部可有剧痛;骨膜反应明显,但不规则,且无死骨形成;可见肿瘤骨形成(5分)	5	
		骨样骨瘤:典型表现为夜间痛,水杨酸类药物可有效缓解疼痛;有特征性的"瘤巢"表现,周围可见反应性的骨质增生硬化。一般病变范围更局限(5分)	5	
根据现有资料,请对该患者的下一步诊疗计划做出合理决策	10	选择合适手术时机彻底清除病灶(5分)	5	
		可行病原学检查明确致病菌(3分)	3	
		有效抗生素应用(2分)	2	
沟通表达能力	5	语言流利、思路清晰、逻辑严谨、沟通顺畅(5分)	5	
总分			100	
折算后的综合成绩(本站实际得分×10%)				
点评(未通过者需注明理由)			考官签名:	

【课后思考题】

1. 简述死骨的形成机制。

2. 什么是 Garre 骨髓炎及 Brodie 骨脓肿?

（蔡赛男　刘垚）

病例 244　关节结核

　　题干：患者，男，12 岁，跛行 1 年，左侧髋关节疼痛 8 月余入院。专科检查：患者左髋疼痛明显，未行专科检查。实验室检查：（-）。影像检查结果如图 244 所示。

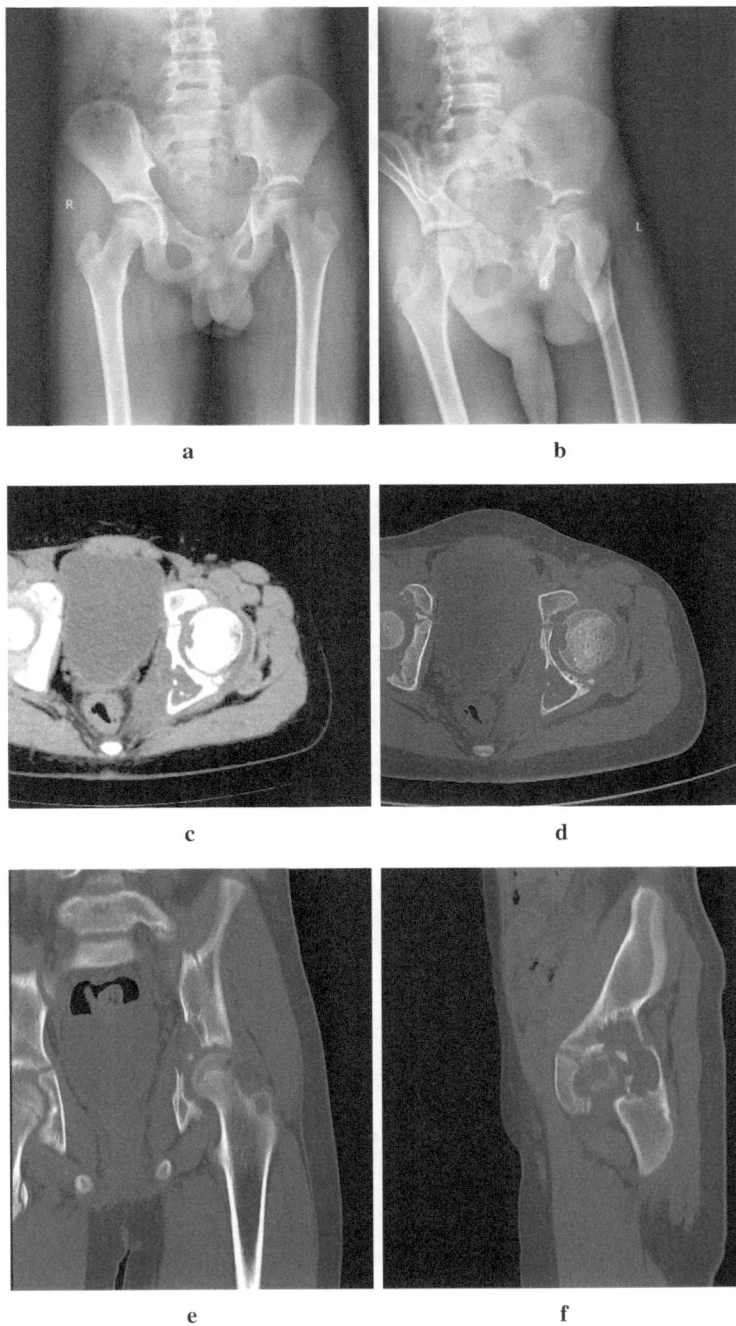

a

b

c

d

e

f

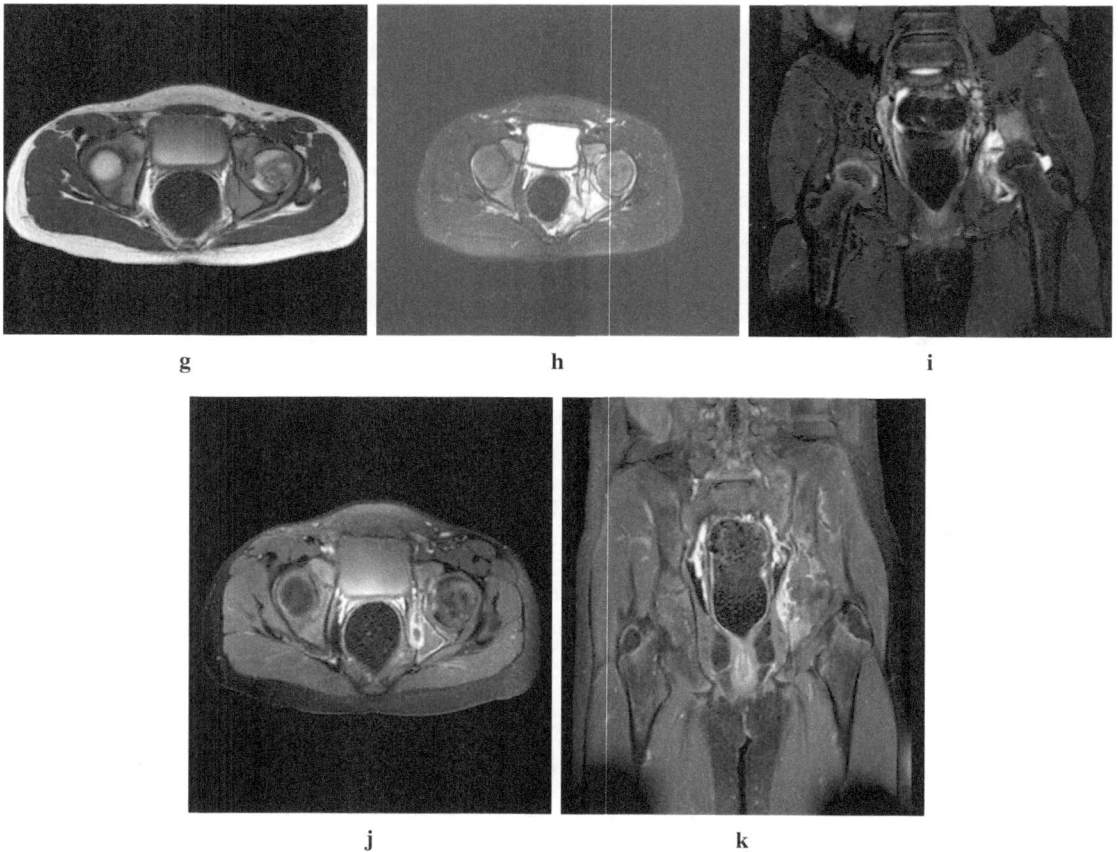

图 244　病例 244 的影像学检查图片

　　根据所提供的临床和影像资料等，描述影像征象，提出影像诊断、鉴别诊断思路及下一步处理等，并回答相关专业问题。

【临床思维与决策评分表】

考生姓名		准考证号		考试日期		年　月　日
题干						
项目/问题	项目/分	参考答案要点			分值/分	得分
请简要概括患者的临床资料，并说明图像的影像检查技术	10	**一般资料**：青少年男性（1分）；跛行1年，左侧髋关节疼痛8月余（1分）；专科检查、实验室检查未提供（1分）			3	
		影像检查技术：左侧髋关节正、侧位（1分）；左侧髋关节CT轴位（横断位）软组织窗、骨窗，（骨窗）MPR矢状位、冠状位（3分）；左侧髋关节MRI轴位T1WI相、T2WI相、（抑脂）T2WI相，（抑脂）T1WI增强相（轴位、冠状位）（3分）			7	

项目/问题	项目/分	参考答案要点	分值/分	得分
请对所提供图像的病变影像表现进行客观描述	20	**定位**：左侧髋关节(髋臼)(2分)	2	
		数目：1个(1分)	1	
		形态：不规则(1分)	1	
		大小：未提供(1分)	1	
		边界：X线示左侧髋臼囊性骨质破坏区，边界清楚(1分)；CT示左侧髋臼顶部囊性骨质破坏，边界清楚，左侧髋关节间隙不对称性变窄，轴位软组织肿胀(3分)；MRI示骨质破坏范围与CT所见基本一致，周围软组织内脓肿形成(2分)	6	
		密度(信号)：X线/CT示病灶呈溶骨性骨质破坏，密度均匀，边界清楚(2分)，周围骨密度减低；MRI上T1WI呈低信号，T2WI呈混杂高信号，增强后骨质呈中度、均匀强化，周围软组织呈明显环形强化(3分)	5	
		与邻近结构的关系：周围软组织内可见脓肿形成(4分)	4	
请对病变影像征象产生的可能机制进行分析	20	**定位分析**：病灶主体位于左侧髋臼顶部(4分)，边界清楚，左侧髋关节间隙不对称性狭窄，左侧髋关节腔内积液呈长T1、长T2信号(4分)，周围脓肿形成(2分)	10	
		定性分析：病灶表现为溶骨性骨质破坏，边界清楚，左侧髋臼骨质破坏(4分)，髋关节间隙不对称性狭窄，左侧髋关节少许积液，关节囊增厚(4分)；周围软组织肿胀并脓肿形成，提示感染性病变(2分)	10	
请对该病变的临床特点与影像特点进行归纳	15	**临床特点**：青少年男性(2分)，跛行1年，左侧髋关节疼痛8月(1分)	3	
		实验室检查：未提供(2分)	2	
		影像特点：病灶位于左侧髋臼，表现为溶骨性骨质破坏，边界清楚，左侧髋臼骨质破坏，髋关节间隙不对称性变窄，关节囊增厚，关节腔内可见少量的关节积液，周围软组织肿胀并脓肿形成(10分)	10	
请诊断，包括定位与定性诊断等	10	**定位**：左侧髋关节(髋臼)(4分)	4	
		定性：病灶主体表现为溶骨性骨质破坏，边界清楚，左侧髋臼骨质破坏，髋关节间隙不对称性狭窄，左侧髋关节腔少许积液，关节囊增厚，周围软组织肿胀并脓肿形成，考虑感染性病变，髋关节结核可能性大(骨关节结核)(6分)	6	

项目/问题	项目/分	参考答案要点	分值/分	得分
请给出 2 个需要鉴别的疾病，并简要说明鉴别点（临床表现、实验室检查及影像表现等）	10	**化脓性关节炎**：化脓性关节炎起病急，症状、体征明显且较重，病变进展较快，关节软骨较早破坏而较快出现关节间隙变窄，常为均匀性变窄；骨质破坏常发生在承重面，骨质破坏的同时常伴有骨质硬化，骨质疏松不明显；最后多形成骨性强直(5 分)	5	
		类风湿关节炎：骨质破坏亦从关节边缘开始，骨质疏松明显而与结核相似，但类风湿关节炎常对称性累及多个关节，双侧对称，小关节受累为主，关节间隙狭窄出现较早，侵及骨性关节面较晚(5 分)	5	
根据现有资料，请对该患者的下一步诊疗计划做出合理决策	10	骨关节结核 95%以上为继发性结核，建议完善胸部 CT 检查(5 分)	5	
		完善实验室检查：血清结核抗体检测、结核菌素皮肤试验等检查(3 分)	3	
		影像引导下穿刺或手术取病变活检有助于确诊(2 分)	2	
沟通表达能力	5	语言流利、思路清晰、逻辑严谨、沟通顺畅(5 分)	5	
总分			100	
折算后的综合成绩(本站实际得分×10%)				
点评(未通过者需注明理由)				
		考官签名：		

【课后思考题】

简述关节结核(滑膜型)与化脓性关节炎的鉴别诊断要点。

（蔡赛男　李畅）

病例 245　脊柱结核

题干：患者，男，25 岁，胸背部疼痛 20 天。体格检查：胸腰段活动受限，胸腰段椎体棘突及椎旁压痛、叩击痛明显。实验室检查：血红蛋白 145 g/L，红细胞计数 4.4×10^{12}/L，白细胞计数 5.5×10^9/L，CRP 4.3 mg/L，血沉 10 mm/h，结核杆菌抗体 PPD-IgG(+)、PPD-IgM(+)。无手术史及肿瘤史。影像检查结果如图 245 所示。

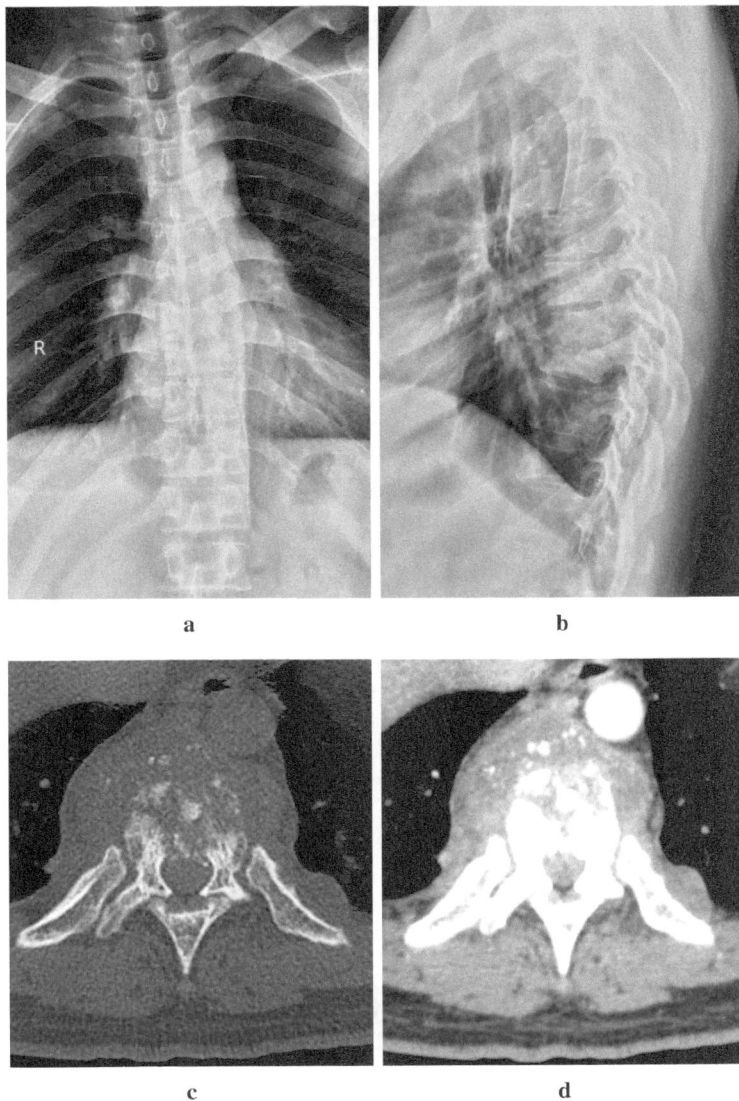

a　　　　　　　　　　　　b

c　　　　　　　　　　　　d

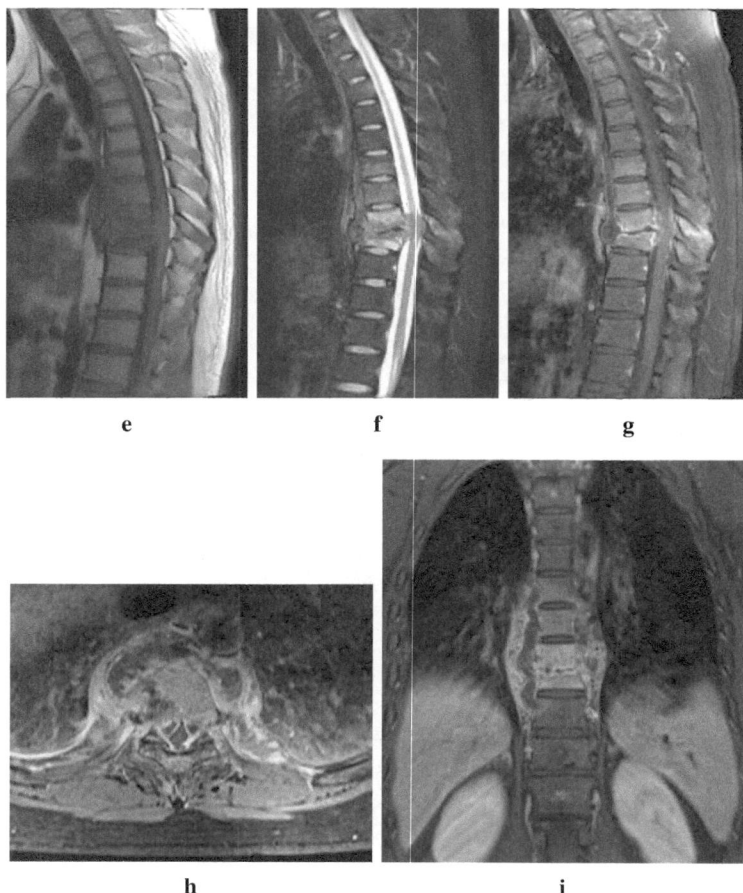

图 245　病例 245 的影像学检查图片

根据所提供的临床和影像资料等，描述影像征象，提出影像诊断、鉴别诊断思路及下一步处理等，并回答相关专业问题。

【临床思维与决策评分表】

考生姓名		准考证号		考试日期		年　月　日	
题干							
项目/问题	项目/分	参考答案要点				分值/分	得分
请简要概括患者的临床资料，并说明图像的影像检查技术	10	**一般资料**：青年男性（1分）；胸背部疼痛20天（1分）；无手术史及肿瘤病史（1分）；血红蛋白、红细胞计数、白细胞计数、血沉、C反应蛋白均未见异常（1分）				4	
		影像检查技术：胸椎X线正、侧位（1分），胸椎CT轴位（横断位）骨窗及软组织窗（1分），MRI平扫矢状位T1WI相及T2WI（抑脂）相、轴位T1WI相（2分），轴位及冠状位增强T1WI（抑脂）相（2分）				6	

项目/问题	项目/分	参考答案要点	分值/分	得分
请对所提供图像的病变影像表现进行客观描述	20	**定位**：胸椎(2分)	2	
		数目：多发(1分)	1	
		形态：未评估(1分)	1	
		大小：未提供(1分)	1	
		边界：X线及CT示T8、9椎体形态变扁，相应椎间隙明显变窄，椎间盘正常形态消失(2分)；MRI示病变累及T6~10椎体及椎体附件(2分)；病变椎体周围软组织肿胀增厚，边界不清楚(2分)	6	
		密度(信号)：T8、9椎体密度不均匀增高，可见多发沙砾样高密度影(2分)；MRI示T6~10椎体及椎体附件可见片状长T1、长T2信号，增强扫描呈明显强化，以T8、9椎体明显(2分)；T6~10椎体层面两侧椎旁可见不规则条片样软组织肿块影，增强扫描可见边缘明显强化，内见多发不规则无强化灶(1分)	5	
		与邻近结构的关系：T6~10椎体水平椎旁软组织受累(2分)；T8、9椎体层面病变累及椎管内硬膜外间隙，相应层面椎管相对狭窄(2分)	4	
请对病变影像征象产生的可能机制进行分析	20	**定位分析**：病变以T8、9椎间隙为中心，病变区域可见多发沙砾样高密度影(4分)；T6~10椎体、附件均受累，可见片状长T1、长T2信号，增强扫描可见强化(2分)；T6~10椎体水平椎旁软组织肿块形成，增强扫描其内可见多处不规则无强化区(4分)	10	
		定性分析：病理组织代替了骨组织，提示有骨质破坏(2分)；病变区域多发沙砾样高密度影，提示死骨形成(2分)；T8、9椎体形态变扁并椎间隙狭窄，提示病变侵犯椎体终板并导致椎间盘炎症及椎体骨质破坏(2分)；T6~10椎体水平椎旁软组织肿块形成，增强扫描其内可见多处不规则无强化区，提示椎旁脓肿形成(4分)	10	
请对该病变的临床特点与影像特点进行归纳	15	**临床特点**：青年男性(1分)；胸背部疼痛20天(1分)；无手术史及肿瘤病史(1分)	3	
		实验室检查：血红蛋白、红细胞计数、白细胞计数、血沉、C反应蛋白均未见异常(2分)	2	
		影像特点：相邻椎体骨质破坏、相应椎间隙变窄(4分)；椎旁脓肿形成(4分)；T8、9椎体层面病变累及椎管内硬膜外间隙，相应层面椎管相对狭窄(2分)	10	
请诊断，包括定位与定性诊断等	10	**定位**：胸椎(4分)	4	
		定性：胸椎椎体骨质破坏并椎旁脓肿形成(2分)，感染性病变可能性大(2分)，疑脊柱结核(2分)	6	

项目/问题	项目/分	参考答案要点	分值/分	得分
请给出2个需要鉴别的疾病，并简要说明鉴别点（临床表现、实验室检查及影像表现等）	10	**化脓性脊柱炎**：病变进展快，全身中毒症状重，可有明显发热；相对较少累及椎体后部；椎旁脓肿常较局限，相比结核的椎旁脓肿较小(5分)	5	
		椎体压缩性骨折：有明确外伤史；多累及单个椎体，无骨质破坏及椎间隙狭窄；椎体内正常骨髓信号仍可见；无椎旁脓肿形成(5分)	5	
根据现有资料，请对该患者的下一步诊疗计划做出合理决策	10	完善结核相关实验室检查(5分)	5	
		完善肺部CT检查确认是否存在活动性肺结核(3分)	3	
		必要时可行影像引导下穿刺活检或手术取病变行病理检查(2分)	2	
沟通表达能力	5	语言流利、思路清晰、逻辑严谨、沟通顺畅(5分)	5	
总分			100	
折算后的综合成绩(本站实际得分×10%)				
点评(未通过者需注明理由)				

考官签名：

【课后思考题】

1. 简述脊柱结核的好发部位。
2. 根据病变始发部位，脊柱结核可以分为哪几型？

（蔡赛男　刘垚）

病例 246　类风湿关节炎

题干：患者，女，52岁，双手关节肿痛5月余。体格检查：双手、腕关节肿胀。实验室检查：血沉83 mm/h，CRP 85.8 mg/L，WBC $4.48×10^9$/L。血清类风湿因子、CCP抗体阳性。C3、抗链球菌溶血素"O"试验、结核斑点试验、尿酸、HLA-B27、抗核抗体、抗核提取物抗体、结核感染T细胞检测(-)，胸部X线片正常，双手X线片未见明显异常。无手术史，无肿瘤病史。影像检查结果如图246所示。

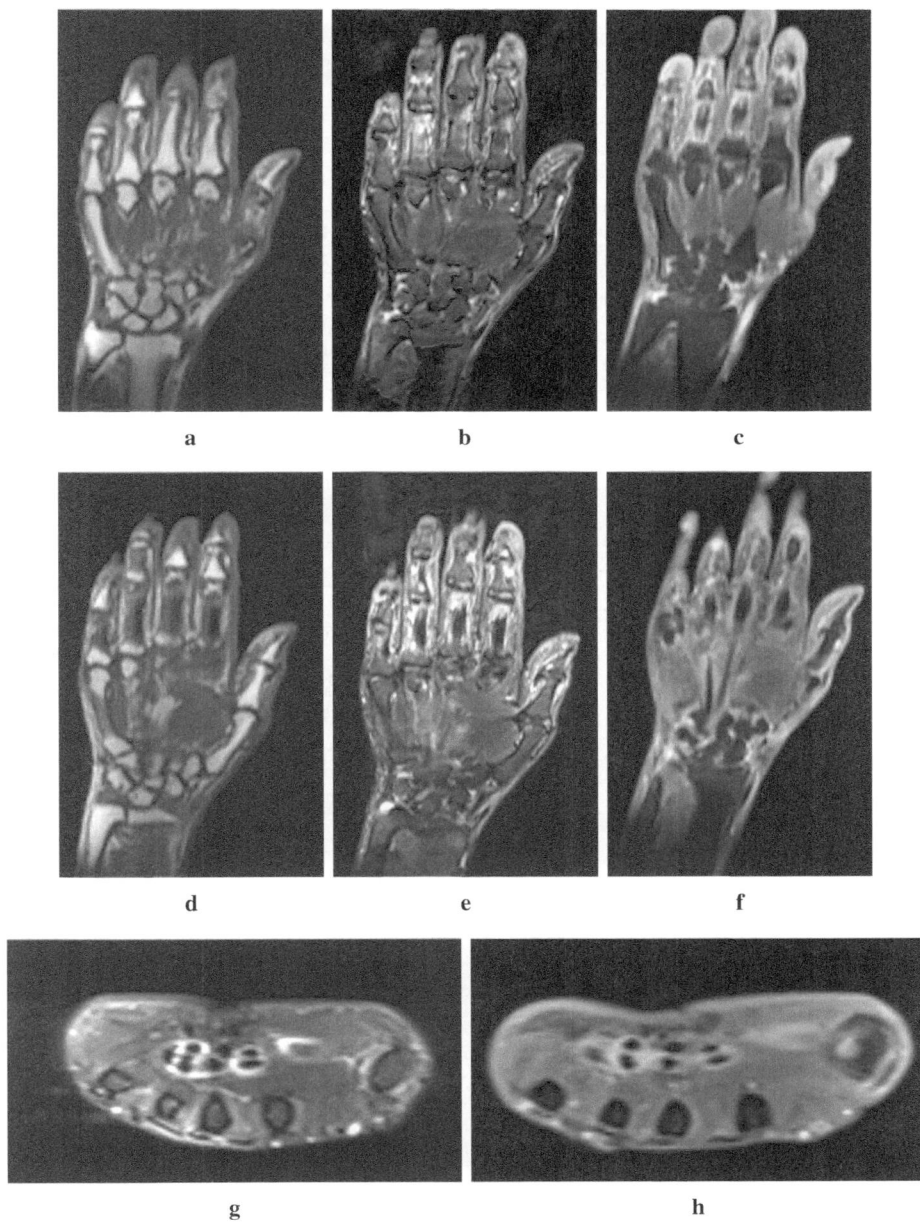

图246　病例246的影像学检查图片

根据所提供的临床和影像资料等，描述影像征象，提出影像诊断、鉴别诊断思路及下一步处理等，并回答相关专业问题。

【临床思维与决策评分表】

考生姓名		准考证号		考试日期		年 月 日	
题干							
项目/问题	项目/分	参考答案要点				分值/分	得分
请简要概括患者的临床资料，并说明图像的影像检查技术	10	**一般资料**：中老年女性（1分）；双手关节肿痛5月余（1分）；无手术史及肿瘤史（1分）；血沉、CRP升高，血清类风湿因子、CCP抗体阳性（1分），WBC、C3、抗链球菌溶血素"O"试验、结核斑点试验、尿酸、HLA-B27、抗核抗体、抗核提取物抗体、结核感染T细胞检测、胸部X线片、双手X线片无异常（1分）				5	
		影像检查技术：右腕关节MR T1WI冠状位（1分），右腕关节MR T2WI-FS冠状位（1分），右腕关节MR T1WI（抑脂）增强冠状位（1分），右腕关节MR T2WI-FS轴位（1分），右腕关节MR T1WI（抑脂）增强轴位（1分）				5	
请对所提供图像的病变影像表现进行客观描述	20	**部位**：右手第3掌指关节、腕骨间关节、桡腕关节、腱鞘（4分）				4	
		数目：多发（1分）				1	
		形态：骨侵蚀、滑膜炎（2分）				2	
		大小：未提供（1分）				1	
		边界：MRI示右手腕多关节受累，关节间隙变窄，关节面下骨侵蚀，滑膜炎、关节积液、腱鞘积液（6分）				6	
		密度（信号）：骨侵蚀：MRI T2WI呈高信号，T1WI呈低信号（1分）；T1WI增强扫描（抑脂）明显强化（1分）；滑膜炎：腱鞘、关节滑膜，MRI T2WI呈高信号（1分），T1WI增强扫描（抑脂）明显强化（2分）				5	
		与邻近结构的关系：周边软组织肿胀（1分）				1	
请对病变影像征象产生的可能机制进行分析	20	**定位分析**：病变主要累及双腕关节、掌指关节、桡腕关节、关节滑囊、腱鞘滑囊（5分）；表现为双手近端滑膜小关节为主的对称性、多关节侵犯特点（5分）				10	
		定性分析：多发骨侵蚀提示滑膜血管翳形成，病变侵蚀软骨及骨等关节结构（4分），关节软骨破坏后继发关节间隙变窄（1分）；腱鞘、关节滑膜炎提示关节内的滑膜血管翳，出现在骨侵蚀之前（3分）；关节积液提示关节炎症的渗出性改变（2分）				10	

项目/问题	项目/分	参考答案要点	分值/分	得分
请对该病变的临床特点与影像特点进行归纳	15	**临床特点**：中老年女性（1分），双手关节肿痛5月余（1分），无手术史及肿瘤史（1分）	3	
		实验室检查：血沉、CRP升高，血清类风湿因子、CCP抗体阳性（1分），结核、痛风、化脓性感染、强直性脊柱炎等相关实验室检查结果阴性（1分）	2	
		影像特点：右腕关节、掌指关节、桡腕关节肿胀（2分），多发关节面下骨侵蚀（2分），关节间隙变窄（2分），关节、腱鞘积液（2分），增强扫描腱鞘滑膜、关节滑膜炎（2分）	10	
请诊断，包括定位与定性诊断等	10	**定位**：双腕关节、掌指关节、桡腕关节、关节滑囊、腱鞘滑囊（4分）	4	
		定性：多发骨侵蚀，腱鞘、关节滑膜炎，关节积液，关节间隙变窄（2分），炎性关节病可能性大（2分），疑类风湿关节炎（2分）	6	
请给出2个需要鉴别的疾病，并简要说明鉴别点（临床表现、实验室检查及影像表现等）	10	**关节结核**：多为单关节发病，膝关节、踝关节较双手滑膜小关节更为常见；关节软骨和骨质破坏发展较快而严重；可有结核肉芽肿组织、关节周围冷脓肿形成。血沉、CRP升高，结核斑点实验、结核感染T细胞检测、胸部X线片或可有提示（5分）	5	
		痛风性关节炎：呈间歇性发作，以男性多见，半数以上先侵犯第1跖趾关节，早期关节间隙不变窄，发作高峰期高血尿酸，晚期可形成痛风结节（5分）	5	
根据现有资料，请对该患者的下一步诊疗计划做出合理决策	10	本病的诊断以临床表现、类风湿因子阳性、X线表现为主要诊断依据（3分）。早期诊断主要依靠临床表现和MR（2分）	5	
		本病可累及动脉、心包、心肌、心内膜等，还可引起胸膜病变、肺间质纤维化等，可依据临床表现，酌情做相关检查（3分）	3	
		治疗后复查，评价类风湿关节炎的炎症活动性和治疗疗效（2分）	2	
沟通表达能力	5	语言流利、思路清晰、逻辑严谨、沟通顺畅（5分）	5	
总分			100	
折算后的综合成绩（本站实际得分×10%）				
点评（未通过者需注明理由）		考官签名：		

【课后思考题】

1. 简述中晚期类风湿关节炎的影像诊断要点。
2. 简述类风湿关节炎的好发部位。

（何予　汪珍元）

病例 247　强直性脊柱炎

　　题干：患者，男，21 岁，间断性腰骶部疼痛 2 年余，加重 1 月。体格检查：脊柱活动度下降，弯腰拾物试验(+)，双侧"4"字征(+)，双侧骶髂关节压痛。实验室检查：HLA-B27(+)，CRP 43.25 mg/L，抗链球菌溶血素"O"（ASO）249.38 IU/mL。WBC 8.7×10^9/L，ESR 20 mm/h，类风湿因子全套、抗核抗体、抗核提取物抗体、结核感染 T 细胞检测均未见异常。无手术史，无肿瘤病史。影像检查结果如图 247 所示。

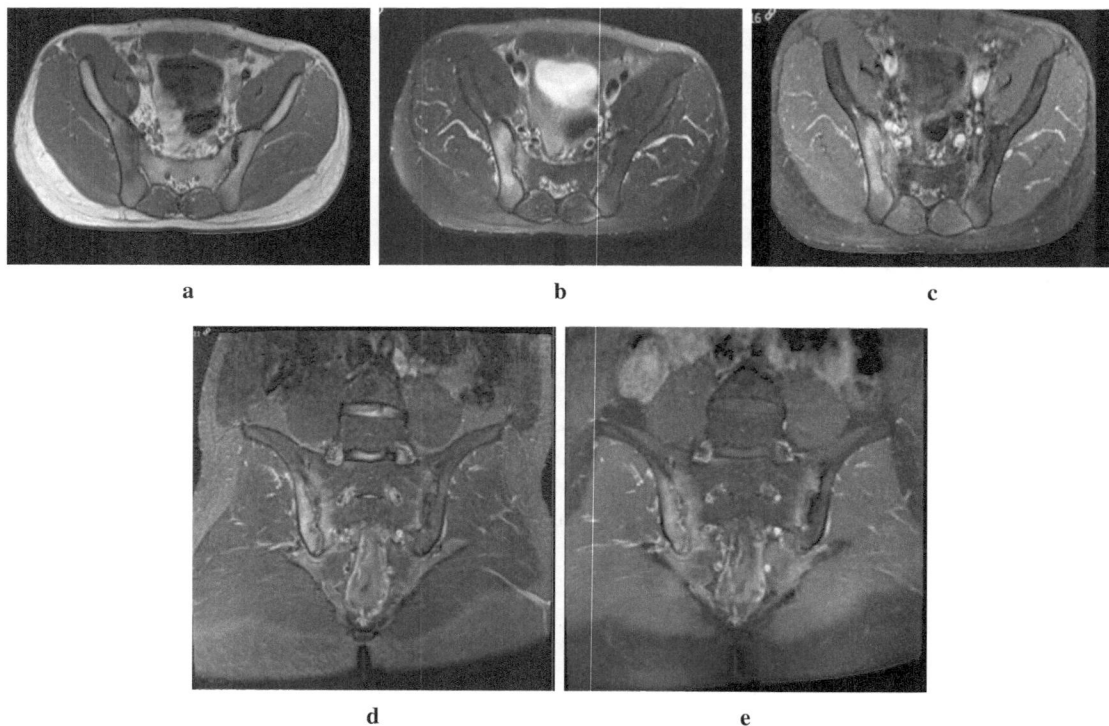

图 247　病例 247 的影像学检查图片

　　根据所提供的临床和影像资料等，描述影像征象，提出影像诊断、鉴别诊断思路及下一步处理等，并回答相关专业问题。

【临床思维与决策评分表】

考生姓名		准考证号		考试日期		年　月　日	
题干							

项目/问题	项目/分	参考答案要点		分值/分	得分
请简要概括患者的临床资料，并说明图像的影像检查技术	10	**一般资料**：青年男性（1分）；间断性腰骶部疼痛2年余，加重1月（1分）；无手术史及肿瘤病史（1分）；HLA-B27（+），CRP、ASO、血沉升高（1分），白细胞计数、类风湿因子、结核标志物无异常（1分）		5	
		影像检查技术：双侧骶髂关节MR平扫T1WI横断位（轴位）（1分），T2WI-FS横断位（轴位）（1分），T1WI-FS增强横断位（轴位）（1分），T2WI-FS及T1WI-FS增强冠状位（2分）		5	
请对所提供图像的病变影像表现进行客观描述	20	**定位**：双侧骶髂关节（2分）		2	
		数目：两侧（1分）		1	
		形态：斑片状（1分）		1	
		大小：未提供（1分）		1	
		边界：MR平扫+增强示双侧骶髂关节中下份骨性关节面下（2分），以右侧明显（1分），关节面毛糙，关节间隙不规则（2分），滑膜增厚强化（1分）		6	
		密度（信号）：MRI T2WI呈斑片状高信号，T1WI呈低信号（3分）；T1WI增强扫描（抑脂）轻度强化（2分）		5	
		与邻近结构的关系：周边软组织未见明显异常，未见明显关节积液（4分）		4	
请对病变影像征象产生的可能机制进行分析	20	**定位分析**：病变累及双侧骶髂关节。骶髂关节常为最早受累的关节，双侧对称性发病为其特征（5分）		5	
		定性分析：病变部位骨性关节面下松质骨内出现边缘模糊的斑片状长T2信号，提示骨质水肿，代表炎症细胞局部浸润及充血水肿改变（5分）。关节间隙内长T1、长T2信号并明显强化，提示滑膜炎，代表血管翳伸入（5分），并对关节面下骨质有骨侵蚀，与关节间隙血管翳相延续，导致关节面毛糙，关节间隙不规则（5分）		15	
请对该病变的临床特点与影像特点进行归纳	15	**临床特点**：青年男性（1分），间断性腰骶部疼痛2年余，加重1月（1分），无手术史及肿瘤病史（1分）		3	
		实验室检查：HLA-B27（+），CRP、ASO、血沉升高（1分），白细胞计数、类风湿因子、结核标志物无异常（1分）		2	
		影像特点：双侧骶髂关节面骨髓水肿，增强扫描明显强化（4分），关节面下骨侵蚀（2分），滑膜炎，关节间隙不规则（2分），周边软组织未见明显肿胀（2分）		10	

项目/问题	项目/分	参考答案要点	分值/分	得分
请诊断，包括定位与定性诊断等	10	**定位**：双侧骶髂关节中下份(4分)	4	
		定性：对称性骨髓水肿、骨侵蚀、滑膜炎(2分)，炎性关节病可能性大(2分)，疑强直性脊柱炎(2分)	6	
请给出2个需要鉴别的疾病，并简要说明鉴别点(临床表现、实验室检查及影像表现等)	10	**感染性关节炎，如结核、化脓性关节炎**：常为单关节发病，关节软骨和骨质破坏发展较快而严重；渗出更明显，常累及周边软组织，可有脓肿或冷脓肿形成(5分)	5	
		其他脊柱关节病，如银屑病关节炎、Reiter综合征等：累及脊柱及骶髂关节较少，病变不对称，常形成与脊柱垂直的骨赘，有银屑病、泌尿系感染病史(5分)	5	
根据现有资料，请对该患者的下一步诊疗计划做出合理决策	10	本病的诊断以临床表现、体征、HLA-B27阳性、双侧对称性骶髂关节炎为主要诊断依据(3分)。MR是早期诊断方法(2分)	5	
		建议完善X线、CT检查，并进一步脊柱MR检查、CT检查，了解有无向上累及脊柱，有无合并骨折(3分)	3	
		治疗后复查，评价强直性脊柱炎的炎症活动性和治疗疗效(2分)	2	
沟通表达能力	5	语言流利、思路清晰、逻辑严谨、沟通顺畅(5分)	5	
总分			100	
折算后的综合成绩(本站实际得分×10%)				
点评(未通过者需注明理由)				
			考官签名：	

【课后思考题】

1. 简述强直性脊柱炎的脊柱病变表现。
2. 脊柱关节病有哪些？怎样判断有活动性炎症的存在？

（何予　汪珍元）

病例 248　腰椎退行性疾病

题干：患者，女，77 岁，腰背部疼痛、麻木不适 3 年，加重 2 月。体格检查：步态正常，脊柱无畸形，L4~S1 脊柱轻压痛，肌肉紧张，臀部及双下肢后侧有麻木感，大小便正常，鞍区感觉正常，腰痛 VAS 评分 10 分。实验室检查：无特殊。无手术史，无肿瘤病史。影像检查结果如图 248 所示。

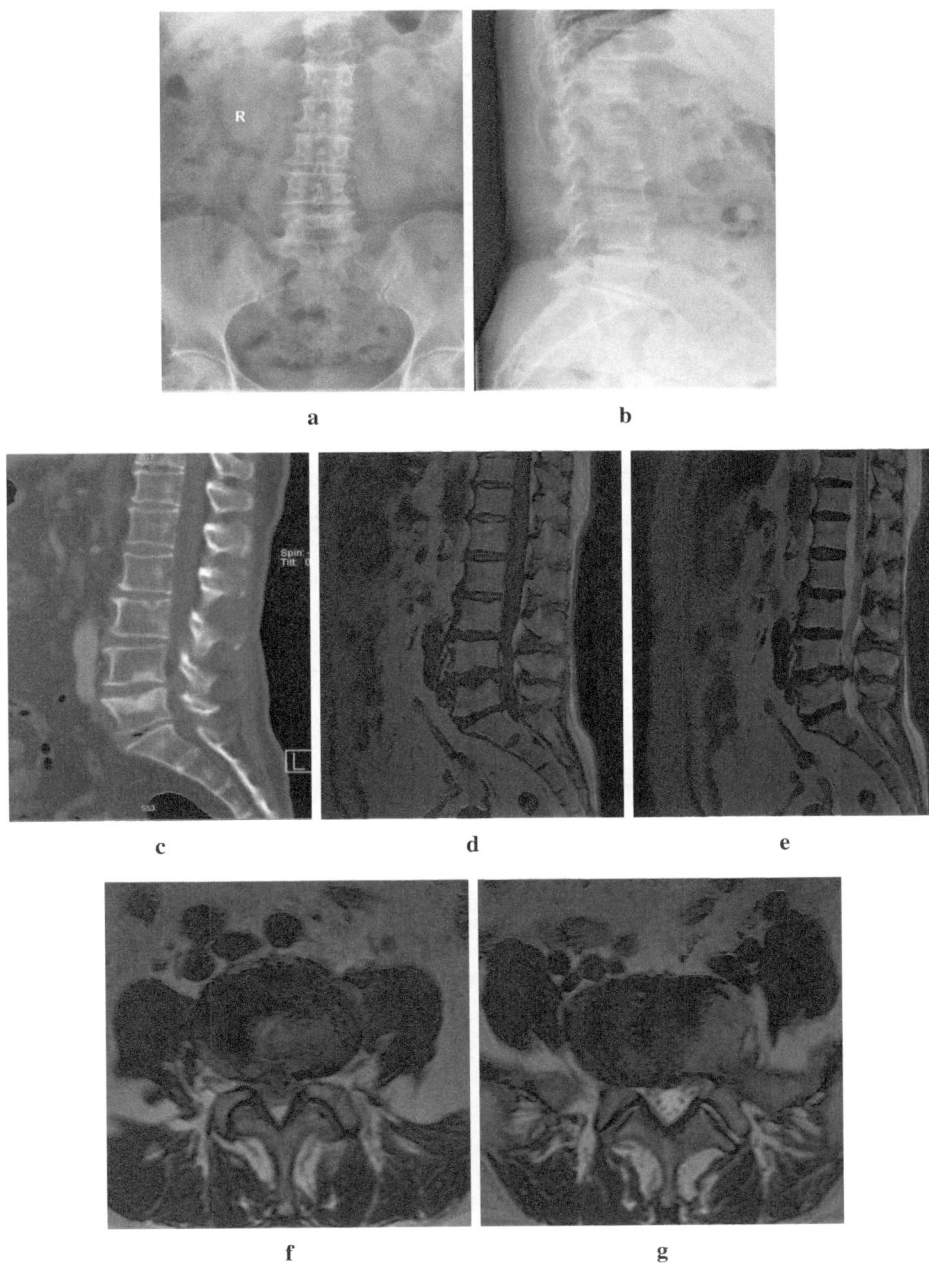

图 248　病例 248 的影像学检查图片

根据所提供的临床和影像资料等，描述影像征象，提出影像诊断、鉴别诊断思路及下一步处理等，并回答相关专业问题。

【临床思维与决策评分表】

考生姓名		准考证号			考试日期		年　月　日	
题干								
项目/问题	项目/分	参考答案要点					分值/分	得分
请简要概括患者的临床资料，并说明图像的影像检查技术	10	**一般资料**：老年女性(1分)；腰背部疼痛、麻木不适3年，加重2月(1分)；L4～S1脊柱轻压痛，肌肉紧张，臀部及双下肢后侧有麻木感，腰痛VAS评分10分(1分)；无手术史及肿瘤病史(1分)；实验室检查无特殊(1分)					5	
		影像检查技术：腰椎正、侧位X线片(1分)；腰椎CT矢状位骨窗(1分)；腰椎MR T1WI、T2WI矢状位(2分)，腰椎MR椎间盘T2WI横断位(轴位)(1分)					5	
请对所提供图像的病变影像表现进行客观描述	20	**部位**：L4/5、L5/S1椎间盘，多腰椎椎体(4分)					4	
		数目：多发(1分)					1	
		形态：椎间盘脱出、膨出，椎体终板炎，许莫氏结节，骨质增生(2分)					2	
		大小：未提供(1分)					1	
		边界：X线示腰椎生理曲度变直，椎体边缘骨质增生(1分)，呈唇样(2分)，L4/5、L5/S1椎间隙变窄(1分)；CT示L3～5椎体可见许莫氏结节(1分)，L4、5椎体终板骨质硬化(1分)；MR示L4/5椎间盘脱出，继发椎管狭窄(2分)，L5/S1椎间盘膨出，对应层面硬膜囊受压(1分)					9	
		密度(信号)：①椎间盘。MRI髓核T2WI信号减低(1分)，终板炎。②L4、5椎体骨质密度增高(1分)					2	
		与邻近结构的关系：周边软组织未见明显异常，未见脊髓水肿变性(1分)					1	
请对病变影像征象产生的可能机制进行分析	20	**定位分析**：许莫氏结节。髓核经相邻上下椎体软骨终板的薄弱区突入椎体骨松质内，形成压迹(5分)，CT上，其中心低密度区为突出的髓核和软骨板，外周高密度为反应性骨硬化带；其内容与同一水平的椎间盘等信号，周边多围绕一层薄的低信号带(5分)					10	
		定性分析：①椎间盘变性。椎间盘信号强度依髓核变性程度而异，随着年龄增长，髓核出现脱水、变性，变性明显者T2WI呈低信号(5分)。②椎间盘脱出/突出/膨出。内因：纤维环出现裂隙、周围韧带松弛等；外因：急慢性损伤导致椎间盘内压力增加，纤维环破裂、髓核突出(5分)					10	

项目/问题	项目/分	参考答案要点	分值/分	得分
请对该病变的临床特点与影像特点进行归纳	15	**临床特点**：老年女性(1分)，腰背部疼痛、麻木不适3年，加重2月(1分)，L4~S1脊柱轻压痛，肌肉紧张，臀部及双下肢后侧有麻木感(1分)；无手术史及肿瘤病史(1分)	4	
		实验室检查：无特殊(1分)	1	
		影像特点：腰椎椎体边缘骨质增生、椎体终板骨质硬化(1分)，许莫氏结节形成(2分)，椎间隙变窄(1分)，L4/5椎间盘膨出(2分)、L5/S1椎间盘脱出(2分)，继发椎管狭窄(2分)	10	
请诊断，包括定位与定性诊断等	10	**定位**：腰椎，L4/5、L5/S1椎间盘(4分)	4	
		定性：腰椎退变(2分)，椎间盘突出(2分)，继发椎管狭窄(2分)	6	
请给出2个需要鉴别的疾病，并简要说明鉴别点(临床表现、实验室检查及影像表现等)	10	**弥漫性特发性骨质增生症(DISH)**：表现为韧带骨化，多发生在脊柱前纵韧带，常累及后纵韧带、黄韧带，一般没有椎间盘退行性变，一般没有小关节病变(5分)	5	
		银屑病关节炎或反应性关节炎：巨大椎旁骨化起自终板稍远区域，椎旁骨化比大多数骨赘延伸得更远，可合并有骶髂关节炎(5分)	5	
根据现有资料，请对该患者的下一步诊疗计划做出合理决策	10	脊柱退变常选择X线检查(2分)。CT和MR可直接显示椎间盘突出的部位、形态、程度及硬膜囊受压情况(3分)	5	
		临床上多依据CT和MRI上椎管变形、硬膜囊和脊神经根受压等来判断有无椎管狭窄(3分)	3	
		椎管狭窄时，需要注意MR评估脊髓有无缺血、坏死、囊变(2分)	2	
沟通表达能力	5	语言流利、思路清晰、逻辑严谨、沟通顺畅(5分)	5	
总分			100	
折算后的综合成绩(本站实际得分×10%)				
点评(未通过者需注明理由)				
			考官签名：	

【课后思考题】

1. 如何区分椎间盘突出、膨出、脱出、游离？

2. 椎管狭窄的病因有哪些？怎样定义椎管狭窄？

(何予　汪珍元)

病例 249 腮腺混合瘤

题干：患者，男，49 岁，发现右侧腮腺区肿块 4 年余，加重 3 天。体格检查：右侧耳下稍隆起，右侧耳下腮腺后极区可扪及大小约 3 cm×3 cm 的肿块，质地中等，边界较清晰，压痛（+），活动度正常，皮温较对侧腮腺区高，无皮肤粘连，体位移动试验阴性，口内腮腺导管无红肿，下颌下、颏下、颈部、锁骨上区未扪及肿大淋巴结。实验室检查无特殊。无手术史，无肿瘤病史。影像检查结果如图 249 所示。

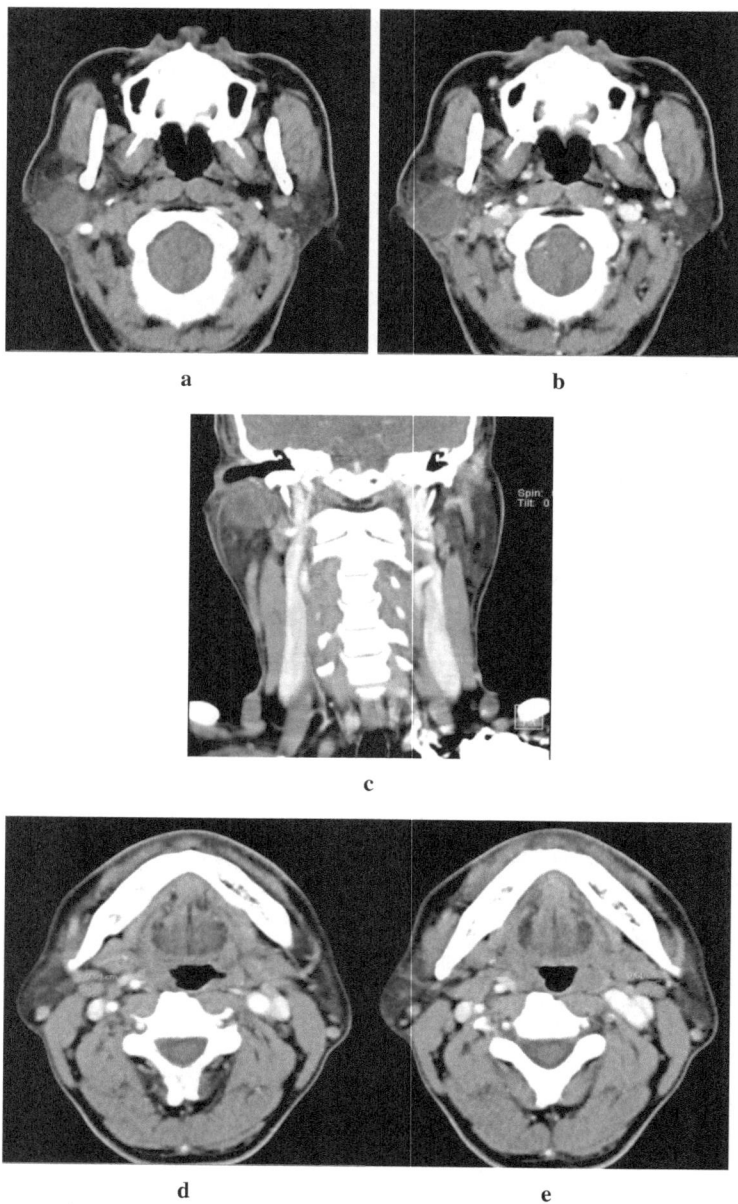

图 249　病例 249 的影像学检查图片

　　根据所提供的临床和影像资料等，描述影像征象，提出影像诊断、鉴别诊断思路及下一步处理等，并回答相关专业问题。

【临床思维与决策评分表】

考生姓名		准考证号		考试日期	年　月　日	
题干						
项目/问题	项目/分	参考答案要点			分值/分	得分
请简要概括患者的临床资料，并说明图像的影像检查技术	10	**一般资料**：中年男性(1分)；发现右侧腮腺区肿块4年余，加重3天(1分)；无手术史及肿瘤病史(1分)；右侧耳下腮腺后极区可扪及肿块，质地中等，边界较清晰，压痛(+)，活动度正常，皮温高，无皮肤粘连，体位移动试验阴性，口内腮腺导管无红肿，未扪及肿大淋巴结(2分)。实验室检查无特殊(1分)			6	
		影像检查技术：颈部CT轴位(横断位)软组织窗平扫(1分)，颈部CT轴位(横断位)软组织窗增强(2分)，颈部CT冠状位软组织窗增强(1分)			4	
请对所提供图像的病变影像表现进行客观描述	20	**定位**：右侧腮腺(2分)			2	
		数目：1个(1分)			1	
		形态：圆形肿块(1分)			1	
		大小：未提供(1分)			1	
		边界：CT示右侧腮腺浅叶后上部软组织肿块形成(2分)，边界清晰，平扫呈软组织密度，密度较均匀(1分)，增强扫描轻度强化(1分)；肿块周边未见异常密度改变，邻近结构无推移，未见侵袭(2分)，双侧颈ⅡA区可见稍大淋巴结(1分)			7	
		密度(信号)：CT平扫呈软组织密度(1分)，内部密度较均匀(1分)；增强扫描轻度强化，以边缘强化明显(1分)；病变未累及邻近软组织(1分)			4	
		与邻近结构的关系：病变推移周边软组织，未见侵袭(2分)；颈部未见明显肿大淋巴结(2分)			4	
请对病变影像征象产生的可能机制进行分析	20	**定位分析**：病变主体位于右侧腮腺浅叶内，为单发病变(5分)；病变与腮腺组织之间无脂肪组织，提示为腮腺内病变，而非腮腺外病变(5分)			10	
		定性分析：病变呈圆形、边界清晰，密度均匀，轻度强化，颈部未见肿大淋巴结(5分)；提示病变为良性，无恶变。10%的腮腺混合瘤可恶变，恶变的腮腺混合瘤边界不清晰，形态不规则或呈分叶状，伴颈部淋巴结肿大(5分)			10	

项目/问题	项目/分	参考答案要点	分值/分	得分
请对该病变的临床特点与影像特点进行归纳	15	**临床特点**：中年男性(1分)，右侧腮腺区肿块(1分)，质中，边界较清，压痛(+)，活动度可(1分)，颈部未扪及肿大淋巴结(1分)	4	
		实验室检查：无特殊(1分)	1	
		影像特点：右侧腮腺浅叶后上部软组织肿块(4分)，边界清晰，密度均匀(2分)，增强扫描呈轻度强化(2分)，病变未累及邻近软组织，颈部未见肿大淋巴结(2分)	10	
请诊断，包括定位与定性诊断等	10	**定位**：右侧腮腺浅叶(4分)	4	
		定性：单发占位(2分)，腮腺良性肿瘤可能性大(2分)，疑腮腺混合瘤(2分)	6	
请给出2个需要鉴别的疾病，并简要说明鉴别点(临床表现、实验室检查及影像表现等)	10	**Warthin瘤(又称腺淋巴瘤)**：常见于50岁以上的男性，常为多发或双侧发病，多为腮腺浅叶下极，质软，无痛性肿块，边界清晰，活动度正常。影像呈分叶和多发小囊样表现。MRI：由于易形成蛋白含量高的囊腔，T1WI、PDWI、T2WI均呈高信号，颇具特征。混合瘤与腺淋巴瘤需结合临床及发病部位区别，确诊依靠病理(5分)	5	
		恶性腮腺混合瘤：为腮腺混合瘤恶变而来，有多年生长缓慢的肿块史，近期生长加速。患者年龄偏大，临床表现为粘连固定肿块，触之较硬，边界不清晰，有疼痛、面神经麻痹、张口困难等。恶变影像学特征：边界不清晰，密度或信号不均匀，形态不规则，肿瘤中心坏死，伴颈部淋巴结肿大(5分)	5	
根据现有资料，请对该患者的下一步诊疗计划做出合理决策	10	腮腺内无痛性肿块，边界清晰，密度均匀，活动度正常，无颈部淋巴结肿块，可依此诊断为腮腺良性肿瘤(2分)。影像不能区分组织学类型，确诊有赖病理(2分)	4	
		建议MR平扫+增强进一步检查(2分)	2	
		腮腺淋巴瘤有10%的恶变概率，诊断时应评价是否有恶变征象(2分)；腮腺深叶的混合瘤需要与腮腺外肿瘤(如神经鞘瘤、副神经节瘤、淋巴性肿块)等鉴别(2分)	4	
沟通表达能力	5	语言流利、思路清晰、逻辑严谨、沟通顺畅(5分)	5	
总分			100	
折算后的综合成绩(本站实际得分×10%)				
点评(未通过者需注明理由)				
			考官签名：	

【课后思考题】

1. 简述腮腺深叶的混合瘤与咽旁肿块的鉴别诊断要点。

2. 腮腺混合瘤的MR表现是什么？

（何予）

病例 250 喉癌

题干：患者，男，59 岁，咽喉部疼痛 8 月余，加重 6 天。体格检查：会厌喉面菜花样肿块，声门窥视不清，颈部未扪及浅表淋巴结。实验室检查：肝炎全套示"小三阳"，余无特殊。喉镜：右侧喉部可见菜花样肿块，累及会厌喉面、室带声带、前联合、右侧杓状软骨，声门明显狭窄，左侧喉室壁无异常。无手术史，无肿瘤病史。吸烟 40 余年，20 根/天，喝自酿白酒 40 余年，5 两/天。影像检查结果如图 250 所示。

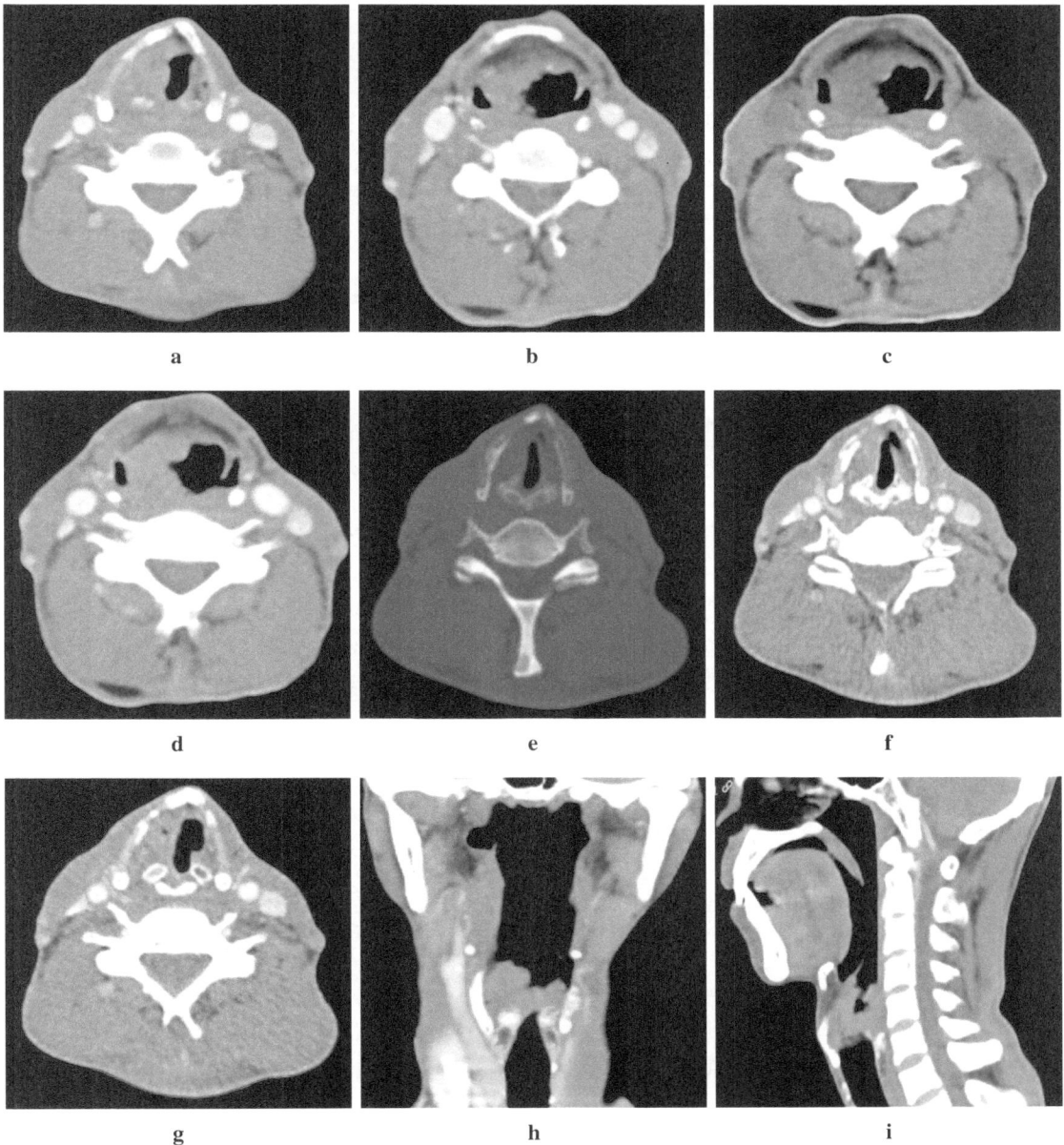

图 250 病例 250 的影像学检查图片

根据所提供的临床和影像资料等，描述影像征象，提出影像诊断、鉴别诊断思路及下一步处理等，并回答相关专业问题。

【临床思维与决策评分表】

考生姓名		准考证号		考试日期		年　月　日	
题干							
项目/问题	项目/分	参考答案要点				分值/分	得分
请简要概括患者的临床资料，并说明图像的影像检查技术	10	**一般资料**：中老年男性（1分）；咽喉部疼痛8月余，加重6天（1分）；会厌喉面菜花样肿块（1分）；喉镜：右侧喉部菜花样肿块（1分）；吸烟、饮酒40余年（1分）				5	
		影像检查技术：颈部CT轴位（横断位）软组织窗平扫、增强（2分），颈部CT轴位（横断位）骨窗（1分），矢状位及冠状位CT增强软组织窗（2分）				5	
请对所提供图像的病变影像表现进行客观描述	20	**定位**：喉咽右侧壁，声门及声门上区（2分）				2	
		数目：1个（1分）				1	
		形态：不规则增厚及肿块（1分）				1	
		大小：未提供（1分）				1	
		边界：CT示喉咽右侧壁不规则增厚并肿块形成（1分），边界不清、喉腔变窄（1分），向上累及右侧杓会厌皱襞及会厌后部（1分）；向下达杓状软骨水平并向后包绕杓状软骨（1分）；累及右侧声带、室带并向前累及前联合（1分）；向外与右侧甲状软骨分界欠清，右侧梨状窝变浅（1分）				6	
		密度（信号）：CT示病变呈软组织密度（1分），增强扫描可见强化（1分）；甲状软骨右侧局部骨质密度减低（1分）				3	
		与邻近结构的关系：病变累及喉前庭、喉室右侧壁（会厌、右侧杓会厌皱襞、右侧杓状软骨、甲状软骨、室带、声带、前联合）（4分），颈部未见肿大淋巴结（2分）				6	
请对病变影像征象产生的可能机制进行分析	20	**定位分析**：病变主体位于喉咽右侧壁，累及声门及声门上区（2分）。声门上区受累，表现为：会厌游离缘或杓会厌皱襞软组织增厚或结节样肿块（2分）；室带、喉室受累，会厌前间隙和喉旁间隙受侵（2分）。声门区受累，表现为：声带、前联合、对侧声带、甲状软骨逐步受累（4分）				10	
		定性分析：①前联合受累表现。正常前联合厚度不超过2mm，超过即为受累表现（4分）。②甲状软骨破坏表现。软骨增白、硬化、骨髓腔变窄、消失或局部骨质中断（4分）；甲状软骨、杓状软骨被病变包绕，CT上不能排除受累可能（2分）				10	

项目/问题	项目/分	参考答案要点	分值/分	得分
请对该病变的临床特点与影像特点进行归纳	15	**临床特点**：中老年男性（1分），咽喉部疼痛8月余，加重6天（1分），会厌喉面菜花样肿块（1分），吸烟、饮酒40余年（1分）	4	
		实验室检查：喉镜。右侧喉部可见菜花样肿块，累及会厌喉面、前联合、室带声带、右侧杓状软骨，声门明显狭窄，左侧无异常（1分）	1	
		影像特点：喉咽右侧壁软组织增厚，局部肿块形成（4分），累及声门及声门上区（2分），增强扫描可见强化（2分），病变可疑累及右侧杓状软骨及甲状软骨，颈部未见肿大淋巴结（2分）	10	
请诊断，包括定位与定性诊断等	10	**定位**：喉咽右侧壁，声门及声门上区（4分）	4	
		定性：软组织增厚并局部肿块形成，可疑骨质破坏（2分），喉部恶性肿瘤可能性大（2分），疑喉癌（贯声门癌）（2分）	6	
请给出2个需要鉴别的疾病，并简要说明鉴别点（临床表现、实验室检查及影像表现等）	10	**下咽癌**：原发于喉以外的喉咽或下咽部恶性肿瘤；好发于60~70岁，表现为咽部异物感，吞咽困难及疼痛，可有颈部肿块。影像上：病变位于梨状窝（最常见）或咽后壁，不规则软组织肿块影，边界不清晰，不均匀明显强化，多为环形强化，侵犯周边软组织及喉软骨，易发生淋巴结转移，转移淋巴结呈环形强化（5分）	5	
		喉咽部水肿、炎性病变：影像上与肿瘤鉴别困难，主要依赖临床、喉镜、实验室检查，必要时活检（5分）	5	
根据现有资料，请对该患者的下一步诊疗计划做出合理决策	10	临床医生依据临床表现、喉镜及活检，对喉癌的定性诊断并不困难（2分）。影像学检查的价值在于确定肿瘤的范围、与周围重要结构的关系、评价有无颈部淋巴结转移（3分）。确诊依赖病理（1分）	6	
		建议MR平扫+增强，帮助鉴别软骨有无受侵，更好地发现颈部增大的淋巴结（2分）	2	
		PET-CT可帮助发现颈部淋巴结转移和全身其他转移灶（2分）	2	
沟通表达能力	5	语言流利、思路清晰、逻辑严谨、沟通顺畅（5分）	5	
总分			100	
折算后的综合成绩（本站实际得分×10%）				
点评（未通过者需注明理由）				

考官签名：

【课后思考题】

1. 喉癌按解剖部位分为哪四型？最好发的是哪一型？

2. 喉癌的诱因有哪些？

（何予）

病例 251　鼻咽癌

题干：患者，女，52 岁，头痛、涕血 1 年余，加重 1 月余。体格检查：鼻通气良好，右颈部可触及肿块，伴轻度压痛。实验室检查：血红蛋白 155 g/L，红细胞计数 4.9×10¹²/L，白细胞计数 5.2×10⁹/L；血沉 16 mm/h；EB 病毒 DNA 266.2 copies/mL。无手术史，无肿瘤病史。影像检查结果如图 251 所示。

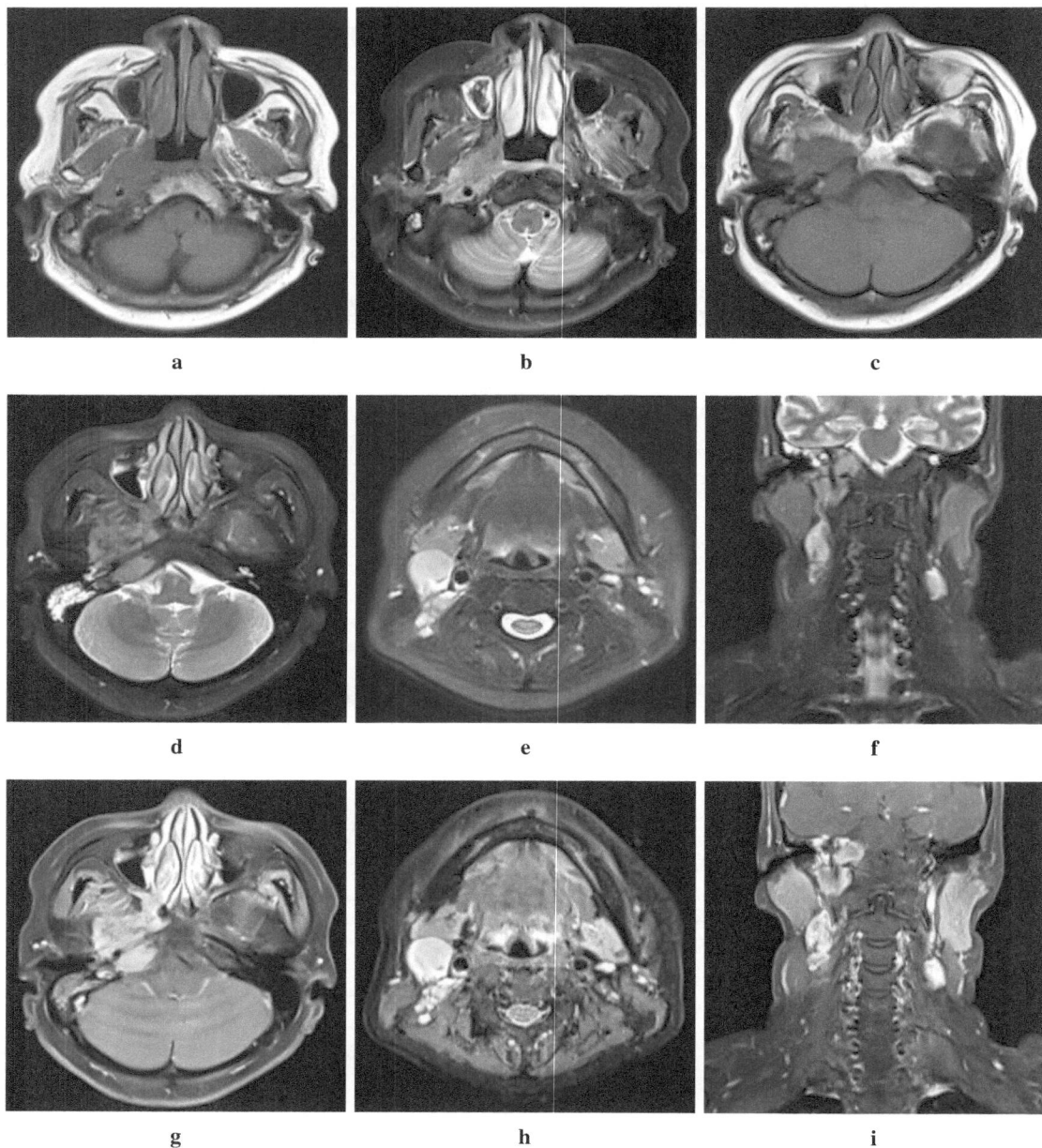

图 251　病例 251 的影像学检查图片

根据所提供的临床和影像资料等，描述影像征象，提出影像诊断、鉴别诊断思路及下一步处理等，并回答相关专业问题。

【临床思维与决策评分表】

考生姓名		准考证号		考试日期		年 月 日	
题干							
项目/问题	项目/分	参考答案要点				分值/分	得分
请简要概括患者的临床资料，并说明图像的影像检查技术	10	**一般资料**：中年女性(1分)；头痛、涕血1年余，加重1月余(1分)；无手术史及肿瘤病史(1分)；血红蛋白、红细胞计数、白细胞计数、血沉未见明显异常；EB病毒DNA检测阳性(1分)				4	
		影像检查技术：MRI T1WI横断位平扫(2分)，T2WI横断位及冠状位平扫(2分)，横断位及冠状位T1WI(抑脂)增强(2分)				6	
请对所提供图像的病变影像表现进行客观描述	20	**定位**：鼻咽右侧壁、右侧咽旁间隙(2分)				2	
		数目：1个(1分)				1	
		形态：不规则、分叶状肿块(1分)				1	
		大小：未提供(1分)				1	
		边界：鼻咽右侧壁、右侧咽旁间隙不规则肿块，边界欠清晰(2分)；肿块包绕颈内动脉(2分)；右侧咽隐窝消失(2分)				6	
		密度(信号)：肿块呈等T1、稍长T2信号(2分)；增强扫描呈不均匀、明显强化(2分)				4	
		与邻近结构的关系：病变累及右侧岩尖部(1分)；病变累及右侧翼内肌及右侧腭帆张提肌(1分)；双侧颈部可见多个肿大淋巴结(2分)；右侧乳突阻塞性炎症(1分)				5	
请对病变影像征象产生的可能机制进行分析	20	**定位分析**：病变主体位于鼻咽右侧壁及右侧咽旁间隙(2分)；呈等T1、稍长T2信号，T1WI(抑脂)增强扫描肿块呈明显强化(2分)；肿块包绕颈内动脉(2分)；病变累及右侧岩尖部、右侧翼内肌及右侧腭帆张提肌(2分)；双侧颈部可见多个肿大淋巴结(2分)				10	
		定性分析：鼻咽右侧壁及右侧咽旁间隙肿块形成，提示肿瘤新生物形成，右侧咽隐窝消失(3分)；肿块形态不规则、呈明显强化并累及邻近骨质及肌肉，提示病变呈侵袭性生长且血供丰富(4分)；双侧颈部多发肿大淋巴结，提示肿瘤转移(3分)				10	

项目/问题	项目/分	参考答案要点	分值/分	得分
请对该病变的临床特点与影像特点进行归纳	15	**临床特点**：中年女性(1分)；头痛、涕血1年余，加重1月余(1分)；无手术史及肿瘤病史(1分)	3	
		实验室检查：血红蛋白、红细胞计数、白细胞计数、血沉未见明显异常(1分)；EB病毒DNA检测阳性(1分)	2	
		影像特点：鼻咽右侧壁、右侧咽旁间隙肿块病变(4分)，形态不规则、累及周边骨质及肌肉组织，呈明显强化，呈侵袭性生长且血供丰富(4分)；双侧颈部多发肿大淋巴结(2分)	10	
请诊断，包括定位与定性诊断等	10	**定位**：鼻咽右侧壁及右侧咽旁间隙(4分)	4	
		定性：肿块形成(2分)，恶性肿瘤可能性大(2分)，疑鼻咽癌(2分)	6	
请给出2个需要鉴别的疾病，并简要说明鉴别点(临床表现、实验室检查及影像表现等)	10	**鼻咽纤维血管瘤**：男性青、少年多见；临床表现以反复大量鼻出血为特征；肿瘤大、累及范围广，多位于蝶骨体、枕骨斜坡及后鼻孔；T2WI肿块呈明显高信号，可见"胡椒盐样"表现(5分)	5	
		鼻咽部恶性淋巴瘤：淋巴瘤侵犯范围广泛，多侵犯鼻腔及口咽部，多表现为软组织弥漫增厚，颅骨破坏少见，常有颈部淋巴结肿大(5分)	5	
根据现有资料，请对该患者的下一步诊疗计划做出合理决策	10	建议内镜检查及病理检查明确病变性质(5分)	5	
		建议PET-CT和/或SPECT检查排除转移(3分)	3	
		完善肿瘤分期，制定合理的手术方案和/或放、化疗方案(2分)	2	
沟通表达能力	5	语言流利、思路清晰、逻辑严谨、沟通顺畅(5分)	5	
总分			100	
折算后的综合成绩(本站实际得分×10%)				
点评(未通过者需注明理由)		考官签名：		

【课后思考题】

1. 简述鼻咽癌的TNM分期方法。

2. 简述鼻咽癌的好发人群及好发地域。

(蔡赛男 刘垚)

第四节 神经系统

病例252 急性横贯性脊髓炎

题干：患者，男，42岁，突发四肢无力伴感觉丧失2天。患者于1周前有发热史，最高体温为38℃，当时无其他不适，未予重视。专科检查：双眼视力正常，双上肢肌力1级，双下肢肌力为0级，肌张力低，胸2平面以下深、浅感觉消失，腱反射均消失。实验室检查：白细胞计数$18.48×10^9$/L，红细胞计数$4.15×10^{12}$/L，中性粒细胞计数$15.37×10^9$/L，脑脊液蛋白定量1255.0 mg/L。无手术史、外伤史。影像检查结果如图252所示。

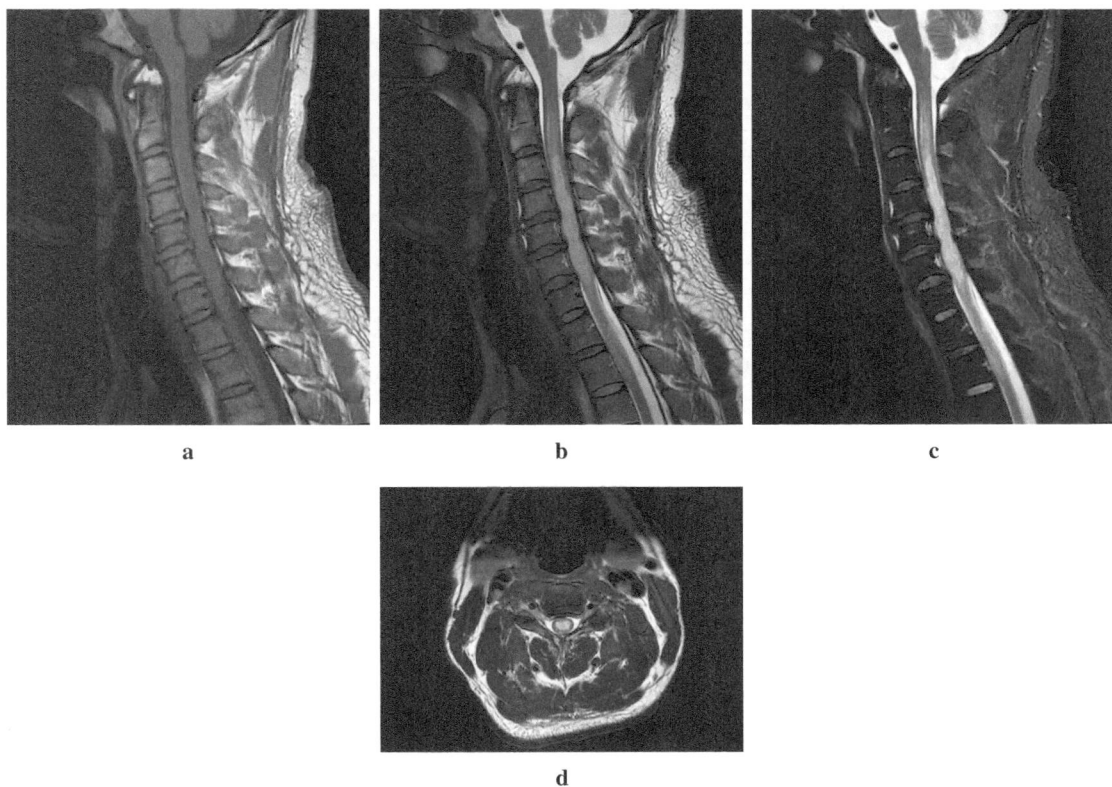

图252 病例252的影像学检查图片

根据所提供的临床和影像资料等，描述影像征象，提出影像诊断、鉴别诊断思路及下一步处理等，并回答相关专业问题。

【临床思维与决策评分表】

考生姓名		准考证号		考试日期		年　月　日	
题干							
项目/问题	项目/分	参考答案要点				分值/分	得分
请简要概括患者的临床资料，并说明图像的影像检查技术	10	**一般资料**：中年男性（1分）；突发四肢无力伴感觉丧失2天，1周前有发热史，无手术史及外伤史（2分）；白细胞计数、中性粒细胞计数增多，脑脊液蛋白定量增加（1分）				4	
		影像检查技术：MR矢状位平扫T1WI及T2WI（2分），T2-FS（压脂）（2分）；MR横断位T2WI平扫（2分）				6	
请对所提供图像的病变影像表现进行客观描述	20	**定位**：C2~T2椎体水平脊髓（2分）				2	
		数目：弥漫分布（1分）				1	
		形态：长条片状（1分）				1	
		大小：未提供（1分）				1	
		边界：不清晰（2分）				2	
		密度（信号）：C2~T2椎体层面脊髓内见条片状信号，T1WI病灶呈等信号，T2WI病灶呈稍高信号（2分），T2-FS病灶呈高信号（2分）；横断位T2WI可见病灶呈椭圆形稍高信号（2分），病灶分布于脊髓中央（2分）				8	
		与邻近结构的关系：病变区脊髓可见肿胀（1分），病灶呈长节段连续性分布（2分），主要累及中央灰质区，范围超过脊髓横断面的2/3（2分）				5	
请对病变影像征象产生的可能机制进行分析	20	**定位及定性分析**：C2~T2层面脊髓肿胀，内见长条状病灶（3分），T1WI呈等信号，T2WI呈稍高信号，T2-FS病灶呈高信号（4分），结合实验室检查白细胞计数、中性粒细胞计数增多，脑脊液蛋白定量增加（4分），提示病变可能为脊髓炎症所致，病变处血管周围有炎症细胞浸润，神经髓鞘肿胀、断裂及脱失（3分）；病灶呈长节段分布，且主要累及中央灰质区，范围超过脊髓横断面的2/3（3分），提示病变处脊髓炎症广泛，病灶可能融合成片（3分）				20	
请对该病变的临床特点与影像特点进行归纳	15	**临床特点**：中年男性（2分）；急性病程，发病前有发热史，临床表现为四肢无力伴感觉丧失2天，体格检查示四肢肌力下降、感觉障碍（3分）；无手术史、无外伤史（1分）				6	
		实验室检查：白细胞计数18.48×10^9/L，红细胞计数4.15×10^{12}/L，中性粒细胞计数15.37×10^9/L，脑脊液蛋白定量1255.0 mg/L（3分）				3	
		影像特点：C2~T2椎体水平脊髓内长节段、连续性分布的条片状异常信号（2分），横断面示病灶位于脊髓中央，且范围超过脊髓横断面的2/3（2分）；病灶呈等T1、稍长T2信号，T2-FS病灶呈高信号（2分）				6	

项目/问题	项目/分	参考答案要点	分值/分	得分
请诊断，包括定位与定性诊断等	10	**定位**：C2~T2椎体水平脊髓（4分）	4	
		定性：急性横贯性脊髓炎（6分）	6	
请给出2个需要鉴别的疾病，并简要说明鉴别点（临床表现、实验室检查及影像表现等）	10	**脊髓梗死**：好发于中老年人，呈急性起病，表现为剧烈的神经根痛且常常为首发症状，可有运动及感觉障碍；MR扫描T1WI仅可见脊髓肿胀，T2WI可见脊髓内的高信号灶，表现为"猫头鹰眼征"，即T2高信号局限于脊髓血管分布区或双侧前角（答脊髓血管病也可给分）（5分）	5	
		视神经脊髓炎：女性多见，主要损害视神经和脊髓，常常表现为反复发作，视神经炎表现为起病较急、进展迅速的视力显著下降，脊髓炎常见严重截瘫或四肢瘫；MRI表现为长段脊髓受累，常超过3个椎体节段，脊髓肿胀增粗，见T1WI低信号、T2WI高信号的病灶，增强扫描病灶显著强化，视神经病灶在T2-FS序列呈高信号，增强扫描可见显著强化（答急性播散性脊髓炎、脊髓肿瘤、多发性硬化、脊髓空洞症等可酌情给分）（5分）	5	
根据现有资料，请对该患者的下一步诊疗计划做出合理决策	10	应重视详细病史、全面查体及脑脊液、血清学等实验室检查（2分），根据患者的MRI影像学特征，结合临床资料，可初步诊断，可完善DWI+增强扫描及头部、全脊髓MR平扫+增强扫描检查（3分）	5	
		可行神经电生理及免疫学检查，与周围神经病、视神经脊髓炎、多发性硬化等相鉴别（3分）	3	
		根据患者具体情况及随访复查，可给予相应的对症及支持治疗（2分）	2	
沟通表达能力	5	语言流利、思路清晰、逻辑严谨、沟通顺畅（5分）	5	
总分			100	
折算后的综合成绩（本站实际得分×10%）				
点评（未通过者需注明理由）			考官签名：	

【课后思考题】

1. 急性横贯性脊髓炎有何前驱症状？
2. 急性横贯性脊髓炎与脊髓梗死的病变分布有何不同？

（廖海燕　李聪）

病例 253　脊髓星形细胞瘤

题干：患者，男，20岁，左下肢乏力1月余，加重伴疼痛麻木20天。体格检查：四肢肌力、肌张力正常，各生理反射存在，深浅感觉正常，双侧病理征(−)。实验室检查：血常规、肝功能、肾功能未见明显异常。无手术史，无肿瘤病史。影像检查结果如图253所示。

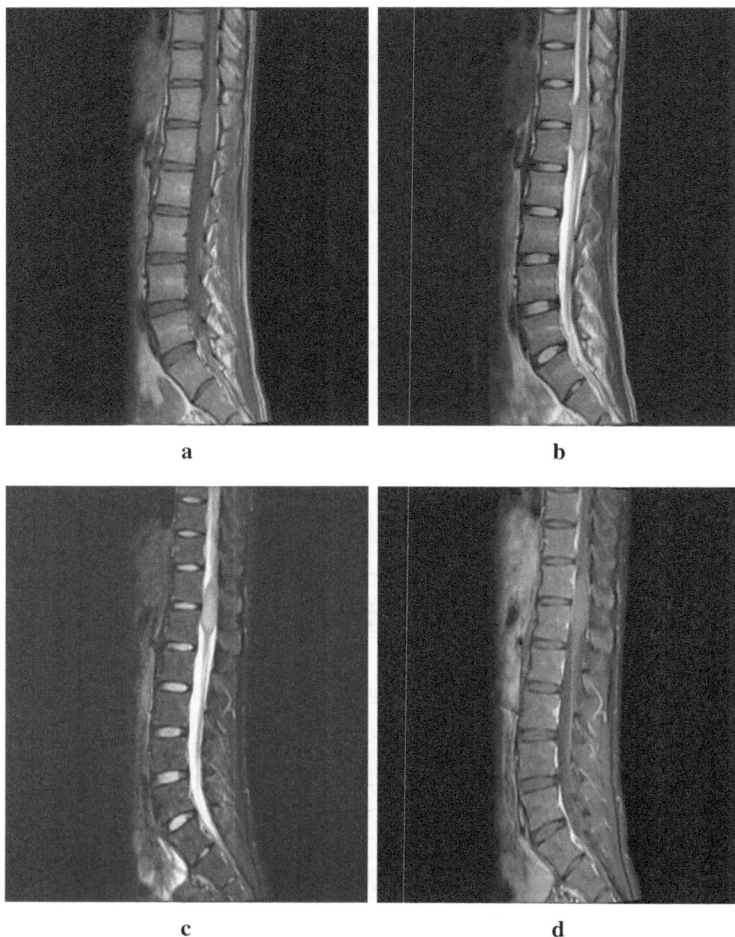

图 253　病例 253 的影像学检查图片

根据所提供的临床和影像资料等，描述影像征象，提出影像诊断、鉴别诊断思路及下一步处理等，并回答相关专业问题。

【临床思维与决策评分表】

考生姓名		准考证号		考试日期		年　月　日	
题干							
项目/问题	项目/分	参考答案要点				分值/分	得分
请简要概括患者的临床资料，并说明图像的影像检查技术	10	**一般资料**：青年男性(1分)；左下肢乏力1月余，加重伴疼痛麻木20天(1分)；无手术史，无肿瘤病史(1分)；体格检查及实验室检查均未见明显异常(2分)				5	
		影像检查技术：脊髓MRI平扫矢状位T1WI(1分)、T2WI(1分)、T2WI抑脂(1分)、T1WI抑脂增强扫描(2分)				5	
请对所提供图像的病变影像表现进行客观描述	20	**定位**：T12~L1水平脊髓(2分)				2	
		数目：1个(1分)				1	
		形态：类圆形(椭圆形)(1分)				1	
		大小：未提供(1分)				1	
		边界：边界欠清晰，与正常脊髓组织分界不清(2分)				2	
		密度(信号)：T12~L1水平脊髓增粗并软组织肿块形成(2分)，病灶在T1WI上呈等/稍高信号(1分)，T2WI呈稍高信号(1分)，抑脂T2WI呈高信号(1分)，增强扫描轻度强化(2分)，余所示椎管内未见明显占位性病变，信号较均匀(1分)				8	
		与邻近结构的关系：病灶与正常脊髓组织分界不清晰(1分)，病变两端蛛网膜下隙未见扩张(1分)。腰椎体及附件骨质信号未见明显异常(1分)，腰椎间盘形态及信号正常，未显示膨出或突出征象(1分)；所示腰椎小关节及椎旁软组织均未见异常信号(1分)				5	
请对病变影像征象产生的可能机制进行分析	20	**定位分析**：T12~L1水平脊髓增粗并软组织肿块形成(2分)，病变两端蛛网膜下隙未见明显扩张(2分)，考虑病灶定位于脊髓内(2分)；病灶呈椭圆形，纵向生长，上下两端呈梭形(2分)；病灶与正常脊髓组织分界欠清晰(2分)				10	
		定性分析：T12~L1水平脊髓增粗并软组织肿块形成，病灶内信号欠均匀，以等T1、稍长T2信号为主(2分)，增强扫描轻度强化(提示血供不丰富)(2分)，病灶内可见小片状囊变坏死区(2分)，未见中央管扩张(2分)；余所示脊髓节段内未见占位性病变(2分)				10	

项目/问题	项目/分	参考答案要点	分值/分	得分
请对该病变的临床特点与影像特点进行归纳	15	**临床特点**：青年男性（1分），左下肢乏力1月余，加重伴疼痛麻木20天（1分）；无手术史，无肿瘤病史（1分）；体格检查：四肢肌力、肌张力正常，各生理反射存在，深浅感觉正常，双侧病理征（-）（1分）	4	
		实验室检查：血常规、肝功能、肾功能未见明显异常（1分）	1	
		影像特点：腰椎生理曲度存在，T12~L1水平脊髓增粗并软组织肿块形成（2分），较大截面大小约为XX cm，病灶以等T1、稍长T2信号为主，增强扫描轻度强化（2分），其内见小片状囊变坏死区（2分），病变呈椭圆形，纵向生长，与正常脊髓组织分界不清，上下两端呈梭形，病变两端蛛网膜下隙未见明显扩张（2分）；余所示椎管内未见明显占位性病变。腰椎体及附件骨质信号未见明显异常，腰椎间盘形态及信号正常，未显示膨出或突出征象。所示腰椎小关节及椎旁软组织均未见异常征象（2分）	10	
请诊断，包括定位与定性诊断等	10	**定位**：T12~L1水平脊髓内（4分）	4	
		定性：占位性病变（2分），考虑肿瘤可能性大（2分），疑星形细胞瘤（WHO I级）（2分）	6	
请给出2个需要鉴别的疾病，并简要说明鉴别点（临床表现、实验室检查及影像表现等）	10	**室管膜瘤**：是最常见的髓内肿瘤，约占髓内肿瘤的60%，多为40~50岁发病。起源于脊髓中央管的室管膜细胞，可发生于脊髓各段。肿瘤的边界比较清楚，生长缓慢。在肿瘤的一侧或两侧，可有含铁血黄素沉积导致的低信号，称"帽征"，肿瘤上下方可有中央管扩张。MRI呈长T1、长T2信号，信号多不均匀，易发生囊变、钙化、出血，实性成分较少、常位于边缘，大部分瘤周水肿轻或无，增强后实性部分、囊壁及分隔呈轻度或中度强化（5分）	5	
		神经鞘瘤：最常见的椎管内肿瘤，胸腰段好发，有完整包膜，好发年龄为20~40岁；肿瘤通常向椎间孔方向生长，使相应椎间孔扩大，跨椎管的肿瘤可表现为典型的"哑铃形"；CT平扫肿瘤呈圆形，为密度稍高的肿块，压迫脊髓使其移位；MR扫描肿瘤在T1WI呈等信号，T2WI呈高信号，较大的肿瘤内囊变常见；增强扫描病灶表现为明显均一强化或环形强化（答血管母细胞瘤、脊髓炎症也可酌情给分）（5分）	5	
根据现有资料，请对该患者的下一步诊疗计划做出合理决策	10	术前完善相关实验室检查（如血常规、肝功能、肾功能、电解质、凝血功能、HIV、梅毒等）（3分）	3	
		结合患者临床与影像学特征，评估其治疗方式（2分）；部分患者无手术禁忌证者行手术治疗及病理学检查（2分）	4	
		术后动态复查患者实验室检查及影像学检查（3分）	3	
沟通表达能力	5	语言流利、思路清晰、逻辑严谨、沟通顺畅（5分）	5	
总分			100	

项目/问题	项目/分	参考答案要点	分值/分	得分
		折算后的综合成绩(本站实际得分×10%)		
点评(未通过者 需注明理由)				
		考官签名:		

【课后思考题】

1. 简述脊髓星形细胞瘤的好发年龄及部位。
2. 简述脊髓星形细胞瘤的影像学特征。

(廖海燕 黄楚欣)

病例254 脊髓室管膜瘤

题干：患者，男，66岁，四肢麻木，双上肢乏力半年余。体格检查：四肢肌力、肌张力正常，各生理反射存在，深浅感觉正常，双侧病理征(−)。实验室检查：血常规、肝功能、肾功能、电解质、凝血功能均无明显异常。影像检查结果如图254所示。

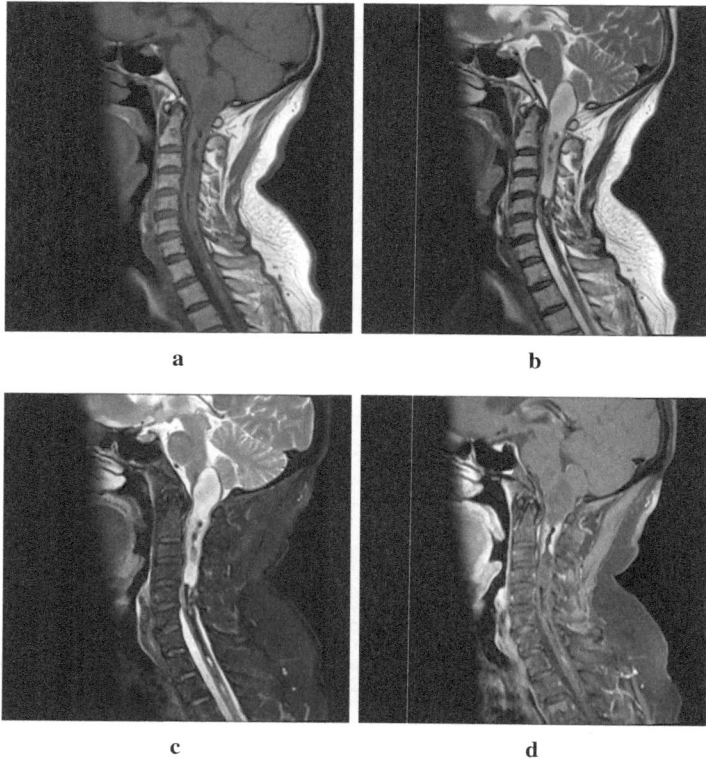

图254 病例254的影像学检查图片

根据所提供的临床和影像资料等，描述影像征象，提出影像诊断、鉴别诊断思路及下一步处理等，并回答相关专业问题。

【临床思维与决策评分表】

考生姓名		准考证号		考试日期		年　月　日
题干						
项目/问题	项目/分		参考答案要点		分值/分	得分
请简要概括患者的临床资料，并说明图像的影像检查技术	10	**一般资料**：老年男性(1分)；四肢麻木，双上肢乏力半年余(1分)；体格检查及实验室检查均无明显异常(2分)			4	
		影像检查技术：脊髓MRI平扫矢状位T1WI(1分)、T2WI(1分)、T2WI抑脂(2分)、T1WI抑脂增强扫描(2分)			6	

项目/问题	项目/分	参考答案要点	分值/分	得分
请对所提供图像的病变影像表现进行客观描述	20	**定位**：延髓、C1～T3颈髓内(1分)	1	
		数目：1个(1分)	1	
		形态：条状(1分)	1	
		大小：未提供(1分)	1	
		边界：边界较清晰(2分)，正常脊髓组织显示不清晰(2分)	4	
		密度(信号)：延髓、C1～T3颈髓内可见条状占位性病变，形态欠规则(2分)，以长T1、长T2信号为主(2分)，其中C2～3颈髓节段内见点片状T1WI、T2WI低信号影，考虑含铁血黄素沉积(2分)，增强扫描病灶内见局灶性明显强化(2分)	8	
		与邻近结构的关系：病灶远端脊髓中央管扩张(2分)，小脑、脑干组织受压(2分)	4	
请对病变影像征象产生的可能机制进行分析	20	**定位分析**：病灶主体位于延髓、C1～T3脊髓节段(4分)，呈混杂异常信号；病变段脊髓增粗，病灶远端蛛网膜下隙未见扩张(2分)，考虑病灶定位于脊髓内(2分)。病变边界欠清晰(2分)	10	
		定性分析：病变信号混杂，以长T1、长T2信号为主，提示囊变(2分)；病灶内C2～3颈髓节段内见点片状T1WI、T2WI低信号影，提示含铁血黄素沉积(2分)，增强扫描病灶内见局灶性明显强化(2分)，提示血供较丰富。病灶远端脊髓中央管扩张(2分)，小脑、脑干组织受压(2分)	10	
请对该病变的临床特点与影像特点进行归纳	15	**临床特点**：老年男性(1分)；四肢麻木，双上肢乏力半年余(1分)；体格检查：四肢肌力、肌张力正常，各生理反射存在，深浅感觉正常，双侧病理征(−)(1分)	3	
		实验室检查：实验室检查：血常规、肝功能、肾功能、电解质、凝血功能均无明显异常(2分)	2	
		影像特点：延髓、C1～T3脊髓内见条柱状占位性病变，范围大小约为XX mm(2分)。病灶以长T1、长T2信号为主(2分)，其中C2～3颈髓节段内可见点片状T1WI、T2WI低信号影，考虑含铁血黄素沉积(2分)，增强扫描病灶内见局灶性明显强化(2分)。病灶远端脊髓中央管扩张(2分)	10	
请诊断，包括定位与定性诊断等	10	**定位**：延髓(1分)、颈髓(1分)及胸髓上段(1分)脊髓内(1分)	4	
		定性：占位性病变(2分)，肿瘤性病变可能性大(2分)，疑室管膜瘤(2分)	6	

项目/问题	项目/分	参考答案要点	分值/分	得分
请给出 2 个需要鉴别的疾病，并简要说明鉴别点（临床表现、实验室检查及影像表现等）	10	**星形细胞瘤**：脊髓星形细胞瘤源于脊髓的星形细胞。髓内星形细胞瘤占所有髓内肿瘤的 40%，发病率仅次于室管膜瘤，临床上多见于儿童和青年人，是儿童最常见的髓内肿瘤。男女之间发病率无差异。发病部位以颈髓最常见，其次为胸髓，两者共占 75%，脊髓远端和终丝约占 25%，病变可以多个节段同时受累。脊髓内星形细胞瘤多数为低级别肿瘤（Ⅰ、Ⅱ级），一般局限，但可呈浸润性生长。临床症状为缓慢渐进性脊髓功能损害。影像学表现为脊髓不规则增粗，肿瘤 CT 扫描呈等或低密度，MRI 扫描 T1WI 呈低信号，T2WI 呈高信号，可见囊变、出血，钙化少见。肿瘤边界不清晰，多累及多个脊髓节段。常位于脊髓后部，呈偏心性生长。增强扫描肿瘤呈轻度不均匀强化(5 分)	5	
		血管母细胞瘤：囊性病变并有富血供的壁结节；胸段较颈段多见，部分病例可见滋养血管；发病年龄较大，1/3 患者为 Von Hippel-Lindau 综合征合并血管母细胞瘤（答神经鞘瘤、脊髓炎症也可酌情给分）(5 分)	5	
根据现有资料，请对该患者的下一步诊疗计划做出合理决策	10	术前完善相关实验室检查（如血常规、肝肾功能、电解质、凝血功能、HIV、梅毒等），建议加扫头部及全脊髓 MR 平扫+增强扫描（室管膜容易种植）(3 分)	3	
		结合患者临床与影像学特征，评估其治疗方式(2 分)，部分患者无手术禁忌证者行手术治疗及病理学检查(2 分)	4	
		术后动态复查实验室检查及影像学检查(3 分)	3	
沟通表达能力	5	语言流利、思路清晰、逻辑严谨、沟通顺畅(5 分)	5	
总分			100	
折算后的综合成绩(本站实际得分×10%)				
点评(未通过者需注明理由)				
			考官签名：	

【课后思考题】

1. 简述脊髓室管膜瘤的好发年龄及部位。

2. 脊髓室管膜瘤常见的影像学特征有哪些？

（廖海燕　黄楚欣）

病例 255 脊膜瘤

题干：患者，女，65 岁，双下肢麻木、胀痛 1 月余。体格检查：双下肢小腿外侧感觉稍减退，余肢体感觉、血运未见明显异常。实验室检查：脑脊液压力测定 23.67 cmH_2O（2.32 kPa），红细胞计数 $4.10 \times 10^{12}/L$，白细胞计数 $5.05 \times 10^9/L$，血沉 20 mm/h。无脑血管疾病史，无手术史。影像检查结果如图 255 所示。

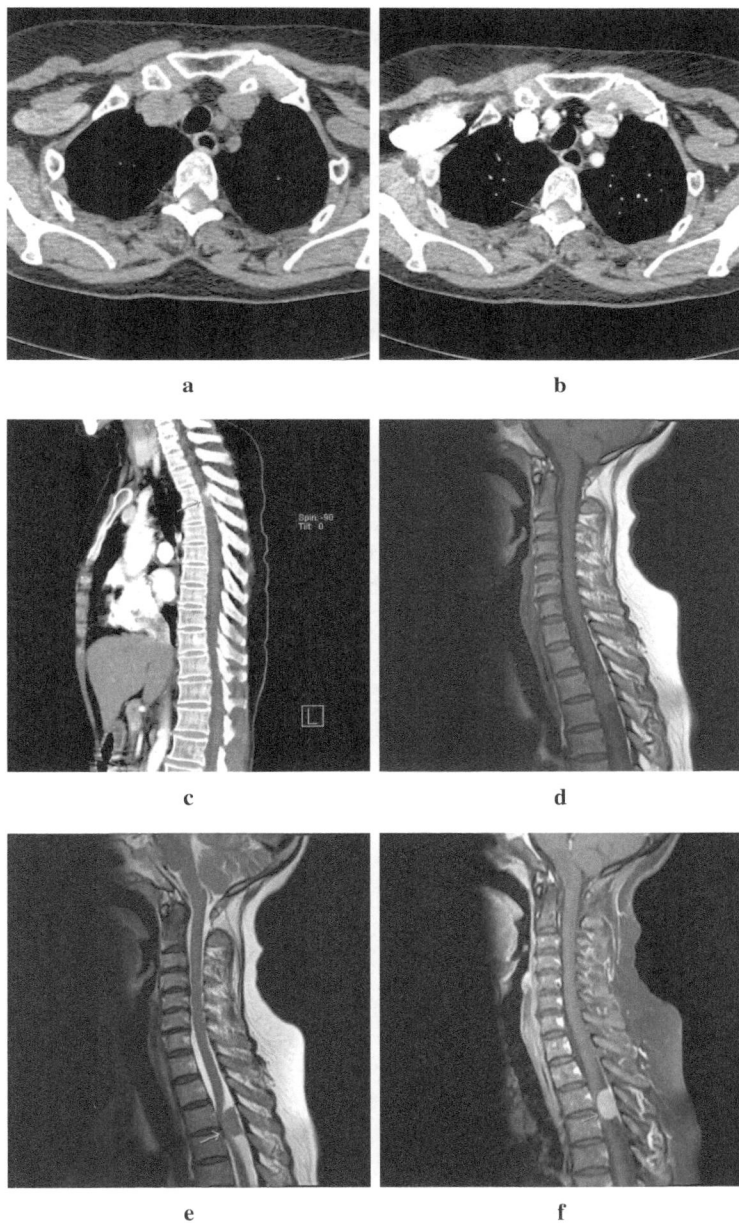

图 255 病例 255 的影像学检查图片

根据所提供的临床和影像资料等，描述影像征象，提出影像诊断、鉴别诊断思路及下一步处理等，并回答相关专业问题。

【临床思维与决策评分表】

考生姓名		准考证号		考试日期		年　月　日	
题干							
项目/问题	项目/分	参考答案要点				分值/分	得分
请简要概括患者的临床资料，并说明图像的影像检查技术	10	**一般资料**：中老年女性(1分)；双下肢麻木、胀痛1月余(1分)；无脑血管病史，无手术史(1分)；脑脊液压力增高，红细胞计数、白细胞计数、血沉无异常(1分)				4	
		影像检查技术：CT胸部横断位平扫(1分)；CT胸部横断位增强扫描(1分)；胸椎CT矢状位增强扫描(1分)；MR颈椎矢状位T1WI相、矢状位T2WI相(2分)，矢状位增强T1WI相(1分)				6	
请对所提供图像的病变影像表现进行客观描述	20	**定位**：T3~4椎管内硬膜下(2分)				2	
		数目：1个(1分)				1	
		形态：椭圆形(1分)				1	
		大小：未提供(1分)				1	
		边界：与周围结构分界清晰(2分)				2	
		密度(信号)：CT平扫横断位可见T3~4椎管内椭圆形等密度影，其内可见结节状致密影(2分)；CT增强扫描横断位及矢状位可见病灶呈均匀强化(1分)；MR平扫可见病灶边界清楚，T1WI呈等信号，T2WI呈等或稍高信号，其内可见T1WI及T2WI均为低信号的小斑片灶(3分)；MR增强扫描可见病灶均匀强化，邻近硬脑膜增厚，并可见"脊膜尾征"(2分)				8	
		与邻近结构的关系：病灶以宽基底与脊膜相连(2分)，MR平扫矢状位T2WI可见病灶处蛛网膜下隙增宽(1分)，脊髓受压向前方移位(1分)，脊髓未见明显增粗，对侧蛛网膜下隙变窄(1分)				5	
请对病变影像征象产生的可能机制进行分析	20	**定位分析**：病灶呈椭圆形，基底部附着于硬膜处(2分)，病灶同侧蛛网膜下隙增宽，对侧蛛网膜下隙变窄(3分)，脊髓受压向前方移位(3分)，提示病灶定位于脊髓外、硬膜下(2分)				10	
		定性分析：病灶呈椭圆形，挤压脊髓向前移位，提示其为占位性病变(3分)；病变内CT平扫可见斑片状致密影，MR平扫可见T1WI及T2WI均为低信号的小斑片灶，提示病灶内可能出现钙化(3分)；增强扫描见病灶呈较均匀明显强化，其周围硬脊膜呈鼠尾状强化，表现为"硬膜尾征"(3分)，相应脊髓未见明显增粗(1分)				10	

项目/问题	项目/分	参考答案要点	分值/分	得分
请对该病变的临床特点与影像特点进行归纳	15	**临床特点**：中老年女性(1分)，亚急性起病，双下肢麻木、胀痛，脑脊液压力增高(1分)，无脑血管病史及手术史(1分)	3	
		体格检查：双下肢小腿外侧感觉稍减退，余肢体感觉、血运未见明显异常(2分)	2	
		影像特点：T3~4椎管内髓外硬膜下占位性病变(3分)，密度均匀，内可见钙化(3分)；增强扫描病灶明显强化，邻近硬膜尾状强化，呈"硬膜尾征"(4分)	10	
请诊断，包括定位与定性诊断等	10	**定位**：T3~4椎管内髓外硬膜下(4分)	4	
		定性：脊膜瘤(6分)	6	
请给出2个需要鉴别的疾病，并简要说明鉴别点(临床表现、实验室检查及影像表现等)	10	**神经鞘瘤**：最常见的椎管内肿瘤，胸腰段好发，有完整包膜，好发年龄为20~40岁；肿瘤通常向椎间孔方向生长，使相应椎间孔扩大，跨椎管的肿瘤可表现为典型的"哑铃形"；CT平扫肿瘤呈圆形，为密度稍高的肿块，压迫脊髓使其移位；MR扫描肿瘤在T1WI呈等信号，T2WI呈高信号，较大的肿瘤内囊变常见；增强扫描病灶表现为明显均一强化或环形强化(5分)	5	
		室管膜瘤：是最常见的髓内肿块，好发年龄为30~70岁，肿瘤一般边界清楚，生长缓慢；CT平扫见脊髓不规则膨大，肿瘤呈边缘模糊的低密度影；MRI可见肿瘤在T1WI呈均匀的低信号，T2WI呈高信号，由于其为髓内肿瘤，常可见脊髓膨大，而其周围的蛛网膜下间隙变窄(答淋巴瘤、转移瘤等也可酌情给分)(5分)	5	
根据现有资料，请对该患者的下一步诊疗计划做出合理决策	10	脊膜瘤的临床表现及影像表现与神经鞘瘤相似，二者均为椎管内肿瘤(2分)，均可出现神经根性疼痛或束性疼痛，从足部逐渐向上发展，出现肢体麻木及锥体束征阳性，应仔细鉴别(3分)	5	
		脊膜瘤有较特征的影像学表现，即MR增强扫描可见"硬膜尾征"，诊断不难(1分)；可完善CT明确肿块内部是否合并钙化及评估椎体骨质情况(2分)	3	
		临床确诊脊膜瘤后，根据患者基本情况，部分可行手术切除(2分)	2	
沟通表达能力	5	语言流利、思路清晰、逻辑严谨、沟通顺畅(5分)	5	
总分			100	
折算后的综合成绩(本站实际得分×10%)				
点评(未通过者需注明理由)				
			考官签名：	

【课后思考题】

    1. 增强扫描时, 脊膜瘤的典型特点是什么? 形成机制是怎样的?

    2. 椎管内占位性病变的定位如何确定?

(廖海燕 李聪)

病例256　听神经瘤

题干：患者，男，48岁，右耳耳鸣伴听力进行性下降2年余。体格检查：粗测右耳听力差，余无明显异常。实验室检查：血常规、肝功能、肾功能、肿瘤标志物正常。影像检查结果如图256所示。

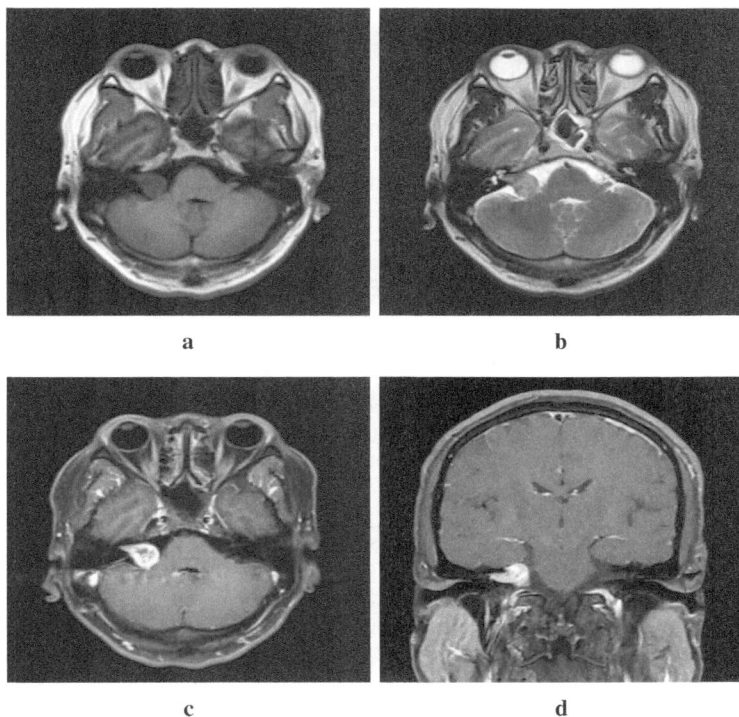

图256　病例256的影像学检查图片

根据所提供的临床和影像资料等，描述影像征象，提出影像诊断、鉴别诊断思路及下一步处理等，并回答相关专业问题。

【临床思维与决策评分表】

考生姓名		准考证号		考试日期	年　月　日	
题干						
项目/问题	项目/分	参考答案要点			分值/分	得分
请简要概括患者的临床资料，并说明图像的影像检查技术	10	**一般资料**：中年男性（1分），右耳耳鸣伴听力进行性下降2年余（1分），体格检查粗测右耳听力差（1分）。实验室检查未见明显异常（1分）			4	
		影像检查技术：头部MR平扫+增强（2分），包括轴位T1WI（1分）、轴位T2WI（1分）、轴位及冠状位T1WI增强（2分）			6	

项目/问题	项目/分	参考答案要点	分值/分	得分
请对所提供图像的病变影像表现进行客观描述	20	**定位**：颅内脑外(2分)、右侧桥小脑角区(2分)及内听道(2分)	6	
		数目：1个(1分)	1	
		形态：类圆形(1分)	1	
		大小：未提供(1分)	1	
		边界：清晰(1分)	1	
		密度(信号)：平扫 T1WI 呈均匀等–略低信号(1分)，T2WI 呈等–略高信号(1分)，增强后病变呈明显(1分)、欠均匀强化(1分)，内部见小片状无强化区(1分)	5	
		与邻近结构的关系：病变沿右侧内听道生长(1分)，呈"甜筒冰激凌征"(1分)，右侧内听道扩大(1分)，右侧脑桥臂轻度受压、无水肿(1分)，局部脑池增宽(1分)。另见蝶窦黏膜增厚	5	
请对病变影像征象产生的可能机制进行分析	20	**定位分析**：病变主体位于右侧桥小脑角区(1分)，并向右侧内听道内延伸(1分)，呈"甜筒冰激凌征"(1分)，右侧内听道扩大(1分)，邻近脑桥臂轻度受压(1分)，局部脑池增宽(1分)，以上征象提示右侧桥小脑角区脑外病变(2分)，右侧第Ⅶ/Ⅷ颅神经来源可能性大(2分)	10	
		信号及强化分析：病变主体为实性，增强后明显强化，提示肿瘤血供丰富(2分)；肿块 T1WI 及 T2WI 信号欠均匀，增强后肿块内部见小片状无强化区，提示病变内部可能合并小囊变或坏死(2分)	4	
		定性分析：病变边界清晰(2分)，邻近脑实质无明显侵犯(2分)，提示良性病变(2分)	6	
请对该病变的临床特点与影像特点进行归纳	15	**临床特点**：中年男性(1分)，慢性病程(1分)，临床表现为右耳耳鸣伴听力进行性下降(1分)，体格检查粗测右耳听力差(1分)	4	
		实验室检查：实验室检查未见异常(1分)	1	
		影像特点：右侧桥小脑角区占位病变(2分)，向右侧内听道延伸(2分)，呈"甜筒冰激凌征"(2分)，增强扫描欠均匀明显强化(2分)，边界清晰、邻近脑实质无侵犯(2分)	10	
请诊断，包括定位与定性诊断等	10	**定位**：颅内脑外(2分)右侧桥小脑角及内听道(2分)	4	
		定性：良性肿瘤(1分)，WHO Ⅰ级(2分)，听神经鞘瘤可能性大(2分)；蝶窦炎症(1分)	6	

项目/问题	项目/分	参考答案要点	分值/分	得分
请给出 2 个需要鉴别的疾病，并简要说明鉴别点（临床表现、实验室检查及影像表现等）	10	**脑膜瘤**：多见于中老年，女性多于男性。临床症状根据生长部位不同而异，部分患者为偶然发现。多呈半球形或"D字"形，以宽基底与硬脑膜相连，桥小脑角区或岩尖部脑膜瘤多不累及内听道，CT 呈等-稍高密度，可伴钙化，MRI 呈等 T1、等 T2 信号，增强扫描明显均匀强化，可伴"脑膜尾征"，坏死及囊变少见，MRS 见丙氨酸峰可协助鉴别（5 分）	5	
		表皮样囊肿：又称胆脂瘤，为胚胎发育过程中外胚层残留组织异位所致。病变呈囊性，匍匐钻孔样生长，占位效应轻，多不累及内听道，偶可进入内听道，但 CT 上内听道多无扩大，CT/MRI 密度及信号与脑脊液类似，增强扫描无强化，DWI 上弥散受限为其特征性表现（答三叉神经瘤及面神经瘤均可酌情给分）（5 分）	5	
根据现有资料，请对该患者的下一步诊疗计划做出合理决策	10	影像学检查是桥小脑角区占位病变鉴别诊断的重要手段（1 分）。对于鉴别困难者，需结合 CT 平扫+增强、MRI 平扫+增强+DWI+MRS 综合判断（1 分）。本病例结合患者临床及影像表现，基本可诊断听神经鞘瘤。建议完善头颅 CT 评估内听道骨质情况（2 分），结合临床，必要时完善其他检查排除相关的神经皮肤综合征（1 分）	5	
		手术切除是听神经鞘瘤的主要治疗方式（2 分），患者目前右耳耳鸣、听力下降进行性加重，建议神经外科就诊进行术前风险评估（3 分）	5	
沟通表达能力	5	语言流利、思路清晰、逻辑严谨、沟通顺畅（5 分）	5	
总分			100	
折算后的综合成绩（本站实际得分×10%）				
点评（未通过者需注明理由）			考官签名：	

【课后思考题】

1. 简述桥小脑角区占位病变的影像诊断思路。

2. 如影像提示双侧听神经瘤，需考虑什么疾病？

（廖海燕 沈琴）

病例 257　垂体腺瘤

题干：患者，女，55 岁，视物模糊半年余。曾到眼科医院就诊，眼科检查提示双眼视力下降，视野、眼底照相等检查正常。实验室检查：血常规、肝功能、肾功能、C 反应蛋白正常，垂体泌乳素升高（108.22 ng/mL），促黄体生成激素降低（1.99 miU/mL），雌二醇降低（<10 pg/mL），皮质醇节律存在，24:00 降低（73.4 nmol/L），余激素正常范围。影像检查结果如图 257 所示。

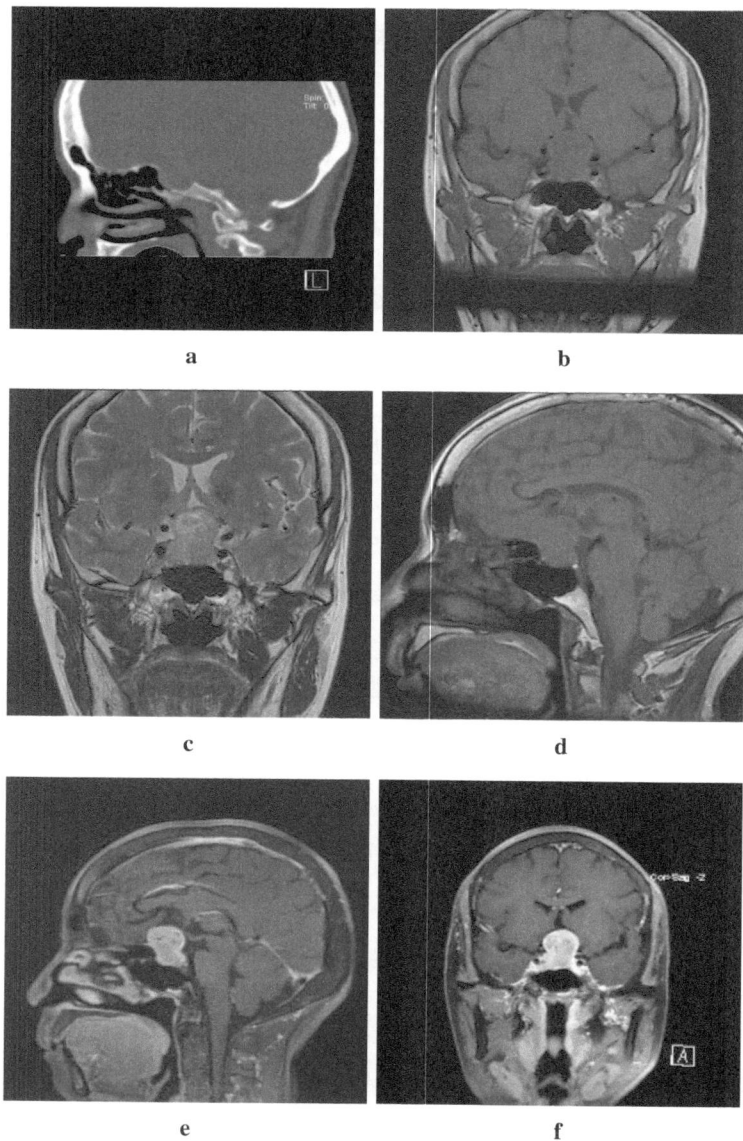

图 257　病例 257 的影像学检查图片

根据所提供的临床和影像资料等，描述影像征象，提出影像诊断、鉴别诊断思路及下一步处理等，并回答相关专业问题。

【临床思维与决策评分表】

考生姓名		准考证号		考试日期		年　月　日	
题干							

项目/问题	项目/分	参考答案要点		分值/分	得分
请简要概括患者的临床资料，并说明图像的影像检查技术	10	**一般资料**：中老年女性，视物模糊半年余(1分)，眼科检查提示视力下降、余正常(1分)，实验室检查示垂体泌乳素升高，促黄体生成激素、雌二醇及皮质醇水平降低(2分)		4	
		影像检查技术：蝶鞍CT平扫矢状位骨窗(2分)，垂体MR平扫增强(1分)，包括冠状位T1WI及T2WI(1分)、矢状位T1WI(1分)、矢状位及冠状位增强T1WI(1分)		6	
请对所提供图像的病变影像表现进行客观描述	20	**定位**：鞍区(鞍内及鞍上)(2分)		2	
		数目：1个(1分)		1	
		形态："8字"形/"雪人征"(1分)		1	
		大小：未提供(1分)		1	
		边界：较清晰(1分)		1	
		密度(信号)：蝶鞍CT平扫矢状位骨窗示蝶鞍扩大(1分)，鞍底骨质凹陷、变薄，尚连续(1分)。MRI平扫T1WI病变呈等-略低信号(1分)，T2WI呈等-略高信号(1分)、内部见小片状更高信号(1分)，增强后病变呈中度强化(1分)、内见小片无强化区(1分)，病变左缘见小片明显强化灶(1分)		8	
		与邻近结构的关系：平扫矢状位T1WI示病变后方神经垂体高信号受压呈薄弧形(1分)，垂体柄上抬、显示不清(1分)，视交叉受压上抬(1分)，右侧海绵窦轻度受压推移(1分)，左侧海绵窦未见受压(1分)，双侧颈内动脉海绵窦段被包绕约为180°，双侧海绵窦未见侵犯，鞍底骨质连续、蝶窦未见侵犯(1分)		6	
请对病变影像征象产生的可能机制进行分析	20	**定位分析**：蝶鞍扩大(1分)，病变呈"8字"形(1分)，提示病变以垂体窝为中心向上突破鞍隔生长，在鞍隔平面生长受阻形成"束腰"改变(3分)。鞍内正常腺垂体结构消失(1分)，矢状位平扫T1WI示神经垂体呈受压改变(1分)，病变定位于腺垂体(3分)		10	
		定性分析：病变平扫T1WI等-略低信号、T2WI等-略高信号，神经垂体未侵犯，提示可能为腺垂体非炎性病变(2分)；增强后中度强化、内见小片无强化区，提示有小囊变(2分)；增强示病变左缘有小片明显强化灶，为残存少量正常垂体组织(2分)；病变边界较清晰，鞍底骨质无破坏，双侧海绵窦及蝶窦未见侵犯，提示良性病变(2分)。综上考虑腺垂体来源良性肿瘤，垂体大腺瘤可能性大(2分)		10	

项目/问题	项目/分	参考答案要点	分值/分	得分
请对该病变的临床特点与影像特点进行归纳	15	**临床特点**：中老年女性(1分)，慢性病程，临床表现为视物模糊(1分)。眼科检查提示视力下降(1分)	3	
		实验室检查：垂体泌乳素升高，其他垂体分泌激素或下丘脑-垂体轴下游激素反应性降低，余实验室检查未见异常(2分)	2	
		影像特点：鞍内及鞍上"8字"形占位病变(2分)，T1WI等-略低信号，T2WI等-略高信号(2分)，增强后中度强化，强化程度低于正常垂体组织，内有小囊变(2分)，神经垂体未侵犯，垂体柄显示不清楚(2分)，蝶鞍扩大，视交叉、海绵窦及鞍底骨质呈受压改变、无侵犯征象(2分)	10	
请诊断，包括定位与定性诊断等	10	**定位**：鞍内及鞍上占位病变(2分)，腺垂体来源病变(2分)	4	
		定性：良性肿瘤(3分)，垂体大腺瘤可能性大(3分)	6	
请给出2个需要鉴别的疾病，并简要说明鉴别点(临床表现、实验室检查及影像表现等)	10	**垂体增生**：包括生理性增生(青春期、孕产妇)和病理性增生(原发性甲状腺功能减退症最常见)。影像表现"三均匀"，即病变大小均匀、信号均匀、强化均匀，无囊变、坏死、出血，垂体柄无偏移，占位效应及周围结构推移改变相对较轻(5分)	5	
		淋巴细胞性垂体炎：多发生于妊娠晚期和产后妇女，常累及神经垂体及垂体柄，临床表现为中枢性尿崩，影像表现为神经垂体 T1WI 高信号消失、垂体柄增粗，腺垂体弥漫性增大，增强扫描均匀、明显强化，可伴有邻近脑膜炎性强化(答脑膜瘤、动脉瘤、颅咽管瘤等也可酌情给分)(5分)	5	
根据现有资料，请对该患者的下一步诊疗计划做出合理决策	10	影像学检查是鞍区占位病变鉴别诊断的重要手段(2分)，典型垂体大腺瘤根据临床表现、实验室检查及 CT/MRI 表现可基本诊断(2分)，腺瘤具体组织细胞学类型确诊有赖病理(2分)	6	
		本病例患者视交叉明显受压并出现视力下降，实验室检查提示激素分泌异常，建议患者神经外科及内分泌科就诊综合决定下一步治疗方案(4分)	4	
沟通表达能力	5	语言流利、思路清晰、逻辑严谨、沟通顺畅(5分)	5	
总分			100	
折算后的综合成绩(本站实际得分×10%)				
点评(未通过者需注明理由)				
			考官签名：	

【课后思考题】

1. 简述鞍区占位病变的影像诊断思路。

2. 简述侵袭性垂体瘤的定义。

(廖海燕 沈琴)

病例 258　幕上胶质瘤（低级别）

题干：患者，男，54 岁，头痛 1 年余。体格检查：四肢肌力、肌张力正常，各生理反射存在，深浅感觉正常，双侧病理征(−)。实验室检查：血常规、肝功能、肾功能、电解质、凝血功能均无明显异常。影像检查结果如图 258 所示。

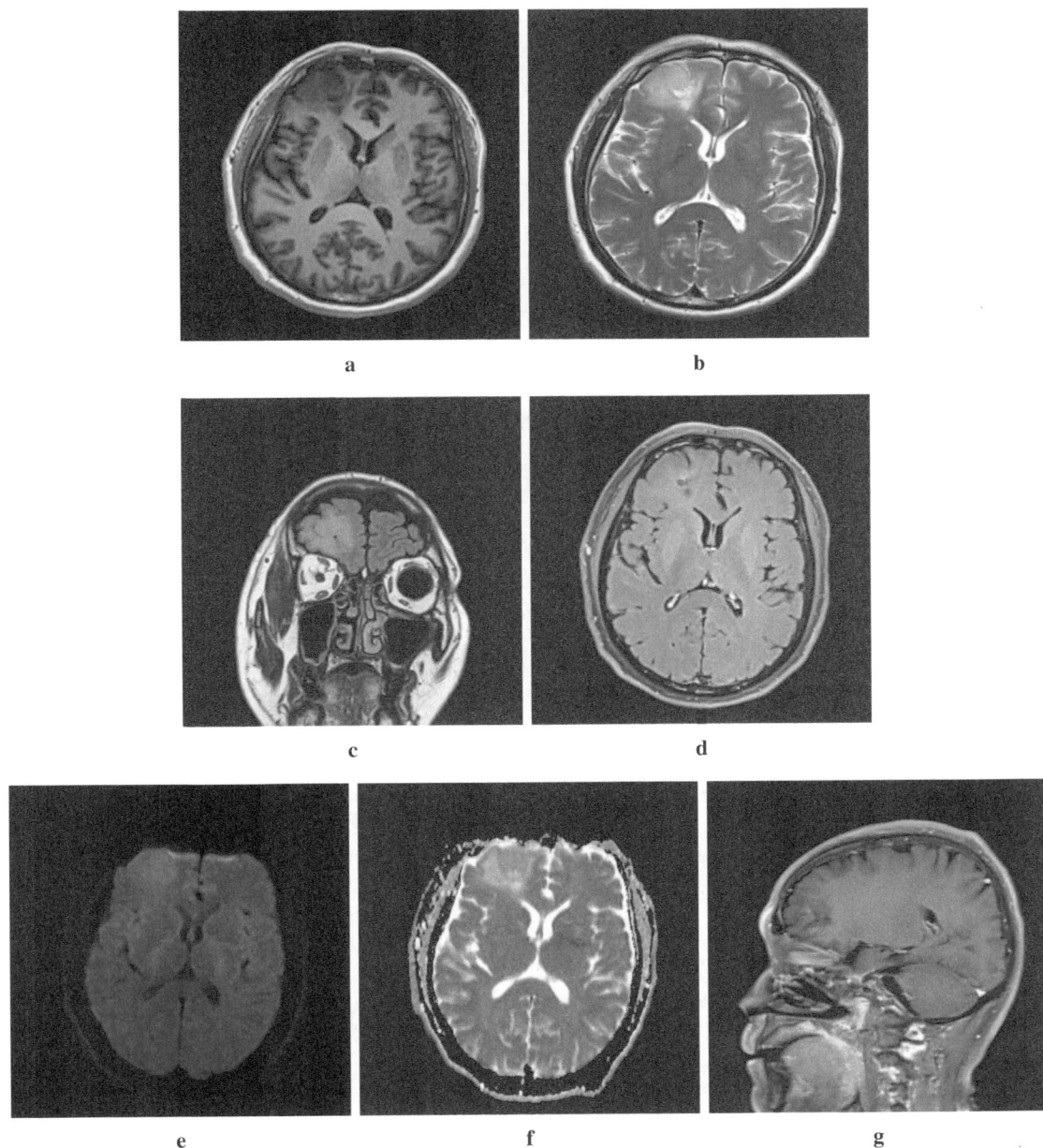

图 258　病例 258 的影像学检查图片

根据所提供的临床和影像资料等，描述影像征象，提出影像诊断、鉴别诊断思路及下一步处理等，并回答相关专业问题。

【临床思维与决策评分表】

考生姓名		准考证号		考试日期		年 月 日	
题干							
项目/问题	项目/分	参考答案要点				分值/分	得分
请简要概括患者的临床资料，并说明图像的影像检查技术	10	**一般资料**：中年男性（1分）；头痛1年余（1分）；体格检查及实验室检查均未见明显异常（2分）				4	
		影像检查技术：头部MRI平扫+增强+DWI检查（1分），分别为轴位T1WI（1分）、T2WI（1分）、冠状位T2FLAIR（1分）、轴位及矢状位T1WI增强扫描（1分），轴位DWI及ADC（1分）				6	
请对所提供图像的病变影像表现进行客观描述	20	**定位**：右侧额叶皮层及皮层下（3分）				3	
		数目：1个（1分）				1	
		形态：团片状（1分）				1	
		大小：未提供（1分）				1	
		边界：边界欠清晰（2分）				2	
		密度（信号）：病灶呈稍长T1、稍长T2信号影，T2FLAIR呈稍高信号，其内混杂小囊状长T1、长T2信号（3分），增强扫描病灶内见少许点片状轻度强化（2分）；DWI扫描未见明显高信号，ADC未见明显信号减低（3分）				8	
		与邻近结构的关系：病变以皮层及皮层下为主，周围脑实质可见轻度水肿（2分）。脑干、小脑形态如常，未见异常信号（1分）。中线结构居中；脑室无扩张，脑沟、脑裂未见增宽（1分）				4	
请对病变影像征象产生的可能机制进行分析	20	**定位分析**：病灶主要位于右侧额叶皮层及皮层下（3分），呈团片状（2分），肿块周围脑组织轻度水肿（2分），占位效应较轻（3分）				10	
		定性分析：右侧额叶病灶以稍长T1、稍长T2信号为主，T2FLAIR呈稍高信号（2分），占位效应不明显，周围可见轻度水肿信号（2分）。增强扫描示病灶内点片状轻度强化，提示血供不丰富，考虑低级别胶质瘤可能（3分）；DWI扫描未见明显高信号，ADC未见明显信号减低，提示肿瘤无明显弥散受限，考虑低级别胶质瘤可能（3分）				10	

项目/问题	项目/分	参考答案要点	分值/分	得分
请对该病变的临床特点与影像特点进行归纳	15	**临床特点**：中年男性(1分)；头痛1年余(1分)；体格检查：四肢肌力、肌张力正常，各生理反射存在，深浅感觉正常，双侧病理征(−)(1分)	3	
		实验室检查：血常规、肝功能、肾功能、电解质、凝血功能均无明显异常(2分)	2	
		影像特点：右侧额叶皮层及皮层下可见一团片状稍长T1、稍长T2信号影，T2FLAIR呈稍高信号，内见混杂小囊状长T1、长T2信号(2分)，病灶边界欠清晰，大小约为XX mm(2分)，增强扫描病灶内见少许点片状轻度强化(2分)；DWI扫描未见明显高信号，ADC未见明显信号减低(2分)；脑干、小脑形态如常，未见异常信号。中线结构居中；脑室无扩张，脑沟、脑裂未见增宽(2分)	10	
请诊断，包括定位与定性诊断等	10	**定位**：颅内(1分)、脑内(1分)、右侧额叶皮层及皮层下(1分)	3	
		定性：占位性病变(2分)，肿瘤性病变可能性大(2分)，疑低级别胶质瘤(3分)(答星形细胞瘤、少突胶质细胞瘤等均可给分)	7	
请给出2个需要鉴别的疾病，并简要说明鉴别点(临床表现、实验室检查及影像表现等)	10	**高级别胶质瘤**：具有较高的恶性程度，其内密度/信号常不均匀，增强扫描示不均匀明显强化，占位效应明显，部分患者可出现颅内高压表现，肿块周围水肿较明显(5分)	5	
		转移瘤：多有原发肿瘤病史，实验室检查结果与原发肿瘤相关，症状主要包括颅内压增高及神经系统定位体征；MRI比CT能发现更小的肿瘤。典型表现：脑转移瘤T1WI低信号、T2WI高信号，周边有更高信号的水肿带，增强后呈结节状或环状强化，常有"小结节、大水肿"特点；脑膜转移瘤一般表现为脑膜异常增厚伴不规则强化(答少突胶质细胞瘤、节细胞胶质瘤、星形细胞瘤等均可给分)(5分)	5	
根据现有资料，请对该患者的下一步诊疗计划做出合理决策	10	完善相关影像学检查(如MRS评估病变代谢、PWI进一步评估血供特点等)(3分)	3	
		建议完善术前相关检查(如血常规、肝功能、肾功能、电解质、凝血功能、HIV、梅毒等)(2分)，如无相关禁忌，建议手术治疗并做病理学检查(2分)	4	
		术后动态观察患者实验室检查和影像学检查(3分)	3	
沟通表达能力	5	语言流利、思路清晰、逻辑严谨、沟通顺畅(5分)	5	
总分			100	
折算后的综合成绩(本站实际得分×10%)				
点评(未通过者需注明理由)				
			考官签名：	

【课后思考题】

1. 幕上低级别胶质瘤的影像学特征有哪些？
2. 幕上低级别胶质瘤的鉴别诊断有哪些？

（廖海燕　黄楚欣）

病例 259 胶质母细胞瘤

题干：患者，女，74岁，头痛、视力下降2月余。既往史：多年前行胃部分切除术（具体不详）。实验室检查：肿瘤标志物正常。影像检查结果如图259所示。

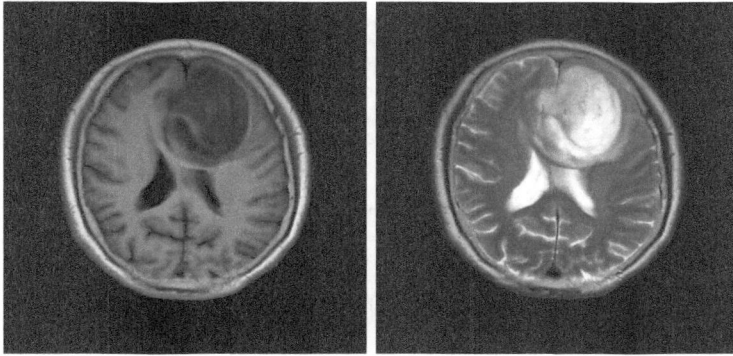

a b

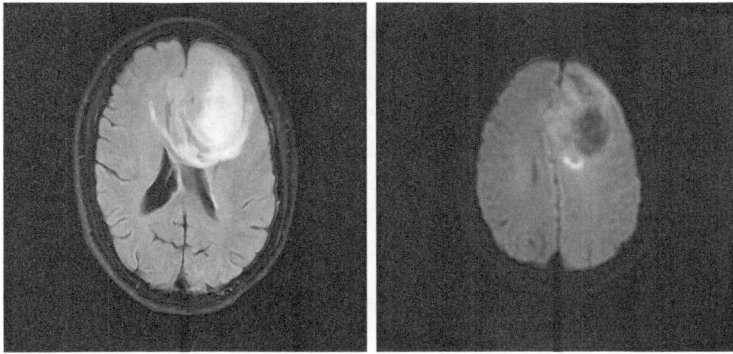

c d

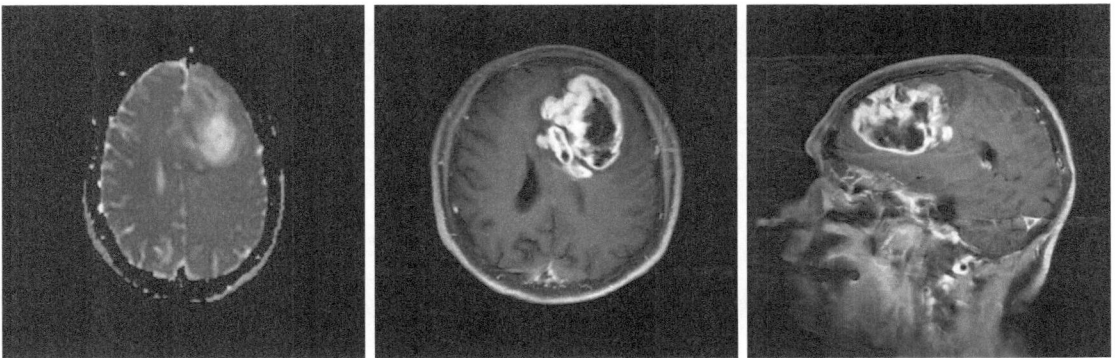

e f g

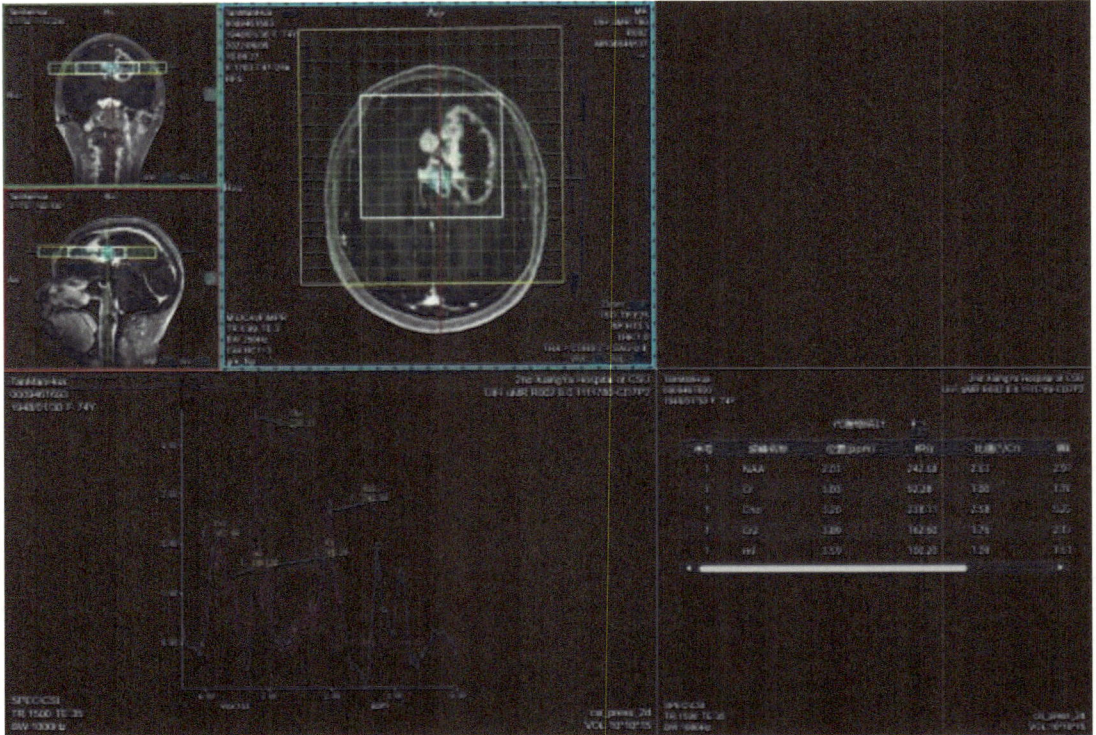

图 259　病例 259 的影像学检查图片

　　根据所提供的临床和影像资料等，描述影像征象，提出影像诊断、鉴别诊断思路及下一步处理等，并回答相关专业问题。

【临床思维与决策评分表】

考生姓名		准考证号		考试日期		年　月　日	
题干							
项目/问题	项目/分	参考答案要点				分值/分	得分
请简要概括患者的临床资料，并说明图像的影像检查技术	10	**一般资料**：患者老年女性（1 分），头痛、视力下降 2 月余（1 分），多年前行胃部分切除术（具体情况不详）（1 分），实验室检查提示肿瘤标志物正常（1 分）				4	
		影像检查技术：MR 平扫增强（2 分），包括轴位 T1WI（1 分）、轴位 T2WI（1 分）、轴位 T2 抑水像、轴位 DWI 及 ADC，轴位及矢状位 T1WI 增强（1 分），MR 波谱成像（1 分）				6	

项目/问题	项目/分	参考答案要点	分值/分	得分
请对所提供图像的病变影像表现进行客观描述	20	**定位**：左侧额叶(2分)、胼胝体膝(2分)	4	
		数目：1个(1分)	1	
		形态：类球形(1分)	1	
		大小：未提供(1分)	1	
		边界：欠清晰(1分)	1	
		密度(信号)：平扫T1WI呈低信号(1分)，T2WI呈高信号(1分)，信号欠均匀，内部见小片状更高信号(1分)，DWI病变周边呈稍高信号，对应部位ADC信号稍低(1分)，增强后呈明显不规则状、花环状强化(1分)，内部见片状无强化区，MRS提示病变实质部分NAA峰降低，Cho峰升高(1分)，Cho/Cr比值明显升高(1分)，可见Lip/Lac双峰(1分)	8	
		与邻近结构的关系：病变周围可见不规则形水肿带(1分)，胼胝体膝左份受压并累及(1分)，大脑镰前份及左侧侧脑室前角受压变形(1分)，余侧脑室轻度扩张，邻近大脑纵裂池受压变窄，中线结构向右偏移(1分)	4	
请对病变影像征象产生的可能机制进行分析	20	**定位分析**：左侧额部占位病变，周围脑实质明显受压并伴水肿(2分)，胼胝体膝左份有斑片强化灶(2分)，肿块周围未见明显脑脊液环绕或脑白质塌陷，邻近大脑纵裂池受压变窄(2分)，定位于左侧额叶脑实质，累及胼胝体膝左份(2分)	8	
		定性分析：平扫T1WI呈低信号，T2WI呈高信号，信号不均匀，内部见小片状更高信号，提示病变内部有坏死区(2分)；DWI病变周边呈稍高信号，对应部位ADC信号稍低，提示肿瘤实性部分有轻度弥散受限，可能为肿瘤细胞排列填密导致水分子弥散受限(2分)；增强后呈明显不规则状、花环状强化，内部见片状无强化区，提示局部血-脑屏障破坏及病变内部血供丰富(2分)，病变内部无强化坏死区提示肿瘤生长速度较快导致内部缺血坏死(2分)	8	
		MRS分析：肿瘤实性部分NAA峰降低，提示神经元破坏(1分)；Cho峰升高提示细胞膜转换和细胞增殖加快(1分)；Cho/Cr比值升高提示肿瘤性病变恶性程度较高(1分)；Lip/Lac峰提示病变内部有无氧酵解和坏死(1分)	4	

项目/问题	项目/分	参考答案要点	分值/分	得分
请对该病变的临床特点与影像特点进行归纳	15	**临床特点**：老年女性（1分）、亚急性病程，临床表现为头痛、视力下降等颅内压增高表现（1分），既往于多年前行胃部分切除术（具体不详）	2	
		实验室检查：实验室检查提示肿瘤标志物正常范围（1分）	1	
		影像特点：左侧额叶（1分）类球形病灶（1分）、边界欠清晰（1分），T1WI及T2WI信号不均匀，内部有坏死（1分），肿瘤实性部分轻度弥漫受限（1分），增强扫描呈不规则花环状强化（1分），胼胝体膝受累，周围脑实质水肿，占位效应明显（1分），MRS提示Cho/Cr比值明显升高（1分），可见Lip/Lac峰，提示恶性肿瘤可能性大（1分）。MRS肿瘤实性部分可见NAA峰，提示原发性恶性脑肿瘤：多形性胶质母细胞瘤（WHO Ⅳ级）可能性大（2分）	12	
请诊断，包括定位与定性诊断等	10	**定位**：左侧额叶脑实质（2分），累及胼胝体膝左份（2分）	4	
		定性：原发性恶性脑肿瘤（3分），多形性胶质母细胞瘤（WHO Ⅳ级）可能性大（3分）	6	
请给出2个需要鉴别的疾病，并简要说明鉴别点（临床表现、实验室检查及影像表现等）	10	**转移瘤**：多有原发肿瘤病史，实验室检查结果与原发肿瘤相关，症状主要包括颅内压增高及神经系统定位体征；MRI比CT能发现更小的肿瘤。典型表现：脑转移瘤T1WI低信号、T2WI高信号，周边有更高信号的水肿带，增强后呈结节状或环状强化，常有"小结节、大水肿"特点；MRS也可表现为Cho峰升高，但无NAA峰。本病例患者既往有胃部分切除术（具体情况不详），需进一步检查排除转移瘤（5分）	5	
		淋巴瘤：多见于中老年人，临床多表现为局灶性神经功能障碍、精神状态和行为改变、颅内压升高症状及癫痫等。淋巴瘤临床诊断主要依靠CT、多模态MRI等影像检查，可发生于深部脑实质、侧脑室旁及脑表面等，CT平扫多表现为稍高密度，MRI表现为T1WI等-稍低信号、T2WI等稍高信号，多伴周边脑实质水肿，DWI肿瘤显示中度弥散受限，增强扫描明显较均匀强化，可伴"尖角征""握拳征"等，较少囊变、坏死。MRS提示Cho/Cr升高，可见Lip峰（答脑脓肿、脱髓鞘假瘤等酌情给分）（5分）	5	
根据现有资料，请对该患者的下一步诊疗计划做出合理决策	10	影像学检查是诊断胶质瘤的重要手段（2分），结合CT及多模态MRI（平扫增强MRI、DWI、MRS、PWI）可协助肿瘤分级诊断（2分），确诊有赖病理（2分）	6	
		本例患者既往有胃部分切除史，具体病史不详，建议完善胸腹部CT、胃镜、或PET-CT等相关检查，排除转移瘤（2分），神经外科就诊评估下一步诊疗（2分）	4	
沟通表达能力	5	语言流利、思路清晰、逻辑严谨、沟通顺畅（5分）	5	
总分			100	

项目/问题	项目/分	参考答案要点	分值/分	得分
		折算后的综合成绩(本站实际得分×10%)		
点评(未通过者需注明理由)		考官签名:		

【课后思考题】

1. 简述 WHO 中枢神经系统肿瘤分类。

2. 哪些原发性脑肿瘤易累及大脑皮质?

(廖海燕 沈琴)

病例 260　毛细胞型星形细胞瘤

题干：患者，男，7 岁，头痛伴呕吐 11 天。既往体健。实验室检查未见明显异常。影像检查结果如图 260 所示。

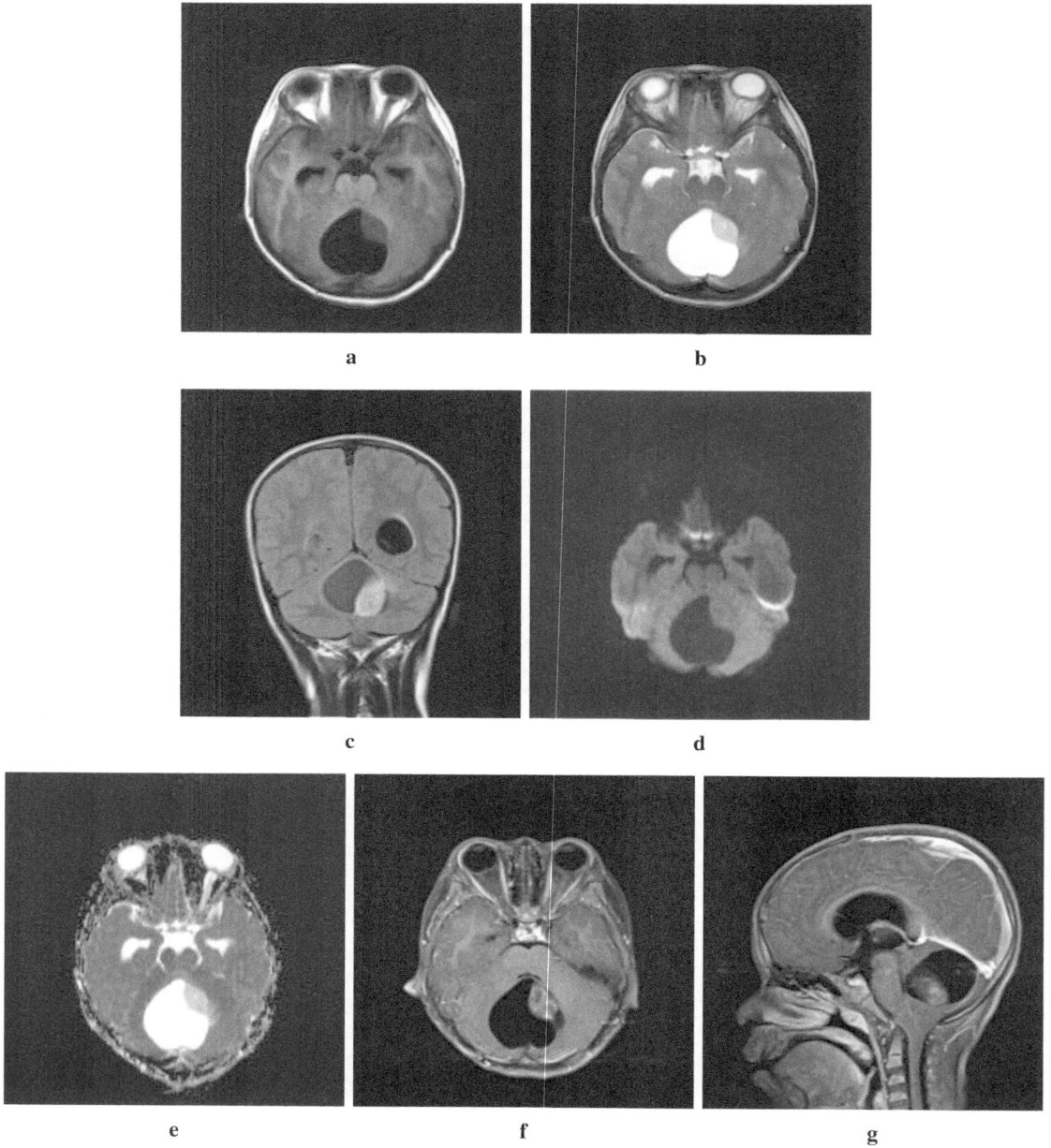

图 260　病例 260 的影像学检查图片

根据所提供的临床和影像资料等，描述影像征象，提出影像诊断、鉴别诊断思路及下一步处理等，并回答相关专业问题。

【临床思维与决策评分表】

考生姓名		准考证号		考试日期		年 月 日	
题干							
项目/问题	项目/分	参考答案要点				分值/分	得分
请简要概括患者的临床资料，并说明图像的影像检查技术	10	**一般资料**：患者为儿童（1分），头痛伴呕吐11天（1分）。既往体健（1分）。实验室检查未见明显异常（1分）				4	
		影像检查技术：头部MR平扫+增强（1分），包括轴位T1WI（1分）、轴位T2WI（1分）、冠状位T2抑水像（1分）、轴位DWI及ADC（1分），轴位及矢状位T1WI增强（1分）				6	
请对所提供图像的病变影像表现进行客观描述	20	**定位**：小脑蚓部（2分）				2	
		数目：1个（1分）				1	
		形态：类球形、囊实性（1分）				1	
		大小：未提供（1分）				1	
		边界：清晰（1分）				1	
		密度（信号）：MRI示病变呈大囊+壁结节型（1分），囊性部分T1WI呈低信号（1分），T2WI呈高信号（1分），壁结节T1WI呈稍低信号（1分），T2WI呈稍高信号（1分），DWI呈等低信号、ADC高信号（1分），增强后壁结节轻-中度强化（1分），囊壁轻度弧形强化（1分），内壁光整（1分），囊内未见强化（1分）				10	
		与邻近结构的关系：病变左侧小脑可见小片水肿区，占位效应明显（1分），周围脑实质明显受压，四脑室受压变窄呈裂隙状，并向前移位（1分），其以上脑室扩张（1分），小脑扁桃体下移超出枕骨大孔（1分）				4	
请对病变影像征象产生的可能机制进行分析	20	**定位分析**：小脑蚓部占位病变（2分），周围小脑实质受压推移并轻度水肿（2分），四脑室受压变窄并向前移位（2分），定位于小脑蚓部脑实质内（2分）				8	
		形态及信号分析：MRI示病变呈大囊+壁结节型，边界清晰，轻微水肿，提示肿瘤生长速度较慢（3分）；囊性部分T1WI及T2WI呈均一液体信号，提示囊内成分单一，无出血、坏死等（3分）；壁结节T1WI呈稍低信号，T2WI呈稍高信号，DWI及ADC未见弥散受限，提示肿瘤细胞排列较疏松（3分）；增强后壁结节轻-中度强化，囊壁轻度弧形强化，囊内壁光整，以上提示为良性肿瘤（3分）				12	

项目/问题	项目/分	参考答案要点	分值/分	得分
请对该病变的临床特点与影像特点进行归纳	15	**临床特点**：男童(1分)，临床表现为头痛、呕吐，为颅内高压症状(1分)。既往体健(1分)	3	
		实验室检查：实验室检查未见明显异常(2分)	2	
		影像特点：小脑蚓部大囊+壁结节型占位病变(2分)，边界清晰(1分)，无弥散受限(2分)，增强壁结节轻中度强化，囊壁轻微强化(2分)，周围脑实质轻度水肿(1分)，四脑室受压变窄，并以上脑室梗阻性积水(2分)	10	
请诊断，包括定位与定性诊断等	10	**定位**：小脑蚓部囊+结节型占位病变(4分)	4	
		定性：良性脑肿瘤，毛细胞型星形细胞瘤(WHO I级)可能性大(2分)，并第四脑室受压、继发梗阻性脑积水(2分)、小脑扁桃体下疝形成(2分)	6	
请给出2个需要鉴别的疾病，并简要说明鉴别点(临床表现、实验室检查及影像表现等)	10	**室管膜瘤**：为儿童后颅窝较常见肿瘤，起源于室管膜细胞，1~5岁发病高峰，多见于第四脑室及侧脑室，肿瘤呈塑形性生长，可沿脑室通路、正中孔或外侧孔侵犯邻近脑室、延髓背侧及小脑等，MRI呈长T1、长T2信号，信号多不均匀，易发生囊变、钙化、出血，实性成分较少、常位于边缘，大部分瘤周水肿轻或无，肿瘤前缘与第四脑室分界不清晰，增强后实性部分、囊壁及分隔呈轻度或中度强化(5分)	5	
		血管母细胞瘤：起源于血管周围的间叶细胞，好发于小脑，绝大部分发生于成人，儿童罕见，影像表现多为囊+结节型，大囊小结节多见，壁结节及瘤周可见丰富的血管流空影，壁结节常<2 cm，呈稍长T1、稍长T2信号，增强扫描壁结节显著强化(强于毛星)，囊内成分无强化(答髓母细胞瘤、星形细胞瘤等均可酌情给分)(5分)	5	
根据现有资料，请对该患者的下一步诊疗计划做出合理决策	10	后颅窝占位病变定位诊断很重要，需仔细观察病变与四脑室及邻近脑池的关系来协助定位，四脑室及邻近脑池扩大、病变与四脑室前后壁分界不清，提示病变起源于脑室内(2分)；反之，四脑室及邻近脑池呈受压变窄并前移、病变与四脑室壁分界清晰，提示病变来源于小脑(2分)；此外，对于小脑囊+结节型占位病变，年龄是重要的鉴别因素，毛细胞型星形细胞瘤多见于儿童，而血管母细胞瘤多见于成人(2分)；再结合CT及多模态MRI(平扫增强MRI、DWI、MRS、PWI)可协助定性诊断，确诊有赖病理(2分)。本病例结合患者发病年龄及影像表现，为较典型的毛细胞型星形细胞瘤，建议患者神经外科就诊(2分)	10	
沟通表达能力	5	语言流利、思路清晰、逻辑严谨、沟通顺畅(5分)	5	
总分			100	
折算后的综合成绩(本站实际得分×10%)				

项目/问题	项目/分	参考答案要点	分值/分	得分
点评(未通过者需注明理由)				

考官签名：

【课后思考题】

1. 后颅窝占位病变如何鉴别脑内及脑外来源？

2. 简述小脑囊+结节型占位病变的影像鉴别诊断思路。

（廖海燕　沈琴）

病例 261　血管母细胞瘤

题干：患者，男，39 岁，行走不稳 2 年余，加重伴左眼视物模糊 1 月。既往有高血压病史 3 年。体格检查：四肢肌力、肌张力正常，病理征阴性，Romberg 征阳性。实验室检查：血常规、肝功能、肾功能、肿瘤标志物正常。影像检查结果如图 261 所示。

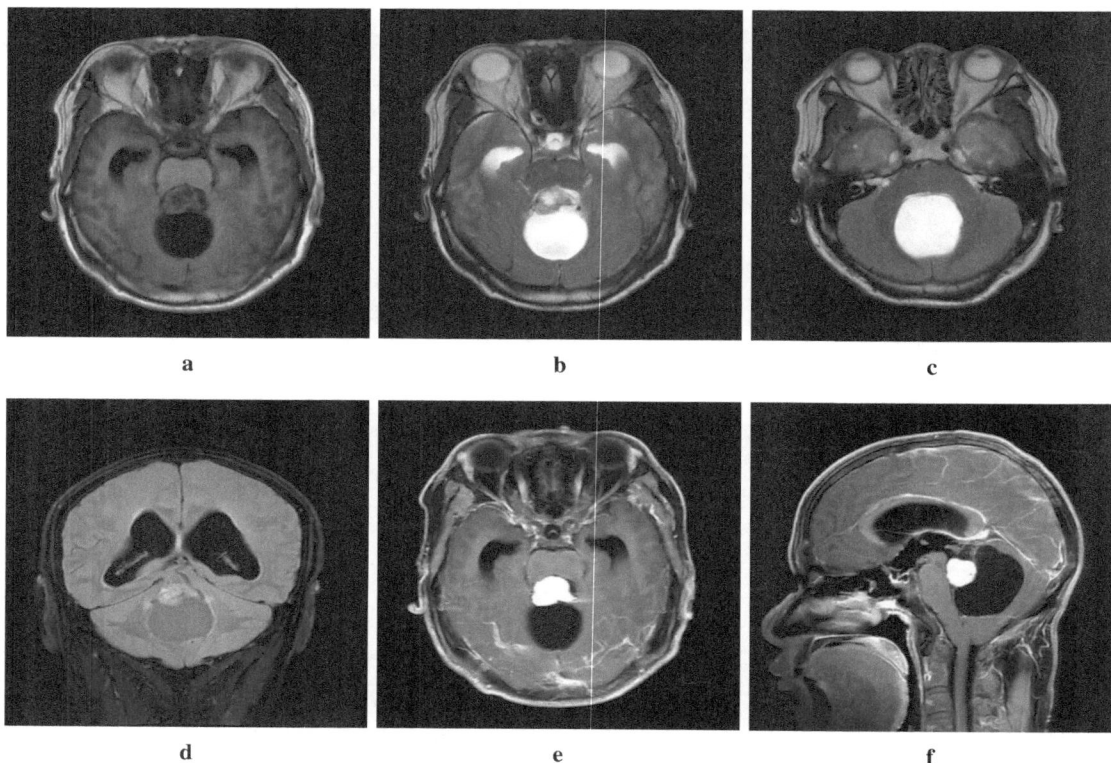

图 261　病例 261 的影像学检查图片

【临床思维与决策评分表】

考生姓名		准考证号		考试日期		年　月　日
题干						
项目/问题	项目/分	参考答案要点			分值/分	得分
请简要概括患者的临床资料，并说明图像的影像检查技术	10	**一般资料**：中年男性，行走不稳 2 年余，加重伴左眼视物模糊 1 月（1 分）。既往有高血压病史 3 年（1 分）。体格检查：四肢肌力、肌张力正常，病理征阴性，Romberg 征阳性（1 分）。实验室检查：血常规、肝功能、肾功能、肿瘤标志物正常（1 分）			4	
		影像检查技术：头部 MR 平扫+增强（1 分），包括轴位 T1WI（1 分）、轴位 T2WI（1 分）、冠状位 T2FLAIR（1 分）、轴位及矢状位 T1WI 增强（2 分）			6	

项目/问题	项目/分	参考答案要点	分值/分	得分
请对所提供图像的病变影像表现进行客观描述	20	**定位**：小脑蚓部（2分）	2	
		数目：1个（1分）	1	
		形态：类球形、囊+壁结节（1分）	1	
		大小：未提供（1分）	1	
		边界：清晰（1分）	1	
		密度（信号）：MRI示病变呈大囊+壁结节型（1分），囊壁薄而均一，内壁光整（1分），囊性部分T1WI呈低信号（1分），T2WI呈高信号（1分），T2抑水像呈稍低信号（1分），壁结节T1WI呈等-低信号（1分），T2WI呈等-高信号（1分），T2FLAIR呈稍高信号，T2WI及T2FLAIR示病灶周围点状或迂曲条状低信号（1分），增强后壁结节显著强化、强化程度接近血管（1分），囊壁及囊内部分未见强化（1分）	10	
		与邻近结构的关系：病变占位效应明显（1分），周围脑实质明显受压推移，无明显水肿，周围脑池变窄，四脑室受压变窄呈裂隙状，并向前移位（1分），其以上脑室扩张（1分），病变与四脑室前壁分界清晰（1分）	4	
请对病变影像征象产生的可能机制进行分析	20	**定位分析**：小脑蚓部占位病变（2分），周围小脑实质受压推移（2分），四脑室及周围脑池受压变窄，病变与四脑室前壁分界清晰（2分），定位于小脑蚓部脑实质内（2分）	8	
		形态及信号分析：MRI示病变呈大囊+壁结节型，边界清晰，周围无水肿，提示肿瘤生长速度较慢（3分）；囊性部分T1WI及T2WI呈均一液体信号，提示囊内成分单一，无出血、坏死等（3分）；壁结节T1WI呈等-低信号，T2WI呈等-高信号，T2抑水像呈稍高信号，增强后显著强化、强化接近血管，另T2WI及T2抑水像示病灶周围点状或迂曲条状低信号，为血管流空，以上提示血管源性病变可能（3分）；增强囊壁及囊内无强化，囊内壁光整，周围小脑无水肿、侵犯，提示为良性病变（3分）	12	
请对该病变的临床特点与影像特点进行归纳	15	**临床特点**：中年男性（1分），慢性病程，临床表现为行走不稳、视物模糊，为小脑病变及颅内高压症状（1分）。既往有高血压病史，与本病无关。体格检查提示躯体平衡障碍，余正常（1分）	3	
		实验室检查：实验室检查未见异常（2分）	2	
		影像特点：小脑蚓部大囊+壁结节型占位病变（2分），边界清晰（2分），囊内成分单一，囊内壁光整，增强后壁结节显著强化、程度接近血管（2分），周围见迂曲血管流空影，邻近脑实质无水肿或侵犯（2分），第四脑室受压变窄，并幕上脑室梗阻性积水（2分）	10	

项目/问题	项目/分	参考答案要点	分值/分	得分
请诊断，包括定位与定性诊断等	10	**定位**：小脑蚓部囊+结节型占位病变（4分）	4	
		定性：良性肿瘤（2分），血管源性，血管母细胞瘤可能性大（2分），并第四脑室受压，继发梗阻性脑积水（2分）	6	
请给出2个需要鉴别的疾病，并简要说明鉴别点（临床表现、实验室检查及影像表现等）	10	**室管膜瘤**：幕下室管膜瘤多发生于四脑室及邻近脑池，四脑室室管膜瘤多见于儿童，1~5岁为发病高峰，肿瘤沿四脑室呈塑形性生长，可沿脑室通路、正中孔或外侧孔侵犯邻近脑室、延髓背侧及小脑等，四脑室及邻近脑池扩大，MRI呈长T1、长T2信号，信号多不均匀，易发生囊变、钙化、出血，实性成分较少，常位于边缘，大部分瘤周水肿轻或无，肿瘤前缘与第四脑室分界不清，增强后实性部分、囊壁及分隔呈轻度或中度强化（5分）	5	
		髓母细胞瘤：为儿童后颅窝最常见的原发肿瘤，有两个发病年龄高峰，分别为5~15岁、20~40岁。临床表现为头痛、呕吐、视力下降、共济失调等。成人多发生于四脑室及小脑半球，CT平扫多为略高密度影，MRI示T1WI呈等或稍低信号，T2WI呈等或稍高信号，常合并坏死囊变，增强扫描呈中度以上不均匀强化。由于肿瘤细胞排列较致密，实质部分弥散受限，DWI上呈高信号，ADC为低信号。肿瘤具有侵袭性，易发生脑脊液播散转移（答毛细胞星形细胞瘤、星形细胞瘤等均可酌情给分）（5分）	5	
根据现有资料，请对该患者的下一步诊疗计划做出合理决策	10	后颅窝占位病变定位诊断很重要，需仔细观察病变与四脑室及邻近脑池的关系来协助定位，四脑室及邻近脑池扩大、病变与四脑室前后壁分界不清，提示病变起源于脑室内（2分）；反之，四脑室及邻近脑池呈受压变窄并前移、病变与四脑室壁分界清晰，提示病变来源于小脑（2分）；此外，对于小脑囊+结节型占位病变，年龄是重要的鉴别因素，毛细胞型星形细胞瘤多见于儿童，而血管母细胞瘤多见于成人（2分）；再结合CT及多模态MRI（平扫增强MRI、DWI、MRS、PWI）可协助定性诊断，确诊有赖病理（2分）。本病例结合患者发病年龄及影像表现，为较典型的血管母细胞瘤，建议患者神经外科就诊（2分）	10	
沟通表达能力	5	语言流利、思路清晰、逻辑严谨、沟通顺畅（5分）	5	
总分			100	
折算后的综合成绩（本站实际得分×10%）				
点评（未通过者需注明理由）				
			考官签名：	

【课后思考题】

1. 后颅窝占位病变如何鉴别脑内及脑外来源？

2. 脉络丛乳头状肿瘤的WHO分类及其对应的影像学表现如何？

（廖海燕　沈琴）

病例 262　髓母细胞瘤

题干：患者，女，8 岁，间断头痛 7 月，加重伴呕吐 3 天；体格检查：体温 36.0℃，血压 98/48 mmHg，正常面容，神志清楚，精神尚可。神经系统检查：躯体平衡障碍，共济运动减弱。实验室检查：白细胞计数 $9.08×10^9/L$，红细胞计数 $4.95×10^{12}/L$。无脑血管疾病史，无手术史，无外伤史。影像检查结果如图 262 所示。

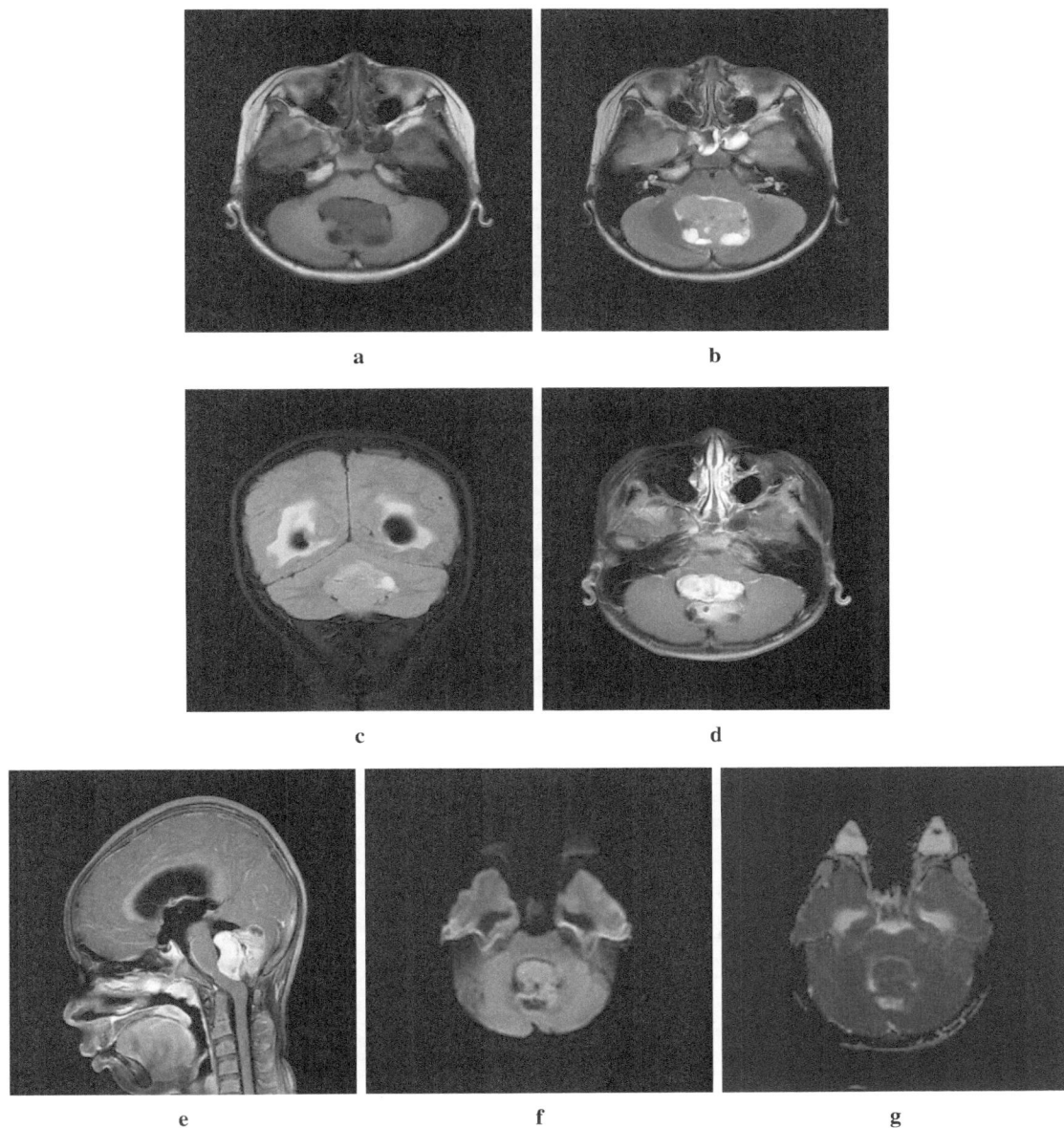

图 262　病例 262 的影像学检查图片

根据所提供的临床和影像资料等，描述影像征象，提出影像诊断、鉴别诊断思路及下一步处理等，并回答相关专业问题。

【临床思维与决策评分表】

考生姓名		准考证号		考试日期		年　月　日	
题干							
项目/问题	项目/分	参考答案要点				分值/分	得分
请简要概括患者的临床资料，并说明图像的影像检查技术	10	**一般资料**：女童(1分)；间断头痛7月，加重伴呕吐3天(1分)；无脑血管疾病史，无手术史，无外伤史(1分)；红细胞计数、白细胞计数无异常(1分)				4	
		影像检查技术：头部MR平扫+增强+DWI检查(2分)，横断位T1WI、横断位T2WI、冠状位T2FLAIR(2分)；横断位及矢状位T1增强扫描(1分)；轴位DWI及ADC(1分)				6	
请对所提供图像的病变影像表现进行客观描述	20	**定位**：小脑蚓部(2分)				2	
		数目：1个(1分)				1	
		形态：团块状(1分)				1	
		大小：未提供(1分)				1	
		边界：与邻近正常脑组织分界欠清(2分)				2	
		密度(信号)：病灶呈混杂信号，病灶主体T1WI呈低信号，T2WI呈高信号，其内信号不均匀，可见类圆形长T1、长T2信号(2分)；T2FLAIR示病灶呈不均匀的高信号(2分)；增强扫描可见病灶呈不均匀的明显强化，其内囊性信号未见强化(2分)；弥散加权成像示病灶DWI序列呈稍高信号，相应ADC呈稍低信号(2分)				8	
		与邻近结构的关系：病灶位于小脑蚓部，突入第四脑室，使第四脑室受压变形，T2WI序列可见病灶前方的线状脑脊液信号(3分)；病灶阻塞第四脑室，使第三脑室及双侧脑室扩大，T2FLAIR可见双侧脑室旁带状高信号灶，提示脑积水所致的间质性脑水肿(2分)。附见蝶窦黏膜增厚				5	
请对病变影像征象产生的可能机制进行分析	20	**定位分析**：病灶位于小脑蚓部，靠近中线区域(4分)，其前方可见弧形脑脊液信号(2分)，提示病灶向第四脑室生长，并压迫第四脑室使其变形移位(4分)				10	
		定性分析：病灶呈不规则形，有分叶，与邻近脑组织分界欠清晰，提示病变存在侵袭性，呈浸润性生长(2分)；病变为囊实性肿块，囊变较小多位于周边，信号混杂，呈T1WI低信号，T2WI高信号，其内可见少许小圆形长T1、长T2信号，T2FLAIR示病灶呈不均匀的高信号，提示病灶以实性成分为主，存在少许囊变(2分)；增强扫描病灶明显强化，提示病灶血供丰富(2分)；弥散加权示病灶在DWI序列为稍高信号，ADC为稍低信号(2分)，提示病灶存在弥散受限，可能为恶性肿瘤性病变(2分)				10	

项目/问题	项目/分	参考答案要点	分值/分	得分
请对该病变的临床特点与影像特点进行归纳	15	**临床特点**：女童(1分)，间断性头痛7月，加重伴呕吐3天(1分)，体格检查、实验室检查未见异常，无脑血管病史、手术史、外伤史(1分)	3	
		神经系统检查：躯体平衡障碍，共济运动减弱(2分)	2	
		影像特点：病变位于小脑蚓部(后颅窝)，中线区域(2分)，病灶前方可见脑脊液围绕(2分)，囊实性肿块，囊变较小多位于周边(2分)，信号混杂，DWI呈高信号改变，ADC呈稍低信号改变，明显不均匀强化(2分)，四脑室受压并梗阻性脑积水及间质性脑水肿(2分)	10	
请诊断，包括定位与定性诊断等	10	**定位**：小脑蚓部囊实性占位病变(4分)	4	
		定性：考虑髓母细胞瘤(3分)可能性大，并幕上脑室梗阻性脑积水、间质性脑水肿(2分)；蝶窦炎症(1分)	6	
请给出2个需要鉴别的疾病，并简要说明鉴别点(临床表现、实验室检查及影像表现等)	10	**室管膜瘤**：四脑室好发(90%)，幕上脑室占40%；侧脑室三角区(75%)。小孩好发，可通过各种孔伸出，塑形生长，信号混杂，常因钙化、出血、囊变而信号不均匀，增强扫描中度-明显强化(5分)	5	
		毛细胞星形细胞瘤：儿童最常见的脑肿瘤，小脑常见，常位于中线外，为WHO I级肿瘤，常表现为囊伴壁结节，壁结节较大，T2FLAIR囊性成分常常呈高信号，增强壁结节和实性部分明显强化，瘤周水肿少见或较轻。DWI弥散不受限，MRS可见肿瘤实质的Cho峰稍升高，NAA峰降低。(答血管母细胞瘤、星形细胞瘤等均可酌情给分)(5分)	5	
根据现有资料，请对该患者的下一步诊疗计划做出合理决策	10	可结合多模态影像学检查(如MRS,分析病灶处组织及细胞内代谢物含量的变化、PWI等)，进一步确定肿瘤良恶性(5分)	5	
		髓母细胞瘤为儿童常见恶性肿瘤，易发生脑脊液转移，建议进一步行脊柱MR及PET-CT排除转移(3分)	3	
		对于符合手术适应证的患者，可行手术治疗，术后辅以放疗和化疗(2分)	2	
沟通表达能力	5	语言流利、思路清晰、逻辑严谨、沟通顺畅(5分)	5	
总分			100	
折算后的综合成绩(本站实际得分×10%)				
点评(未通过者需注明理由)				
		考官签名：		

【课后思考题】

1.简述髓母细胞瘤的好发年龄及部位。

2.髓母细胞瘤的WHO分级是几级？随访要注意什么？

（廖海燕　李聪）

病例263　室管膜下瘤

题干：患者，女，53岁，头晕1年。体格检查：神志清楚，双侧肢体肌力、肌张力正常。实验室检查：血常规、肝功能、肾功能未见明显异常。影像检查结果如图263所示。

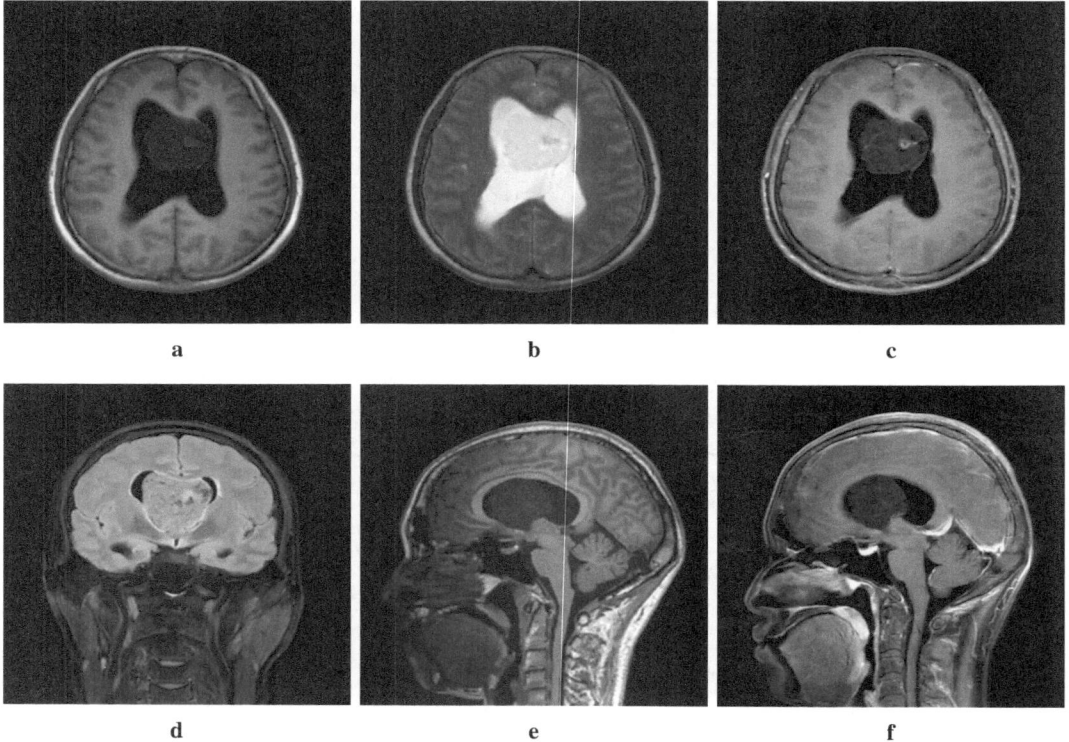

图263　病例263的影像学检查图片

根据所提供的临床和影像资料等，描述影像征象，提出影像诊断、鉴别诊断思路及下一步处理等，并回答相关专业问题。

【临床思维与决策评分表】

考生姓名		准考证号		考试日期		年　月　日	
题干							
项目/问题	项目/分	参考答案要点				分值/分	得分
请简要概括患者的临床资料，并说明图像的影像检查技术	10	**一般资料**：中年女性（1分）；头晕1年（1分）；神志清楚，双侧肢体肌力、肌张力正常（1分）；血常规、肝功能、肾功能未见明显异常（1分）				4	
		影像检查技术：头部MRI平扫+增强扫描（1分）；分别为轴位T1WI（1分）、T2WI（1分）、轴位T1WI增强扫描（1分）、冠状位T2FLAIR（1分）、矢状位T1WI平扫及T1WI增强扫描（1分）				6	

项目/问题	项目/分	参考答案要点	分值/分	得分
请对所提供图像的病变影像表现进行客观描述	20	**定位**：颅内（1分）、脑外（1分）、右侧脑室体部（1分）	3	
		数目：1个（1分）	1	
		形态：团块状（1分）、不规则（1分）	2	
		大小：未提供（1分）	1	
		边界：较清晰（1分）	1	
		密度（信号）：病变呈不规则混杂信号影，以长T1、稍长T2信号为主（1分），其内可见小片状稍短T1、稍短T2信号影（1分），T2FLAIR呈不均匀稍高信号（1分），内部可见散在小片状低信号（1分），增强扫描病灶强化不明显（1分），其内可见不规则迂曲血管影（1分）	6	
		与邻近结构的关系：双侧脑室扩张（1分），左侧脑室受压（1分），中线结构左偏（1分）；邻近双侧脑室前后角旁可见少许斑片状长T1、长T2信号，T2FLAIR呈稍高信号，增强后未见强化（1分）。脑干、小脑形态如常，未见异常信号（1分）。脑沟、脑裂未见增宽（1分）	6	
请对病变影像征象产生的可能机制进行分析	20	**定位分析**：病灶定位于右侧脑室体部（4分）。左侧脑室受压、中线受压向左侧移位，提示肿块占位效应较明显（4分）。双侧脑室扩张，提示出现梗阻性脑积水可能（2分）	10	
		定性分析：病灶呈团块状，占位效应明显，中线结构受压向左侧移位，左侧脑室受压（2分）；信号以长T1、稍长T2为主，内可见小片状稍短T1、稍短T2信号影（1分），T2FLAIR呈不均匀稍高信号（1分），其内可见不规则迂曲血管影，增强扫描强化不明显，提示肿瘤血供不丰富（4分），考虑低级别胶质瘤可能（2分）	10	
请对该病变的临床特点与影像特点进行归纳	15	**临床特点**：中年女性（1分）；头晕1年（1分）；神志清楚，双侧肢体肌力、肌张力正常（1分）	3	
		实验室检查：血常规、肝功能、肾功能未见明显异常（2分）	2	
		影像特点：右侧脑室扩张，体部可见一团块状不规则混杂信号影（2分），边界较清晰，大小约为XX mm，呈长T1、稍长T2信号改变，其内可见小片状稍短T1、稍短T2信号影，T2FLAIR呈不均匀稍高信号，内部可见散在小片状低信号（2分），增强扫描病灶未见明显强化，其内可见不规则迂曲血管影（2分）；中线结构受压向左侧移位，左侧脑室受压，双侧脑室扩张（2分）。脑干、小脑形态如常，未见异常信号。脑沟、脑裂未见增宽（2分）	10	
请诊断，包括定位与定性诊断等	10	**定位**：右侧脑室体部（4分）	4	
		定性：占位性病变（2分），疑室管膜下瘤（2分）；伴梗阻性脑积水（2分）	6	

项目/问题	项目/分	参考答案要点	分值/分	得分
请给出2个需要鉴别的疾病，并简要说明鉴别点（临床表现、实验室检查及影像表现等）	10	**脉络丛乳头状瘤**：起源于脑室脉络丛上皮细胞，发生部位与正常脑室内脉络丛分布成正比，侧脑室三角区、四脑室占90%；儿童患者中，肿瘤多见于侧脑室三角区，而成人患者肿瘤更常见于第四脑室；超过80%的幕上脉络丛肿瘤患者小于20岁；CT表现肿块呈等和稍高密度影，边缘凹凸不平，可见小颗粒样改变，其内可见钙化、囊变，增强后明显强化；MR表现肿块呈桑椹状（"桑椹征"）、分叶状或菜花状，边缘呈结节状或乳头状改变，瘤体内可见囊变、坏死，少许钙化；T1WI呈等及稍低信号改变；T2WI、FLAIR呈高及稍高混杂信号改变；增强：实质部分明显强化。常引起脑积水改变（5分）	5	
		中枢神经细胞瘤：起源于透明隔小灰核细胞或室管膜下的双分化前组细胞，多见于青年人，好发于侧脑室前角和体部，多邻近或来源于透明隔，部分可延伸至第三脑室，常表现为以宽基底与透明隔或侧脑室壁相连；肿瘤内部见大小不一的囊变灶，形成"皂泡征"，且囊变多分布于肿瘤周围，表现为"边缘囊变征"，可能是由于脑脊液压力增高，渗入肿瘤组织周围；肿瘤边缘牵拉侧脑室壁，使侧脑室壁边缘呈波浪状，二者共同构成"扇贝征"。肿瘤可阻塞室间孔，继发梗阻性脑积水（答室管膜、室管膜下巨细胞星形细胞瘤、胶质瘤等均可酌情给分）（5分）	5	
根据现有资料，请对该患者的下一步诊疗计划做出合理决策	10	完善相关影像学检查（如CT评估钙化，MRS评估代谢物等）（3分）	3	
		建议完善术前相关检查（如血常规、肝功能、肾功能、电解质、凝血功能、HIV、梅毒等）（2分），如无相关禁忌建议手术治疗并做病理学检查（2分）	4	
		术后动态观察患者实验室检查和影像学检查（3分）	3	
沟通表达能力	5	语言流利、思路清晰、逻辑严谨、沟通顺畅（5分）	5	
总分			100	
折算后的综合成绩（本站实际得分×10%）				
点评（未通过者需注明理由）				
			考官签名：	

【课后思考题】

1. 简述室管膜下瘤的影像学检查。

2. 室管膜下瘤的鉴别诊断有哪些？

（廖海燕　黄楚欣）

病例 264 中枢神经细胞瘤

题干：患者，男，35 岁，间断性头痛 2 年余，加重 1 周。体格检查：体温 36.3℃，血压 120/95 mmHg，正常面容，神志清楚，精神尚可。实验室检查：白细胞计数 8.23×10⁹/L，红细胞计数 3.44×10¹²/L，血红蛋白 106 g/L，脑脊液蛋白定量 480.0 mg/L。无脑血管疾病史，无外伤史，无手术史。影像检查结果如图 264 所示。

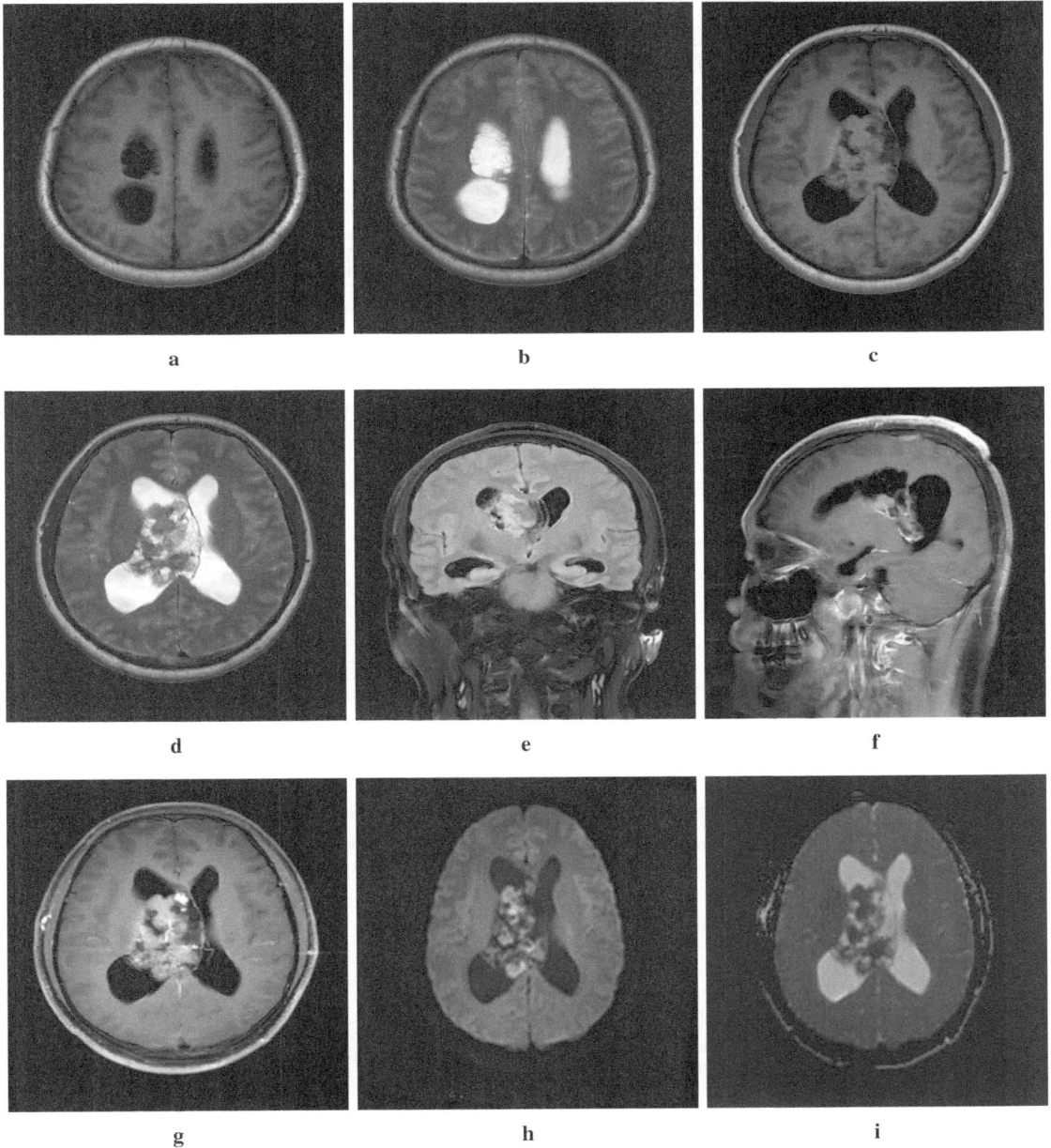

图 264 病例 264 的影像学检查图片

根据所提供的临床和影像资料等，描述影像征象，提出影像诊断、鉴别诊断思路及下一步处理等，并回答相关专业问题。

【临床思维与决策评分表】

考生姓名		准考证号		考试日期	年　月　日	
题干						
项目/问题	项目/分	参考答案要点			分值/分	得分
请简要概括患者的临床资料，并说明图像的影像检查技术	10	**一般资料**：青壮年男性（1分）；间断性头痛2年余，加重1周（1分）；无脑血管疾病史，无外伤史，无手术史（1分）；脑脊液蛋白定量增高，红细胞、血红蛋白计数减少，白细胞计数正常（1分）			4	
		影像检查技术：头部MR平扫+增强+DWI检查（2分）横断位T1WI及T2WI、冠状位T2FLAIR（2分）；头部MR增强扫描横断位及矢状位（1分）；头部MR弥散加权成像DWI及ADC（1分）			6	
请对所提供图像的病变影像表现进行客观描述	20	**定位**：右侧脑室（2分）			2	
		数目：1个（1分）			1	
		形态：不规则团块状（1分）			1	
		大小：未提供（1分）			1	
		边界：不清楚（2分）			2	
		密度(信号)：右侧脑室内见不规则混杂信号影，呈等T1、混杂T2信号（2分），病灶内可见多发囊状长T1、长T2信号，囊变间存在细网状分割，呈"丝瓜瓤"样改变（2分），T2FLAIR病灶呈混杂高信号；增强扫描病灶呈不均匀中度强化，囊变影未见强化（2分）；弥散加权成像示病灶于DWI序列呈稍高信号，相应ADC信号减低（2分）			8	
		与邻近结构的关系：病灶与透明隔呈宽基底相连，与孟氏孔关系密切，中线结构向左移位（2分）；双侧脑室明显扩张积水（1分）；肿瘤边缘与侧脑室顶部之间可见条索影相连，使侧脑室边缘形成弧形压迹（2分）			5	

项目/问题	项目/分	参考答案要点	分值/分	得分
请对病变影像征象产生的可能机制进行分析	20	**形态分析**：病灶呈不规则团块状，基底部附着于透明隔，呈"宽基底征"(2分)，可能与肿瘤的细胞来源相关，中枢神经细胞瘤起源于透明隔小灰核细胞或室管膜下的双分化前组细胞，因此常表现为以宽基底与透明隔或侧脑室壁相连(2分)；肿瘤内部见大小不一的囊变灶，形成"皂泡征"(1分)，且囊变多分布于肿瘤周围，表现为"边缘囊变征"(1分)，可能是由于脑脊液压力增高，渗入肿瘤组织周围(2分)；肿瘤边缘牵拉侧脑室壁，使侧脑室壁边缘呈波浪状，二者共同构成"扇贝征"(2分)	10	
		密度/信号分析：病灶在MR平扫T1WI及T2WI中表现为混杂信号，其中可见小圆形长T1、长T2信号，提示病灶存在囊变(2分)；病灶周围脑实质未见明确水肿信号，提示病灶可能未浸润至脑实质(2分)；增强扫描病灶可见不均匀中等强化，囊变区未见强化，提示病灶存在较丰富的血管(2分)；DWI示病灶呈稍高信号，相应ADC信号减低(2分)，可能与肿瘤由小圆细胞构成，细胞密度较高、排列紧密有关(2分)	10	
请对该病变的临床特点与影像特点进行归纳	15	**临床特点**：青壮年男性(1分)；间断性头痛2年余，加重1周(1分)；体格检查未见异常，无脑血管病史，无外伤史，无手术史(1分)	3	
		实验室检查：脑脊液蛋白定量增高，红细胞、血红蛋白计数减少(2分)	2	
		影像特点：右侧脑室内不规则混杂信号，以宽基底与透明隔相连，透明隔及孟氏孔受压，侧脑室受压积水(3分)，病灶内见以边缘分布为主的多发囊变灶，呈"丝瓜瓤样"改变(3分)；增强扫描病灶呈中等强化，囊变区不强化(2分)；DWI示病灶呈稍高信号，相应ADC信号减低(2分)	10	
请诊断，包括定位与定性诊断等	10	**定位**：右侧脑室体部及透明隔区(4分)	4	
		定性：囊实性占位病变，中枢神经细胞瘤(4分)可能性大，并侧脑室扩张积水(2分)	6	

项目/问题	项目/分	参考答案要点	分值/分	得分
请给出 2 个需要鉴别的疾病，并简要说明鉴别点（临床表现、实验室检查及影像表现等）	10	**室管膜下瘤**：好发于中老年男性，好发部位为第四脑室，其次是侧脑室，可因阻塞脑室致颅内压增高而出现相应症状；影像表现为 CT 平扫病灶呈边缘清晰的低或等密度肿块，偶可见小囊变区及钙化灶，MRI 平扫呈类圆形边界清楚的病灶，T1WI 呈等或稍低信号，T2WI 呈高信号，一般信号较均匀，偶可见囊变区，增强扫描病灶呈无或轻度强化(5 分)	5	
		脑膜瘤：成年人侧脑室最常见的肿瘤，好发于侧脑室三角区，形态规则，边界清晰，CT 以等或稍高密度为主，T1WI 及 T2WI 呈等信号改变，DWI 呈稍高信号改变，MRS 可见丙氨酸峰，增强扫描明显均匀强化，较少出现囊变及出血（答室管膜瘤、脉络膜乳头状瘤、胶质瘤等酌情给分）(5 分)	5	
根据现有资料，请对该患者的下一步诊疗计划做出合理决策	10	MRS 有助于定性诊断，表现为 Cho 水平明显升高，NAA 峰显著降低，还可见特征性的甘氨酸峰(5 分)	5	
		免疫组化检查在中枢神经细胞瘤的诊断和鉴别诊断中起重要作用(3 分)	3	
		根据病灶具体情况，可选择行外科手术治疗和术后放疗定期影像随访(2 分)	2	
沟通表达能力	5	语言流利、思路清晰、逻辑严谨、沟通顺畅(5 分)	5	
总分			100	
折算后的综合成绩（本站实际得分×10%）				
点评（未通过者需注明理由）				
		考官签名：		

【课后思考题】

1. 中枢神经细胞瘤有哪些特殊影像征象？形成机制是怎样的？
2. 简述中枢神经细胞瘤的好发部位。

（廖海燕　李聪）

病例 265　侧脑室脑膜瘤

题干：患者，女，46 岁，头痛、头昏数月余。既往史：多年前行胃部分切除术（具体情况不详）。实验室检查：肿瘤标志物正常。影像检查结果如图 265 所示。

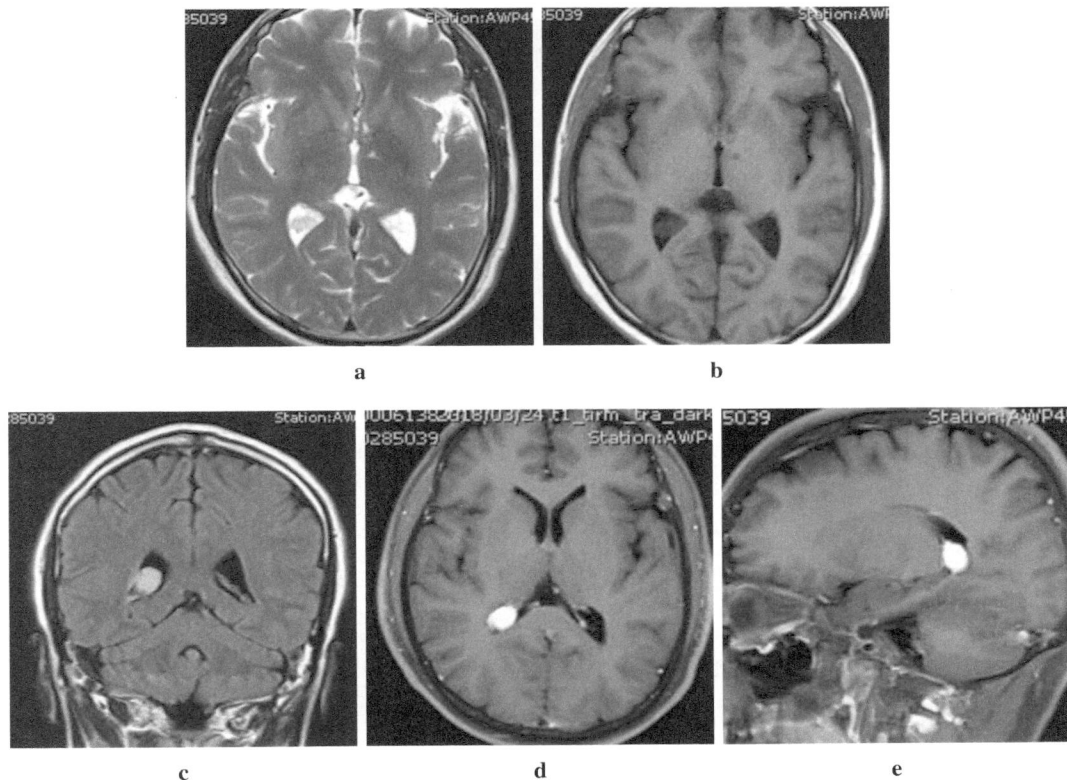

图 265　病例 265 的影像学检查图片

根据所提供的临床和影像资料等，描述影像征象，提出影像诊断、鉴别诊断思路及下一步处理等，并回答相关专业问题。

【临床思维与决策评分表】

考生姓名		准考证号		考试日期		年　月　日	
题干							
项目/问题	项目/分	参考答案要点				分值/分	得分
请简要概括患者的临床资料，并说明图像的影像检查技术	10	**一般资料**：中年女性（1 分），头痛、头昏数月余（1 分），多年前行胃部分切除术（具体情况不详）（1 分），实验室检查提示肿瘤标志物正常范围（1 分）				4	
		影像检查技术：MR 平扫+增强（2 分），包括轴位 T1WI（1 分）、轴位 T2WI（1 分）、冠状位 T2 抑水像，轴位及矢状位 T1WI 增强（2 分）				6	

项目/问题	项目/分	参考答案要点	分值/分	得分
请对所提供图像的病变影像表现进行客观描述	20	**定位**：右侧侧脑室三角区(4分)	4	
		数目：1个(1分)	1	
		形态：类球形(1分)	1	
		大小：未提供(1分)	1	
		边界：欠清晰(1分)	1	
		密度(信号)：平扫 T1WI 呈低信号(1分)，T2WI 呈高信号(1分)，信号均匀(2分)，FLAIR 序列呈高信号(2分)，增强后明显均匀强化(2分)	8	
		与邻近结构的关系：病变位于右侧侧脑室内(1分)，三角区(1分)，右侧侧脑室未见扩大(1分)，邻近脑实质未见水肿征象(1分)	4	
请对病变影像征象产生的可能机制进行分析	20	**定位分析**：右侧侧脑室三角区病变(4分)，右侧侧脑室未见扩大(2分)，肿块周围见脑脊液环绕(4分)	10	
		定性分析：平扫 T1WI 呈低信号，T2WI 呈高信号，信号均匀(2分)；未见钙化、出血、坏死信号(2分)，FLAIR 序列呈稍高信号(2分)；病灶边界清晰(2分)，增强后明显均匀强化(2分)	10	
请对该病变的临床特点与影像特点进行归纳	15	**临床特点**：中年女性(1分)，亚急性病程，临床表现为头痛、头昏数月余(1分)，多年前行胃部分切除术(具体情况不详)	2	
		实验室检查：肿瘤标志物正常(1分)	1	
		影像特点：右侧侧脑室三角区病变(2分)，右侧侧脑室脑室未见扩大(1分)，肿块周围见脑脊液环绕(1分)，平扫 T1WI 呈低信号改变，T2WI 呈高信号改变，信号均匀(1分)；未见钙化、出血、坏死信号(1分)，FLAIR 序列呈稍高信号(2分)；病灶边界清楚(2分)，增强后明显均匀强化(2分)	12	
请诊断，包括定位与定性诊断等	10	**定位**：右侧侧脑室三角区病变(4分)	4	
		定性：右侧侧脑室占位(3分)，脑膜瘤可能性大(3分)	6	

项目/问题	项目/分	参考答案要点	分值/分	得分
请给出2个需要鉴别的疾病，并简要说明鉴别点（临床表现、实验室检查及影像表现等）	10	**室管膜瘤**：占脑室内肿瘤的3%~5%，好发于第四脑室，1~5岁儿童多见；成人以侧脑室三角区多见（18~24岁），影像学表现示肿块呈分叶状，常伴钙化、囊变及中心性坏死，出血少见；可与脑室壁宽基底相连，沿"脑室塑型生长"为其特点；CT平扫呈等、低密度；MR肿瘤实质成分T1WI为等或低信号，T2WI为高信号，增强呈不均匀明显强化；DWI上表现各异，可表现为弥散受限（注：幕上室管膜瘤囊性成分比较多，可有"囊肿和壁结节"表现；超过一半的幕上室管膜瘤发生在脑实质内，剩下的则是发生在脑室内）（5分）	5	
		脉络丛乳头状瘤：起源于脑室脉络丛上皮细胞，发生部位与正常脑室内脉络丛分布成正比，侧脑室三角区、四脑室占90%；儿童患者中，肿瘤多见于侧脑室三角区，而成人患者肿瘤更常见于第四脑室；超过80%的幕上脉络丛肿瘤患者小于20岁；CT表现肿块呈等和稍高密度影，边缘凹凸不平，可见小颗粒样改变，其内可见钙化、囊变。增强后明显强化；MR表现肿块呈桑椹状（"桑椹征"）、分叶状或菜花状，边缘呈结节状和乳头状改变，瘤体内可见囊变、坏死，少许钙化；T1WI呈等及稍低信号改变，T2WIFLAIR呈高及稍高混杂信号改变；增强：实质部分明显强化。常引起脑积水改变（答室管膜下瘤、室管膜下巨细胞星形细胞瘤、中枢神经细胞瘤、转移瘤、胶质类肿瘤均可酌情给分）（5分）	5	
根据现有资料，请对该患者的下一步诊疗计划做出合理决策	10	影像学检查是诊断侧脑室肿瘤的重要手段（2分），结合CT及多模态MRI（平扫增强MRI、DWI、MRS）可协助侧脑室肿瘤的诊断（2分），确诊有赖病理（2分）	6	
		本例患者既往有胃切除史，具体病史不详，建议完善胸腹部CT、胃镜或PET-CT等相关检查（2分），神经外科就诊评估下一步诊疗（2分）	4	
沟通表达能力	5	语言流利、思路清晰、逻辑严谨、沟通顺畅（5分）	5	
总分			100	
折算后的综合成绩（本站实际得分×10%）				
点评（未通过者需注明理由）		考官签名：		

【课后思考题】

1. 简述侧脑室的其他常见肿瘤及好发部位。

2. 简述侧脑室其他类肿瘤的影像学表现及鉴别要点。

（廖海燕　苏鑫）

病例 266　表皮样囊肿

题干：患者，女，34 岁，1 月余前无明显诱因出现左耳听力下降，头晕，不伴头痛、恶心呕吐等症状。体格检查：体温 36.5℃，血压 114/80 mmHg，正常面容，神志清楚，精神尚可，自动体位。实验室检查：脑脊液蛋白 476.00 mg/L，白细胞计数 $6.56×10^9$/L，红细胞计数 $4.12×10^{12}$/L。无脑血管疾病史，无外伤史，无手术史。影像检查结果如图 266 所示。

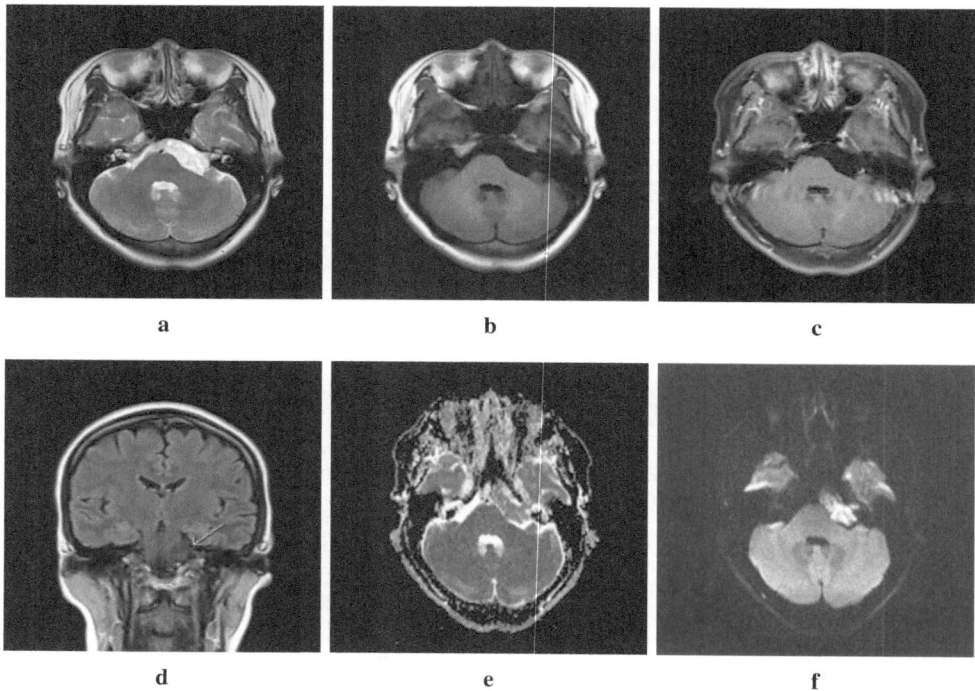

图 266　病例 266 的影像学检查图片

根据所提供的临床和影像资料等，描述影像征象，提出影像诊断、鉴别诊断思路及下一步处理等，并回答相关专业问题。

【临床思维与决策评分表】

考生姓名		准考证号		考试日期		年　月　日	
题干							
项目/问题	项目/分	参考答案要点				分值/分	得分
请简要概括患者的临床资料，并说明图像的影像检查技术	10	**一般资料**：青壮年女性（1 分）；1 月余前无明显诱因出现左耳听力下降，头晕（1 分）；脑脊液蛋白升高（1 分）；无外伤、手术史（1 分）				4	
		影像检查技术：头部 MR 平扫+增强+DWI 检查（2 分）；横断位平扫 T1WI 及 T2WI 相（1 分），冠状位 T2FLAIR（1 分）；头部 MR 横断位增强扫描（1 分）；弥散加权横断位 DWI 及 ADC（1 分）				6	

项目/问题	项目/分	参考答案要点	分值/分	得分
请对所提供图像的病变影像表现进行客观描述	20	**定位**：左侧桥小脑角区(2分)	2	
		数目：1个(1分)	1	
		形态：不规则(1分)	1	
		大小：未提供(1分)	1	
		边界：清晰(2分)	2	
		密度(信号)：左侧桥小脑角区不规则异常信号，T1WI呈低信号，T2WI呈高信号，信号不均匀(3分)；T2FLAIR呈不均匀的等信号灶(1分)，DWI呈不均匀明显高信号，ADC呈稍高信号(3分)；增强扫描病灶未见强化(1分)	8	
		与邻近结构的关系：病灶分布于桥小脑角区，形态不规则，沿蛛网膜下隙分布(2分)；边缘较锐利，与邻近脑实质分界清晰(1分)；其周围未见明显水肿征象，邻近小脑、脑桥、基底动脉、左侧内听道稍受压(2分)	5	
请对病变影像征象产生的可能机制进行分析	20	**定位分析**：病灶形态不规则，沿蛛网膜下隙分布(4分)，可能与表皮样囊肿的病理来源相关，表皮样囊肿来源于神经嵴的外胚层细胞异位残留包含于神经管内(3分)，发生在桥小脑角区时，由于空间较大，肿瘤可表现为沿着缝隙生长，呈"见缝就钻"的特点(3分)	10	
		定性分析：病灶表现为不均匀的T1WI低信号及T2WI高信号，T2FLAIR呈不均匀等信号，可能是肿瘤内存在细胞碎屑或胆固醇结晶、出血、钙化所致(4分)；弥散加权成像病灶DWI为高信号，提示存在弥散受限，表皮样囊肿囊腔内为含有细胞碎屑、角蛋白、胆固醇的豆渣样油腻液体，因此黏稠度极高，使得水分子运动受限(4分)；增强扫描病灶无明显强化(2分)	10	
请对该病变的临床特点与影像特点进行归纳	15	**临床特点**：青壮年女性(1分)，1月余前无明显诱因出现左耳听力下降，头晕(1分)，体格检查未见明显异常，无脑血管病史，无外伤、手术史(1分)	3	
		实验室检查：脑脊液蛋白升高(2分)	2	
		影像特点：桥小脑角区沿蛛网膜下隙生长的不规则病灶(2分)，T1WI呈低信号，T2WI呈高信号，信号不均匀，T2FLAIR病灶呈不均匀等信号(2分)；DWI呈不均匀的明显高信号，ADC呈稍高信号(2分)；增强扫描未见强化(2分)；病灶稍压迫邻近脑桥、小脑、基底动脉及左侧内听道(2分)	10	
请诊断，包括定位与定性诊断等	10	**定位**：桥小脑角区(4分)	4	
		定性：表皮样囊肿(6分)	6	

项目/问题	项目/分	参考答案要点	分值/分	得分
请给出 2 个需要鉴别的疾病,并简要说明鉴别点(临床表现、实验室检查及影像表现等)	10	**颅内皮样囊肿**:好发年龄为 30 岁左右,好发部位为中线及中线旁,临床表现与病灶大小、位置、生长速度、是否破裂和有无感染有关,常表现为头晕、头痛、恶心、呕吐、癫痫;影像表现为 CT 平扫呈圆形或类圆形低密度影,由于脂肪含量较高,CT 值多为负值,病变不向蛛网膜下隙蔓延生长;MR 平扫脂肪成分呈 T1WI、T2WI 高信号灶,脂肪抑制序列呈低信号,增强扫描一般无强化,囊壁可有条索状强化(5 分)	5	
		颅内蛛网膜囊肿:好发于儿童,男性多于女性,常见部位为颅中窝,常见症状为头痛、癫痫、颅内高压症状;影像学表现为 CT 平扫呈边界清楚的低密度影,形态多样,可压迫邻近颅骨内板使其出现压迫及局部膨胀表现;MRI 平扫呈长 T1、长 T2 信号,与脑脊液信号相同的占位性病灶,T2FLAIR 呈低信号,增强扫描无明显强化(答听神经瘤囊变也可酌情给分)(5 分)	5	
根据现有资料,请对该患者的下一步诊疗计划做出合理决策	10	建议进一步完善 T2 抑脂序列,观察病灶是否存在脂肪成分,以与其他疾病鉴别(3 分)	3	
		由于该患者出现听力下降,建议进一步完善 MR 听神经成像,观察听神经受累情况(5 分)	5	
		根据病灶具体情况,对符合手术指征的患者可行手术治疗(2 分)	2	
沟通表达能力	5	语言流利、思路清晰、逻辑严谨、沟通顺畅(5 分)	5	
总分			100	
折算后的综合成绩(本站实际得分×10%)				
点评(未通过者需注明理由)				
			考官签名:	

【课后思考题】

1. 表皮样囊肿的典型生长特点是什么?
2. 桥小脑角区的好发肿瘤有哪些?

(廖海燕 李聪)

病例267　脑脓肿

题干：患者，男，49岁，失语4天，右侧肢体乏力1天。体格检查：右侧肢体肌力3级，左侧肢体肌力正常。实验室检查：白细胞计数 $13.71×10^9$/L，中性粒细胞计数 $12.27×10^9$/L，中性粒细胞比值89.5%，降钙素原81.600 ng/mL，肿瘤标志物未见异常。无手术史，无肿瘤病史。影像检查结果如图267所示。

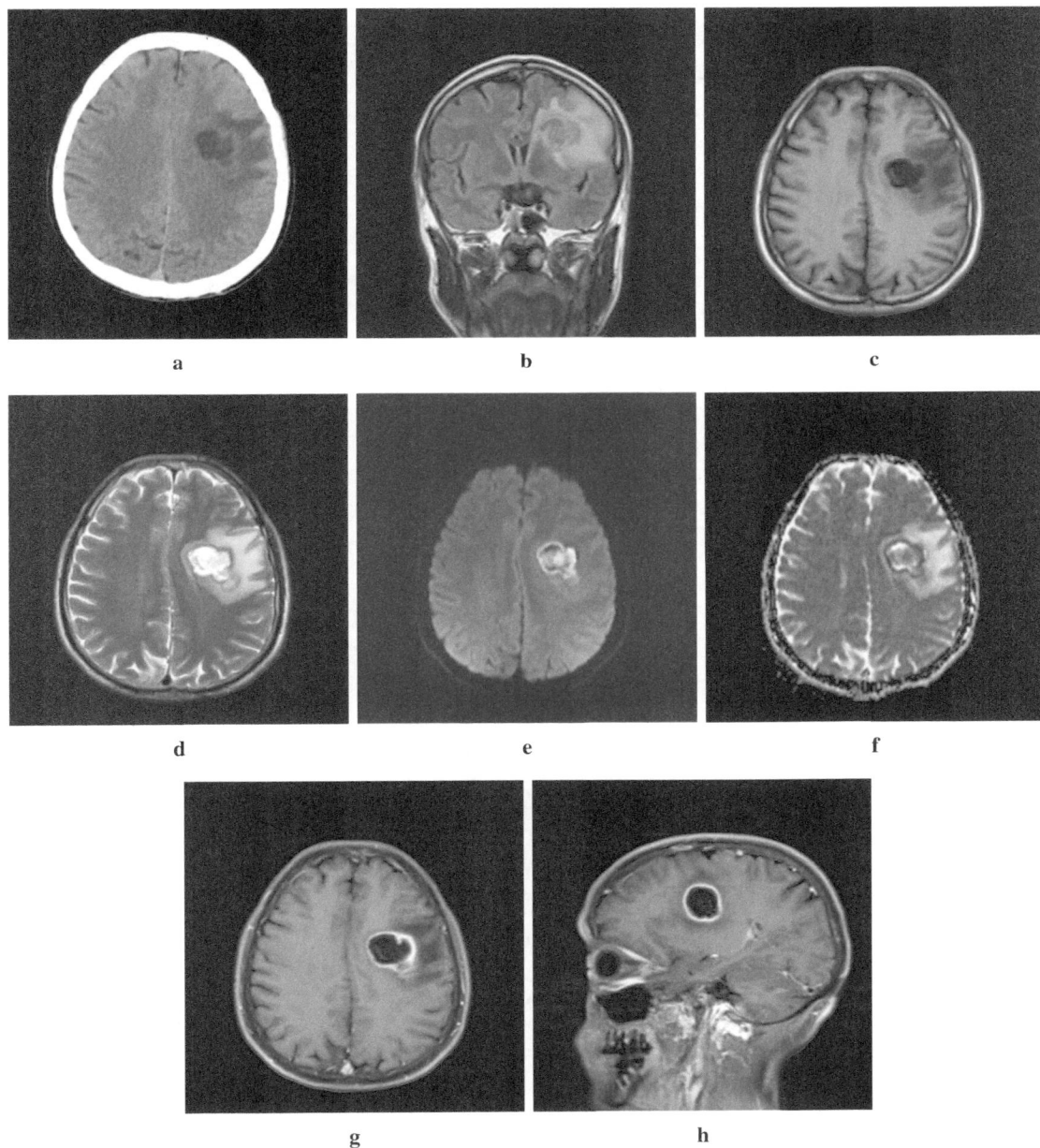

图267　病例267的影像学检查图片

根据所提供的临床和影像资料等，描述影像征象，提出影像诊断、鉴别诊断思路及下一步处理等，并回答相关专业问题。

【临床思维与决策评分表】

考生姓名		准考证号		考试日期		年 月 日
题干						
项目/问题	项目/分	参考答案要点			分值/分	得分
请简要概括患者的临床资料，并说明图像的影像检查技术	10	**一般资料**：中年男性（1分）；失语4天，右侧肢体乏力1天（1分）；右侧肢体肌力3级，左侧肢体肌力正常（1分）；白细胞计数、中性粒细胞计数、降钙素原水平增高，肿瘤标志物未见异常，无手术史，无肿瘤病史（1分）			4	
		影像检查技术：头部CT轴位脑窗（1分）、头部MRI平扫轴位T1WI（1分）、T2WI（1分）、冠状位T2FLAIR（1分）、轴位DWI及ADC（1分），轴位及矢状位T1WI增强扫描（1分）			6	
请对所提供图像的病变影像表现进行客观描述	20	**定位**：颅内（2分），左侧额叶（2分）			4	
		数目：1个（1分）			1	
		形态：类圆形（1分）			1	
		大小：未提供（1分）			1	
		边界：较清晰（1分）			1	
		密度（信号）：CT示病变主体呈低密度，周围见片状低密度影（1分）；MRI T1WI呈低信号，T2WI呈高信号（1分），其内信号稍不均匀，可见小片状短T1、短T2信号（1分），T1WI增强扫描可见包膜明显强化，病灶内无强化（1分），DWI呈病灶内欠均匀高信号（1分），相应ADC呈低信号（1分）			6	
		与邻近结构的关系：病灶周围可见大片状水肿带（2分），周边脑组织受压（2分），中线结构稍右偏（2分）			6	
请对病变影像征象产生的可能机制进行分析	20	**定位分析**：病变主体位于左侧额叶，定位明确（6分）；边缘水肿、脑实质受压（2分），中线轻度移位（2分）			10	
		定性分析：病灶内液体密度/信号影出现DWI高信号，提示有扩散受限；因脓液黏稠，水分子扩散受限，脓腔DWI高信号为脓肿的特征性表现（4分）；病变边界较清晰、明显强化，提示脓肿壁形成（3分）；病灶周围可见片状水肿带，中线稍右偏，提示占位效应明显（3分）			10	

项目/问题	项目/分	参考答案要点	分值/分	得分
请对该病变的临床特点与影像特点进行归纳	15	**临床特点**：中年男性(1分)；失语4天，右侧肢体乏力1天(1分)；右侧肢体肌力3级，左侧肢体肌力正常(1分)；无手术史，无肿瘤病史(1分)	4	
		实验室检查：白细胞计数、中性粒细胞计数增多，降钙素原水平增高，肿瘤标志物未见异常(2分)	2	
		影像特点：左侧额叶肿块(2分)，边界清晰(1分)，增强扫描示病灶边缘明显强化，其内无强化(2分)，无强化区域弥散受限(2分)；周围可见片状脑水肿(1分)，邻近脑组织受压，中线稍右偏(1分)	9	
请诊断，包括定位与定性诊断等	10	**定位**：左侧额叶(4分)	4	
		定性：占位性病变(2分)，脑脓肿可能性大(2分)，伴周围水肿形成(2分)	6	
请给出2个需要鉴别的疾病，并简要说明鉴别点(临床表现、实验室检查及影像表现等)	10	**胶质瘤**：常见的原发性脑内肿瘤，临床表现主要包括颅内压增高、神经功能障碍和癫痫。通常占位效应明显，肿块内密度/信号多不均匀，增强扫描呈不规则形或分叶状强化，增强扫描强化程度不一，DWI呈不均匀高信号，周边水肿轻重不一。实验室检查一般呈阴性，亦可有肿瘤标志物增高，药物治疗反应较差(5分)	5	
		结核瘤：通常好发于颅顶部，多与脑膜炎同时存在，增强扫描可见脑内多发结节状或环状强化，以及脑膜、脑池多发异常强化灶，病灶周围水肿多较轻(答寄生虫、脑转移等也可酌情给分)(5分)	5	
根据现有资料，请对该患者的下一步诊疗计划做出合理决策	10	影像学检查(特别是MRI平扫+增强+DWI)是诊断脑脓肿的重要检查手段(2分)，建议结合脑脊液生化检查(3分)、血常规、C反应蛋白等炎性指标协助诊断(3分)。抗感染治疗后复查影像及相关炎性指标(2分)	10	
沟通表达能力	5	语言流利、思路清晰、逻辑严谨、沟通顺畅(5分)	5	
总分			100	
折算后的综合成绩(本站实际得分×10%)				
点评(未通过者需注明理由)				

考官签名：

【课后思考题】

1. 简述脑脓肿的病理分期及各期特点。

2. 简述脑脓肿的影像学表现。

3. 脑脓肿的鉴别要点有哪些？

(廖海燕　黄楚欣)

病例 268　脑膜炎

题干：患者，男，14 岁，发热后发作性头痛、头晕 20 余天，易激惹 1 周。体格检查：意识清楚，应答切题，躯干及四肢肌力均 5 级，肌张力正常；躯干及四肢深浅感觉均未见异常。脑膜刺激征呈阳性。实验室检查：血常规未见异常。脑脊液：白细胞计数 $11×10^6/L$；生化正常；脑脊液病毒全套：巨细胞病毒抗体 IgG 1.240 IU/mL。血液、脑脊液自身免疫性脑炎相关抗体呈阴性。影像检查结果如图 268 所示。

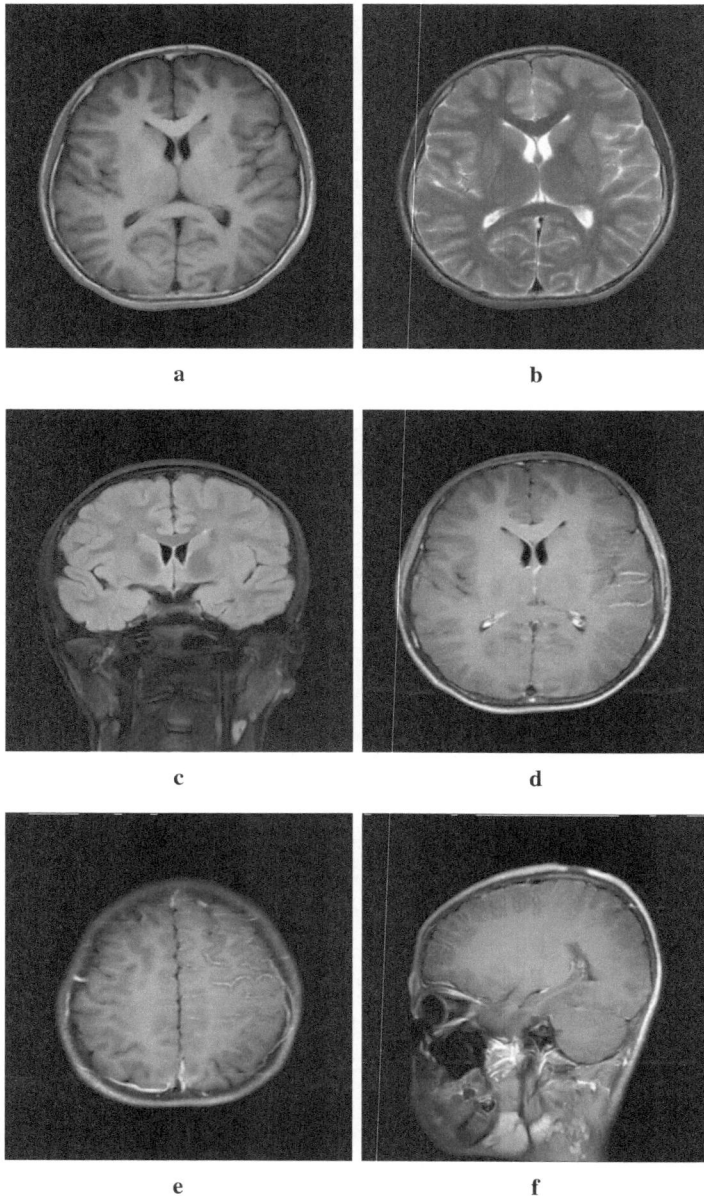

a

b

c

d

e

f

图 268　病例 268 的影像学检查图片

根据所提供的临床和影像资料等，描述影像征象，提出影像诊断、鉴别诊断思路及下一步处理等，并回答相关专业问题。

【临床思维与决策评分表】

考生姓名		准考证号		考试日期	年　月　日	
题干						
项目/问题	项目/分	参考答案要点			分值/分	得分
请简要概括患者的临床资料，并说明图像的影像检查技术	10	**一般资料**：青年男性（1分）；发热后发作性头痛、头晕20余天，易激惹1周（1分）；意识清楚，应答切题，躯干及四肢肌力均为5级，肌张力正常；躯干及四肢深浅感觉均未见异常。脑膜刺激征呈阳性（1分）；血常规未见异常，脑脊液：白细胞计数增多；生化正常；脑脊液病毒全套：巨细胞病毒抗体（+），血液、脑脊液自身免疫性脑炎相关抗体呈阴性（1分）			4	
		影像检查技术：头部MRI平扫+增强扫描（1分）、轴位T1WI（1分）、T2WI（1分）、冠状位T2FLAIR（1分）、轴位及矢状位T1WI增强扫描（2分）			6	
请对所提供图像的病变影像表现进行客观描述	20	**定位**：左侧额颞部（2分）			2	
		数目：多发（1分）			1	
		形态：柔脑膜增厚、线状强化（1分）			1	
		大小：未提供（1分）			1	
		边界：增强扫描示左侧额颞部柔脑膜增厚，呈清晰的线状强化（3分）			3	
		密度（信号）：MRI平扫示脑实质内未见明确异常信号，T2FLAIR未见异常高信号（2分）；脑干、小脑形态如常，未见异常信号（2分）。增强扫描示左侧额颞部软脑膜增厚、强化（2分）			6	
		与邻近结构的关系：中线结构居中（2分）；脑室未见扩张（2分），脑沟、脑裂未见增宽（2分）			6	
请对病变影像征象产生的可能机制进行分析	20	**定位分析**：增强扫描示左侧额颞部深部脑沟内（3分）线样、条状强化灶（2分），脑实质无明显受压移位征象（2分），病变定位在左侧额颞部软脑膜（3分）			10	
		定性分析：软脑膜强化的主要机制为血脑屏障的破坏（3分）；软脑膜和大脑表面血管扩张充血，炎症可沿蛛网膜下隙扩展（2分）。病变表现为左侧额颞部软脑膜的纤细线状强化（3分），病毒性或细菌性炎症可表现为该征象（2分）			10	

项目/问题	项目/分	参考答案要点	分值/分	得分
请对该病变的临床特点与影像特点进行归纳	15	**临床特点**：青年男性(1分)；发热后发作性头痛、头晕20余天，易激惹1周(1分)；意识清楚，应答切题，躯干及四肢肌力均为5级，肌张力正常；躯干及四肢深浅感觉均未见异常。脑膜刺激征呈阳性(1分)	3	
		实验室检查：血常规未见异常(1分)；脑脊液：白细胞计数增多，生化正常，脑脊液病毒全套：巨细胞病毒抗体(+)，血液、脑脊液自身免疫性脑炎相关抗体阴性(1分)	2	
		影像特点：MRI平扫示脑实质内未见明确异常信号(2分)；增强扫描示左侧额颞部软脑膜增厚、强化(4分)。中线结构居中(2分)；脑室未见扩张，脑沟、脑裂未见增宽(2分)	10	
请诊断，包括定位与定性诊断等	10	**定位**：左侧额颞部柔脑膜(4分)	4	
		定性：软脑膜增厚、强化(2分)，考虑颅内感染(2分)，脑膜炎可能性大(2分)	6	
请给出2个需要鉴别的疾病，并简要说明鉴别点(临床表现、实验室检查及影像表现等)	10	**脑膜转移**：是肿瘤细胞转移浸润脑膜及蛛网膜下隙的恶性疾病，有原发肿瘤病史。好发于中老年患者，常见于恶性肿瘤晚期。MRI平扫多无明显异常或有轻度脑积水，增强扫描见脑沟、脑池内线状强化(5分)	5	
		肥厚性硬脑膜炎：是一种中枢神经系统的慢性无菌性炎性疾病，特点为硬脑膜和(或)硬脊膜的弥漫性增厚和纤维性炎症。多好发于颅底、小脑幕、大脑镰等部位。临床常见慢性头痛、癫痫发作等症状。CT平扫可见颅底、小脑幕、大脑镰肥厚的硬脑膜呈高密度，可伴钙化；MRI示脑膜斑块状或条带状增厚，增强扫描明显强化(5分)	5	
根据现有资料，请对该患者的下一步诊疗计划做出合理决策	10	脑膜炎的诊断强调临床、影像相结合的诊断原则，建议结合专科检查排除其他相关疾病(3分)	3	
		建议行实验室相关检查明确病原菌(如病毒、结核等)，使用针对病原菌的抗感染治疗(4分)	4	
		动态复查感染相关指标、影像学检查(3分)	3	
沟通表达能力	5	语言流利、思路清晰、逻辑严谨、沟通顺畅(5分)	5	
总分			100	
折算后的综合成绩(本站实际得分×10%)				
点评(未通过者需注明理由)				
			考官签名：	

【课后思考题】

1. 脑膜炎的影像鉴别诊断有哪些?

2. 简述脑膜强化的相关病理机制。

(廖海燕　黄楚欣)

病例 269　脑结核

题干：患者，女，50 岁，头痛伴发热 1 月，意识障碍 1 周。患者 1 月前出现感冒后头痛，伴有低热、恶心呕吐，1 周前患者出现胡言乱语、不能配合指令，意识不清逐渐加重。体格检查：神志浅昏迷，查体不合作。右侧肢体可见不自主运动，左侧肢体疼痛刺激无反应，肌张力正常。双侧腱反射亢进，右侧巴氏征呈阳性，左侧病理征呈阴性。实验室检查：腰椎穿刺提示脑脊液压力>180 mmH$_2$O，革兰氏染色、抗酸染色、墨汁染色呈阴性；脑脊液常规：白细胞计数 21×10^6/L；脑脊液生化：葡萄糖 0.65 mmol/L，氯化物 108 mmol/L，蛋白 3400 mg/L。影像检查结果如图 269 所示。

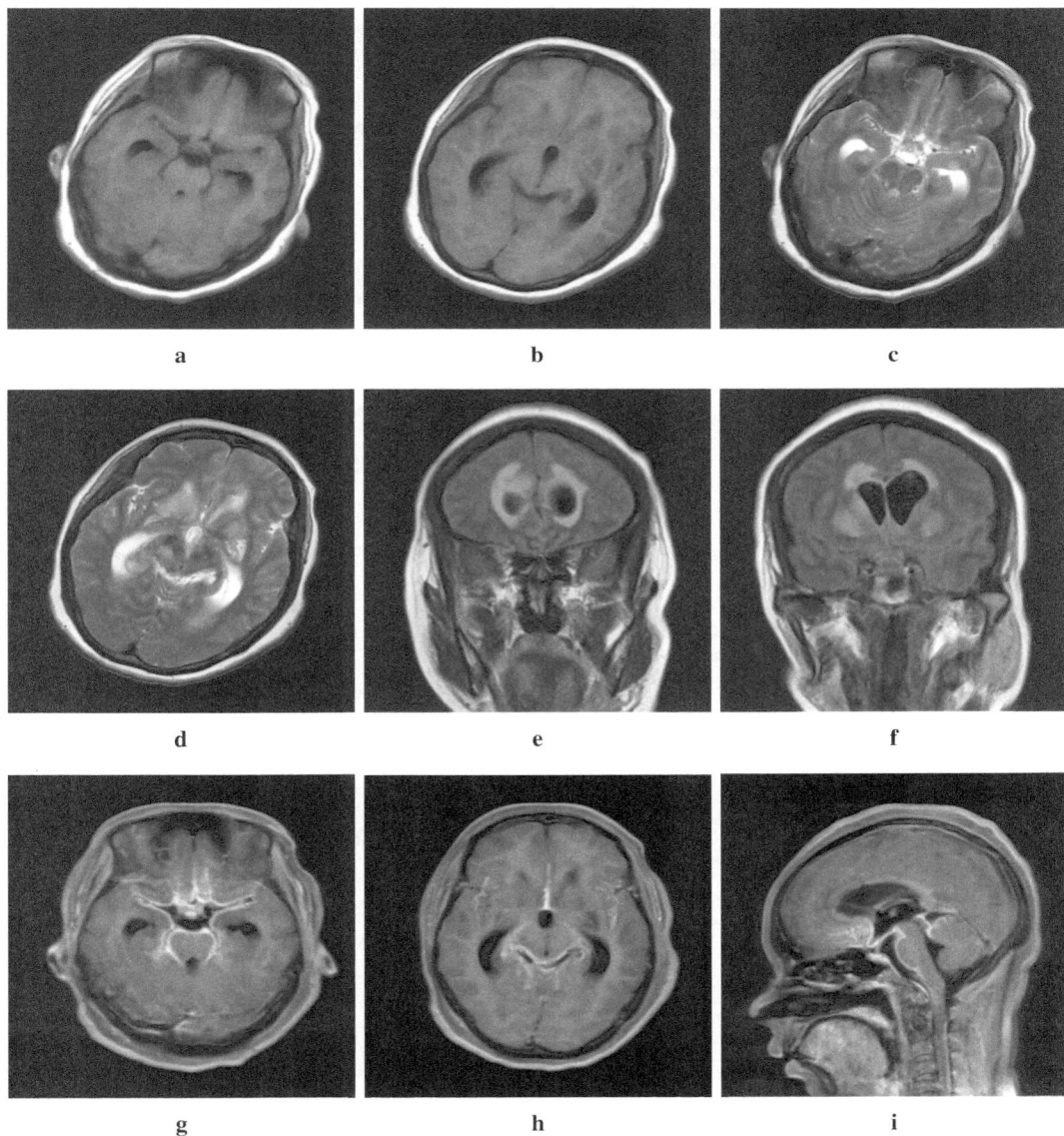

图 269　病例 269 的影像学检查图片

根据所提供的临床和影像资料等，描述影像征象，提出影像诊断、鉴别诊断思路及下一步处理等，并回答相关专业问题。

【临床思维与决策评分表】

考生姓名		准考证号		考试日期		年　月　日
题干						
项目/问题	项目/分	参考答案要点			分值/分	得分
请简要概括患者的临床资料，并说明图像的影像检查技术	10	**一般资料**：中年女性(1分)；头痛伴发热1月，意识障碍1周(1分)；体格检查：神志浅昏迷，查体不合作。右侧肢体可见不自主运动，左侧肢体疼痛刺激无反应，肌张力正常。双侧腱反射亢进，右侧巴氏征阳性，左侧病理征阴性(1分)；实验室检查：脑脊液压力>180 mmH$_2$O，革兰氏染色、抗酸染色、墨汁染色阴性；脑脊液常规：白细胞水平增高，蛋白水平增高，葡萄糖、氯化物水平降低(1分)			4	
		影像检查技术：头部MRI平扫轴位T1WI(1分)、T2WI(1分)、冠状位T2FLAIR(1分)、轴位及矢状位T1WI增强扫描(3分)			6	
请对所提供图像的病变影像表现进行客观描述	20	**定位**：双侧颞叶、岛叶(1分)、基底节区、脑干(1分)、弥漫脑膜(2分)			4	
		数目：多发(1分)			1	
		形态：不规则形、团片状、线状(1分)			1	
		大小：未提供(1分)			1	
		边界：双侧颞叶、岛叶、基底节区、脑干可见多发片状异常信号灶，边界欠清晰(1分)，增强扫描部分病灶轻微不均匀强化(1分)，脑膜广泛增厚强化(1分)			3	
		密度(信号)：MRI示双侧颞叶、岛叶、基底节区、脑干、双侧脑室旁多发稍长T1、稍长T2信号为主，T2FLAIR呈高信号，其内信号欠均匀(2分)；增强扫描显示病灶部分轻度强化(2分)，脑膜广泛增厚、强化，以环池、四叠体池、鞍上池、脑干及双侧侧裂池边缘明显(2分)，脑室系统扩张(2分)			8	
		与邻近结构的关系：病变无明显占位效应(1分)，中线结构居中，脑沟、脑裂未见增宽(1分)			2	

项目/问题	项目/分	参考答案要点	分值/分	得分
请对病变影像征象产生的可能机制进行分析	20	**定位分析**：病变位于双侧颞叶、岛叶、基底节区、脑干(2分)，增强扫描部分轻度强化(2分)；脑膜广泛增厚强化，以环池、四叠体池、鞍上池、脑干及双侧侧裂池边缘明显(2分)；脑室系统明显扩张(2分)	8	
		定性分析：病灶累及双侧颞叶、岛叶、基底节区、脑干，脑膜强化以环池、四叠体池、鞍上池、脑干、双侧侧裂池边缘明显，提示脑实质、脑膜均受累(5分)；脑室系统明显扩张，提示脑积水(3分)。双侧侧脑室前后角旁见片状长T1、长T2信号，T2FLAIR呈高信号，提示间质性脑水肿(2分)。病变无明显占位效应(2分)	12	
请对该病变的临床特点与影像特点进行归纳	15	**临床特点**：中年男性(1分)，头痛伴发热1月，意识障碍1周(1分)，神志浅昏迷，查体不合作。右侧肢体可见不自主运动，左侧肢体疼痛刺激无反应，肌张力正常。双侧腱反射亢进，右侧巴氏征呈阳性，左侧病理征呈阴性(1分)	3	
		实验室检查：实验室检查：脑脊液压力>180 mmH$_2$O，革兰氏染色、抗酸染色、墨汁染色阴性；脑脊液常规：白细胞水平增高，蛋白水平增高，葡萄糖、氯化物水平降低(2分)	2	
		影像特点：双侧颞叶、岛叶、基底节区、脑干可见多发片状稍长T1、稍长T2信号，边界欠清晰，增强扫描部分病灶轻微不均匀强化(2分)；双侧侧脑室前后角旁另见片状长T1、长T2信号，T2FLAIR呈高信号(2分)。增强扫描示脑膜广泛增厚强化，以环池、四叠体池、鞍上池、脑干及双侧侧裂池边缘明显(2分)，脑室系统扩张(2分)，中线结构居中，脑沟、脑裂未见增宽(2分)	10	
请诊断，包括定位与定性诊断等	10	**定位**：双侧颞叶、岛叶、基底节区、脑干多发异常信号灶(1分)并脑膜强化(1分)、脑积水(1分)、间质性脑水肿(1分)	4	
		定性：考虑感染性病变(3分)，结核可能性大(3分)	6	
请给出2个需要鉴别的疾病，并简要说明鉴别点(临床表现、实验室检查及影像表现等)	10	**转移瘤**：多有原发肿瘤病史，实验室检查结果与原发肿瘤相关，症状主要包括颅内压增高及神经系统定位体征；MRI比CT能发现更小的肿瘤。典型表现：脑转移瘤T1WI呈低信号、T2WI呈高信号，周边有更高信号的水肿带，增强后呈结节状或环形强化，常有"小结节、大水肿"特点；脑膜转移瘤一般表现为脑膜异常增厚伴不规则强化(5分)	5	
		脑囊虫病：是一种中枢神经系统寄生虫感染疾病，典型表现为颅内多发结节影，增强扫描可表现为环形强化。根据患者病史、脑脊液及血液囊虫凝集试验、相关治疗反应可诊断疾病(答真菌感染等酌情给分)(5分)	5	

项目/问题	项目/分	参考答案要点	分值/分	得分
根据现有资料，请对该患者的下一步诊疗计划做出合理决策	10	建议行结核相关检查(如痰液找结核杆菌、结核菌素试验、脑脊液结核杆菌培养等)明确诊断(5分)	5	
		明确诊断后建议抗结核治疗，原则为早期、适量、联合、规律、全程(3分)	3	
		动态复查感染相关指标、影像学检查(2分)	2	
沟通表达能力	5	语言流利、思路清晰、逻辑严谨、沟通顺畅(5分)	5	
总分			100	
折算后的综合成绩(本站实际得分×10%)				
点评(未通过者需注明理由)				

考官签名：

【课后思考题】

1. 颅内结核有哪些影像学表现？

2. 脑结核瘤/结核性脑膜炎的鉴别诊断有哪些？

（廖海燕　黄楚欣）

病例270 视神经脊髓炎

题干：患者，女，30岁，肢体麻木乏力12天，大小便障碍10余天。患者12天前无明显诱因出现头痛、腰痛，双下肢麻木，尚可在搀扶下行走，随后症状进行性加重，直至无法站立，10天前出现大小便障碍，当地医院治疗效果不佳，特于中南大学湘雅二医院就诊。实验室检查：血清/脑脊液抗 AQP4 抗体 IgG 均呈阳性。无手术史，无肿瘤病史。影像检查结果如图270所示。

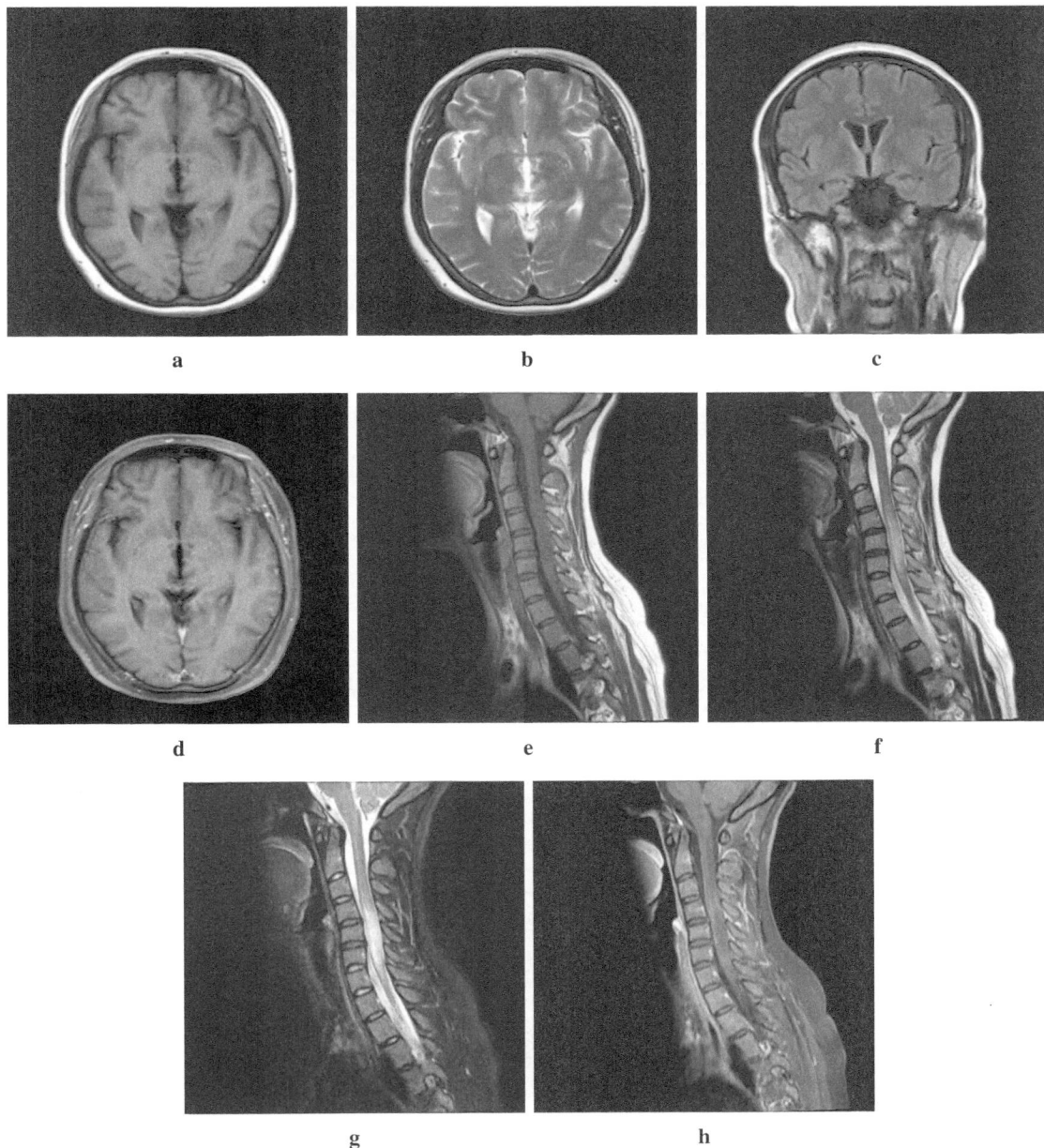

a

b

c

d

e

f

g

h

图270 病例270的影像学检查图片

根据所提供的临床和影像资料等,描述影像征象,提出影像诊断、鉴别诊断思路及下一步处理等,并回答相关专业问题。

【临床思维与决策评分表】

考生姓名		准考证号		考试日期		年　月　日	
题干							
项目/问题	项目/分	参考答案要点				分值/分	得分
请简要概括患者的临床资料,并说明图像的影像检查技术	10	**一般资料**:青年女性(1分);肢体麻木乏力12天,大小便障碍10余天(1分);患者12天前无明显诱因出现头痛、腰痛,双下肢麻木,当时尚可在搀扶下行走,症状进行性加重,直至无法站立,10天前出现大小便障碍,当地医院治疗效果不佳,来我院就诊(1分)。实验室检查:血清/脑脊液抗AQP4抗体IgG均阳性(1分)				4	
		影像检查技术:头部MRI平扫轴位T1WI、T2WI(1分)、冠状位T2FLAIR(1分)、轴位T1WI增强扫描(1分);脊髓MRI平扫矢状位T1WI、T2WI(1分)、T2WI抑脂(1分)、T1WI抑脂增强扫描(1分)				6	
请对所提供图像的病变影像表现进行客观描述	20	**定位**:第三脑室周围(1分)、C3~7椎体水平颈髓(1分)				2	
		数目:多发(1分)				1	
		形态:斑片状、椭圆形(2分)				2	
		大小:未提供(1分)				1	
		边界:稍模糊(1分)				1	
		密度(信号):第三脑室周围可见斑片状异常信号影(2分),病灶呈长T1、长T2信号,T2FLAIR呈高信号,增强扫描未见明显强化(2分)。C3~7椎体水平颈髓稍膨大(2分),其内可见条片状稍长T1、长T2信号影,T2FLAIR呈高信号,增强扫描呈环状线样强化(2分)。颅颈交界区结构未见异常(1分)。颈椎生理曲度反张,部分椎体边缘可见轻度骨质增生,椎体内未见异常信号灶,颈椎T2WI示多个颈椎间盘信号减低,C4/5、C5/6椎间盘向后突出,相应平面硬膜囊受压变形,颈髓稍受压(1分)				10	
		与邻近结构的关系:颅内病灶未见明显占位效应,周围脑组织无明显肿胀,中线结构居中,脑室大小、形态正常,脑沟、裂未见增宽、加深(2分)。病变局限于颈髓,边界模糊,脊膜及周围骨质未见明显累及(1分)				3	

项目/问题	项目/分	参考答案要点	分值/分	得分
请对病变影像征象产生的可能机制进行分析	20	**定位分析**：视神经脊髓炎常累及脊髓、视神经，也可累及脑组织(2分)。本例患者可见脊髓、脑组织受累，病灶分布区域较典型(2分)。脊髓受累常见于颈髓，病灶多超过3个脊椎节段(2分)。脑组织受累多见于水通道蛋白4(AQP4)分布较丰富的区域(2分)，如第三脑室、第四脑室、中脑导水管周围、极后区(2分)	10	
		定性分析：视神经脊髓炎是中枢神经系统脱髓鞘病变，水通道蛋白4(AQP4)抗体是其特异性抗体(2分)。该抗体可结合AQP4，因此病灶主要分布于AQP4分布较丰富的区域(2分)，如第三脑室、第四脑室、中脑导水管周围、极后区(2分)。脊髓受累常超过3个脊椎节段(2分)，以中央灰质受累为主(2分)	10	
请对该病变的临床特点与影像特点进行归纳	15	**临床特点**：青年女性(1分)，肢体麻木乏力12天，大小便障碍10余天(1分)	2	
		实验室检查：实验室检查：血清/脑脊液抗AQP4抗体IgG均呈阳性(3分)	3	
		影像特点：第三脑室周围可见斑片状长T1、长T2信号影，T2FLAIR呈高信号，边缘模糊，增强扫描未见明显异常强化(2分)。中线结构居中。脑室大小、形态正常，脑沟、裂未见增宽、加深(2分)。颈椎生理曲度反张，部分椎体边缘可见轻度骨质增生，椎体内未见异常信号灶(2分)。C3~7椎体平面颈髓稍膨大，其内可见条片状稍长T1、长T2信号影，T2FLAIR呈高信号，边界模糊，增强扫描呈环状线样强化(2分)；颅颈交界结构未见异常。T2WI示多个颈椎间盘信号减低，C4/5、C5/6椎间盘向后突出，相应平面硬膜囊受压变形，颈髓稍受压(2分)	10	
请诊断，包括定位与定性诊断等	10	**定位**：第三脑室周围(1分)、C3~7椎体水平颈髓(1分)；颈椎椎体(1分)及C4/5、C5/6椎间盘(1分)	4	
		定性：第三脑室周围(1分)、C3~7椎体水平颈髓病变(1分)，结合病史考虑视神经脊髓炎可能性大(2分)；C4/5、C5/6椎间盘轻度变性并突出(2分)	6	

项目/问题	项目/分	参考答案要点	分值/分	得分
请给出 2 个需要鉴别的疾病，并简要说明鉴别点（临床表现、实验室检查及影像表现等）	10	**多发性硬化**：好发于中青年，可累及大脑、小脑、脑干、脊髓和视神经，灰、白质均可受累。同一患者的不同部位可出现不同类型的多发性硬化斑块，病灶呈多发，新旧不一，常伴有脑萎缩。部分患者脑脊液中寡克隆带呈阳性(5 分)	5	
		急性播散性脑脊髓炎：是一种由感染或疫苗接种诱发的中枢神经系统脱髓鞘疾病。任何年龄均可发病，好发于儿童。急性期可见双侧大脑半球白质区的低密度灶/长 T1、长 T2 信号灶，以双侧侧脑室周围明显，病灶多呈卵圆形，病灶周围有水肿，增强扫描可强化或不强化。影像表现缺乏特异性。儿童接种或感染后出现脑脊髓病灶有一定的提示作用(5 分)	5	
根据现有资料，请对该患者的下一步诊疗计划做出合理决策	10	视神经脊髓炎急性期建议使用激素冲击治疗(2 分)；并根据疾病活动情况和患者特征，必要时使用免疫球蛋白或血浆置换治疗(2 分)	4	
		建议根据患者特征，使用合适的免疫抑制药物治疗(2 分)	2	
		动态复查影像学检查(2 分)、血清/脑脊液抗体检测(2 分)	4	
沟通表达能力	5	语言流利、思路清晰、逻辑严谨、沟通顺畅(5 分)	5	
总分			100	
折算后的综合成绩(本站实际得分×10%)				
点评(未通过者需注明理由)		考官签名：		

【课后思考题】

1. 简述视神经脊髓炎脑组织受累的常见部位。

2. 简述视神经脊髓炎脊髓受累的特点。

3. 视神经脊髓炎的常见鉴别诊断有哪些？

（廖海燕 黄楚欣）

病例 271 海绵状血管瘤

题干：患者，女，19 岁，2 天前突然出现失神、口角抽搐后昏倒，失去意识，约 10 min 后苏醒。体格检查：神情语利，回答切题，查体合作，四肢肌力正常，病理反射未引出。实验室检查：红细胞计数 $4.10×10^{12}$/L，白细胞计数 $5.45×10^9$/L，血沉正常。无手术史，无肿瘤病史。影像检查结果如图 271 所示。

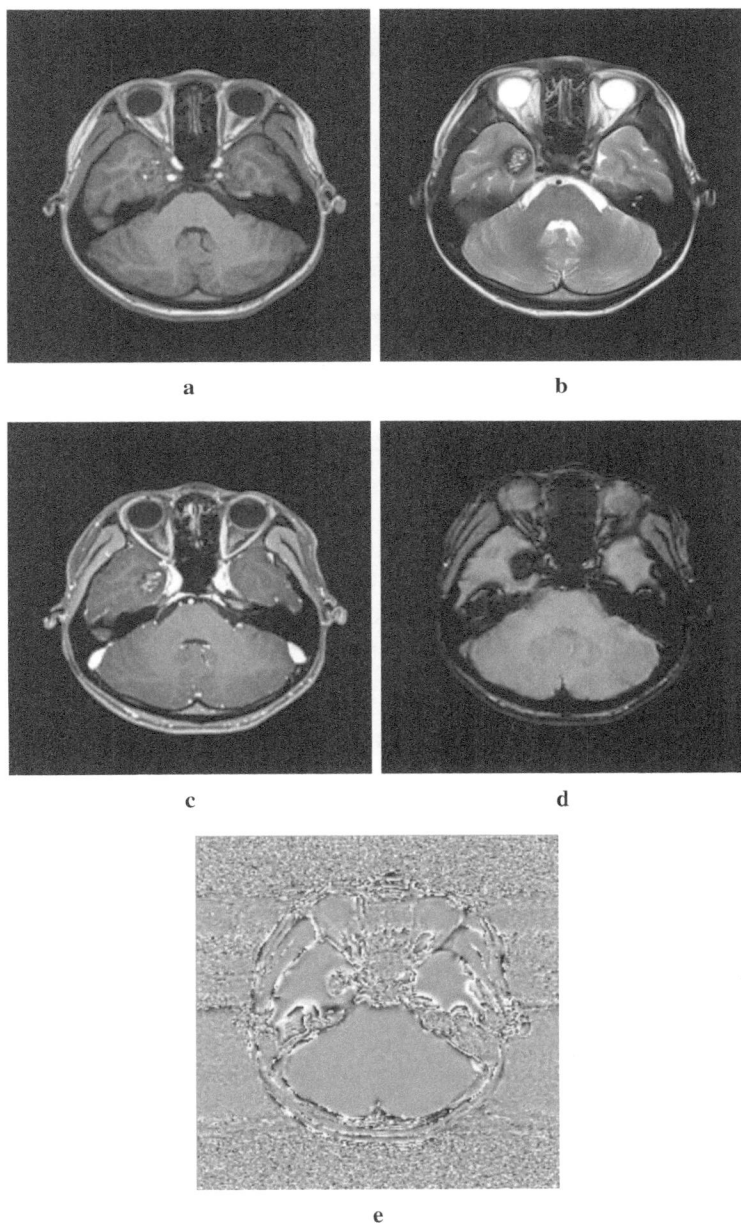

图 271 病例 271 的影像学检查图片

根据所提供的临床和影像资料等，描述影像征象，提出影像诊断、鉴别诊断思路及下一步处理等，并回答相关专业问题。

【临床思维与决策评分表】

考生姓名		准考证号			考试日期		年　月　日	
题干								
项目/问题	项目/分	参考答案要点					分值/分	得分
请简要概括患者的临床资料，并说明图像的影像检查技术	10	**一般资料**：青年女性(1分)，2天前突然出现失神、口角抽搐后昏倒，失去意识(1分)；实验室检查未见异常(1分)；无手术史，无肿瘤病史(1分)					4	
		影像检查技术：头部MR平扫横断位T1WI(1分)，横断位T2WI(1分)，头部MR横断位增强扫描(2分)，头部横断位磁敏感加权成像SWI(2分)					6	
请对所提供图像的病变影像表现进行客观描述	20	**定位**：右颞叶(2分)					2	
		数目：1个(1分)					1	
		形态：圆形或类圆形(1分)					1	
		大小：未提供(1分)					1	
		边界：清晰(3分)					3	
		密度(信号)：头部MR平扫横断位T1WI可见病灶呈混杂低信号(1分)，T2WI病灶呈混杂高信号(1分)，T1WI及T2WI均可见病灶周围环绕低信号环，病变呈"爆米花样"(3分)；增强扫描病灶呈较明显强化(1分)；SWI示病灶呈低信号(2分)					8	
		与邻近结构的关系：邻近脑组织未见水肿及占位效应(4分)					4	
请对病变影像征象产生的可能机制进行分析	20	**定位分析**：病变位于右侧颞叶，呈边界清楚的圆形或类圆形(2分)；周围有完整的低信号含铁血黄素环(2分)，使病灶呈典型的"爆米花"样改变(1分)；海绵状血管瘤约80%发生于幕上(2分)，最常见于额、颞叶深部髓质区、皮髓质交界区和基底核区，且常常合并出血，使病灶呈"爆米花"样改变(3分)					10	
		定性分析：头部MR平扫横断位T1WI及T2WI可见病灶呈混杂信号(2分)，提示病灶成分较复杂(2分)；T2WI病灶周围环绕低信号环，可能是病变极易出血所导致的含铁血黄素沉积(2分)；增强扫描病灶可见强化，提示病灶内含有血供(2分)；SWI病灶呈低信号，提示病灶内含有出血灶(2分)					10	

项目/问题	项目/分	参考答案要点	分值/分	得分
请对该病变的临床特点与影像特点进行归纳	15	**临床特点**：青年女性(1分)；2天前突然出现失神、口角抽搐后昏倒，失去意识，约10 min后苏醒(1分)；实验室检查正常(1分)	3	
		体格检查：未见异常(2分)	2	
		影像特点：右侧颞叶边界清楚的T1WI及T2WI混杂信号灶(3分)；其周围有完整的低信号含铁血黄素环，使病灶呈"爆米花样"(4分)；增强扫描可见强化(3分)	10	
请诊断，包括定位与定性诊断等	10	**定位**：右侧颞叶(4分)	4	
		定性：海绵状血管瘤(6分)	6	
请给出2个需要鉴别的疾病，并简要说明鉴别点(临床表现、实验室检查及影像表现等)	10	**动静脉畸形**：好发于任何年龄，多在40岁以前起病，好发部位为幕上，常见于大脑中动脉分布区的脑皮质；病理成分为粗细不等的畸形血管团，其内可夹杂正常的脑组织；典型影像表现为MR扫描可见异常血管团呈低或无信号的血管流空信号，回流静脉由于血流缓慢可表现为T1WI呈低信号，T2WI为高信号，MRA可显示动静脉畸形(AVM)的供血动脉、异常血管团、引流静脉(5分)	5	
		颅内动脉瘤：是颅内动脉的局灶性异常扩大，颅内动脉瘤约90%起自颈内动脉系统，一半以上的自发性蛛网膜下腔出血(SAH)是动脉瘤破裂所致，破裂出血会出现SAH、脑内血肿的相应症状；影像表现与其血流速度、血栓、钙化和含铁血黄素沉积有关，血流快的动脉瘤T1WI及T2WI均表现为低或无的流空信号，血流慢的动脉瘤呈T1WI低或等信号，T2WI为高信号，动脉瘤内血栓可为各种信号(5分)	5	
根据现有资料，请对该患者的下一步诊疗计划做出合理决策	10	根据病变位置、CT或MRI特征性表现可作出海绵状血管瘤的诊断(2分)，可进一步行MRA和/或CTA确认责任血管(3分)	5	
		长期无症状的患者可以MRI随访观察(3分)	3	
		出现反复出血、进行性神经功能障碍或难治性癫痫，可采用微创神经外科手术切除(2分)	2	
沟通表达能力	5	语言流利、思路清晰、逻辑严谨、沟通顺畅(5分)	5	
总分			100	
折算后的综合成绩(本站实际得分×10%)				
点评(未通过者需注明理由)				
			考官签名：	

【课后思考题】

1. 海绵状血管瘤在MRI上的特征性表现是什么？
2. 海绵状血管瘤合并出血时，应进行哪些检查？

（廖海燕　李聪）

病例 272 颈内动脉海绵窦瘘

题干：患者，女，25 岁，头部外伤后双眼肿胀伴活动受限 2 月，伴头痛、恶心呕吐 3 天。体格检查：双侧眼球突出，充血，伴双眼外展活动受限、视物模糊。实验室检查：血常规、肝功能、肾功能、肿瘤标志物正常。影像检查结果如图 272 所示。

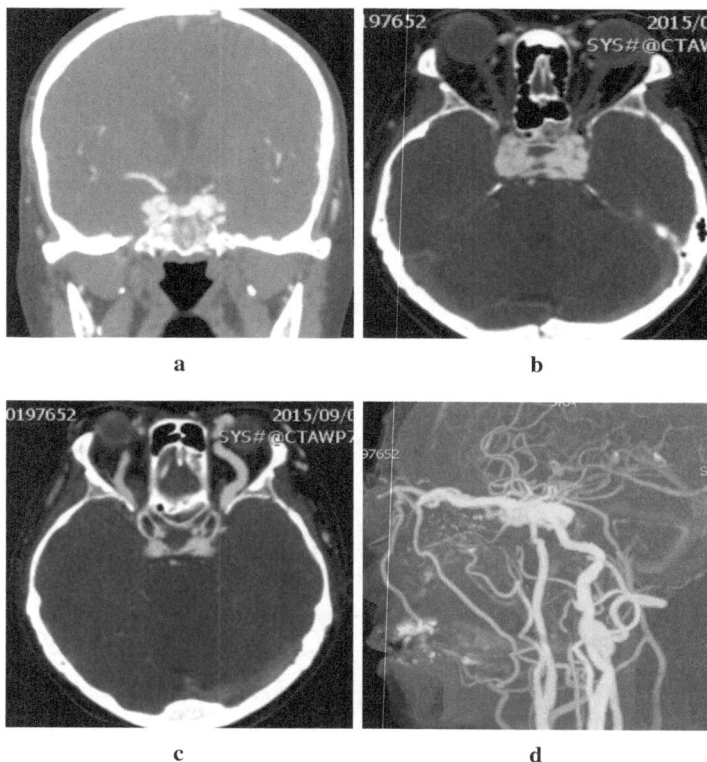

图 272 病例 272 的影像学检查图片

根据所提供的临床和影像资料等，描述影像征象，提出影像诊断、鉴别诊断思路及下一步处理等，并回答相关专业问题。

【临床思维与决策评分表】

考生姓名		准考证号		考试日期		年　月　日	
题干							
项目/问题	项目/分		参考答案要点			分值/分	得分
请简要概括患者的临床资料，并说明图像的影像检查技术	10	**一般资料**：青年女性（1 分），头部外伤后双眼肿胀伴活动受限 2 月（1 分），体格检查双侧眼球突出、充血，伴双眼外展活动受限、视物模糊（1 分）。实验室检查未见明显异常（2 分）				4	
		影像检查技术：头部 CT 平扫+增强（2 分），脑动脉血管 CTA 成像（4 分）				6	

项目/问题	项目/分	参考答案要点	分值/分	得分
请对所提供图像的病变影像表现进行客观描述	20	**定位**：颅内脑外海绵窦区(3分)、眼上静脉(3分)	6	
		数目：多发(1分)	1	
		形态：双侧海绵窦明显增宽，颈内动脉增粗(1分)	1	
		大小：未提供(1分)	1	
		边界：清晰(1分)	1	
		密度(信号)：双侧海绵窦增宽，明显均匀血管样强化，同时双侧可见扩张的眼上静脉(2分)，双眼球突出(1分)，CTA血管成像示双侧海绵窦明显增宽，见多发迂曲血管影，双侧颈内动脉海绵窦段增粗(2分)	5	
		与邻近结构的关系：病变沿海绵窦分布(2分)，蝶鞍明显增宽(1分)，双侧眼球突出，双侧眼上静脉迂曲扩张(2分)	5	
请对病变影像征象产生的可能机制进行分析	20	**定位分析**：病变位于双侧海绵窦区(2分)，双侧海绵窦明显增宽(2分)，双侧颈内动脉明显增粗(2分)，颈内动脉与海绵窦可见多发筛孔样沟通(2分)，双侧眼上静脉明显迂曲、扩张(2分)	10	
		定性分析：CTA血管成像示双侧海绵窦明显增宽，均匀强化(2分)，病变边界清楚(2分)，双侧海绵窦周围多发迂曲血管影(2分)，双眼球突出，双眼上静脉迂曲扩张(2分)，提示血管性病变(2分)	10	
请对该病变的临床特点与影像特点进行归纳	15	**临床特点**：青年女性(1分)，头部外伤后双眼肿胀伴活动受限2月(1分)，体格检查双侧眼球突出，充血，伴双眼外展活动受限、视物模糊(2分)	4	
		实验室检查：实验室检查未见异常(1分)	1	
		影像特点：双侧海绵窦明显增宽(2分)，CTA血管成像示双侧海绵窦区多发迂曲血管影(2分)，双侧颈内动脉稍增粗(2分)，见筛孔样沟通(2分)，双侧眼球突出，双侧眼上静脉增粗、扩张(2分)	10	
请诊断，包括定位与定性诊断等	10	**定位**：双侧海绵窦区血管性病变(3分)，眼上静脉增粗(3分)	6	
		定性：考虑颈内动脉海绵窦瘘可能性大(4分)	4	
请给出2个需要鉴别的疾病，并简要说明鉴别点(临床表现、实验室检查及影像表现等)	10	**海绵窦区硬脑膜海绵窦瘘**：典型特征为硬脑膜发生动静脉瘘，瘘口多由颈外动脉的细小分支动脉供血，也可伴有眼上静脉扩张及海绵窦扩大(答眶内静脉曲张酌情给分)(5分)	5	
		颈内动脉假性动脉瘤：表现为与颈内动脉相连的形态不规则的瘤样突出影，造影剂滞留腔内，海绵窦无扩大，且无异常引流静脉(答海绵窦血栓形成酌情给分)(5分)	5	

项目/问题	项目/分	参考答案要点	分值/分	得分
根据现有资料,请对该患者的下一步诊疗计划做出合理决策	10	影像学检查是海绵窦病变鉴别诊断的重要手段(1分)。DSA是诊断颈动脉海绵窦瘘的金标准(1分),可明确显示CCF瘘口的部位和大小、静脉引流、供血情况、伴发的假性动脉瘤以及脑代偿循环情况等,并同时进行介入栓塞治疗(2分),本病例结合患者的临床及影像表现,基本可诊断颈内动脉海绵窦瘘,结合临床建议完善DSA诊断及治疗(1分)	5	
		介入治疗是颈内动脉海绵窦瘘的主要治疗方式(2分),患者目前双眼突出,眼上静脉明显增粗扩张,建议眼科及神经外科等就诊进行术前风险评估(3分)	5	
沟通表达能力	5	语言流利、思路清晰、逻辑严谨、沟通顺畅(5分)	5	
总分			100	
折算后的综合成绩(本站实际得分×10%)				
点评(未通过者需注明理由)		考官签名:		

【课后思考题】

1. 颈内动脉海绵窦瘘的常见临床表现有哪些?

2. 简述海绵窦的解剖学特点。

(廖海燕　苏鑫)

扫一扫
获取更多病例

第四章

对比剂不良反应识别与处理

第一节　碘对比剂不良反应知识点

一、碘对比剂的主要不良反应

（1）碘对比剂全身不良反应。

1）急性不良反应：对比剂注射后 1 h 内出现。

2）迟发性不良反应：对比剂注射后 1 h 至 1 周内出现。

3）晚迟发性不良反应：对比剂注射后 1 周后出现。

（2）对比剂肾病。

（3）碘对比剂血管外渗。

（4）二甲双胍相关的对比剂毒性。

（5）甲状腺毒性。

二、全身不良反应的危险因素

（1）既往碘对比剂急性不良反应。

（2）既往药物或食物过敏反应。

（3）哮喘。

（4）心脏或肾脏疾病。

（5）老年人（>60 岁），儿童（<5 岁）。

三、使用对比剂检查室必须常备的抢救用品

1. 器械

装有复苏药物和器械的抢救车；医用氧气管道或氧气瓶或氧气袋；血压计、吸痰装备、简易呼吸器等。

2. 应急药物及适应证

（1）1：1000 肾上腺素（简称肾上腺素）：直接作用于肾上腺素 α、β 受体，临床应用于心脏骤停、过敏性休克、支气管哮喘、荨麻疹等。

（2）H_1 受体拮抗药：抗组胺药（如苯海拉明、异丙嗪），主要应用于荨麻疹、过敏性皮炎/鼻炎等。

（3）阿托品：对抗迷走亢进，应用于伴随血流动力学变化的急性心动过缓。

（4）补液扩容药物：如生理盐水、林格氏乳酸盐等，应用于低血压扩容。

（5）吸入用 β_2 受体激动药：如沙丁胺醇、特布他林，迅速扩张支气管，应用于支气管痉挛。

（6）抗惊厥药物：地西泮。

（7）地塞米松：可用于抗炎、抗过敏，虽然使用方便，但作为长效糖皮质激素，其起效慢、时效长，在《碘对比剂使用指南（第 2 版）》中并未具体推荐。

四、全身不良反应的表现及识别

1. 常见表现

（1）皮肤症状：红斑、荨麻疹、瘙痒、皮肤水肿等。

（2）呼吸症状：打喷嚏、流涕、鼻塞、一过性胸闷、声嘶、哮喘、呼吸困难等。

（3）循环症状：低血压（休克或迷走亢进）、血压升高、心律失常等。

（4）消化症状：恶心、呕吐。

（5）神经精神症状：焦虑、头晕、头痛、惊厥、抽搐、震颤、晕厥、意识丧失等。

2. 喉头水肿

舌及口咽部肿胀，声音嘶哑，部分患者伴颜面部肿胀；可迅速恶化表现为进行性喘鸣、发音困难、低氧血症甚至窒息。

3. 休克识别：危及生命的急性循环衰竭

（1）血流动力学表现为全身动脉压下降，成人典型表现为收缩压<90 mmHg，或较基础血压下降≥40 mmHg，同时伴心动过速。

（2）临床表现为低灌注征象，如皮肤湿冷与紫绀花斑、尿量减少甚至无尿、淡漠甚至意识昏迷。

（3）高乳酸血症。

4. 心脏停搏

患者无反应、无呼吸或仅有濒死叹息样呼吸、大动脉搏动消失（心脏停搏在碘对比剂不良反应中极为少见，但当患者存在恶性心律失常、严重的心肌病时，也可能在我们的检查过程、检查后观察期发生，必须早期识别、尽早启动应急反应）。

五、不良反应程度评估

1. 轻度急性不良反应

咳嗽、打喷嚏、一过性胸闷、结膜炎、鼻炎、恶心、全身发热、麻疹、瘙痒、血管神经性水肿等。

2. 中度急性不良反应

严重呕吐、明显的荨麻疹、面部水肿、呼吸困难、血管迷走神经反应等。

3. 重度急性不良反应

喉头水肿、惊厥、震颤、抽搐、意识丧失、休克等，甚至死亡。

4. 迟发性不良反应

如恶心、呕吐、头痛、骨骼肌肉疼痛、发热等(注射碘对比剂 1 h 至 1 周内发生)。

六、不良反应的处理措施

对比剂注射过程中患者出现异常，应立即停止注射，评估并对症处理；对比剂注射后患者出现异常，对症处理。

1. 恶心、呕吐：支持治疗±止吐药物

(1)一过性：支持疗法。

(2)重度或持续时间长：采用适当的止吐药物、抗组胺药物如苯海拉明等。

2. 荨麻疹：支持治疗±抗组胺±肾上腺素

(1)散发、一过性：观察±支持性治疗。

(2)散发、持续时间长：肌内注射/静脉注射抗组胺药。

(3)严重：抗组胺药+肾上腺素。

具体参数：肾上腺素成人 0.1~0.3 mg 肌内注射；6~12 岁患儿注射 1/2 成人剂量；6 岁以下患儿注射 1/4 成人剂量。必要时重复给药。

3. 支气管痉挛：面罩吸氧+β_2 受体激动剂+肾上腺素

具体参数：面罩给氧 6~10 L/min；β_2 受体激动药气雾剂深吸 2~3 次。血压正常时肾上腺素：成人 0.1~0.3 mg 肌内注射，患儿 0.01 mg/kg，最大剂量 0.3 mg；血压下降时肾上腺素：成人 0.5 mg 肌内注射，6~12 岁 0.3 mg 肌内注射；6 岁以下 0.15 mg 肌内注射。

4. 喉头水肿：面罩吸氧+肾上腺素

具体参数：面罩给氧 6~10 L/min；肾上腺素：成人 0.5 mg 肌内注射，6~12 岁 0.3 mg 肌内注射；6 岁以下 0.15 mg 肌内注射。

5. 低血压+心动过速：吸氧+体位+补液扩容±肾上腺素

具体参数：面罩给氧 6~10 L/min；抬高双下肢；生理盐水或格林氏液快速静脉补液。无效时使用肾上腺素，成人 0.5 mg 肌内注射，6~12 岁 0.3 mg 肌内注射；6 岁以下 0.15 mg 肌内注射。必要时重复给药。

6. 低血压+心动过缓：吸氧+体位+补液扩容+阿托品

具体参数：面罩给氧 6~10 L/min；抬高双下肢；生理盐水或格林氏液快速静脉补液；阿托品：成人 0.6~1.0 mg 静脉注射，3~5 min 后可重复给药，总剂量可达 3 mg；儿童 0.02 mg/kg 静脉注射，每次不超过 0.6 mg，总剂量可达 2 mg。

7. 迟发性不良反应

许多症状与对比剂使用无关，须注意鉴别。与其他药疹类似的皮肤反应是真正的迟发性不良反应，通常为轻度至中度，有自限性。可采用对症治疗，方法与其他药物引起的皮肤反应治疗相似。

8. 心跳呼吸骤停

就地抢救（心肺复苏），等待院内复苏团队到达或抢救同时转运至最近的急救中心。

七、碘对比剂血管外渗的处理

1. 轻度外渗

无须特殊处理，疼痛明显者可普通保湿冷敷。告知患者自行观察，如情况加重，及时告知医护人员。

2. 中重度外渗

①抬高患肢，促进血液回流；②50%硫酸镁保湿冷敷，24 h 后改为硫酸镁保湿热敷；外渗严重者可加用地塞米松口服，5 mg/次，3 次/天，连续 3 天，检测皮温情况，谨防皮肤坏死（也可用黏多糖软膏等外敷；或者用 0.05%地塞米松局部湿敷）。

八、考试须知

（1）考生通过题干信息进行准确判断，是否属于对比剂不良反应，并进行分型。

（2）在检查过程中发生的急性不良反应，处理的第一步是停止注射、保护静脉通道。

（3）操作前准备要牢记：①核对患者信息；②询问病史（包括基础疾病、哮喘及过敏史）；③确定心电监护、抢救设备、药品等；④评估患者生命体征及意识状态。

（4）操作完成后应当心：再次评估患者生命体征；告知患者注意事项，对于中重度不良反应患者，应送至急诊科或相关科室。

（5）不能单打独斗：及时呼叫急救小组、复苏小组。

（6）人文关怀应贯穿于整个操作中，结束后应进行物品复原。

（7）钆对比剂不良反应少见，一旦出现，处理流程同碘对比剂。

（易丽姗　季静芬　覃晟卉）

第二节　场景模拟

病例 273

题干：患者，男，58 岁。全腹部增强 CT 检查完成 3 min 后自觉恶心，不伴呕吐症状。请对该患者的情况进行处理。

考生姓名		准考证号		考试日期			
项目		评分内容				标准/分	得分
操作前准备 (20 分)		核对患者的信息(姓名、性别、年龄等)(3 分)				3	
		了解有无过敏史，询问病史包括既往、现存疾病情况(肠梗阻、前庭功能障碍、脑转移、电解质紊乱及尿毒症等)(7 分)				7	
		确定心电监护、氧气设备、抢救药品等(4 分)				4	
		评估患者状态，包括神志、呼吸、血压、心率、血氧饱和度等(6 分)				6	
操作判断 (5 分)		根据题干的信息判断为对比剂不良反应，且属于轻度急性不良反应(若判断错误不得分，由考官告知其正确结果，考生进一步处理操作)(5 分)				5	
操作过程 (50 分)	判断 依据	轻度急性不良反应包括碘对比剂注射 1 h 内出现的咳嗽、打喷嚏、一过性胸闷、结膜炎、鼻炎、恶心、全身发热、荨麻疹、瘙痒、血管神经性水肿等(每答对 1 个得 2 分，答对 5 个以上得 10 分)				10	
	本例 表现	本患者腹部增强 CT 检查完成 3 min 后出现恶心(3 分)，无其他特殊症状，生命体征平稳(2 分)，属于轻度急性不良反应(5 分)				10	
	初步 处理	一过性者可观察，做好安慰及解释工作(10 分)；维持静脉通道(5 分)				15	
	考官 提问	Q：患者症状持续不缓解、呕吐剧烈，请处理。 A：①监测生命体征(5 分)；②重新评估为中度急性不良反应(5 分)；③使用止吐药物，如苯海拉明 20 mg 口服或静注(10 分)				15	
操作后处理 (10 分)		安置患者，再次评估患者症状及生命体征(4 分)；物品复原(2 分)，交代患者注意事项(2 分)，如症状体征加重，送至急诊科或相关科室继续观察治疗(2 分)				10	
总体评价 (10 分)		操作步骤规范、熟练(5 分)；整个操作过程体现人文关怀(5 分)				10	
沟通表达能力 (5 分)		针对操作过程考官提出 1~2 个相关问题(如操作过程中患者的病情变化、注意事项和操作后宣教等)，考生思路清晰，回答准确到位，沟通顺畅(5 分)				5	
总分						100	
折算后的综合成绩(本站实际得分×15%)							
点评(未通过者 需注明理由)							
					考官签名：		

病例 274

题干：患者，男，8 岁。上腹部增强 CT 检查完成后 5 min 出现哭闹、皮肤瘙痒、全身皮肤丘疹且进行性增多，伴恶心、气促。请进行作出快速判断并作出处理。

考生姓名		准考证号		考试日期		
项目	评分内容				标准/分	得分
操作前准备 (20分)	核对患者的信息(姓名、性别、年龄、体重等)(5分)				5	
	询问病史，了解有无过敏史(3分)				3	
	确定心电监护、氧气设备、抢救药品等(4分)				4	
	评估患者状态，包括神志、呼吸、血压、心率、血氧饱和度等(可口述评估项目，询问考官具体数值)(8分)				8	
操作判断 (5分)	考官：患儿血压 116/74 mmHg，心率 110 次/min，指脉氧 100%，呼吸 28 次/min，体重 26 kg。 A：根据题干信息、患儿生命体征，判断为对比剂不良反应，且属于中度急性不良反应(儿童血压、心率正常值与成人不同，便于记忆，通常认为新生儿>90/60 mmHg，学龄前儿童>110/70 mmHg)(5分)				5	
操作过程 (50分)	判断依据	中度急性不良反应包括碘对比剂注射 1 小时内出现的严重呕吐(2分)、明显的荨麻疹(2分)、面部水肿(2分)、呼吸困难(2分)、血管迷走神经反应(2分)等			10	
	本例表现	本患儿增强 CT 检查完成 5 min 后出现严重荨麻疹(3分)，生命体征平稳(2分)，属于中度急性不良反应(5分)			10	
	处理措施	①与家属谈话，做好安抚及解释工作(10分)；②监测生命体征，维持静脉通道(5分)；③药物治疗，包括组胺 H_1 受体阻滞药如苯海拉明肌内注射、1：1000 肾上腺素 0.1 mg 肌内注射(8分)；④密切观察(2分)			25	
	考官提问	Q：请简述荨麻疹患者肾上腺素的使用注意事项。 A：出现严重荨麻疹时使用，伴或不伴血压下降时的使用剂量不同，成人与儿童的剂量不同(5分)			5	
操作后处理 (10分)	安置患者，再次评估患者症状及生命体征(4分)；物品复原、交代家属注意事项(3分)；如症状体征加重，送至儿科急诊或相关科室继续观察治疗(3分)				10	
总体评价 (10分)	操作步骤规范、熟练(5分)；整个操作过程体现人文关怀(5分)				10	
沟通表达能力 (5分)	针对操作过程，考官提出 1~2 个相关问题(如操作过程中患者的病情变化、注意事项和操作后宣教等)，考生思路清晰，回答准确到位，沟通顺畅(5分)				5	
总分					100	
折算后的综合成绩(本站实际得分×15%)						
点评(未通过者需注明理由)						
	考官签名：					

病例 275

题干：患者，女，62 岁。肺部增强 CT 完成后约 5 min，自觉皮肤瘙痒，并迅速出现颈部、胸背部、四肢风团，伴心悸心慌、头晕、脸色苍白。请迅速对该患者情况作出判断并进行处理。

考生姓名		准考证号		考试日期			
项目		评分内容				标准/分	得分
操作前准备 （20分）		核对患者的信息（姓名、性别、年龄等）（3分）				3	
		了解有无过敏史，询问病史包括基础血压、心肾功能等（3分）				3	
		确定心电监护、氧气设备、抢救药品等（4分）				4	
		评估患者状态，包括神志、呼吸、血压、心率、血氧饱和度等（可口述评估项目，询问考官具体数值）（10分）				10	
操作判断 （5分）		考官：患者神志清楚，血压 76/46 mmHg，心率 130 次/min，指脉氧 80%，呼吸 28 次/min。 A：根据题干信息及生命体征，判断患者出现休克、严重荨麻疹，评估出现对比剂不良反应，且为重度急性不良反应（5分）				5	
操作过程 （50分）	判断依据	重度急性不良反应包括碘对比剂注射 1 h 内出现的喉头水肿、惊厥、震颤、抽搐、意识丧失、休克等（每答对 5 个及以上得 10 分）				10	
	本例表现	患者增强 CT 检查后约 5 min 后出现荨麻疹进行性增多（3分），头晕心悸+血压下降+心率增快的典型休克表现（4分），属于重度急性不良反应（3分）				10	
	处理措施	①心电监护、维持并增加静脉通道（5分）；②一般治疗：面罩给氧、头低腿高体位（5分）；③补液扩容：林格式液/生理盐水快速静脉滴注（5分）；④抗荨麻疹：使用组胺 H_1 受体阻滞药如苯海拉明肌内注射（5分）；⑤肾上腺素：如果扩容无效，1：1000 肾上腺素 0.5 mg 肌内注射（5分）；⑥上述操作过程中，与患者家属保持良好沟通，解释现有病情、对可能出现的病情转归详细告知（5分）				30	
操作后处理 （10分）		①安置患者，再次评估患者症状及生命体征（4分）；②物品复原、交代家属注意事项（3分）；③如症状体征加重或持续不缓解，送至急诊或相关科室继续观察治疗（3分）				10	
总体评价 （10分）		操作步骤规范、熟练（5分）；整个操作过程体现人文关怀（5分）				10	
沟通表达能力 （5分）		针对操作过程，考官提出 1~2 个相关问题（如操作过程中患者的病情变化、注意事项和操作后宣教等），考生思路清晰，回答准确到位，沟通顺畅（5分）				5	
总分						100	
折算后的综合成绩（本站实际得分×15%）							
点评（未通过者需注明理由）							
					考官签名：		

病例 276

题干：患者，女，42 岁，上腹部增强 CT 检查过程中出现胸闷、喉头发紧、心慌气促、有濒死感，患者躁动难耐，在检查室内大声呼救。你注意到患者声音嘶哑、颜面部肿胀。请对现场情况作出快速判断及处理。

考生姓名		准考证号		考试日期			
项目		评分内容				标准/分	得分
紧急操作 （20 分）		立刻停止注射造影剂、终止检查（8 分）				8	
		紧急评估：①神志评估；②有无气道阻塞；③有无呼吸困难，呼吸频率及程度、喘鸣音及血氧；④脉搏及血压（各 2 分）				8	
		要求准备心电监护、氧气设备、抢救药品等（4 分）				4	
操作判断 （5 分）		考官：患者神志清楚，咽喉部肿胀，血压 150/96 mmHg，心率 110 次/min，有喉鸣音，指脉氧 90%，呼吸 25 次/min。 A：根据题干信息及生命体征，判断患者出现喉头水肿，评估为对比剂不良反应，且为重度急性不良反应（5 分）				5	
操作过程 （50 分）	判断依据	重度急性不良反应包括碘对比剂注射 1 h 内出现的喉头水肿、惊厥、震颤、抽搐、意识丧失、休克等（每答对 1 个得 1 分，答对 5 个及以上得 5 分）				5	
	本例表现	患者增强 CT 检查过程中出现颜面部水肿、喉头发紧、声音嘶哑、呼吸困难及血氧下降，考虑喉头水肿（6 分），为重度急性不良反应（4 分）				10	
	处理措施	①紧急呼叫麻醉科或耳鼻喉科（3 分）；②心电监护、保证 2 条及以上静脉通道（4 分）；③高流量面罩给氧（5 分）；④特殊药物：1:1000 肾上腺素 0.5 mg 肌内注射（8 分）；⑤如操作过程中患者喘鸣音加重、发声困难或失声、紫绀加重，应紧急建立气管插管或环甲膜穿刺术（5 分）；⑥如患者血压下降、心跳呼吸骤停等，积极对症处理（5 分）；⑦高效、全面地向患者家属告知病情（5 分）				35	
操作后处理 （10 分）		抢救的同时将患者转送至急诊或相关科室继续治疗（5 分）；密切关注患者症状及生命体征，告知患者家属注意事项（5 分）				10	
总体评价 （10 分）		操作步骤规范、熟练（5 分）；整个操作过程体现人文关怀、有创操作应取得知情同意（5 分）				10	
沟通表达能力 （5 分）		针对操作过程，考官提出 1~2 个相关问题（如操作过程中患者的病情变化、注意事项和操作后宣教等），考生思路清晰，回答准确到位，沟通顺畅（5 分）				5	
总分						100	
折算后的综合成绩（本站实际得分×15%）							
点评（未通过者需注明理由）							
					考官签名：		

病例 277

题干：患者，男，51 岁，全腹部增强 CT 检查完成后 20 min，出现头晕、心悸、行走不稳、脸色苍白、心慌。请对现场情况作出迅速判断，并进行处理。

考生姓名		准考证号		考试日期		
项目		评分内容			标准/分	得分
操作前准备 (20 分)		核对患者的信息(姓名、性别、年龄等)(3 分)			3	
		了解有无过敏史，询问病史包括基础血压、有无糖尿病、心肾功能、是否进食等(3 分)			3	
		确定心电监护、氧气设备、抢救药品等(4 分)			4	
		评估患者状态，包括神志、呼吸、血压、心率、血氧饱和度、血糖等(不评估血压、血糖者扣 2 分/项)(10 分)			10	
操作判断 (5 分)		考官：患者表情淡漠，血压 80/50 mmHg，心率 50 次/min，指脉氧 97%，呼吸 21 次/min，血糖 5.7 mmol/L。 A：根据题干信息及生命体征，患者出现低血压加心动过缓，考虑迷走神经功能亢进，评估出现对比剂不良反应，且为中度急性不良反应(5 分)			5	
操作过程 (50 分)	判断依据	中度急性不良反应包括碘对比剂注射 1 h 内出现的严重呕吐(2 分)、明显的荨麻疹(2 分)、面部水肿(2 分)、呼吸困难(2 分)、血管迷走神经反应(2 分)等			10	
	本例表现	患者增强 CT 检查后约 20 min，出现低血压症状及心动过缓的迷走神经功能亢进表现(6 分)，属于中度急性不良反应(4 分)			10	
	处理措施	①心电监护、维持静脉通道(5 分)；②一般治疗：面罩给氧、头低腿高体位(5 分)；③补液扩容：林格式液/生理盐水快速静脉滴注(5 分)；④特殊药物：阿托品 0.6~1.0 mg 缓慢静脉注射(7 分)，必要时 3~5 min 重复给药，总量不超过 3 mg(3 分)；④上述操作过程中，与患者家属保持良好沟通，解释现有病情、取得患者及家属的理解(5 分)			30	
操作后处理 (10 分)		安置患者，再次评估患者症状及生命体征(4 分)；物品复原、交代家属注意事项(3 分)；如症状体征加重或持续不缓解，送至急诊或相关科室继续观察治疗(3 分)			10	
总体评价 (10 分)		操作步骤规范、熟练(5 分)；整个操作过程体现人文关怀(5 分)			10	
沟通表达能力 (5 分)		针对操作过程，考官提出 1~2 个相关问题(如操作过程中患者的病情变化、注意事项和操作后宣教等)，考生思路清晰，回答准确到位，沟通顺畅(5 分)			5	
总分					100	
折算后的综合成绩(本站实际得分×15%)						
点评(未通过者 需注明理由)				考官签名：		

病例 278

题干：患者，男，57岁，心脏 MR 增强检查完成后，离开检查床的时候突然倒地、呼之不应。请对该患者作出迅速判断及处理。

考生姓名		准考证号		考试日期		
项目	评分内容				标准/分	得分
操作识别 (12分)	检查患者有无反应(4分)				4	
	检查患者呼吸：有无呼吸或是否为濒死叹息样呼吸(4分)				4	
	检查动脉搏动：推荐评估颈动脉搏动，评估时间10 s，呼吸与脉搏可同时检查(考官告知无呼吸、脉搏及反应)(4分)				4	
场地及设备 (12分)	呼叫旁人帮助：立即呼叫其他医护人员帮助(4分)				4	
	呼叫抢救车、确定氧气设备、抢救药品、除颤仪等(4分)				4	
	场地：去枕平卧硬板床或平地(4分)				4	
操作过程 (50分)	操作判断	患者无反应，10 s内无明确的脉搏及呼吸，符合呼吸心跳骤停。尚不能明确是否为造影剂全身不良反应，因为患者有心脏疾病史(10分)			10	
	心肺复苏	①移除或移开覆盖胸部的衣物，去枕平卧硬板床/平地；②胸外按压30次(双手放在胸骨的下半部，垂直按压、100~120次/min的按压速率，按压深度为5~6 cm，每次按压后胸廓充分回弹，尽量减少按压过程中断)；③人工呼吸2次(打开气道、单人推荐仰头提颏法，迅速清理气道，捏住患者鼻子后嘴对嘴呼气，每次呼气约1 s，观察胸廓隆起)；④尽早启用自动体外除颤器(40分)			40	
请简述儿童及婴儿的胸外按压重点 (16分)	按压–通气比率：单人情况下，儿童及婴儿心肺复苏比率为30∶2，多人时比率为15∶2。 按压速度：100~120次/min。 按压深度：至少为胸廓前后径的1/3，婴儿约4 cm，1岁至青春期儿童约5 cm。 手的位置：婴儿胸部中央、两乳头中线正下方；1岁至青春期儿童置于胸骨下半部。 (每答对1个得5分，答对3个及以上得满分)			16	
总体评价 (5分)	操作步骤规范、熟练(5分)				5	
沟通表达能力 (5分)	针对操作过程，考官提出1~2个相关问题(如操作过程中患者的病情变化、注意事项和操作后宣教等)，考生思路清晰，回答准确到位，沟通顺畅(5分)				5	
总分					100	
折算后的综合成绩(本站实际得分×15%)						
点评(未通过者需注明理由)						
				考官签名：		

病例 279

题干：患者，男，40 岁。肾脏增强检查完成后约 12 min，出现胸闷、气喘，进行性加重。测血氧约 90%，血压约 134/86 mmHg。请迅速对该患者作出判断及处理。

考生姓名		准考证号		考试日期		
项目	评分内容				标准/分	得分
操作判断 (5 分)	根据题干的信息判断为对比剂不良反应，且属于中度急性不良反应。若判断错误不得分，由考官告知其正确结果，考生进一步处理操作(5 分)				5	
操作前准备 (20 分)	核对患者的信息(姓名、性别、年龄等)(3 分)				3	
	询问病史，了解有无过敏史(3 分)				3	
	确定心电监护、氧气设备、抢救药品等(4 分)				4	
	评估患者状态，包括神志(2 分)、呼吸(2 分)、血压(2 分)、心率(2 分)、血氧饱和度(2 分)等				10	
操作过程 (50 分)	判断依据	中度急性不良反应：碘对比剂注射 1 小时内出现的严重呕吐(2 分)、明显的荨麻疹(2 分)、面部水肿(2 分)、呼吸困难(2 分)、血管迷走神经反应(2 分)等			10	
	本例表现	患者肾脏增强 CT 检查完成后约 12 min 出现气喘、呼吸困难、血氧下降，考虑支气管痉挛(7 分)，属于中度急性不良反应(8 分)			15	
	处理措施	对症处理(5 分)，包括氧气面罩吸氧(5 分)、β₂ 受体激动药气雾药(如沙丁胺醇)深吸 2~3 次(5 分)。 如在观察期间出现血压下降，予以肾上腺素 0.1~0.3 g 肌内注射(6 分)，呼叫急救小组(4 分)			25	
操作后处理 (10 分)	再次评估生命体征(4 分)，将物品复原(2 分)，交代患者注意事项(2 分)，送至呼吸内科/急诊科继续观察治疗(2 分)				10	
总体评价 (10 分)	操作步骤规范、熟练(5 分)；整个操作过程体现人文关怀(5 分)				10	
沟通表达能力 (5 分)	针对操作过程，考官提出 1~2 个相关问题(如操作过程中患者的病情变化、注意事项和操作后宣教等)，考生思路清晰，回答准确到位，沟通顺畅(5 分)				5	
总分					100	
折算后的综合成绩(本站实际得分×15%)						
点评(未通过者 需注明理由)						
				考官签名：		

病例 280

题干：患者，女，65 岁，盆腔增强 CT 检查完成后约 10 min，发现留置针周围肿胀，伴患肢疼痛、麻木，随后出现肿胀范围扩大。请对该患者作出迅速判断及处理。

考生姓名		准考证号		考试日期	
项目	评分内容			标准/分	得分
操作判断（5 分）	根据题干的信息判断为碘对比剂外渗。若判断错误，则不得分，由考官告知其正确结果，考生进一步处理操作(5 分)			5	
操作前准备（15 分）	核对患者的信息(姓名、性别、年龄等)(3 分)			3	
	询问病史，了解有无过敏史(3 分)			3	
	确定抢救器具、药品是否在位(3 分)			3	
	评估患者状态，包括生命体征及患肢有无水疱、皮肤坏死、溃疡等(6 分)			6	
操作过程（30 分）	①抬高患肢，促进血液回流(10 分)；②50%硫酸镁保湿冷敷，24 h 后改硫酸镁保湿热敷(10 分)；③外渗严重者可加用地塞米松口服，5 mg/次，3 次/天，连续 3 天(10 分)			30	
操作后处理（35 分）	向患者交代注意事项： 1. 冷敷过程中防止冻伤(6 分)。 2. 保持湿敷状态：如纱布变干，及时使用药物淋湿，湿敷范围应大于肿胀范围(6 分)。 3. 外渗后 1~2 天会出现肿胀高峰，在此时间段内肿胀范围增大属正常现象，2~3 天会开始吸收(10 分)。 4. 嘱患者密切观察，如出现水泡、发黑、疼痛加重、肢端缺血症状加重，应及时就医(10 分)。 5. 物品复原(3 分)			35	
总体评价（10 分）	操作步骤规范、熟练(5 分)；整个操作过程体现人文关怀 (5 分)			10	
沟通表达能力（5 分）	针对操作过程，考官提出 1~2 个相关问题(如操作过程中患者的病情变化、注意事项和操作后宣教等)，考生思路清晰，回答准确到位，沟通顺畅(5 分)			5	
总分				100	
折算后的综合成绩(本站实际得分×15%)					
点评(未通过者需注明理由)					
			考官签名：		

（易丽姗　刘淑珍　李海洋）

第五章

临床医患沟通

第一节　情景模拟

病例281

　　题干：播放视频或音频，或者与真实病人/标准化病人（SP）进行沟通。考官根据考生对于沟通过程中的错误做法与正确做法的认识程度进行评分。

病例281

项目	评分内容及标准	标准分/分	得分
沟通准备 （10分）	沟通环境相对轻松、安静；沟通者仪表整洁、着装得体、情绪平稳、态度积极、佩戴工作证件及必要的材料准备，如纸和笔等	10	

项目	评分内容及标准	标准分/分	得分
沟通过程 (70分)	是否有自我介绍：我是您的(检查/报告)医生，我的姓名是某某，需要进一步了解您的情况	10	
	用语是否合适：应使用"您""请""谢谢"等礼貌用语，将医学专业知识用通俗的语言表达，语气平稳，语调恰当，对患者保持冷静和耐心，注意倾听患者陈述，当患者出现错误表达时给予恰当提醒；此病例中，医生语气不耐烦，以及当患者提出疑问时，医生不但不解释，而且推脱，不能用自己专业知识解答患者的问题	10	
	是否有患者共情：对患者的疾病和痛苦表示同情、理解，安抚患者紧张、焦虑的情绪，语言温和，密切注意患者的情绪变化并进行合理引导	10	
	是否注意信息采集：询问现病史、既往史、相关的检查、检验及手术资料等	10	
	对患者是否有宣教：向患者介绍影像检查或相关操作的流程、注意事项；针对影像检查或报告给予合理的解释	10	
	是否满足患者的合理要求：耐心回答患者的问题，而不是简单地说"不知道""不归我管"。对于知道的问题要尽力回答，对于不确定的问题，有礼貌地告知患者如何寻找答案	10	
	同行评价是否客观：客观、公正地评价本院同事或外院同行的诊疗过程或诊疗行为，避免无端指责和恶意批评	10	
沟通尾声 (10分)	结语是否合理：简要复核与患者已沟通的问题，询问患者是否有其他或进一步的诉求	10	
总体评价 (10分)	沟通者在整个医患沟通过程中所表现的职业素养及对患者的人文关怀	10	

（苏鑫　刘欢　徐金娅）

病例 282

题干：播放视频或音频，或者与真实病人/标准化病人(SP)进行沟通。考官根据考生对于沟通过程中的错误做法与正确做法的认识程度进行评分。

病例282

项目	评分内容及标准	标准分/分	得分
沟通准备 (10分)	沟通环境相对轻松、安静；沟通者仪表整洁、着装得体、情绪平稳、态度积极、佩戴工作证件及必要的材料准备，如纸和笔等	10	

项目	评分内容及标准	标准分/分	得分
沟通过程 （70分）	是否有自我介绍：我是您的（检查/报告）医生，我的姓名是某某，需要进一步了解您的情况	10	
	用语是否合适：应使用"您""请""谢谢"等礼貌用语，将医学专业知识用通俗的语言表达，语气平稳，语调恰当，对患者保持冷静和耐心，注意倾听患者陈述，当患者出现错误表达时给予恰当提醒。此病例中，医生语气不耐烦，当患者提出疑问时，医生非但不解释，而且推脱	10	
	是否有患者共情：对患者的疾病和痛苦表示同情、理解，安抚患者紧张、焦虑的情绪，语言温和，密切注意患者的情绪变化并进行合理引导	10	
	是否注意信息采集：询问现病史、既往史、相关的检查、检验及手术资料等	10	
	对患者是否有宣教：向患者介绍影像检查或相关操作的流程、注意事项；针对影像检查或报告给予合理的解释	10	
	是否满足患者的合理要求：耐心回答患者的问题，而不是简单地说"不知道""不归我管"。对于知道的问题要尽力回答，对于不确定的问题，有礼貌地告诉患者如何寻找答案。此病例中的医生把患者提出的问题推给临床医生，加深医患之间的矛盾	10	
	同行评价是否客观：客观、公正地评价本院同事或外院同行的诊疗过程或诊疗行为，避免无端指责和恶意批评	10	
沟通尾声 （10分）	结语是否合理：简要复核与患者已沟通的问题，询问患者是否有其他或进一步的诉求	10	
总体评价 （10分）	沟通者在整个医患沟通过程中所表现的职业素养及对患者的人文关怀	10	

（苏鑫　刘欢　徐金娅）

病例 283

题干：播放视频或音频，或者与真实病人/标准化病人（SP）进行沟通。考官根据考生对于沟通过程中的错误做法与正确做法的认识程度进行评分。

病例283

项目	评分内容及标准	标准分/分	得分
沟通准备 （10分）	沟通环境相对轻松、安静；沟通者仪表整洁、着装得体、情绪平稳、态度积极、佩戴工作证件及必要的材料准备，如纸和笔等	10	

项目	评分内容及标准	标准分/分	得分
沟通过程 （70分）	是否有自我介绍：我是您的(检查/报告)医生，我的姓名是某某，需要进一步了解您的情况	10	
	用语是否合适：应使用"您""请""谢谢"等礼貌用语，将医学专业知识用通俗的语言表达，语气平稳，语调恰当，对患者保持冷静和耐心，注意倾听患者陈述，当患者出现错误表达时给予恰当提醒	10	
	是否有患者共情：对患者的疾病和痛苦表示同情、理解，安抚患者紧张、焦虑的情绪，语言温和，密切注意患者的情绪变化并进行合理引导。本例中的医生非但没有安抚患者情绪，还非常不耐烦，表现得极度不负责	10	
	是否注意信息采集：询问现病史、既往史、相关的检查、检验及手术资料等	10	
	对患者是否有宣教：向患者介绍影像检查或相关操作的流程、注意事项；针对影像检查或报告给予合理的解释	10	
	是否满足患者的合理要求：耐心回答患者的问题，而不是简单地说"不知道""不归我管"。对于知道的问题要尽力回答，对于不确定的问题，有礼貌地告诉患者如何寻找答案	10	
	同行评价是否客观：客观、公正地评价本院同事或外院同行的诊疗过程或诊疗行为，避免无端指责和恶意批评	10	
沟通尾声 （10分）	结语是否合理：简要复核与患者已沟通的问题，询问患者是否有其他或进一步的诉求	10	
总体评价 （10分）	沟通者在整个医患沟通过程中所表现的职业素养及对患者的人文关怀	10	

（苏鑫　刘欢　王睿）

病例284

题干：播放视频或音频，或者与真实病人/标准化病人（SP）进行沟通。考官根据考生对于沟通过程中的错误做法与正确做法的认识程度进行评分。

病例284

项目	评分内容及标准	标准分/分	得分
沟通准备 （10分）	沟通环境相对轻松、安静；沟通者仪表整洁、着装得体、情绪平稳、态度积极、佩戴工作证件及必要的材料准备，如纸和笔等	10	

项目	评分内容及标准	标准分/分	得分
沟通过程 （70分）	是否有自我介绍：我是您的（检查/报告）医生，我的姓名是某某，需要进一步了解您的情况	10	
	用语是否合适：应使用"您""请""谢谢"等礼貌用语，将医学专业知识用通俗的语言表达，语气平稳，语调恰当，对患者保持冷静和耐心，注意倾听患者陈述，当患者出现错误表达时给予恰当提醒	10	
	是否有患者共情：对患者的疾病和痛苦表示同情、理解，安抚患者紧张、焦虑的情绪，语言温和，密切注意患者的情绪变化并进行合理引导	10	
	是否注意信息采集：询问现病史、既往史、相关的检查、检验及手术资料等	10	
	对患者是否有宣教：向患者介绍影像检查或相关操作的流程、注意事项；针对影像检查或报告给予合理的解释	10	
	是否满足患者的合理要求：耐心回答患者的问题，而不是简单地说"不知道""不归我管"。对于知道的问题要尽力回答，对于不确定的问题，有礼貌地告诉患者如何寻找答案	10	
	同行评价是否客观：客观、公正地评价本院同事或外院同行的诊疗过程或诊疗行为，避免无端指责和恶意批评	10	
沟通尾声 （10分）	结语是否合理：简要复核与患者已沟通的问题，询问患者是否有其他或进一步的诉求	10	
总体评价 （10分）	沟通者在整个医患沟通过程中所表现的职业素养及对患者的人文关怀	10	

（苏鑫　刘欢　王睿）

病例 285

题干：播放视频或音频，或者与真实病人/标准化病人（SP）进行沟通。考官根据考生对于沟通过程中的错误做法与正确做法的认识程度进行评分。

病例285

项目	评分内容及标准	标准分/分	得分
沟通准备 （10分）	沟通环境相对轻松、安静；沟通者仪表整洁、着装得体、情绪平稳、态度积极、佩戴工作证件及必要的材料准备，如纸和笔等	10	

项目	评分内容及标准	标准分/分	得分
沟通过程 (70分)	是否有自我介绍：我是您的(检查/报告)医生，此次联系患者的目的是什么？	10	
	用语是否合适：应使用"您""请""谢谢"等礼貌用语，将医学专业知识用通俗的语言表达，语气平稳，语调恰当，对患者保持冷静和耐心，注意倾听患者陈述，当患者出现错误表达时给予恰当提醒	10	
	是否有患者共情：对患者的疾病和痛苦表示同情、理解，安抚患者紧张、焦虑的情绪，语言温和，密切注意患者的情绪变化并进行合理引导。本例中，医生很不耐烦，觉得家属非常啰嗦，以及不愿意解答患者的问题	10	
	是否注意信息采集：询问现病史、既往史、相关的检查、检验及手术资料等，本例中基本没有询问患者的病史，比如有无下肢静脉血栓？D-二聚体等结果，均没有提及	10	
	对患者是否有宣教：向患者介绍影像检查或相关操作的流程、注意事项；针对影像检查或报告给予合理的解释	10	
	是否满足患者的合理要求：耐心回答患者问题，而不是简单地说"不知道""不归我管"。对于知道的问题要尽力回答，对于不确定的问题，有礼貌地告诉患者如何寻找答案。病例中，医生表现得敷衍，不负责任	10	
	同行评价是否客观：客观、公正地评价本院同事或外院同行的诊疗过程或诊疗行为，避免无端指责和恶意批评	10	
沟通尾声 (10分)	结语是否合理：简要复核与患者已沟通的问题，询问患者是否有其他或进一步的诉求	10	
总体评价 (10分)	沟通者在整个医患沟通过程中所表现的职业素养及对患者的人文关怀	10	

（苏鑫　刘欢　王睿）

第二节　其他

一、答题模版

住院医生规范化培训第 5 站临床医患沟通站考虑相对较为简单，只要答对得分点，基本可以获得较高的分值，现在就这一站给出一个答题模版：

（1）观看完视频后，首先看医生个人形象是否得体：有无衣冠不整，白大褂未系扣，穿露趾拖鞋(衣着整洁，具有职业风范)等行为。

（2）视频中医生有无自我介绍(比如我是某某医院负责出报告的医生，需要了解一下您生病的情况)。

（3）有无礼貌用语：医生应该使用"谢谢""您""请"等礼貌词语；语气要平和(语调不卑不亢，冷静，吐字清晰)。

（4）在沟通过程中，医生应该注意患者的情绪：注意患者情绪变化，应该表达安抚情绪的话语，如"不要急，慢慢说"。

（5）准确采集病史：不要打断患者叙述（应该倾听患者表达，不随意中止其说话），同时询问相关信息（询问病情：为什么做手术，为什么做CT，以及目前的症状）。

（6）沟通中医生不指责其他医院的水平：比如某某医生或某某医院水平不行等言语（不应谈论和目前医疗过程无关的话题）。

（7）尽量满足患者的合理要求，回应患者的问题。

（8）与患者有沟通互动：复核患者所陈述的内容，同时给予患者思考、调适情绪的时间。

（9）责任心强，应该从内心尊重包括上级医生在内的各位同事，对于医疗工作尽心尽责，而不是应付了事。

二、放射科必会常识

（一）放射检查辐射到底有多大

放射科中的 X 线、CT 检查是有电离辐射的（磁共振没有辐射），对人体有一定的危害，医学上一般采用毫希伏（mSv）来衡量辐射危害性。只有遭受 100 mSv 以上的辐射量，人体患癌的概率才会明显增加，而常规一次胸部正位片吸收的射线量为 0.12 mSv，为造成人体损伤单次照射量计量最大的两万分之一，与坐一次飞机差不多；CT 检查剂量较普通 X 线略有增加，成年人常规体检及检查不必过度担心。

（二）磁共振检查有辐射吗

一般情况下，在医院进行磁共振检查是没有辐射的。磁共振即核磁共振，是医学中较为常见的影像学检查方式，若做完磁共振后机体感到不适，可能是其他因素引起的，建议及时就医诊治。磁共振的工作原理与辐射无关，通常是利用其强大的外磁场，与人体中的氢原子核共振，经过一系列的反应而进行计算机成像的技术，因此磁共振没有辐射。此外，磁共振检查方便快捷，只需要按照医生的要求摆成合适的体位，躺在仪器的检查床上保持不动，很快就能完成检查。

（三）磁共振检查需要注意些什么

患者体内装有心脏起搏器、神经刺激器、人工金属心脏瓣膜、动脉瘤止血夹（钛合金除外）、人工耳蜗等属于磁共振检查的绝对禁忌证。妊娠 3 个月以内的早孕患者不建议做核磁检查。不能配合的患者，如小儿，应在给予适量镇静药后再进行检查。危重、躁动及意识不清的患者，需等病情稳定后再进行磁共振检查。

（四）为什么我做了 CT/MRI 平扫了，医生还要求我们再做一个增强

虽然 CT 和 MRI 具有很高的密度分辨率和空间分辨率，但是很多病变在平扫图像上与周围的组织和器官没有明显的密度和信号差异，很难显示出病灶或偏小肿瘤的大小和形态，需要静脉注射造影剂，人为地增加病变和正常组织、器官的密度及信号差异，从而清晰显示平扫不能显示的等密度、等信号小病灶。

（苏鑫　刘馨莹　冷浩群）

图书在版编目（CIP）数据

放射专业住院医师规范化培训临床实践能力结业考核
题库／刘军，廖海燕，罗光华主编.—长沙：中南大学出版
社，2023.2（2024.12重印）
ISBN 978-7-5487-5248-6

Ⅰ．①放⋯ Ⅱ．①刘⋯ ②廖⋯ ③罗⋯ Ⅲ．①放射医学
—资格考试—习题集 Ⅳ．①R81-44

中国国家版本馆 CIP 数据核字（2023）第 014589 号

放射专业住院医师规范化培训临床实践能力结业考核题库
FANGSHE ZHUANYE ZHUYUAN YISHI GUIFANHUA PEIXUN
LINCHUANG SHIJIAN NENGLI JIEYE KAOHE TIKU

刘 军　廖海燕　罗光华　主编

□出 版 人	林绵优	
□责任编辑	王雁芳　孙娟娟	
□责任印制	李月腾	
□出版发行	中南大学出版社	
	社址：长沙市麓山南路	邮编：410083
	发行科电话：0731-88876770	传真：0731-88710482
□印　　装	广东虎彩云印刷有限公司	

□开　　本　787 mm×1092 mm　1/16　□印张 31.75　□字数 872 千字
□互联网+图书　二维码内容　字数 129 千字　图片 650 张　视频 7 分钟 53 秒
□版　　次　2023 年 2 月第 1 版　□印次 2024 年 12 月第 4 次印刷
□书　　号　ISBN 978-7-5487-5248-6
□定　　价　168.00 元